AF501621

LES

HARMONIES

MÉDICALES ET PHILOSOPHIQUES

DE

L'HOMŒOPATHIE

LES

HARMONIES

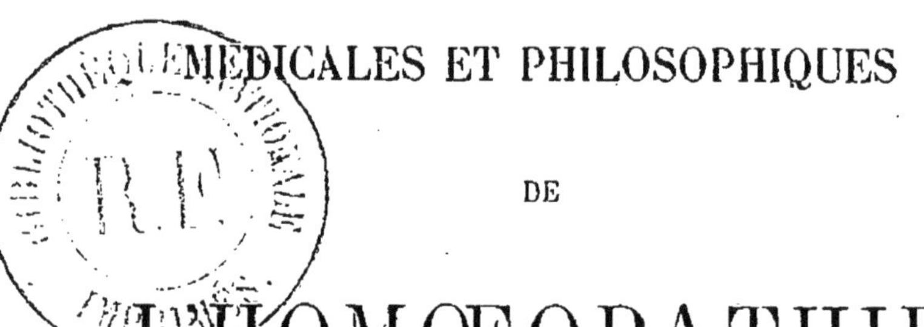

MÉDICALES ET PHILOSOPHIQUES

DE

L'HOMŒOPATHIE

PAR LE Dr J.-JOSEPH BÉCHET

(D'AVIGNON)

> L'homme réellement sage est celui qui sait étudier attentivement la nature, et qui est assez prudent pour revenir à la vérité, lorsque, par erreur ou par mégarde, il s'en est éloigné.
>
> SÉNÈQUE.

—

AVIGNON

J. ROUMANILLE, LIBRAIRE-ÉDITEUR

RUE ST-AGRICOL, 19

1873

AVIGNON, TYP. DE FR. SEGUIN AÎNÉ, RUE BOUQUERIE, 13

Il y a environ quatre ans que ce volume aurait été imprimé, si je n'avais jugé cette publication inopportune à une époque où la plupart des esprits, séduits par de funestes doctrines, étaient à peu près exclusivement préoccupés de *plaisirs* et d'*affaires*.

Sont ensuite survenus nos désastres, aussi lamentables que faciles à prévoir. Alors, un moment permit d'espérer que d'aussi terribles avertissements nous amenderaient; mais, hélas! nos espérances se sont évanouies, et nous avons encore à redouter de nouvelles et de plus graves catastrophes. Sera-ce pour notre ruine ou pour notre régénération? Dieu seul le sait; mais une solution définitive ne peut se faire attendre longtemps.

Les causes qui ont creusé l'abîme sous nos pas, se résument toutes dans l'oubli de Dieu. Les sciences naturelles se sont conjurées pour porter à la méconnaissance de leur auteur, et, dans cette conjuration anti-sociale, la médecine a eu le triste privilége de briller au premier rang. En effet, la science médicale, en niant presque toujours en théorie, et sans cesse en pratique, surtout dans ces derniers temps, l'existence de l'âme humaine, enseigne nécessairement par ce fait la négation de Dieu et la déification de la matière.

Ils sont nombreux, et hélas! bien évidents, les signes de la puissante action sociale du matérialisme médical. Nulle contradiction n'est possible à ce sujet.

L'homœopathie, que tout le monde juge et que si peu de gens connaissent, peut seule ramener la science médicale dans sa véritable voie; car elle n'est pas ce qu'un examen léger, fait le plus souvent par des esprits plus légers encore, a pu faire croire jusqu'ici.

L'homœopathie n'est pas, comme on l'a si souvent et si sottement répété, une nouveauté aussi étrange qu'absurde, indigne de l'attention d'un homme sérieux; mais elle est la codification de toutes les vérités essentielles à la constitution de la science médicale. Ces vérités, éparses et infructueuses, nous ont été léguées par la tradition, et Hahnemann en a fait un corps de doctrine que le matérialisme repousse et repoussera toujours pour conserver sa prépondérance actuelle.

L'œuvre d'Hahnemann est loin d'être parfaite; mais elle est le progrès le plus élevé et le plus incontestable qui ait jamais été fait en médecine.

C'est à démontrer la justesse de mes affirmations que je vais consacrer les pages de ce livre.

Je ne me fais aucune illusion sur le peu de retentissement que ma faible voix peut avoir dans le monde scientifique; mais, n'ambitionnant aucun succès personnel, en présence du triomphe éhonté de l'erreur et à la veille de notre ruine ou, je l'espère autant que ce que je le désire, de notre régénération, puis-je arrêter ma plume plus longtemps encore et ne pas combattre le matérialisme, seul auteur de notre abaissement social? Je le rencontre, toujours envahissant et toujours honoré, dans la profession à laquelle j'ai voué mon existence; dois-je donc me taire, et, par mon silence, puis-je paraître le craindre? Oh! non.

La puissance du matérialisme, acquise dans l'enseignement et dans la pratique de la médecine, est immense, hélas! mais sa faiblesse doctrinale est si grande, ses résultats de toute nature sont tellement déplorables, que ma protestation contre lui ne peut être taxée de témérité. Au reste, si ma débile parole protége de ses ténèbres un seul homme de bonne volonté, elle recevra une ample récompense.

J.-Joseph BÉCHET.

Avignon, 19 mars 1872.

ERRATA

Page 100, *à la note: au lieu de:* De l'organe, *lisez:* De l'organisme.

Page 106, *à la note: au lieu de:* Mathiode, *lisez:* Mathiole, et *au lieu de:* du Dioscoride, *lisez:* de Dioscoride.

Page 138, *ligne* 27: *au lieu de:* suivanest, *lisez:* suivantes.

Page 220, *ligne* 10: *au lieu de:* absurde qu'une, *lisez:* absurde de penser qu'une.

Page 267, *ligne* 8: *au lieu de:* n'oublie qu'en, *lisez:* n'oublie pas qu'en.

Page 358, *dernière ligne: au lieu de:* dermathologiste, *lisez:* dermatologiste.

Page 391, *ligne* 8: *au lieu de:* indications elle, *lisez:* indications; elle.

Page 482, *ligne* 26: *au lieu de:* elle n'a rien constitué proprement parler, *lisez:* à proprement parler.

Page 578, *ligne* 28: *au lieu de:* s'établissent sans l'action du pilon, *lisez:* sous l'action, etc.

Page 655, *ligne* 2: *au lieu de:* impression censitise, *lisez:* sensitive.

Page 656, *ligne* 1: *au lieu de:* immatérielle, *lisez:* immatériel.

Page 658, *ligne* 31: *au lieu de:* quo homo es, *lisez:* quod, etc.

N. B. Le lecteur trouvera dans ce livre de fréquentes citations des œuvres d'Hippocrate, traduites par L. Littré. Je n'ai cité en note que le nom du traducteur.

INTRODUCTION.

I

Le Sage a dit à l'homme : Achète la vérité, *veritatem eme*. S'il y a des vérités qui se montrent d'elles-mêmes et que nous concevons naturellement, il en est d'autres dont la découverte et la possession ne s'obtiennent que par de longues études et de sérieuses recherches. Mais comme ce travail de l'intelligence doit être en même temps un travail de conscience et de raison, il faut nécessairement que la bonne foi y préside et que le préjugé en soit banni. C'est ainsi, j'ose le dire, que, depuis vingt-cinq ans, tous mes efforts ont poursuivi la possession de la vérité en médecine ; mon esprit est convaincu de l'avoir trouvée. Ne serais-je point coupable, si je taisais le nom de l'homme immortel dont j'ai suivi les enseignements ? Puis-je ne pas dire quelle féconde doctrine médicale mes méditations ont apprise dans les œuvres d'Hahnemann, et ne point faire connaître quels ont été les fruits de l'application de ses préceptes ? Puisse le livre que je tente de produire à cette fin, étendre et affermir le domaine de l'homœopathie, dans l'étude de laquelle mon intelligence a pu satisfaire ses ardentes aspirations vers la vérité, et dont la pratique m'a valu le bonheur de procurer à mes semblables des guérisons telles que je n'eusse jamais pu les obtenir en suivant toute autre voie médicale !

La tâche que je m'impose est immense, et, je ne me le dissimule pas, bien au-dessus de mes forces : je n'aurais jamais eu la témérité de l'entreprendre si, par l'ensemble des travaux qui se succèdent dans notre école, j'avais pu découvrir une tendance efficace vers le développement régulier des précieux et puissants germes de vérité qu'Hahnemann a déposés dans son œuvre. Je n'aurais garde de parler, si je constatais que les liens véritables de l'homœopathie avec la tradition médicale sont sagement étudiés et mis en lumière, et qu'ainsi, au lieu de la présenter comme étant hostile à tout le passé de la science, on s'applique, au contraire, à démontrer qu'elle n'en repousse que les erreurs, et qu'elle prémunit contre leur retour par une doctrine invariable, née de l'observation et de l'expérience. Tel n'est point, hélas ! le mouvement que suivent les publications homœopathiques ! Suis-je capable de combler moi-même cette regrettable lacune ? Je n'hésiterais pas à le croire, si le courage et la bonne volonté pouvaient suffire à l'accomplissement de ce travail ; mais ils me suffiront du moins pour me permettre d'ouvrir une voie dans laquelle, je l'espère, de plus dignes et de plus habiles me suivront. Cette espérance me soutient. Dans l'ardente mêlée d'une bataille, la victoire ne suit-elle pas quelquefois l'audacieuse initiative d'un soldat obscur dont l'action est aussitôt dominée par l'héroïsme de ses compagnons d'armes ?

L'école homœopathique manque d'un bon livre pratique ; c'est l'absence de ce livre qui retarde ses progrès et amoindrit ses bienfaits. Il est toujours bien difficile de désigner à un praticien débutant un auteur qui puisse lui épargner de longues et souvent d'infructueuses études. J'ai depuis longtemps cherché à me composer ce livre pour moi-même, j'en ai entretenu quelques confrères; de loin en loin, ils en ont connu quelques fragments ébauchés; leur satisfaction et leurs éloges m'ont encouragé à continuer ce travail, qui est loin d'être terminé : toute une longue existence d'étude et d'observation ne peut même suffire à un bon traité de *médecine pratique*.

En m'appliquant à coordonner les matériaux que l'occurrence de chaque jour m'a permis de recueillir, j'ai dû obéir à la rigueur du principe doctrinal qui m'a dirigé dans mes observations et qui doit être le souffle nécessaire et vivificateur de mon ouvrage. Il m'a fallu alors dépouiller de leurs obscurités les grands principes de philosophie médicale spiritualiste que contient l'enseignement d'Hahnemann ; j'ai dû écrire une préface au livre que j'avais le projet de faire : c'est cette sorte de préface que je publie aujourd'hui ; l'extension que j'ai été amené à lui donner en a fait un volume.

Je ne me fais aucune illusion sur le dédain dont ce travail doit être l'objet de la part d'un grand nombre, dans ces temps de matérialisme médical, où toute l'attention est réservée aux recherches sur la matière; je n'ambitionne aucun succès personnel ; j'accomplis un devoir qui m'est imposé par mes convictions et par l'état de l'école médicale à laquelle j'ai voué toute mon activité. Comme l'homœopathie ne peut que gagner à être connue dans ses développements, je ne veux pas qu'on puisse plus longtemps diriger contre elle cet arrêt imprescriptible : *Medicina autem in philosophia non fundata res infirma est.*

Il est sans doute incontestable que la science médicale ne peut se constituer sans faits appréciables par les sens et recueillis par l'observation; mais l'historique de ces faits, aussi nombreux qu'on voudra les supposer, ne peut seul suffire à la formation de l'édifice scientifique ; ils sont dominés par des vérités que l'intelligence conçoit, démontre et affirme ; ce n'est que lorsqu'ils sont vivifiés par ces vérités, qu'ils peuvent concourir à la constitution de la science. On a répété bien souvent, et de bons esprits répètent encore de nos jours, que la médecine n'est point une science : j'ai partagé cette opinion avant de connaître l'homœopathie. Les faits et les vérités supérieures ont-ils manqué à la médecine, pour lui faire conquérir le rang auquel elle a droit et qui lui est encore dénié ? Je ne le crois pas ; mais je suis convaincu qu'il n'en a pas été fait un usage sage et mesuré : les trésors acquis par les siècles ont été sans valeur, et il ne faut rechercher la cause de la stérilité des efforts de la science que dans le fâcheux emploi de ses forces. Dans la constitution de la médecine, comme science, tantôt les faits, contrôlés par les sens, ont dominé les vérités supérieures, tantôt celles-ci ont régné, et la spéculation a remplacé le véritable enseignement de l'expérience. Ce déplorable désaccord, qui s'est produit à tous les degrés, a donné naissance à ces mille systèmes médicaux dont la vogue d'un jour a successivement fait justice.

L'incontestable mérite de la réforme hahnemannienne est certainement dans ce point essentiel, qu'elle détermine d'une manière rigoureuse les limites de la puissance des sens dans l'observation, et les limites de la puissance de l'intelligence dans l'interprétation des phénomènes biologiques. Ce résultat, d'une portée inappréciable, est la conséquence immédiate des vérités, nouvelles ou mieux connues, dont elle a doté la science médicale. Qui ne comprend, à ce simple énoncé, que la médecine est désormais soustraite aux trompeuses promesses des théories hasardées et aux égarements où l'a fait tomber si souvent la domination d'une philosophie erronée et dangereuse?

C'est donc à cet important point de vue que j'ai dû me placer pour écrire *un traité de médecine et de thérapeutique homœopathiques*; mais il est indubitable que ce serait là un livre infructueux pour le plus grand nombre, s'il n'était précédé de l'exposé de la doctrine qui en a dominé la coordination. D'autre part, l'homœopathie a été si diversement jugée, et elle est si profondément ignorée, que j'ai cru indispensable de la faire connaître dans toute la valeur qui lui est propre, et dans celle qu'elle emprunte, soit à la tradition médicale, soit à ses rapports avec toutes les grandes vérités dont l'humanité est en possession, car l'amour que l'homme porte à la vérité est toujours en raison de la connaissance qu'il en a.

En dehors des difficultés inhérentes à mon sujet, je prévois, pour l'exécution de mon plan, des écueils de tous genres : en présence de l'hostilité quelquefois haineuse qui nous repousse, il est un danger à éviter surtout : c'est celui d'imiter nos adversaires et d'user de représailles envers eux. Dans sa partie critique, l'œuvre de notre *maître* ne peut-elle pas quelquefois être taxée de malveillance injurieuse ? Elle est certainement çà et là trop ardente et trop agressive. Aurait-elle rencontré une aussi vive opposition, si des qualités contraires l'avaient recommandée à l'étude de ses contemporains ? Je ne le pense pas.

Des esprits très-éminents, obéissant même à une volonté droite, pensent qu'un sévère éclectisme doit réunir tout ce que l'homœopathie apporte de vérité aux trésors amassés à-travers les siècles par la médecine traditionnelle, qui est aujourd'hui désignée sous le nom d'*allopathie*. Cette fusion n'est raisonnable que par ses apparences : la réflexion suffit pour la juger sainement. En effet, la médecine, telle que la tradition écrite nous l'a transmise, est née sous le souffle infécond du polythéisme qui dégrade à divers degrés la nature humaine. Cette science, dont l'objet essentiel est l'étude et la connaissance de notre nature, n'a pu recevoir d'Hippocrate, son immortel fondateur, qu'une constitution évidemment entachée des infirmités de son origine. Apprendre aux générations futures que l'homme diffère des autres animaux par un acromion, par des côtes plus courtes et par un ventre plus aplati d'avant en arrière, ce n'est point leur léguer les éléments d'une doctrine pouvant féconder leurs travaux. Que pouvait, à ce point de vue, le génie d'Hippocrate, qui pensait que l'âme humaine se produit jusqu'à la mort (1), et que l'âme humaine est une mixture d'eau et de feu (2)? Avec ses quatre humeurs et son âme se produisant et se multipliant au milieu d'elles, il n'a pu s'élever à la notion parfaite de la nature de l'homme. Le père de la médecine aurait pu cependant toucher à ce but glorieux, si, au lieu de se laisser aller aux hypothèses, qu'il condamnait d'ailleurs, il avait poursuivi jusqu'à leur plus haute signification les conséquences de ses observations incomparables.

La médecine est donc arrivée jusqu'à nous, ajoutant sans doute chaque jour aux richesses d'observation déjà acquises de nouveaux faits et de nouvelles richesses; mais elle ne s'est jamais complétement dépouillée, au

(1) Littré, tome 5, page 315.
(2) Id. tome 6, page 437.

point de vue de ses doctrines, des langes souillés qu'elle reçut à son berceau. Les philosophes, qui ont toujours fidèlement *innové* et qui *innovent* encore de nos jours les erreurs du paganisme, ont soigneusement veillé à la conservation de l'origine païenne de la médecine; de telle sorte que, pour tout esprit droit et suffisamment éclairé sur cette matière, il est de la dernière évidence que la médecine est païenne de nos jours, comme elle l'était au temps d'Hippocrate.

L'homœopathie, au contraire, possède dans sa doctrine tous les éléments propres à ramener la médecine dans sa voie, voie dans laquelle le christianisme, par l'affirmation de la véritable nature de l'homme, aurait dû éclairer et diriger l'observation médicale. L'homœopathie a atteint ce but par l'expérimentation.

En cherchant à démontrer cette vérité, je vais appeler sur moi, au nom d'un prétendu libéralisme, se disant ami du progrès et de la liberté de penser, les qualifications les plus étranges, sinon les plus injurieuses. Je ne m'en émeus pas. Je suis convaincu qu'on ne peut efficacement progresser dans les sciences, c'est-à-dire dans l'appréciation des faits qui concourent à les constituer, qu'en réglant le domaine de la raison humaine sur des notions acceptées par elle dans les conditions d'une rigoureuse logique. Je ne suis pas moins convaincu qu'en ce cas, l'exercice de la liberté de la pensée n'est jamais plus fécond que lorsqu'il est circonscrit dans les limites de sa véritable puissance, et qu'il ne s'égare pas dans les illusions trompeuses d'hypothèses à démontrer, mais acceptées comme des principes d'une évidence incontestée. Je me garderai donc bien de me laisser arrêter par la crainte des clameurs de ceux qui invoquent sans cesse la liberté et la puissance de la raison humaine, et qui sont en réalité les esclaves des égarements de leur imagination et des méprises de leur orgueil.

Les merveilles de la création sont remplies de mystères; mais il y a plus de mystères dans l'homme que dans tout le reste de la création. De ce que l'esprit humain est parvenu, par l'observation et la réflexion, à pénétrer une certaine catégorie de phénomènes qui étaient acceptés comme mystérieux avant d'avoir été compris par l'entendement humain, il est absurde de prétendre qu'il peut et doit arriver à comprendre tout ce qu'il y a de supérieur dans notre admirable organisation. C'est cette prétention qui a constamment surchargé la médecine de chimères hypothétiques et l'a retenue dans l'imperfection et la stérilité. L'homœopathie reconnaît et constate qu'il est de l'essence de l'homme de ne pouvoir comprendre sa propre essence : les conséquences rigoureusement logiques de ce simple aveu dirigent la médecine dans une voie expérimentale et vraiment scientifique. Dans cette voie, elle doit atteindre son but naturel et exclusif, la guérison des maladies dans les conditions exprimées par ce magnifique précepte de l'antiquité, resté lettre morte jusqu'à ce jour : *Citò, tutò et jucundè*...

II

Il est surprenant de voir combien, de nos jours, les efforts et les artifices se multiplient pour refouler la médecine vers son origine doctrinale, c'est-à-dire, vers le matérialisme. Tous les travaux sont dirigés vers l'étude de la matière, et on oublie la puissance qui l'organise. Le père de la médecine humaine désavouerait lui-même, malgré ses erreurs, inévitables à son époque, la tendance médicale contemporaine.

Cette accusation, je ne la porte pas à la légère : en recherchant les causes de la répulsion qu'a rencontrée l'homœopathie, je me suis convaincu que celle qui les domine toutes, est la diffusion actuelle du matérialisme.

On va en juger, et le lecteur sans prévention pourra apprécier s'il est opportun d'opposer une barrière solide aux envahissantes prétentions d'une philosophie médicale dont le but est la déification de la matière, et dont le résultat serait la négation de toutes les vérités qui forment les liens sociaux de l'humanité, et en même temps, l'affaiblissement, sinon la négation de la thérapeutique médicinale.

La doctrine homœopathique, basée sur l'observation la plus rigoureuse, s'élève toute-puissante contre cette aberration d'un si grand nombre d'intelligences vouées à l'art de guérir ; l'heure est donc venue de la faire connaître, dépouillée des faiblesses apparentes dont son auteur l'a embarrassée ; et ce qu'on va lire est certes une excuse suffisante de mon projet, aux yeux de ceux qui prétendent que la médecine doit rester étrangère aux débats de la philosophie.

Il existait un dictionnaire de médecine, en un seul volume, par Nysten : c'est dans ce livre que, au début de mes études médicales, j'ai appris la signification des mots techniques de la science. Avant et après moi, d'autres ont feuilleté cet excellent volume, usuel pour les étudiants, et qui avait le mérite exclusif qu'il devait avoir : celui d'atteindre son but, c'est-à-dire, de faire connaître la valeur des mots usités dans la science médicale et dans les sciences accessoires.

Un volume, environ vingt fois plus considérable que le premier, a été publié, il y a quelques années : c'est une nouvelle édition de Nysten, *entièrement refondue*, par M. Littré, de l'Institut de France, et le docteur Ch. Robin (1). L'œuvre de Nysten a disparu dans ce livre, où, sous le prétexte d'écrire un *dictionnaire* de médecine, les auteurs ont complaisamment exposé la philosophie qu'ils professent, et qu'ils ont évidemment l'intention et le désir d'imposer au corps médical, en l'initiant à leurs idées au début de ses études.

Le matérialisme de ces auteurs n'a rien de nouveau, si ce n'est la crudité de son exposition, et je n'aurais garde de m'en occuper, si le matérialisme, sous quelque forme qu'il se présente, n'était l'unique obstacle que rencontre l'homœopathie.

Comme bien d'autres, j'ai la conviction que le champ de la science médicale est si vaste, qu'il faut le plus possible en resserrer les limites ; mais je crois surtout que ces limites doivent être nettement arrêtées. La Médecine a les siennes propres qu'il importe de bien connaître : elles sont déterminées par la nature elle-même de l'homme ; il n'appartient donc à personne de dire à autrui : *Tu n'iras pas plus loin.*

Ce sont là cependant les prétentions du matérialisme. Selon lui, *la matière organisée* est à elle seule tout l'objet de la science de l'homme. Je ne serais probablement pas cru sur parole : il faut donc que je fasse quelques citations du *Nouveau manuel de philosophie positive*, édité sous le titre de *Dictionnaire de médecine*, par les auteurs que je viens de nommer.

« *Homme :* animal mammifère, de l'ordre des pri-

(1) Chez Baillière, 1855.

mates, famille des bimanes, etc..... C'est la tendance à la recherche absolue des causes premières qui a fait admettre la dérivation de toutes les espèces d'un couple unique, d'où la tendance à annuler les différences spécifiques des hommes, et comme conséquence dernière l'admission de variétés et de races... Mais il y a eu originairement autant d'espèces formées qu'on en voit aujourd'hui et de milieux par eux habités : seulement le mode de leur formation première est pour les uns et les autres aussi impossible à découvrir et à démontrer que celui de quelque espèce d'être que ce soit. »

« *Ame* : terme qui, en biologie, exprime, considéré anatomiquement, l'ensemble des fonctions du cerveau et de la moelle épinière, et, considéré physiologiquement, l'ensemble des fonctions de la sensibilité. »

« *Raison* : la raison est, physiologiquement, l'ensemble des facultés par lesquelles l'homme perçoit, reconnaît, démontre le vrai ; anatomiquement, elle a pour organes les parties antérieures et supérieures du cerveau ; elle n'est pas l'apanage exclusif de l'homme.... »

« *Esprit* : le mot *esprit* dans la langue ancienne d'où il est dérivé, veut dire *souffle*. C'est de cette idée matérielle, mais heureusement trouvée pour désigner la vie, qu'il est venu à exprimer la cause qui anime l'organisme vivant, et, par assimilation, la cause des phénomènes cosmiques qui paraissent offrir intelligence et volonté, ces deux grands attributs de toute la vie humaine. De là, dans les doctrines spiritualistes, la supposition d'esprit, c'est-à-dire, d'êtres immatériels liés ou non liés à la matière dont ils déterminent les mouvements. Il est évident aujourd'hui que l'admission de ces esprits est une hypothèse, à la vérité naturellement suggérée à l'intelligence dans les époques antérieures, mais dont l'office commence à être pleinement rempli par la conception positive du monde et de l'homme. En un sens plus étroit, l'*esprit* est l'ensemble des facultés du système nerveux central, en sa totalité. »

« *Conscience* : en physiologie, ce mot a deux acceptions : il sert à désigner le mode de la sensibilité générale qui nous permet de juger de notre existence : c'est la *cénesthésie* (*conscience* du moi des métaphysiciens); la *conscience*, dans l'acception ordinaire du mot, est un mode d'émotion ou de modification de l'ensemble des instincts altruistes... (dit ordinairement *sens moral.*) »

« *Arbitre* (*libre*) :... en métaphysique, on définit le libre arbitre une faculté de l'âme qui se détermine à une chose plutôt qu'à une autre : personnification de l'activité cérébrale, qui est vicieuse, étant contraire à la physiologie. »

« *Vie* : la vie n'est en effet que la manifestation de l'âme ou de l'ensemble des propriétés inhérentes à la *substance organisée*... C'est là ce qui a fait croire à une indépendance et à une séparation qui n'existent pas entre la substance organisée et ses propriétés. »

« *Matière organisée* : on donne le nom de *matière* ou *substance organisée* à toute matière vivante ou ayant vécu, formée par union moléculaire ou dissolution réciproque de *principes immédiats*, nombreux, lesquels se rangent en trois ordres ou classes différentes..... Nous ne pouvons pas faire de matière organisée susceptible de vivre, c'est toujours d'un être qui vit ou a vécu qu'elle tire son origine; et cet être, en remontant la série des temps, on ne sait pas d'où il vient, quels sont le mode, la cause, les conditions de sa *formation* première. »

J'ai vainement cherché à me prouver que les auteurs du *Dictionnaire de médecine* avaient une idée nette, une notion précise de la matière organisée : ils tournent dans le cercle de ces mots *propriété organique*, *principes immédiats*, *vie*, *substance organisée*, renvoyant le lecteur des uns aux autres, pour les expliquer les uns par les autres, et la lumière ne se fait point. Ces auteurs n'hésitent cependant pas à se proclamer les dominateurs des sciences, sinon actuellement, au moins dans l'avenir.

« *Positive (philosophie)*. Comme la philosophie positive exerce déjà et doit exercer une grande influence sur la culture des sciences, il n'est pas hors de propos d'en donner ici une esquisse en opposition avec les philosophies théologique et métaphysique, et justement en raison de l'impuissance où elles ont été de donner jamais la démonstration de leurs principes. La philosophie positive renonce à toute recherche de l'absolu, quelque forme qu'il prenne, soit par rapport à l'origine des choses, soit par rapport à leur fin ou but ; elle est donc toujours relative..... la biologie qui dépend de la chimie surtout et de la physique... »

Il est fâcheux que des disciples de M. A. Comte, aussi fervents que le sont MM. Littré et Robin, qui le proclament leur grand maître, aient écrit ce qui suit :

« *Propriété :* ce qui appartient en propre à chaque corps, et lui permet d'agir d'une manière déterminée sur nous et les autres corps... La substance *organisée*, outre qu'elle possède des propriétés de même ordre que les corps bruts, est douée encore de propriétés qui n'appartiennent qu'à elle ; on leur a donné le nom de *propriétés vitales*. Une fois connues, elles nous rendent compte... »

La biologie de M. Comte dépend donc d'une autre science que de la chimie et de la physique, de la science des *propriétés vitales*. Le lecteur se hâte de les connaître et il lit :

« *Vital, ale*, ce qui appartient à la vie.... (V. *Force, Propriété et Vie*...) »

Je laisse à qui voudra le prendre le soin de mettre d'accord les disciples et le maître sur un point aussi fondamental de leur doctrine : je me borne à enregistrer leur dissentiment radical.

C'est en définitive en accumulant les ténèbres et en renvoyant d'un mot à un autre, que la *philosophie positive* a la prétention de donner une notion des *propriétés vitales* et de démontrer ses principes pour se sentir plus à l'aise, en rejetant les philosophies théologique et métaphysique qui, d'après elle, sont dans l'impuissance de démontrer les leurs.

C'est à faire pitié! Mais j'espère que d'autres, plus autorisés que moi par leurs talents et leur position, ne manqueront pas de faire justice de ces extravagances, et de signaler les avantages singuliers que la société ne peut manquer d'obtenir de médecins élevés à cette école *positiviste* (1). Le *sens moral*, je me trompe, les *instincts altruistes* (ce barbarisme mérite trop de ne pas être oublié) ne peuvent que s'élever jusqu'au dévouement le plus sublime chez des médecins nourris, dès leur berceau scientifique, du lait d'une doctrine qui est arrivée à dicter la définition suivante :

« *Mort* : cessation définitive de tous les actes dont l'ensemble constitue la vie des êtres organisés... c'est ainsi que l'humanité devient sa providence à elle-même,

(1) Mgr Dupanloup a éloquemment rempli cette tâche, et récemment encore, à propos de l'élection de M. Littré à l'Académie française.

après avoir longuement souffert pour avoir trop compté sur d'autres providences imaginaires. »

J'ai fait ces longues et nombreuses citations dans un double but : j'ai voulu d'abord démontrer que, de nos jours même, au lendemain du règne du *numérisme*, qui n'a été qu'une sorte de négation de toute doctrine philosophique, personne ne pense pouvoir faire quelque chose de stable en médecine sans une doctrine philosophique. La preuve que je viens d'en donner me fera pardonner, j'espère, d'avoir moi-même payé ce tribut à la nécessité.

J'ai voulu, en second lieu, faire connaître quels sont les adversaires de l'homœopathie et quelles sont les vérités fondamentales qui sont proscrites avec elle. Le *matérialisme*, dont le *positivisme* est la plus récente expression, est, en définitive, la seule barrière qui s'oppose à la diffusion de la doctrine d'Hahnemann.

Ayant exposé cette doctrine et l'ayant réfutée, le tout à sa manière, voici comment le positivisme s'exprime à son sujet :

« *Homœopathie*..... L'absence de connaissances sur la constitution de la substance organisée et ses propriétés, l'absence de notions sur les changements que sont susceptibles de présenter les substances organiques des humeurs et sur les troubles qui en sont la suite (V. *Général*), peuvent seules faire croire à cette série d'hypothèses gratuites ; hypothèses se prêtant au reste merveilleusement à toutes les modifications que voudront leur faire subir des imaginations qui ne sont retenues par aucune notion objective sur la constitution normale et morbide du corps. » (V. *Principe immédiat et matière organisée.*)

Ayant clairement vu dans cette critique quelle était

la cause qui m'avait permis d'accepter les hypothèses constituant l'homœopathie, je me suis empressé d'accepter l'invitation qui m'était faite par les auteurs du *Dictionnaire* ; et, afin de dissiper mon ignorance, qu'ils m'ont signalée, j'ai cherché les mots auxquels ils me renvoient. Voici ce que j'ai trouvé de plus clair :

« *Immédiat :* les principes immédiats ont pour caractère d'ordre organique de constituer la substance du corps ou matière organisée proprement dite, en raison de leur réunion en nombre considérable, et de l'état liquide ou demi-solide qu'ils présentent par union spéciale et dissolution réciproque et complexe les uns à l'aide des autres.... (Suit la division des *principes immédiats*).... Les espèces de la troisième classe sont susceptibles de présenter en outre des modifications dans leur constitution moléculaire et dans quelques-unes de leurs propriétés, sans que leur composition élémentaire varie, sans que disparaissent leurs caractères spécifiques fondamentaux : ces modifications sont très-diverses et nombreuses. »

Rien, dans ces lignes, ne dissipe mon ignorance ; elles ont évidemment la prétention de dire beaucoup, mais elles ne disent rien ; elles sont à peine assez compréhensibles pour dévoiler leur inanité absolue. Voyons si je pourrais être plus heureux en cherchant mieux.

« *Matière organisée* : on donne le nom de matière ou substance organisée à toute matière vivante ou ayant vécu, formée par union moléculaire ou union de principes immédiats. » (V. ce mot.)

Décidément, l'absence de connaissances sur la constitution de la substance organisée et ses propriétés, l'absence de notions sur les changements que sont susceptibles de présenter les substances organiques, n'est pas le partage exclusif des homœopathes. Le *positivisme*, représenté même par ses plus ardents et ses plus puissants promoteurs, connaît des défaillances et des défaillances pires que celles dont il ne craint pas de nous faire un crime : ses prétentieuses formules ne dévoilent que son orgueil, et elles dissimulent, seulement pour les esprits naïfs, l'ignorance où il est de ce qu'il veut enseigner à autrui.

L'homœopathie admet humblement que la vie a des mystères ; le matérialisme, dont le positivisme n'est qu'une nuance, se flatte au contraire de connaître tout ce que la *vie* a de plus impénétrable. Je laisse au sens commun le soin de décider de quel côté sont la vraie raison et la vraie sagesse. L'homœopathie, qu'un lien indissoluble rattache *aux écoles théologique* ou *métaphysique* dont ne veut plus le positivisme, démontre par induction ses principes et elle les affirme. Le positivisme, au contraire, en substituant aux causes premières qu'il repousse, parce que les sens ne les démontrent pas, des faits d'observation directe, se perd dans le vague d'une phraséologie obscure, et prenant pour des principes le vain son de mots mal définis, ainsi que le lecteur a pu en juger par les citations déjà faites, il n'affirme rien que la *matière*.

Dérogeant à ses principes, il admet et affirme toutefois que la *substance organisée*, outre qu'elle possède des propriétés du même ordre que les corps bruts, « est « douée encore de propriétés qui n'appartiennent qu'à « elle : on leur a donné le nom de *propriétés vitales*. » Je laisse, je le répète, aux disciples le soin de s'accorder avec leur maître, M. A. Comte, qui fait dépendre exclusivement la biologie de la chimie et de la physique. Il n'a fallu rien moins que l'escamotage des propriétés vitales, pour que cet audacieux novateur pût se permettre les absurdes fantaisies de sa *sociologie*, qui est la tête et le couronnement du savoir humain, suivant les auteurs du *Dictionnaire de médecine*, lequel eût mieux été appelé *Dictionnaire de philosophie médicale positiviste*.

Ce titre lui-même serait-il légitime ? Je ne le pense pas. Déclarer ne savoir d'où vient le premier être vivant, ni quels sont le mode, la cause et la condition de sa formation ; affirmer ne pouvoir faire de la matière organisée susceptible de vivre ; s'interdire la recherche de l'absolu et se borner à faire l'inventaire des conditions matérielles des phénomènes de la vie, ce n'est point là l'œuvre de véritables philosophes.

L'homœopathie, disent-ils, n'est qu'une série d'hypothèses basées sur l'ignorance de la constitution de la substance organisée. Cette assertion aurait quelque valeur, si ses auteurs nous avaient prouvé qu'ils ont eux-mêmes cette connaissance de la constitution de la substance organisée. Leur embarras, mal dissimulé, à déterminer seulement par et dans quel élément anatomique débute la vie, démontre évidemment qu'ils auraient pu garder pour eux le reproche qu'ils nous adressent.

III

Le lecteur me pardonnera, j'espère, les nombreuses citations que je viens de faire : elles m'ont paru indispensables, car elles posent nettement les termes du débat scientifique qui divise le corps médical et dont je me propose de faire l'appréciation.

Pouvais-je trop signaler le néant des assertions de

nos adversaires, connaissant leurs projets, leurs désirs, et, hélas ! leurs trop nombreuses victimes ? Il est même indispensable, je crois, de démontrer ce que vaut leur principe fondamental. MM. Littré et Robin ont été au moins aussi préoccupés de philosophie, positiviste, bien entendu, que de médecine, en composant leur dictionnaire. Les mots ESSENCE, SUBSTANCE, pris dans leur sens philosophique, n'y ont même pas trouvé place, et on y trouve, par exemple, le mot INERTIE *de la matière*, qui, sans doute, figure pour la première fois dans un dictionnaire de médecine.

S'accordant au reste à ce sujet avec tous les physiciens et tous les philosophes, ils la définissent ainsi : « Défaut d'aptitude à changer spontanément d'état » ; mais ils ajoutent aussitôt : « L'inertie n'est en réalité « qu'une résistance active à tout changement, de quel- « que nature qu'il soit : l'effet d'une force agissant en « sens inverse d'une autre force qui tend à changer l'é- « tat d'un corps. »

C'est à merveille sans doute : l'*inertie absolue* est inconcevable. Mais cette idée ne peut être d'origine expérimentale ; cette notion que l'*inertie absolue* n'existe pas est purement subjective et d'origine logique, car rien ne peut démontrer que tout le règne minéral, véritablement *inapte à changer spontanément d'état*, soit doué d'une activité quelconque. Son activité, qui le fait être ce qu'il est, est conçue par notre esprit ; mais nul instrument, nul procédé expérimental ne peut produire à l'appréciation de nos sens la cause de cette activité qui n'est pratiquement et en réalité que la négation absolue de toute activité des corps bruts en dehors d'eux-mêmes. Ils sont *intrinsèquement actifs*, seulement pour la conservation de leur être, et, *extrinsèquement*, ils sont absolument inactifs.

N'importe, cette activité exclusivement intrinsèque de la matière, nulle et MORTE par rapport à tout ce qui n'est pas elle, est invoquée par le matérialisme comme la cause première de la VIE. Quoiqu'il ait reconnu que « la matière est inapte à changer spontanément d'état, » c'est-à-dire que « la matière n'a qu'une activité *rela-* « *tive* », il n'en conclut pas moins, d'une MANIÈRE ABSOLUE, *que la matière n'est pas inerte*. A la faveur de ce grossier sophisme, une activité de pure et exclusive CONSERVATION des corps bruts a été transformée par le matérialisme en une activité de PRODUCTION, ou plutôt de GÉNÉRATION.

Cet étrange *quiproquo*, cette subtile équivoque, cette piperie philosophique, ou cette inepte méprise, sont cependant la base primordiale d'une doctrine, et de tous ses dérivés néfastes, qui n'aspire à rien moins qu'à dominer toutes les sciences et, par conséquent, l'humanité tout entière !

Le plus vulgaire bon sens suffit à démontrer toute l'inanité du matérialisme dès son début.

Si tout procède de la matière, celle-ci a préexisté à tout, même à la force qui a agrégé les molécules constituantes des corps bruts.

Cette force, qui n'est point de la matière, puisque les sens n'en constatent pas l'existence, quelle en est l'origine ?... Mais passons.

Cette force d'*agrégation*, afin qu'elle ait pu devenir *active*, a dû nécessairement s'opposer à une autre force de *désagrégation*. Quelle est encore l'origine de cette deuxième force ?... Mais passons encore.

Si ces deux forces se sont équilibrées, elles ont dû produire un *statu quo* permanent. Si l'une d'elles a prévalu sur l'autre, comment la *vie* a-t-elle pu surgir au milieu d'un immense tourbillon de poussière indéfiniment ténue, ou au milieu d'un énorme bloc de *matière* dans lequel la *force* de cohésion est devenue elle-même *inactive* dès l'instant que sa force de *désagrégation* a été vaincue ?

Objecterait-on qu'il n'y a pas eu équilibre entre ces deux forces, ni victoire de l'une d'elles sur l'autre, et que de leur lutte incessante résulte tout ce que nous voyons ?

La fixité des espèces vivantes et la régularité admirable des fonctions de tous les êtres qui les composent, sont peu propres à accréditer cette grotesque hypothèse d'un combat incessant et alternativement, ou à peu près, inégal. Mais on peut être bon prince à l'égard du matérialisme : concédons lui donc encore cette hypothèse à la faveur de laquelle il ne parviendra jamais à démontrer que « les corps bruts sont aptes à changer spontanément d'état, et qu'en dehors d'eux, la matière n'est « pas inerte. »

Il existe une autre petite difficulté contre la vérité prétendue de ce principe absolu : *la matière n'est pas inerte*.

En effet, qui peut prétendre que l'influence sidérale soit étrangère à l'existence des êtres animés, ou au moins à l'entretien de leurs fonctions ? Les matérialistes pourraient-ils nous dire ce qu'aurait fait sans cette influence l'*omnipotente activité* de la matière ?

Ces rigides philosophes, qui rejettent le spiritualisme parce que les sens n'en constatent pas les faits primordiaux, ont trouvé une bien commode solution à cette double question.

La terre, disent-ils, n'est qu'une sorte de verrue que le soleil a détachée de son orbe et a lancée dans l'espace ; sa matière a été dès lors propre à produire l'innombrable série des êtres vivants.

Cette solution a au moins le mérite, je me plais à le reconnaître, d'*élever* singulièrement la discussion. Mais n'ayant pas l'intention de les suivre pour aller constater, *de tactu et de visu*, la cicatricule (1) que l'émission de sa fille, la terre, a dû laisser sur le corps de son père, le soleil, je me borne à signaler le déplaisir que cette constatation fera à l'empereur de la Chine, ou au Schah de Perse, car tous les hommes seront les *fils du soleil* et ses égaux.

J'admets donc que la commission scientifique nommée pour aller *mesurer* la *largeur* et la *profondeur* de la place que la terre a occupée sur le soleil, soit revenue nous apportant les preuves *objectives* que la matière de la terre a été pourvue, en propre et d'une manière essentielle, de la chaleur et de l'humidité indispensables à la vie des êtres.

Voilà donc l'*Alma* commune suffisamment dotée pour acquérir ce titre, et, dans ces heureuses conditions, elle exerce son *activité*.

Mais les matérialistes professent que des milliers de milliers de siècles ne suffisent pas à compter l'âge de notre planète ; soit. Pendant ce temps, la matière a été incessamment *active*. Or, l'activité c'est le mouvement, et le mouvement produit le calorique. Il y a donc des milliers de milliers de siècles que, sur et dans notre

(1) A quelle singulière distraction me suis-je laissé aller ! Les anatomo-physiologistes du soleil, c'est-à-dire, les astronomes qui ont promené le scalpel... mais non, c'est leurs regards que je veux dire, sur le corps de cet astre, nous apprennent que sa surface au moins est à l'état gazeux ; elle ne peut donc avoir conservé les traces du point d'où la terre s'est détachée.

planète, il se produit incessamment du calorique. Il me serait très-utile, pour me faire admettre que la *matière n'est pas inerte*, d'avoir la démonstration, *objective* bien entendu, (car la philosophie *moderne* dédaigne les démonstrations *subjectives*), que cette production et cette accumulation incessantes de calorique n'ont pas eu pour conséquence nécessaire, non-seulement la liquéfaction de notre planète, mais même sa vaporisation la plus excessive.

Mais à quoi bon rechercher en dehors des êtres animés des preuves contre la prétention du matérialisme qui en attribue la « formation à l'activité propre de la « matière ? »

Pourquoi ces êtres vieillissent-ils et meurent-ils, puisque sans cesse une matière nouvelle vient chez eux remplacer celle qui a dépensé pour eux toute son activité vivifiante ?

Les espèces, me dira-t-on, ne vieillissent pas et ne meurent pas ; les individus qui les composent seuls vieillisssent et meurent.

Passons sur ce qu'a d'inexact la première affirmation; je constate seulement que ni l'une ni l'autre ne résolvent la question que j'ai posée, et elles me mettent en présence de la grande fonction de la génération.

Oh ! c'est aux prises avec les difficultés que cette fonction accumule contre le matérialisme qu'il faut surtout le juger ! Les obscurités de son langage, les évasives et prudentes réticences de ses affirmations, démontrent surabondamment son impuissance à soutenir que la génération des êtres s'accomplit par les « forces « propres de la matière des corps bruts qui s'est orga- « nisée par elle-même. »

Est-il nécessaire, au reste, pour dévoiler le néant de

ce prétendu principe, point de départ du matérialisme, de le mettre en présence des grandes fonctions de l'économie vivante ? Le phénomène vital le plus en rapport avec les lois physiques ne suffit-il pas à le jeter dans le plus grand embarras ? Tandis que M. A. Comte fait dominer la biologie exclusivement par la physique et la chimie, et proclame ainsi que « la matière n'est pas « inerte » et que « son activité propre a produit tous « les êtres vivants, » n'avons-nous pas vu que les disciples immédiats, et les plus savants, de M. A. Comte ont été forcés d'admettre les *forces vitales* pour s'expliquer l'existence des êtres vivants, et n'ai-je pas constaté leur impuissance radicale et leur incapacité absolue à démontrer que les *forces vitales* procèdent des forces physiques ? MM. Littré et Robin sont des autorités que le positivisme ne peut récuser ; je puis donc proclamer en leur nom que *la matière est inerte*, au point de vue de la formation des êtres vivants, par *une force qui lui est propre*.

Les droits de la vérité sont tellement imprescriptibles qu'ils sont toujours reconnus d'une manière plus ou moins explicite par ceux-là même qui cherchent à la nier.

Les auteurs du *Dictionnaire de médecine*, dont le but évident a été d'abaisser l'homme le plus possible et de le rapprocher du reste des animaux, au point d'écrire que « la raison n'est pas l'apanage exclusif de « l'homme », finissent cependant par avouer que celui-ci a un ATTRIBUT ESSENTIEL qui lui est exclusif.

Mes lecteurs en seront au moins aussi surpris que moi-même ; ils le seront plus encore, en apprenant que cet ATTRIBUT est celui de PARLER, attribut que l'homme partage avec le perroquet et bien d'autres volatiles ! Et ce sont des positivistes, ayant osé affirmer que *la raison n'est pas l'apanage exclusif* de l'homme, qui ne craignent pas de reconnaître que l'homme possède un attribut, celui de la *voix articulée*, de la *parole* en un mot, qui n'appartient à aucun autre animal ! Est-ce possible ?

Cela est cependant, et pour s'en convaincre, il n'y a qu'à lire les quelques lignes qui suivent le mot PHONATION. Vainement on chercherait dans les pages compactes consacrées aux mots PAROLE et VOIX ; on n'y découvre qu'une mention fugitive du langage imité des oiseaux, et des descriptions anatomiques et instrumentales qui réduisent à néant ce phénomène étrange. *Voyez Phonation*, formule dont MM. Littré et Robin sont si prodigues, ne s'y trouve même pas.

Sachons gré cependant à ces auteurs d'avoir en quelque sorte furtivement déclaré que la « faculté de parler « est un attribut ESSENTIEL de l'homme, et que chez les « animaux cette faculté est bornée à la simple produc- « tion de la voix brute ou du son vocal. »

Le bavardage de tous les *Verts-verts* passés, présents et futurs, n'a été, n'est et ne sera, contrairement à ce qu'on a cru, qu'une simple *production de la voix brute*.

Cet abaissement du perroquet auprès de l'homme est vraiment étrange : il m'étonne venant de la part des positivistes. Quelle peut être la raison de cette estime inattendue qu'ils daignent accorder à l'homme dont « la « raison n'est pas l'apanage exclusif ? »

Assurément, si un gorille, si un chimpanzé, ou si une guenon, la première venue, avait, dans un temps et en un lieu quelconques, prononcé, d'une voix plus ou moins nasillarde ou gutturale, le plus léger *Ave, ma sœur*, ou, *Jacquot, as-tu déjeuné ?* ou, le fameux *Portez armes !* ce ne serait plus là de la *voix brute* : ce serait peut-être plus que de la *voix articulée imitée*.

Il faut reconnaître que l'*activité propre de la matière*, qui arrive à donner à l'homme son intelligence, est bien peu intelligente elle-même, ou du moins bien peu prévoyante envers ses prôneurs ; car, comment a-t-elle pu, cette activité propre de la matière, laisser la faculté de parler s'égarer dans un bec de perroquet, dans un vrai *rostrum*, et la refuser à la bouche du cheval, du chien, et même à celle du singe ?

Les positivistes voudront bien se consoler de cette étrange aberration de leur *alma parens* ; ils voudront bien aussi ne point passer implicitement sous silence, sinon nier un fait aussi connu que celui de la faculté de parler ou d'imiter la voix articulée de l'homme, qui a été accordée à bien des oiseaux. Enfin, ils voudront bien, je l'espère, ne plus considérer la parole humaine comme un phénomène « qui résulte seulement du con-« cours de la voix et des modifications que peuvent lui « faire subir les différentes parties du tuyau vocal, cons-« titué par le pharynx (1), la bouche et les fosses nasa-« les, abstraction faite des conditions cérébrales et so-« ciales qui tendent à l'instituer. »

Cette définition, toute matérialiste, confond évidemment et assimile les uns aux autres, au point de vue de la voix articulée, tous les êtres qui jouissent de la faculté de la produire ; mais comme les perroquets et leurs pareils à ce sujet sont loin d'avoir *un tuyau vocal*

(1) Le mot *pharynx* est là sans doute, par une erreur typographique, à la place du mot *larynx*.

et des conditions cérébrales matériellement identiques à ceux de l'homme, il fallait passer à peu près sous silence le talent de tous les Verts-verts du monde. Voilà pourquoi « le langage imité des oiseaux » est à peine mentionné à l'article *parole*, duquel on ne renvoie pas le lecteur à l'article *phonation*, où il est dit que la phonation est un *attribut essentiel de l'homme*, et que chez les animaux, sans exception aucune pour les oiseaux parleurs, « la faculté de parler est bornée à la simple « production de la voix brute ou du son vocal. »

Donc, si la *voix articulée* n'est qu'un phénomène dû seulement à la disposition moléculaire des organes de l'homme, les oiseaux parleurs n'existent pas, car aucun d'eux n'est, à ce point de vue, semblable à l'homme.

Telle est la conséquence, contradictoire avec des faits indéniables, à laquelle conduit la logique du principe « de la matière s'organisant par une force qui lui est « propre. »

Mais, en dehors des conditions matérielles et organiques qui tendent à instituer la *parole articulée*, nos auteurs parlent de *conditions sociales*. Il n'est pas superflu d'examiner la portée de ces deux mots.

Les éducateurs de chiens, de chevaux et de singes, ont été, dans tous les temps, au moins aussi nombreux et aussi patients que les éducateurs de perroquets : c'est là un fait assurément incontestable. Comment se fait-il que chez les premiers, dont on a dit si souvent : *Il ne leur manque que la parole*, tant ils sont intelligents, *la force propre de la matière*, favorisée par des *conditions sociales* exceptionnellement favorables, n'ait pu parvenir encore à faire produire et imiter le moindre son articulé ? Comment se fait-il encore que ce résultat lui soit si facile chez les oiseaux parleurs ?

Enfin, *la force propre de la matière* ayant accompli son chef-d'œuvre, l'homme, par le perfectionnement d'un singe quelconque, quelles ont été les *conditions sociales* qui ont pu *tendre*, chez notre premier père, à l'*institution* de la faculté de parler ? La réponse à cette question est trop importante pour que les matérialistes ne se hâtent de nous la donner. Nous l'attendons.

Je me permets toutefois de leur adresser un conseil : qu'ils arrêtent leurs plus sérieuses réflexions sur ce point important ; ils ont reconnu que la « faculté de « parler est un attribut essentiel à l'homme. » L'homme n'a donc été constitué dans sa nature propre qu'à l'instant où il a été un être *pouvant* parler. Que leur raison ose décider alors si cette faculté a été donnée à l'homme par la *force propre de la matière*, qui en aurait constitué aussi les conditions matérielles chez les oiseaux parleurs, et les aurait oubliées chez le singe, ou, si cette faculté a été donnée à l'homme par la Parole éternelle, le Verbe de Dieu, son Créateur et son type.

Le positivisme, ayant rejeté la recherche de l'*être en soi*, recherche qu'il juge absolument inaccessible à l'esprit humain et ne pouvant l'entraîner qu'en des spéculations désormais stériles (1), comprendra-t-il que, dans sa voie, une stérilité plus réelle atteint tous ses travaux? Qu'y a-t-il de plus déraisonnable que sa théorie sur la parole humaine ?

Le néophyte du positivisme, séduit par son assurance, peut encore cependant trouver à cette prétendue doctrine de plus grandes faiblesses. La matière non vivante offre elle-même au positivisme des phénomènes à *recherches désormais stériles*.

(1) V. le mot *Ontologie*. Dict. Littré et Robin.

Nous lisons en effet dans le fameux *Dictionnaire* : « ISOMÉRIE : phénomène qui consiste en ce que des « composés, *ayant une composition élémentaire identi-* « *que*, sans changer de composition élémentaire, sont « susceptibles d'offrir d'assez grandes différences dans « leurs propriétés chimiques. On suppose que ce phé- « nomène tient à un arrangement moléculaire diffé- « rent entre les atomes, sans nulle variation dans le « nombre de ceux-ci. » Eh quoi ! en présence de faits de l'ordre exclusivement matériel, le positivisme en est réduit à faire des *suppositions !* Le DIEU-MATIÈRE a donc aussi des mystères, et il ne daigne même pas les dévoiler à ses adorateurs les plus fidèles et les plus ardents !

Mais, à ce propos, que devient l'*activité propre de la matière* qui, sans *changer*, sauf *peut-être* par l'arrangement de ses atomes, se permet d'avoir des propriétés chimiques *différentes* ? Autre mystère.

Le nombre des corps *isomères* serait bien plus grand encore si on les étudiait au point de vue de leurs propriétés alimentaires et médicinales. Voilà pour le positivisme une nouvelle source d'inextricables mystères.

L'ISOMORPHISME, caractérisé par ce fait que « des cris- « taux d'une forme identique ont une composition chi- « mique différente » (1), offre à tout esprit sérieux, ainsi que l'*Isomérie*, l'occasion de réflexions précieuses au sujet de la valeur du positivisme, et surtout de son point de départ, l'*activité propre de la matière*.

(1) Voir ce mot au Dictionnaire de MM. Littré et Robin.

IV

J'ai fait jusqu'ici, sur un ton trop sérieux, bien des concessions au positivisme; mais cette doctrine, puisqu'ainsi on l'appelle dans le *progrès moderne*, est si misérable, que je puis bien en faire de nouvelles, et sur un ton moins grave.

J'admets donc avec elle que « la matière a une activité qui lui est propre, » et que le bon vieux mot AME « n'est que l'ensemble des fonctions du cerveau et « de la moelle épinière. »

J'admets encore toutes les affirmations dogmatiques que Büchner, sous l'autorité des paroles et du nom des plus illustres athées, anciens et modernes, a condensées dans son livre: FORCE et MATIÈRE (1). Cette sorte de *syllabus* du matérialisme, *syllabus* dont l'infaillibilité est hors de doute, bien entendu, renferme néanmoins, malgré toute sa science et l'érudition de son auteur, quelques démonstrations qui me paraissent insuffisantes. Cela tient assurément à ce qu'il y a dans mon cerveau quelque molécule intruse qui en altère les fonctions. Faisant cette réserve, je vais me permettre quelques réflexions.

Voulant prouver que le *monde se gouverne par des lois éternelles*, Büchner ajoute : « J'ai partout examiné « le ciel, dit le grand astronome LALANDE, et nulle part « je n'ai trouvé la trace de Dieu. » (2)

Descendant du grand au petit, car je ne suis pas le grand Lalande, ne puis-je pas dire après lui : J'ai par-

(1) Paris, chez C. Reinwald. 1869.
(2) Page 116.

tout examiné cette montre, et nulle part je n'ai rencontré la trace de l'horloger ?

Büchner n'est pas plus heureux, ce me semble, dans la négation de l'âme humaine : « L'âme, dit-il, ignorant *à priori* les idées absolues, surnaturelles, immédiates ou transcendantes, et ne tirant toutes ses pensées et connaissances que de l'observation du monde extérieur, n'est qu'un produit de ce monde et de la nature, et n'existe que selon ses lois. Bien qu'il soit difficile et le plus souvent même impossible de démontrer en détail la nature de ce rapport, l'expérience cependant nous empêche de douter du fait. » (1)

Affirmer que « l'âme n'est qu'un produit du monde matériel et de la matière, » et reconnaître en même temps « qu'il est difficile et le plus souvent impossible de démontrer en détail la nature de ce rapport », me paraît au moins bien hardi, et mon intelligence, vu sans doute l'état moléculaire actuel de mon cerveau, ne peut s'élever jusqu'à cette logique transcendante.

A l'appui de mon opinion, formée avant les *progrès modernes*, ne puis-je pas citer encore les lignes suivantes ? « L'invention du microscope, en nous faisant connaître le monde des infiniment petits et l'extrême délicatesse des éléments organiques, dont on n'avait pas même soupçonné l'existence jusqu'alors, fit naître dans certains esprits la téméraire espérance de découvrir la dernière expression et jusqu'au principe même de la vie. Mais cet espoir s'est évanoui à mesure que nos instruments se sont perfectionnés. » (2)

Si j'étais bien certain que quelques-unes de mes mo-

(1) Page 114.
(2) Page 84.

lécules, destinées à réparer la dénudation de mon cuir chevelu, ne se soient arrêtées dans mon cerveau et ne le portent à trouver des poils sur un œuf, je serais bien tenté de douter de l'*infaillibilité* du *Syllabus* de Büchner, et de croire en outre que le télescope de Lalande n'est pas plus apte à trouver Dieu dans l'espace, que le microscope de Büchner et consorts ne l'est pour trouver l'âme humaine dans le composé vivant. J'oserais même ajouter que ces savants, très-illustres sans doute, sont semblables, dans leur opération respective, à un géomètre qui s'obstinerait niaisement à *cuber* un bloc de granit avec un *litre*, et à *mesurer* une surface avec une *balance*.

Mais qui pourrait m'affirmer que les molécules qui jadis enrichissaient mon toupet d'adolescent ne se sont pas fatiguées dans cette ascension, et ont pris séjour dans mon encéphale dont elles embrouillent les fonctions? Qui sait même si, par ce fait, mon toupet de vingt ans n'est pas aujourd'hui intra-cranien ? Il faut donc rester modeste et écouter humblement la voix du grand pontife du matérialisme.

Au reste, Büchner ne déroge pas, je crois, en cette occasion, aux habitudes de son école. Les savants qui cultivent les sciences *exactes*, qui se livrent aux observations *exactes*, arrivent très-souvent à des conclusions très-*exactement* inattendues.

Dans cinq colonnes de texte, entrecoupées de figures, il est vrai, MM. Littré et Robin, par exemple, énumèrent très-*exactement* les traits caractéristiques de L'HOMME, *animal mammifère*, *primate* et *bimane*. Les ayant mûrement méditées, l'étudiant qui y a appris que son semblable n'est qu'un simple sujet de ménagerie, veut sortir de ce lieu mal odorant, et il se précipite sur les colonnes consacrées aux mots *Ame*, *Enten-*

dement, *Libre arbitre*, *Volonté*, *Raison*, *Parole*, *Voix articulée*. Ses recherches sont vaines; il ne trouve pas la plus petite issue qui lui permette de sortir de la *vaste ménagerie* dans laquelle MM. Littré et Robin font l'exhibition de tous les animaux.

Haletant, et désespéré de se trouver en telle compagnie, l'étudiant honnête feuillette encore le *gros* Dictionnaire, et le hasard, ô bonheur! lui met sous les yeux cette phrase du mot *Phonation* : « La phonation, bor-
« née chez les animaux à la simple production de la
« voix brute ou du son vocal, est bien plus compliquée
« dans l'homme, qui a pour attribut essentiel la parole
« ou la voix articulée. » J'ai un ATTRIBUT ESSENTIEL qui m'élève *au-dessus des animaux*, dit aussitôt l'étudiant à MM. Littré et Robin! merci! et je sors de votre ménagerie infecte et bruyante.

Ce n'est pas là assurément la conclusion que poursuivaient et que promettaient les recherches *exactes* de MM. Robin et Littré.

Autre exemple: une vaste plaine, inclinée vers la mer, doit être traversée par une voie ferrée, et les sciences *exactes* calculent très-*exactement* la solidité du pont qui doit supporter le passage de plusieurs générations, et son ouverture qui doit laisser couler les ondées de plusieurs siècles. Une trombe survient, et un train de voyageurs est très-*exactement* précipité dans l'abîme.

Je reviens à Büchner, et je l'écoute.

Je l'écoute; mais je dois donner ici une petite explication à mon lecteur, si jamais j'ai la bonne chance d'en rencontrer un seul.

J'avais annoncé que j'allais m'occuper de l'*activité propre de la matière*, et d'un bond, j'arrive à la négation de Dieu et de l'âme humaine. Que voulez-vous, cher lecteur! il est désagréable de voir dépouiller ceux qu'on aime. Ayant appris le nom de Dieu sur les genoux de ma mère, j'avais toujours continué plus ou moins à l'aimer, et je l'appelais le BON DIEU.

Le voyant exproprié de tous ses attributs par le très-grand Büchner, et j'ai peine à croire que cette opération ait été faite pour cause *d'utilité publique*, j'en ai été bien attristé! Cet écrivain, dès les premières pages de son livre, en pare complaisamment la matière, j'ai donc voulu savoir ce que deviendrait le BON DIEU dans cette affaire. Ce diable de grand savant Lalande n'en a trouvé trace au bout de son télescope. Cela m'a peu surpris; on a tant de fois vu les savants se..... (1) Mais je me tais: la *sceince moderne* est si puissante, à ce que disent les *savants modernes*! et pour me consoler, provisoirement du moins, de la négation de Dieu et de celle de l'âme humaine, je reviens à l'*activité propre de la matière.*

Oh! oui, le souffle de l'*infaillibilité* me paraît irrésistible dans ce *syllabus* du matérialisme. Écoutez:

« Notre corps, dit Büchner, se métamorphose si ra-
« pidement qu'on peut dire sans exagération que nous
« sommes des êtres tout autres et entièrement nouveaux
« au bout de quatre semaines. »

« Les combinaisons organiques se renouvellent mo-
« lécule à molécule, mais demeurent toujours identiques
« à elles-mêmes. Leurs atomes n'ont point changé de
« nature; ils n'ont fait que se déplacer pour être rem-

(1) Dans ces derniers temps, un astronome a apprécié que la température du soleil est de trente millions de degrés, et un autre de vingt-sept seulement. Ce *petit écart*, dans l'application des sciences *exactes*, s'est renouvelé en quelque sorte, à propos du vol des oiseaux: l'hirondelle déploierait la force d'un homme pour voler, et l'albatros celle de 150 chevaux. (Feuillet. scient. de l'*Union*, du 12 mars 1872).

« placés par d'autres de même espèce qu'eux. » (1)

Grâce au *progrès des sciences modernes*, Büchner a constaté lui-même, *tactu et visu*, la rigoureuse exactitude de tous ces phénomènes qu'il décrit si bien.

L'antiquité nous a appris que

> Aux accords d'Amphion les pierres se mouvaient
> Et sur les murs thébains en ordre se rangeaient.

L'antiquité est bien distancée ! Il lui fallait à elle des *accords d'Amphion* pour mouvoir les pierres : la *science moderne* s'en passera sans nul doute. Pauvres ingénieurs, pauvres architectes ! que vont-ils devenir ?

Mais, me dira-t-on, il s'agit de molécules et de molécules organiques, et non de pierres. Je ne vois pas l'importance de la distinction, la différence n'étant que dans la masse ; toutefois, je cède et me tais sur ce point, tenant surtout à prouver à ces bons promoteurs du *progrès moderne* que j'ai un excellent caractère, quoique je ne sois pas encore tout à fait converti à leur doctrine.

Oserai-je pousser l'irrévérence jusqu'à leur demander « comment des molécules inorganiques deviennent des molécules organiques, » le *très-illustre* Büchner ayant déclaré « qu'il est difficile et le plus souvent impossible de démontrer la nature de ce rapport, » ce qui veut dire en bon français, « le rapport entre les êtres vivants et les corps bruts? »

Je ne puis m'empêcher de faire admirer la haute *habileté* de ce *savant moderne* : ayant affirmé très en général l'*immortalité* de la *matière*, il arrive sans transition aux métamorphoses de notre corps et au renouvellement

(1) Page 70.

de nos molécules organiques, et, quarante-cinq pages plus loin, sa franchise scientifique lui fait déclarer hautement « qu'il est difficile et le plus souvent impossible « de.... » Ce procédé est parfait pour ne pas égarer son lecteur, surtout si ce lecteur est novice.

Cependant en fait de franchise scientifique, on ne saurait trop admirer le grand Büchner ; car ayant affirmé *l'immortalité, l'infinité* de la matière, il affirme aussi *que l'espérance de découvrir la dernière expression et jusqu'au principe de la vie, s'est évanouie à mesure que nos instruments se sont perfectionnés,* ce qui me paraît passablement contradictoire. D'autre part, il nous affirme encore *que nos combinaisons organiques se renouvellent molécule à molécule, mais demeurent toujours identiques à elles-mêmes*, ce qui s'accorde assez peu avec le passage suivant : « Le cerveau des vieilles « gens s'atrophie, il se ratatine.... en même temps la « substance en devient plus tenace, la couleur plus « grisâtre (1). » Si la loyauté ne peut que gagner à ces diverses contradictions, la logique n'y prend pas le même bénéfice.

Quant à moi, qui ai la faiblesse de tenir beaucoup à la démonstration de l'*activité propre de la matière, passant de l'état inorganique à l'état organique,* voyant que Büchner, s'inspirant des Strauss, des Feuerbach, des Molescott, et de bien d'autres coryphées du *progrès moderne*, ne m'explique pas comment un grain de sel parvient à faire partie d'un être vivant, j'ai cherché la lumière dans Littré et Robin.

Je lis au mot ASSIMILATION : « action commune à tous « les êtres organisés, et en vertu de laquelle ils trans-

(1) Page 188.

« forment en leur propre substance les matières dont « ils se nourrissent. » Suivent près de deux colonnes compactes, richement illuminées par les rayons les plus ardents de la *chimie moderne*, et confiant l'explication du phénomène *simplement à une catalyse isomérique*.

En langage vulgaire, cette conclusion est en tout pareille à celle-ci, qui est devenue célèbre : « Et voilà « pourquoi votre fille est muette. »

Je dois donc me tenir pour très-satisfait de cette explication. Est-ce que les savants comme ceux que j'ai devant moi peuvent condescendre à ne pas lier fortement toutes leurs gerbes? et n'est-ce pas assez, pour les pauvres glaneurs qui les suivent, qu'ils laissent quelques épis çà et là sur le champ de la science ?

Je reviens à *la métamorphose rapide de notre corps, au renouvellement incessant de nos molécules organiques*, et je supplie mon lecteur de ne pas perdre de vue les mémorables lignes que j'ai citées plus haut et qui ont rapport à ces phénomènes. Les susdites lignes sont en effet la promesse formelle de la réalisation du GRAND PROGRÈS MODERNE.

En effet, si *les combinaisons organiques se renouvellent molécule à molécule, mais demeurent toujours identiques à elles-mêmes* ; *si leurs atomes n'ont point changé de nature*, etc., etc., si tout cela se fait par *la force propre de la matière*, quelle révolution, grand Dieu ! Ma pensée se trouble, mon intelligence est anéantie dans l'appréciation du nombre des *absurdités* du *passé* et de celui des *grandeurs* de *l'avenir*.

Dans l'embarras extrême où je me trouve, je ne sais par où commencer pour en faire connaître les diverses causes.

En présence de ces affirmations *très-scientifiques* de

Büchner, basées sur l'observation exacte et aidée du microscope et du télescope, et confirmée par toute la cohorte des *savants modernes*, de quel voile de pitié ne faut-il pas couvrir les *mesquines illusions* du passé ! Par quels chants dithyrambiques ne faut-il pas saluer, au contraire, les *merveilleuses réalités* que promet d'accomplir la *science moderne* !

Nos combinaisons organiques demeurant toujours identiques à elles-mêmes, tous les êtres vivants sont CONFIRMÉS dans l'état où ils sont actuellement, et la *matière étant éternelle, son activité propre l'est aussi* ; et nous voilà tous, IMMUABLEMENT et ÉTERNELLEMENT, tels que nous serons le jour où il plaira au GRAND BUCHNER de rendre exécutoire le décret du DIEU-MATIÈRE.

Quel dommage que ce jour ne soit pas arrivé vingt-cinq ans plus tôt ! Que de gens vont exprimer le même regret !

Je comprends à présent le motif qui porte les libres penseurs à mépriser les lois de l'abstinence, même celle du Vendredi saint. Ils sont, sans nul doute, et chaque jour, dans l'attente du *fameux décret* dont je viens de parler, et ils veulent se trouver en bon état, le jour de sa promulgation.

Je comprends bien d'autres choses encore. Dans tous les temps, les *savants modernes* de l'époque ont dû avoir des communications intimes avec le DIEU-MATIÈRE qui a été d'autant moins compris par eux qu'ils étaient moins MODERNES. Cela explique comment ceux-ci ont pu se tromper sur l'avénement fameux de la *confirmation* de chacun dans son état actuel, pourquoi la libre pensée n'a jamais approuvé le brouet clair des Lacédémoniens, les austérités du christianisme, et les couvents, où elles sont surtout pratiquées.

Ces bons libres-penseurs, comme on les a calomniés! On les a pris pour des égoïstes voulant, dans leur haine pour les représentants de la religion, les exterminer tous : nous voilà à même d'apprécier au contraire que c'est un excellent sentiment qui les porte à faire cesser toute espèce de macération, afin qu'*au grand jour* de la FIXATION de chacun dans son état, il n'y ait aucun membre de la grande famille humaine qui ait un visage tant soit peu pâle et amaigri. Au reste, c'est sans doute parce que *ce grand jour* approche que le *confortable* est si universellement recherché, sous l'impulsion d'un sentiment de coquetterie *humanitaire* bien pardonnable.

Ce sentiment l'est d'autant plus, que les libres penseurs, si mal jugés en général, ont été taxés d'orgueil; c'est bien à tort, car ils croient naître d'un singe, et ils s'enterrent comme des chiens. Quelle humilité !

Mais grâce, cher lecteur, pour cette sorte d'accès de délire auquel je viens d'être en proie! Je m'aperçois que je me suis égaré..... *La matière étant éternelle, active par elle-même et nos combinaisons organiques se renouvelant toujours identiques à elles-mêmes,* nous sommes tous dès à présent *immuables* et *immortels,* HIC ET NUNC.

A la bonne heure ! des esprits chagrins ont prétendu que le monde *est un hôpital de fous* ; d'autres, que le monde n'est qu'une *ménagerie de bêtes féroces,* tandis que, de par la *science moderne,* le voilà bien et dûment changé en *un immense panthéon.*

Cependant, quelques doutes s'élèvent dans mon esprit; je vais les exposer, ayant bien soin cette fois de ne pas tomber dans quelque nouvelle méprise qui m'éloignerait du but que je poursuis.

Pourquoi Lucullus a-t-il eu tant d'imitateurs et pourquoi l'art culinaire a-t-il été toujours si puissant? C'est évidemment parce que le *décret* dont il s'agit était attendu même à cette époque; et, à dater du jour où les graves sénateurs de la cité-maîtresse du monde furent appelés à décréter

> *Que* le turbot *fût* mis à la sauce piquante,

jusqu'à celui où les représentants d'une grande nation s'écriaient :

> Quels dînés, quels dînés,
> Les ministres nous ont donnés !

ne serait-ce pas dans le but de changer ou d'accroître avec avantage quelques-unes de leurs molécules organiques, que les hommes, en général, ont porté tant d'estime aux cuisiniers? C'est probable.

Mais alors, pourquoi n'a-t-on pas confié aux représentants de cet art précieux l'éducation de la jeunesse? Au lieu de la bourrer de grec et de latin, pourquoi n'a-t-on pas eu des plats pour former des poëtes, d'autres pour faire des orateurs... et ainsi de suite pour le développement désiré de telle ou telle circonvolution du cerveau? Pourquoi ne pas nourrir les sujets trop *ardents* à l'étude et trop *intelligents* avec la viande du *butor* et du *paresseux*, les *téméraires*, les *batailleurs*, avec la viande de *l'agneau* et du *lièvre*, et les *indolents* avec des fritures de *fourmis* et *d'abeilles*?

On y a sans doute pensé, car cette méthode n'aurait pas été seulement commode, elle eût été assurément très-agréable. Ce qui a pu surtout faire hésiter pour son adoption, même les matérialistes les plus fervents, c'est cette observation qu'on a faite probablement que, dans un collége où tous les élèves mangent la même nourriture et respirent le même air, les uns sont bornés, les autres intelligents ; ceux-ci portés à l'étude des sciences, ceux-là à l'étude des lettres ; l'un à la musique, l'autre à la peinture ; et d'autres à rien de tout.

Voilà une observation bien embarrassante à laquelle sans doute n'ont pas fait attention les matérialistes et le grand Büchner. Son *Syllabus* pourrait bien en recevoir quelque discrédit.

Il m'en vient une autre en souvenir qui ne manque pas de quelque importance, au point de vue des *affirmations* du matérialisme.

J'ai eu deux fois, dans ma carrière, l'occasion de rencontrer, vivant sous le même toît, se nourrissant des mêmes aliments et respirant le même air, une famille composée de quatre générations. Eh bien ! quel matérialiste pourrait jamais le croire ? dans chacune de ces deux familles, il y avait des membres qui *croissaient* et des membres qui *décroissaient !!!*

C'est bien étonnant, mais c'est très-vrai. Est-ce que les *combinaisons organiques*, chez les divers membres de ces deux familles, « ne se seraient pas renouvelées molécule à molécule, mais demeurant toujours identiques à elles-mêmes ? » Est-ce que le *Syllabus* de Büchner ne serait véritablement pas *infaillible ?*

Cette observation apaise un peu l'effervescence de mes idées, qui commencent à sortir du désordre où les avaient plongées mes méditations sur les redondantes élucubrations des matérialistes, et c'est avec bonheur que je me sens rendu à moi-même.

L'athéisme, car c'est ainsi qu'il faut le nommer, a dispersé l'immense légion de savants dont il dispose sur toute la surface du globe : les uns fouillent les entrailles de la terre, les autres contemplent les astres, ceux-ci scrutent le règne inorganique, ceux-là expérimentent sur le règne organique ; tous sont secondés dans leurs travaux par les instruments les plus multipliés et les plus ingénieux.

Ce vaste et opiniâtre labeur, entrepris dans le but de démontrer l'ÉTERNITÉ DE LA MATIÈRE, n'a qu'un éclatant résultat, très-inattendu sans doute : celui de démontrer par la science l'existence de DIEU et celle de L'AME HUMAINE.

Matérialistes et athées de tous les temps, écoutez ceci : il est une observation que tout le monde a faite, fait et fera toujours : elle constate des phénomènes visibles à l'œil nu, et, chaque jour, chacun peut la faire encore, et toujours sans l'intervention de réactifs et de creusets, de microscopes et de télescopes.

La voici : TOUS LES ÊTRES VIVANTS NAISSENT, CROISSENT, DÉCROISSENT ET MEURENT.

Votre *haute science* ne vous a pas permis de prendre garde à ces faits si communs, et moins encore de vous douter que vos travaux ne pouvaient qu'en relever la haute signification.

Une voix pygméenne ose vous la signaler. Soit que les *combinaisons organiques* qui composent notre corps *restent toujours identiques à elles-mêmes*, soit que *leur matière ou leurs molécules soient actives par elles-mêmes*, si nous NAISSONS, si nous CROISSONS, si nous DÉCROISSONS, et enfin si nous MOURONS, c'est qu'il existe en nous un ÊTRE IMMATÉRIEL, appelé l'AME HUMAINE, qui domine les *combinaisons organiques* de notre corps en les *informant*. Notre corps ne fait que subir les destinées de notre âme, tandis qu'il aurait dû être produit *immuable*, comme un bloc de granit, si vous n'étiez les victimes de la plus profonde erreur.

Quoi que vous fassiez, vous ne pouvez vous soustraire à cette écrasante conclusion. Oubliez, toutes les fois que cela vous sera commode, votre programme qui n'annonce que des *expériences exactes*; étendez la portée de vos observations, en recourant à des *hypothèses insoutenables*; fuyez les *mystères* que l'existence de DIEU-ESPRIT offre à votre raison, vous ne recevrez de votre DIEU-MATIÈRE que des solutions plus *mystérieuses* encore. Les mystères qu'impose l'existence d'un *Esprit infini et immortel* moralisent les hommes par la *responsabilité* et nourrissent l'espérance dans leur cœur; ceux que la *matière infinie et immortelle* leur présente, légitiment toutes les scélératesses par l'*irresponsabilité morale*, et ils substituent à l'espérance..... le néant!

Admettre, par la doctrine et par la pratique médicales, l'existence de l'*âme humaine*, ou la nier, conduit à des résultats analogues, dans l'art de guérir.

V

Ayant signalé quelques caractères essentiels de l'homœopathie, avant d'en faire l'exposition, ne dois-je pas dire quelques mots de son illustre fondateur? Ayant fait pressentir à mes lecteurs quel esprit doctrinal devait me conduire dans ce travail, ne dois-je pas d'abord leur en faire connaître la division? Il me paraît opportun de m'arrêter quelques instants sur ces sujets.

Doué de très-éminentes facultés, préparé à la pratique de l'art de guérir par de solides et consciencieuses études, Hahnemann renonça bientôt cependant à donner des soins aux nombreux malades que sa précoce réputation attirait auprès de lui. Il avait déjà apprécié toute la vanité des doctrines médicales ; il avait surtout sondé l'abîme immense qui existait entre les *dogmatiques* promesses des livres et les incertitudes des résultats à obtenir au lit des malades. La rigoureuse logique de son esprit était aussi peu satisfaite des préceptes, que la bonté de son cœur était attristée par les fruits qu'il avait recueillis de leur application.

Sa famille et l'insuffisance de sa fortune lui imposaient cependant le travail ; il l'accepta, ou plutôt il s'y livra avec ardeur. Une riche et puissante intelligence, comme l'était la sienne, ne languit jamais longtemps dans l'obscurité, et Hahnemann, par de nombreux et importants travaux, en chimie surtout, avait déjà conquis un rang distingué parmi les savants de l'Allemagne ; enfin il traduisit de l'anglais la *Matière médicale* de Cullen.

Aussi désireux de connaître la véritable interprétation des propriétés fébrifuges du quinquina, que peu convaincu de la valeur de celle donnée par Cullen, Hahnemann résolut de prendre lui-même de ce médicament puissant, afin de pouvoir apprécier par les effets que cette substance produirait dans son économie, quelle serait la nature de son action thérapeutique.

Cette expérimentation hardie a valu au monde le plus grand bienfait que l'humanité ait jamais reçu de la science de l'homme.

En effet, Hahnemann éprouva, sous l'influence du quinquina, une sorte d'accès de fièvre analogue à ceux que ce médicament guérit. Ce trait de lumière lui découvre aussitôt un immense horizon ; le génie d'Hahnemann le mesure et le parcourt avec autant de hardiesse que de bonheur. Le mercure, le soufre, par les troubles qu'ils causent sur les hommes qui les travaillent ou les emploient, effets analogues aux souffrances guéries par ces médicaments, viennent bientôt corroborer sa féconde et première expérimentation. Enfin, guidé par sa vaste érudition, Hahnemann interroge tout le passé de la médecine, les annales de la toxicologie, et il proclame que les propriétés des médicaments ne sont efficaces contre les maladies de l'homme, que parce qu'elles ont la puissance de produire sur l'homme bien portant des perturbations et des souffrances analogues à ces maladies.

Frappé de l'excellence de cette grande loi thérapeutique, *similia similibus curantur*, le génie de notre immortel *maître* en a compris les inappréciables conséquences pratiques ; il en a poursuivi les déductions avec un zèle et un succès incomparables ; il les a mises en lumière par l'expérimentation des médicaments sur l'homme en santé, sur lui-même et ses premiers disciples. Par cette capitale réforme de la matière médicale, ou plutôt par la création de cette importante branche de la science médicale, il a logiquement dû en arriver à une réforme non moins grande de la pathologie clinique. Il nous a donné en effet ce précepte, aussi neuf que fécond, de n'envisager les maladies que par leurs manifestations symptômatiques. Il a interdit toute recherche sur la nature intime des maladies, n'accordant au nom qu'elles ont reçu d'autre valeur que celle de désigner plus ou moins correctement à l'esprit la partie du corps et la fonction qui sont surtout atteintes par elles.

Ayant remis en honneur la grande loi thérapeutique, car Hahnemann l'a retirée de l'oubli, le *similia similibus curantur* étant resté comme une lettre morte dans les écrits hippocratiques, le grand réformateur a été tout à coup comme absorbé par une seconde découverte, moins importante toutefois que la première, mais qui lui est absolument propre. Le *dynamisme médicamenteux* est sans aucun doute d'une très-haute valeur pour l'art de guérir ; mais fallait-il que son inventeur se laissât enthousiasmer par ses avantages, à ce point que, dans l'esprit du plus grand nombre, toute son œuvre soit dans les doses infinitésimales ? N'est-il pas bien regrettable que sa puissante intelligence ait été ainsi distraite du but excellent auquel elle tendait par ses précédents travaux ? N'étions-nous pas en droit d'attendre en effet de sa vaste science et de sa rigoureuse logique, devenue plus puissante par ses récentes découvertes, une constitution doctrinale de la médecine aussi élevée qu'inattaquable ? A ce point de vue, il faut en convenir, Hahnemann n'a pas épuisé les riches filons qui se présentaient naturellement à lui ; son activité s'est trop concentrée sur la solution de questions d'un ordre plus immédiatement pratique, et l'exposition qu'il nous a laissée de sa doctrine est bien éloignée de la perfection dont elle contient tous les éléments essentiels; quelques-uns, paraît-il, y ont été déposés comme à l'insu de leur auteur, tant ils y ont été laissés dans une sorte d'infécondité absolue.

L'art de guérir est sans nul doute le but unique de la science médicale, et la guérison des maladies qui affligent l'humanité est la plus haute expression de la valeur de la médecine. A ce point de vue, le fondateur de l'homœopathie l'a fait progresser dans une telle proportion, que nul progrès antérieur n'est comparable à celui que nous devons aux travaux d'Hahnemann. Mais le bien savoir est l'unique et constant moyen du bien faire ; l'action pratique du médecin ne peut être constamment heureuse et féconde, dans les limites du possible, que si elle est éclairée et dominée par des notions doctrinales efficaces, de telle sorte qu'il ne puisse se tromper ni sur le sujet de son art, ni sur les moyens qu'il emploie, ni enfin sur la corrélation existant nécessairement entre le sujet à guérir et le remède curateur. Avant l'homœopathie, une telle doctrine n'a jamais existé en médecine, car on ne peut décorer de ce titre les nombreux systèmes qui l'ont attardée jusqu'à ce jour, et dans lesquels l'opinion personnelle s'est toujours substituée à la vérité expérimentale, et l'hypothèse, triste fruit de l'imagination, aux conceptions logiques de l'entendement.

L'observation de tous les troubles maladifs dont l'homme peut être atteint, démontre que son entendement, sa sensibilité morale et animale, ses fonctions et ses organes, sont toujours, à un degré plus ou moins prononcé, simultanément affectés dans l'état de maladie; en un mot, l'observation attentive de tous les accidents auxquels notre santé est sujette, prouve que lorsque nous sommes malades, tout notre être est malade. Les préceptes d'Hahnemann à ce sujet formulent implicitement une réforme radicale de la pathologie; ils sont l'expression d'une synthèse irréprochable, qui n'avait jamais été faite avant lui. La détermination précise et rigoureuse de l'objet de l'art de guérir, tel est donc le premier trait qui distingue la doctrine d'Hahnemann.

La notion des propriétés des médicaments, acquise par l'expérimentation sur l'homme en santé, bannit de la matière médicale l'étrange et déplorable hypothèse gratuite qui en était la base presque exclusive. C'est là sans aucun doute le progrès le plus important qui ait jamais été fait pour conduire la médecine à la connaissance parfaite des propriétés des médicaments.

Mais à ces deux termes du problème, afin d'en dégager l'inconnue, la guérison des maladies, il fallait en ajouter un troisième non moins précis, non moins déterminé que les premiers : Hahnemann l'a fait, en retirant de l'oubli où l'avait laissée la tradition médicale, la grande loi des semblables, et en démontrant que cette loi est véritablement la loi normale de toute guérison non chirurgicale.

Ces trois grands faits scientifiques, auxquels nuls faits antérieurs ne sont comparables dans l'histoire de la médecine, suffisent-ils à la constitution définitive de la science médicale ? Je n'hésite pas à le croire. Hahnemann les a-t-il présentés et groupés de telle sorte que le doute ne soit pas possible au sujet de l'importance de son œuvre ? Évidemment non. Le but exclusivement pratique l'a absorbé à un tel point que des esprits, même éminents, n'ont vu dans ses immortels travaux qu'une grande réforme thérapeutique. Le plus grand nombre, ne daignant pas même éprouver par une sévère expérience les préceptes du grand novateur, ont repoussé dédaigneusement tout ce qu'il a fait, à cause de la faiblesse étrange de son exposition doctrinale et de ses contradictions plus apparentes que réelles. Enfin, parmi les médecins qui se font un titre d'être les disciples d'Hahnemann, j'en ai rencontré un bien petit nombre qui m'aient paru avoir mesuré toute la portée scientifique de l'homœopathie ; il en est même qui n'ont pas craint de professer en son nom une doctrine essentiellement matérialiste.

Il est donc de la plus haute importance que l'imperfection de l'œuvre du *Maître* ne passe point aux générations qui viennent : ses nombreux travaux ne lui ayant pas permis de la prémunir contre les interprétations systématiques, il est surtout nécessaire de démontrer avec la dernière évidence que souvent la *lettre* en contredit, ou au moins en affaiblit l'*esprit*. Je vais tenter de la faire connaître, en la dépouillant de tout ce qui en ternit l'éclat ; je développerai surtout les propositions doctrinales qu'elle renferme. Tombées de la plume d'Hahnemann, quelques-unes ont été en quelque sorte oubliées par lui, ce qui tient sans doute à ce qu'elles ne touchent pas immédiatement à la pratique : l'art de guérir, a toujours absorbé, ainsi que je l'ai dit, la pensée du fondateur de l'homœopathie.

Il est si vrai qu'Hahnemann a eu surtout en vue le but de la médecine, la guérison des malades, qu'il trace ces lignes en tête de son immortel *Organon* : « La pre-« mière, l'unique vocation du médecin, est de rendre la « santé à l'homme malade. » Mais ses incomparables préceptes pratiques n'ont pu être formulés sans que la pensée doctrinale qui les domine ait été au moins çà et là exprimée ; n'est-ce donc pas une inconcevable injustice de vouloir lui ravir la gloire d'avoir exposé cette saine doctrine médicale, sous le futile prétexte qu'elle est à peine ébauchée ? En admettant même que les solides données que nous recueillons dans l'*Organon* d'Hahnemann en eussent été absentes, ne les voit-on pas s'élever comme d'elles-mêmes de son enseignement pratique, qui n'a d'autre point d'appui que l'observation des faits ? Dès lors, peuvent-elles ne point appartenir à son action réformatrice ? ne reçoivent-elles pas de cette pure origine, l'observation des faits, une inappréciable importance ? D'ailleurs, la vraie doctrine scientifique est seulement celle qui naît naturellement de faits nombreux, soigneusement recueillis et logiquement interprétés. Hahnemann n'eût-il pas dit un mot de sa précieuse réforme doctrinale, qu'il en demeurerait à juste titre l'auteur exclusif, lors même qu'un autre la formulerait après lui, ne lui donnant d'autre source que la signification claire, précise et logique, des faits qu'il a recueillis et publiés.

L'importance de la partie philosophique de son œuvre a été cependant si bien pressentie par le matérialisme qu'il y a vu sa propre ruine, si la médecine venait à être connue et pratiquée ainsi que l'exige la véritable nature de l'homme. Son opposition toujours croissante à notre école n'est donc pas seulement pour elle un obstacle, elle en est un éloge.

C'est là ce qui explique pourquoi, dans cette *Introduction*, j'ai signalé les tendances réelles du matérialisme : je n'ai pu en dévoiler les énormités sur un ton sérieux, le lecteur en comprendra la raison ; mais je n'ai pas cru devoir passer sous silence son hostilité, devenue haineuse aujourd'hui, parce qu'elle dit ce que vaut la doctrine hahnemanienne.

Quoi qu'il en soit, au reste, de l'opinion que chacun peut avoir à ce sujet, il est absolument indispensable, pour le bien de l'humanité, que l'homœopathie soit mieux connue qu'elle ne l'est aujourd'hui : elle n'est point seulement une réforme de l'art de guérir, elle est surtout une réforme de la manière de penser en médecine ; elle constitue, en un mot, la science médicale sur des bases inébranlables, par des principes d'une vérité telle, que les faits bien observés du passé se rangent comme d'eux-mêmes sous leur compréhensive puissance, et qu'il n'est point téméraire d'avancer que l'avenir ne peut en produire qui s'y dérobent.

L'homœopathie est néanmoins l'objet des plus étranges méprises de la part même de ceux qui,par leur profession, sont le moins autorisés à l'ignorer. De trop nombreux malades sont ainsi privés de ses bienfaits, et de vaines disputes usurpent trop souvent la place d'un consciencieux examen. Afin de les faire cesser, puisse ma plume démontrer victorieusement que jamais, avant Hahnemann, l'objet et les moyens de la médecine n'ont été mieux étudiés et plus parfaitement connus, et que la loi qui élève la thérapeutique à la plus haute certitude possible, est vraiment la loi des semblables !

L'exposition de l'enseignement hahnemannien sur ces trois points essentiels, l'objet, les moyens et la loi de la médecine, comprend nécessairement toute la science médicale, dont les parties constitutives sont la physiologie, la pathologie et la thérapeutique.

La doctrine d'Hahnemann n'étant que la déduction rigoureuse du fait expérimental et pratique, je devrais commencer par la thérapeutique : ce mode de procéder, qui me serait imposé par la matière de ce livre, me paraît cependant trop en opposition avec les usages. Je vais donc les suivre, et je dirai successivement comment l'homœopathie connaît l'homme en santé, l'homme malade, et comment elle le guérit. J'espère démontrer que son enseignement est toujours en harmonie avec toutes les vérités traditionnelles, plus ou moins expressément connues de l'homme, de même qu'il est en opposition manifeste avec toutes les erreurs du passé. Puissent mes efforts solliciter tous les médecins à mériter qu'on répète à leur sujet ces belles paroles de Sénèque : « L'homme réellement sage est celui qui sait étudier attentivement la nature, et qui est assez prudent pour revenir à la vérité, lorsque, par erreur ou par mégarde, il s'en est éloigné ! »

PREMIÈRE PARTIE

PHYSIOLOGIE

CHAPITRE I

DE LA CONNAISSANCE DE L'HOMME EN SANTÉ

I

De l'unipersonnalité bissubstantielle * de l'homme enseignée par Hahnemann

I. Le *Connais-toi toi-même* de l'antiquité est sans nul doute un précepte qui s'adresse à tous les hommes;

(*) Dans le langage medico-philosophique, les mots *vitalisme*, *animisme*, *matérialisme*, *solidisme* etc., désignent le principe sur lequel repose la doctrine ou le système qu'ils représentent. Le principe de l'homœopathie étant, en théorie et en pratique, la connaissance de l'homme dans les deux éléments qui le constituent, l'*âme* et le *corps*, j'ai cru devoir à son sujet employer ici cette nouvelle appellation BISSUBSTANTIALISME et ses dérivés.

mais il s'adresse surtout au médecin. La notion de l'homme moral et intellectuel peut paraître suffisante pour le philosophe moraliste; la notion physiologique et pathologique, au point de vue exclusif de son organisme matériel, peut de même paraître suffisante pour le médecin : c'est là une grave erreur. Il ne m'appartient de m'occuper que de ce dernier, qui, selon moi, ne peut, sans faillir à son mandat, ne point connaître l'homme tout entier, dans ses fonctions physiologiques et ses facultés morales et intellectuelles, parce que ces fonctions et ces facultés peuvent être atteintes et troublées dans l'état de maladie. Le médecin ne doit même pas se borner à une notion purement spéculative de l'homme intellectuel et moral : il est indispensable pour lui que cette notion, aussi complète et absolue qu'il est possible de l'obtenir, devienne un élément pratique. Sans cette condition essentielle, sa notion de l'homme restera à jamais stérile.

Le double but de la médecine, a-t-il été dit avec raison et répété jusqu'à nous, est d'entretenir la santé de l'homme dans son état normal, et de guérir les maladies qui peuvent accidentellement l'altérer : l'OBJET de la médecine est donc indivisiblement l'homme bien portant et l'homme malade.

Un aussi vaste sujet n'a pu être abordé que successivement dans quelqu'une de ses parties, car il est naturel à l'esprit humain de diviser par l'analyse les matières qu'il ne peut embrasser ; mais cette analyse n'est fructueuse que si elle est fécondée par une synthèse irréprochable. Les sciences n'atteignent véritablement leur but qu'à cette condition expresse. A la connaissance des détails, il faut joindre la connaissance du tout. La médecine pratique ne peut donc être une science vraie et efficace, que si la notion de l'homme en santé et de l'homme malade descend des régions de la spéculation pour pénétrer et dissiper les ténèbres de la clinique, et illuminer les voies de la thérapeutique.

Nul médecin, avant Hahnemann, n'a résolu aussi victorieusement que lui ce capital et difficile problème. Tous, à divers degrés, avaient compris la nécessité rigoureuse de la notion complète de l'homme, mais aucun n'était parvenu à lui faire embrasser en même temps la spéculation et la pratique de l'art de guérir. C'est là assurément le plus grand titre de gloire d'Hahnemann, et le caractère distinctif de sa doctrine; ce caractère, qui lui est exclusivement propre, mais qui est resté jusqu'ici à peu près inaperçu, élève l'homœopathie bien au-dessus de tout ce qui avait jamais été fait en médecine.

Je me hâte de produire les preuves de ce que je viens d'avancer.

II. Dès le début de son exposition doctrinale, Hahnemann donne le précepte suivant : « Dans les recherches « de ce genre (pour connaître la maladie), on doit avoir « égard à la constitution *physique* du malade, à la « tournure de son *esprit* et de son caractère. » (1)

Aussitôt après avoir énoncé cette extension, absolument neuve en sémiologie, à donner aux investigations du médecin, Hahnemann en démontre la haute valeur, dans les termes qui suivent et qu'on ne saurait trop méditer : « De quelque perspicacité qu'il puisse être doué, « dit-il, l'observateur exempt de préjugés, celui qui « connaît la futilité des spéculations métaphysiques aux-« quelles l'expérience ne prête point d'appui, n'aperçoit « dans chaque maladie individuelle que des modifica-« tions de l'état du *corps* et de l'*âme* ; l'ensemble de ces

(1) *Organon*, parag. 5.

« signes appréciables représente la maladie dans toute « son étendue ; il en constitue la forme véritable, la « seule que l'on puisse concevoir. » (1)

Dans la pensée du grand réformateur, l'étude de l'homme malade doit nécessairement être telle, par la raison que l'homme en santé, pour être réellement connu, doit être envisagé dans la merveilleuse *unité* de sa double nature. « L'organisme, dit-il, est bien l'instru- « ment matériel de la vie ; mais on ne saurait pas plus « le concevoir non animé par la force vitale, que cette « force ne peut être conçue indépendamment de l'or- « ganisme. Tous deux ne font *qu'un*, quoique notre es- « prit partage cette *unité* en deux idées, mais unique- « ment pour sa propre commodité. » (2)

Il est bien clairement démontré par ces citations, que l'*unité* dans l'homme est une vérité principe dans la pensée d'Hahnemann ; que cette *unité* est composée de deux substances distinctes l'une de l'autre, l'*âme* et le *corps* ; que celui-ci est l'instrument de la vie, et que celle-là en commande et coordonne toutes les manifestations. Énoncer de si importantes et de si lucides propositions, c'est en démontrer la vérité, tant elles sont évidemment en rapport avec les saines doctrines physiologiques et pathologiques que l'homme aspire à connaître, mais dont il ne possède que des éléments épars.

L'homme, dit Platon, est une âme se servant du corps. Bossuet, après avoir cité cette définition, ajoute : « Ainsi, on ne se trompe pas quand on dit que le corps est comme l'instrument de l'âme, et il ne faut pas s'étonner si le corps étant mal disposé, l'âme en fait moins

(1) *Organon*, parag. 6.
(2) *Organon*, parag. 5.

bien ses fonctions. La meilleure main du monde, avec une mauvaise plume, écrira mal. Si vous ôtez à un ouvrier ses instruments, son adresse naturelle ou acquise ne lui servira de rien.

« Il y a pourtant une extrême différence entre les instruments ordinaires et le corps humain. Qu'on brise le pinceau d'un peintre ou le ciseau d'un sculpteur, il ne sent point les coups dont ils ont été frappés ; mais l'âme sent tous ceux qui blessent le corps ; et au contraire, elle a du plaisir quand on lui donne ce qu'il faut pour l'entretenir.

« Le corps n'est donc pas un simple instrument appliqué par le dehors, ni un vaisseau que l'âme gouverne à la manière d'un pilote. Il en serait ainsi, si elle n'était simplement qu'intellectuelle ; mais parce qu'elle est sensitive, elle est forcée de s'intéresser d'une façon plus particulière à ce qui le touche, et de le gouverner, non comme une chose étrangère, mais comme une chose naturelle.

« En un mot, l'âme et le corps ne font ensemble qu'un tout naturel, et il y a entre les parties une parfaite et nécessaire communication. » (1)

A cause de la révolution radicale et complète que l'introduction de cette vérité dans la science médicale et dans l'art de guérir, va nécessairement y produire, je crois devoir prouver que ce n'est point par une sorte d'accident que la plume de notre *maître* l'a exprimée.

III. Je ferai d'abord quelques réserves au sujet de certaines expressions employées par Hahnemann, et qui

(1) Bossuet, *De la connaissance de Dieu et de soi-même*, chap. 3.

me paraissent capables d'obscurcir sa pensée. (1)

La locution *force vitale* reparaît bien souvent dans l'œuvre d'Hahnemann, et elle rappelle trop le langage des demi-matérialistes qui l'ont précédé; elle est sans doute la cause de la méprise grave qui a eu lieu à son sujet; car son prétendu dynamisme physiologique et pathologique l'a fait confondre avec tous les médecins qui, avant lui, avaient plus ou moins payé le tribut à telles ou telles erreurs philosophiques. Il est cependant très-facile de donner à Hahnemann le rang qu'il mérite et qui l'élève bien au-dessus de tous ses devanciers. Ces mots, *force vitale*, qui reviennent souvent sous sa plume, sont évidemment, dans sa pensée, synonymes de ceux-ci : *faculté de l'âme accomplissant les fonctions dites animales*. Cette interprétation n'est-elle pas en effet donnée dès le début de son œuvre doctrinale ?

« L'organisme matériel, dit il, supposé sans force vi-
« tale, ne peut ni sentir, ni agir, ni rien faire pour sa
« propre conservation ; il est mort et tombe en putréfac-
« tion ; c'est à l'*être immatériel* seul qui l'*anime* dans
« l'état de santé et de maladie qu'il doit le sentiment
« et l'accomplissement de ses fonctions vitales. » (2)

L'accomplissement des fonctions vitales est donc véritablement attribué par Hahnemann à l'*être immatériel* qui anime le corps de l'homme, soit dans l'état de santé, soit dans l'état de maladie. Une déclaration aussi explicite, faite dès les premières pages de la partie la plus dogmatique de son œuvre, le met certainement au-dessus de toute imputation de matérialisme, qui a pu être

(1) La traduction de l'*Organon* ne me paraît pas toujours exacte : le paragraphe 29, par exemple, n'est point écrit correctement.

(2) *Organon*, parag. 10.

formulée contre lui à cause de quelques expressions pareilles à celles que j'ai relevées, et dont le sens a été définitivement fixé par les lignes que je viens de rapporter.

S'il pouvait exister quelques doutes à ce sujet, il suffirait, pour les dissiper, de rapprocher cette proposition-principe, « que c'est à l'être immatériel qu'est dû l'ac-« complissement de toutes les fonctions de l'homme en « santé comme en maladie », de la définition qu'Hahnemann a donnée de la maladie. En effet, n'avons-nous pas déjà signalé ces lignes aussi neuves que remarquables ? « L'observateur exempt de préjugés n'aperçoit « dans chaque maladie individuelle que des modifications « dans l'état du *corps* et de l'*âme*. »

Il est donc bien évidemment prouvé que les locutions *force vitale* et autres analogues, employées par Hahnemann, et que j'emploierai moi-même, ne le sont que par nécessité de langage ; elles ont un sens plus étendu que celui qu'elles ont dans la tradition. Celle-ci a désigné par elles la *nature*, le *principe vital* et autres principes, distincts de l'âme humaine, pures hypothèses imaginées pour expliquer les phénomènes de la vie, sans la participation de l'âme humaine.

Je démontrerai plus loin quelle est la portée pratique et philosophique de ce point de doctrine par lequel Hahnemann s'élève au-dessus de la tradition médicale, et je continue l'exposition des preuves de la valeur de son affirmation médico-philosophique.

IV. Dans les généralités qu'il consacre aux médicaments expérimentés par lui, avant d'en exposer le tableau pathogénétique, Hahnemann multiplie ses préceptes au sujet de l'unipersonnalité bissubstantielle de l'homme malade. Ainsi, pour n'en citer que quelques exemples, il dit au sujet de l'*aconit* : « Chaque fois qu'on choisit « l'aconit à titre de remède homœopathique, il faut sur- « tout avoir égard aux symptômes *moraux* et veiller à ce « qu'ils ressemblent bien aux siens. »

Voici ce que je lis au sujet de la *pulsatille* : « L'em- « ploi médicinal de la pulsatille sera d'autant plus salu- « taire que dans les maux auxquels cette plante con- « vient, sous le rapport des accidents corporels, il y « aura en même temps *mauvaise disposition d'esprit et « propension au chagrin tranquille, ou du moins à la « douceur et à la résignation.* »

Il dit de la *stramoine* : « J'en ai tiré de grands se- « cours dans quelques fièvres épidémiques ayant des « symptômes analogues à ceux qu'elle a déterminés *au « moral et au physique.* »

A l'occasion de la *fève de St Ignace*, il s'exprime ainsi : « Quelque analogie qu'on aperçoive entre les ef- « fets positifs de la fève de St Ignace et ceux de la « noix vomique, cependant, lorsqu'on fait usage de ces « deux substances, on trouve aussi une grande diffé- « rence entre elles, puisque *l'état moral* dans lequel la « première déploie son efficacité, s'éloigne beaucoup de « celui dans lequel convient la seconde. »

Pourrait-on invoquer, en faveur du vitalisme, contre d'aussi formelles déclarations d'Hahnemann, au sujet de la nature de l'homme, les paroles suivantes que je lis dans le préambule de la pathogénésie de l'hellébore blanc ? Je ne le pense pas. « Chez les aliénés, dit-il, le « mal s'est jeté en grande partie sur les organes invisi- « bles et inaccessibles au scalpel de l'anatomiste, qui « servent d'intermédiaire à l'âme pour régir le corps « proprement dit. Ces organes si déliés sont ceux qui « souffrent le plus en pareil cas, ceux sur lesquels porte « plus particulièrement le désaccord. »

Cette téméraire tentative d'Hahnemann de vouloir se rendre compte du siége d'une maladie mentale, tentative si contraire à tous ses préceptes les plus précis, l'a exposé à être soupçonné d'admettre dans l'homme un intermédiaire entre l'âme et le corps, et de renverser ainsi le principe fondamental de sa doctrine : il a emprunté le langage des vitalistes.

Toutefois, on ne saurait sans injustice se prévaloir d'une simple opinion ainsi exposée, quand on a des déclarations pareilles à celles que j'ai déjà rapportées. D'ailleurs, il s'agit d'organes invisibles, d'un corps proprement dit et d'une âme. Les *organes invisibles et inaccessibles au scalpel de l'anatomiste* peuvent-ils ne pas faire partie du *corps proprement dit ?* Le mot *organe* ne peut être qu'un *intermédiaire* ; mais un organe est toujours matériel, et, dans cette condition, il fait partie du corps; il n'a été distingué du corps proprement dit que parce qu'il est inaccessible aux sens. Au reste, l'*âme régit le corps proprement dit* par ces *organes invisibles*; il n'y a rien, à vrai dire, rien dans cette proposition, qui soit contraire au principe de l'unité bissubstantielle de l'homme. Elle prouve seulement, par le prétexte qu'elle fournit d'argumenter contre ce grand principe de l'unité bissubstantielle de l'homme, combien Hahnemann a eu tort de déroger aux admirables préceptes qu'il a formulés dans les lignes qui suivent : « Pour bien apercevoir ce qui se présente à observer « chez les malades, il faut y consacrer sa pensée tout « entière, sortir en quelque sorte de soi-même, et s'at- « tacher, pour ainsi dire, de toute la puissance de son « esprit à son sujet ; c'est le seul moyen de ne rien « laisser échapper de ce qui existe réellement, et d'ac- « cueillir par les sens éveillés tout ce qu'ils peuvent

« saisir. Il faut alors imposer silence à l'imagination,
« s'abstenir des conjectures, éviter les interprétations,
« les explications, les spéculations. L'observateur n'est
« là que pour suivre les phénomènes, pour constater
« ce qui a lieu ; son attention seule doit veiller, non-
« seulement à ce que rien ne lui échappe, mais en-
« core à ce que les choses qu'il aperçoit soient compri-
« ses telles qu'elles sont réellement. » (1)

Il serait vraiment superflu d'insister sur ce point, que la connaissance de l'homme en santé, c'est-à-dire, la notion physiologique de l'homme, ainsi que sa notion pathologique, reposent, d'après l'enseignement d'Hahnemann, sur le grand principe de l'unité personnelle et bissubstantielle.

Quelles que soient les expressions que l'on rencontre dans son exposition doctrinale, il est indéniable que ce grand principe physiologique de l'*unité* personnelle et bissubstantielle de l'homme y est très-explicitement exposé : ce serait donc vainement qu'on chercherait à lui en ravir la gloire, sous le futile prétexte que son langage n'est pas toujours à la hauteur de sa pensée.

II

Origine pratique de la notion de l'unipersonnalité bissubstantielle de l'homme

I. Il n'est point sans intérêt, quoique je doive revenir plus loin sur ce sujet, de rechercher ici quelle a été l'évolution par laquelle le génie de Hahnemann s'est élevé jusqu'à la vérité que je viens de signaler. Son but essentiel étant la réforme de l'art de guérir, il s'est borné

(1) Prolégomènes de la matière médicale, p. 58.

à énoncer ce fécond principe de physiologie; mais, pour lui, la notion spéculative a-t-elle précédé et éclairé l'observation, ou bien l'observation sévère des faits a-t-elle été le flambeau révélateur de la vérité physiologique? La réponse à ces questions, chacun le comprendra, n'offre pas seulement un intérêt historique. Je vais donc rapporter quelques passages de l'*Organon*, qui, rapprochés de ceux que j'ai déjà cités, démontrent jusqu'à la dernière évidence que, dans l'œuvre du *maître*, la vérité doctrinale, au lieu de descendre des régions de la spéculation, où sa pensée l'aurait saisie, dans celles de l'observation de la nature et de la constatation des faits cliniques, s'élève au contraire de ceux-ci jusqu'à la science spéculative où elle resplendit de toute la puissance de sa légitime et vigoureuse origine.

Chacun comprendra, de nos jours surtout où la méthode expérimentale a conquis dans les sciences le rang qui lui est dû, combien il est important de constater qu'en médecine, Hahnemann est le premier qui a accordé à cette méthode l'omnipotence qu'elle n'y avait jamais eue. C'est sur l'observation et l'expérimentation, à l'exclusion de toute hypothèse, que sont basées la pathologie et la thérapeutique hahnemanniennes; et c'est de ces deux parties capitales de la médecine, ainsi constituées expérimentalement, qu'Hahnemann s'est élevé à la notion physiologique de la nature de l'homme.

Je suis forcé, pour le démontrer, de faire un examen anticipé des préceptes d'Hahnemann qui ont trait à la pathologie et à la thérapeutique. J'aurai soin de n'en signaler que ce qui m'est nécessaire pour établir que la notion de la bissubstantialité unipersonnelle de l'homme procède, dans la doctrine d'Hahnemann, de l'observation rigoureuse des faits.

« On ne guérira jamais, dit-il, d'une manière con-

« forme à la nature, tant qu'à chaque cas individuel
« de maladie, même aiguë, on n'aura pas simultané-
« ment égard au symptôme du changement survenu
« dans l'*esprit* et le *moral*, et qu'on ne choisira pas
« pour remède un médicament susceptible de provo-
« quer par lui-même, non-seulement des symptômes
« pareils à ceux de la maladie, mais encore un état
« *moral* et une disposition d'*esprit* semblables. » (1)

II. Il serait sans contredit imprudent, malgré les réserves que j'ai faites au sujet de la rédaction du texte d'Hahnemann, de laisser passer ces lignes sans m'y arrêter un instant. Il dit qu'il faut *choisir pour remède un médicament susceptible de provoquer par lui-même, non-seulement des symptômes pareils à ceux de la maladie, mais encore*, etc. ; d'où il serait possible d'inférer que l'état *moral* et *intellectuel* ne fait point partie de la maladie, et par conséquent, qu'Hahnemann nie en pathologie la bissubstantialité unipersonnelle de l'homme, et qu'en définitive, il la nie aussi implicitement en physiologie. Cette conclusion, qu'autoriserait peut-être la lettre du texte cité, est cependant en contradiction manifeste avec l'ensemble de l'enseignement hahnemannien. Il est sans doute très-regrettable que de semblables méprises soient souvent possibles à son sujet, et surtout qu'elles aient été commises tant de fois ; mais il est consolant de pouvoir démontrer que l'ignorance et la mauvaise foi peuvent seules altérer ainsi la doctrine médicale par excellence.

Il est bien aisé en effet de ne point s'égarer à ce sujet. Hahnemann a écrit les lignes suivantes, parfaitement dégagées de toute ambiguïté : « L'état du *moral* et de

(1) *Org.* parag. 213.

« l'*esprit* change dans toutes les maladies appelées cor-
« porelles, et l'on doit le comprendre parmi les symp-
« tômes principaux qu'il importe de noter quand on
« veut tracer une image fidèle de la maladie », (1) et il ajoute aussitôt : « Cela va si loin, que l'état *moral* du
« malade est souvent ce qui décide surtout dans le choix
« à faire du remède homœopathique ; car cet état est
« un symptôme caractéristique, un de ceux que doit le
« moins laisser échapper un médecin habitué à faire
« des observations exactes. » (2) Il exprime la même affirmation quelques lignes plus loin : « Dans chaque
« cas individuel, dit-il, il faut opposer aux maladies un
« remède ayant une puissance morbifique aussi sembla-
« ble que possible à celle de la maladie elle-même, eu
« égard à l'effet qu'il produit sur le *corps* et sur l'*âme*
« des personnes en santé. » (3)

Qui pourrait douter que ces préceptes ne soient le fruit d'une expérimentation sévère et d'une observation mille fois répétée ? Il suffira toujours, au reste, à quiconque voudrait dissiper ses doutes à ce sujet, de suivre les conseils du *maître* et de renouveler ses expériences, en n'oubliant pas surtout de considérer souvent la modification morale et intellectuelle des malades comme une manifestation pathologique caractéristique.

III. La bissubstantialité unipersonnelle de l'homme n'est pas moins affirmée dans le passage suivant, qui rappelle un fait d'observation bien ordinaire : « Presque
« toutes les maladies qu'on appelle affections de l'*es-*
« *prit* et du *moral*, ne sont autre chose que des mala-
« dies du corps, dans lesquelles l'altération des facul-

(1) *Org.* p. 210.
(2) *Org.* p. 211.
(3) *Org.* p. 214.

« tés morales et intellectuelles est devenue tellement « prédominante sur les autres symptômes, dont la di- « minution a lieu plus ou moins rapidement, qu'elle finit « par prendre le caractère d'une maladie partielle et « presque d'une affection locale ayant son siége dans la « pensée. » (1) Hahnemann caractérise ensuite cette transformation pathologique par des paroles d'une vérité à faire pâlir les médecins matérialistes dont aucun assurément ne relèvera son défi. « Le mal des organes « grossiers du corps, dit-il, a été transporté aux orga- « nes presque spirituels de l'âme, qu'aucun anatomiste « n'a pu atteindre encore et n'atteindra jamais de son « scalpel. » (2) Je ne me dissimule pas ce que ces locutions ont de défectueux ; mais la pensée d'Hahnemann s'en dégage assez fidèlement pour tout esprit droit. Au reste, la traduction de l'*Organon* est peut-être la cause de ces fréquents désaccords, plus apparents que réels, entre les expressions et la pensée de son auteur.

Ce n'est certainement point par une sorte d'accident qu'il a formulé les préceptes essentiels que j'ai fait connaître ; ils font partie de son enseignement doctrinal constant. Dans l'admirable série des règles qu'il impose pour l'examen de chaque malade, il en est une qui prescrit au médecin, après avoir écouté la relation spontanée qui lui est d'abord faite, « de demander si on n'a pas en- « core quelque chose à dire relativement à telle partie « ou telle fonction et à la disposition *morale* et *intellec-* « *tuelle*. » (3)

Éclairé par ses nombreuses expérimentations des médicaments sur l'homme en santé, Hahnemann proclame

(1) *Org.* p. 215.
(2) *Org.* p. 216.
(3) *Org.* p. 88.

que « le Créateur des puissances médicinales a eu sin« gulièrement égard aussi à cet élément principal de tou« tes les maladies, le changement du *moral* et de l'*es« prit*; car il n'existe pas un seul médicament héroï« que qui n'opère un changement notable dans l'*hu« meur* et la *manière de penser* du sujet sain auquel « on l'administre, et chaque substance médicinale en « produit un différent. » (1)

Il serait oiseux de faire observer ici que, dans les diverses citations que je viens de faire, bien qu'il y soit question de la loi de similitude, je n'ai point à m'en occuper encore. J'ai mis sous les yeux de mes lecteurs ces importantes pages d'Hahnemann, seulement pour démontrer d'abord que le principe de la bissubstantialité unipersonnelle de l'homme n'est point pour lui une notion purement spéculative, mais qu'il est indispensable au pathologiste et au thérapeute; en un mot, que la science médicale et l'art de guérir sont simultanément dominés par ce principe. J'ai voulu également démontrer que cette notion n'est point un *à priori* que la hardiesse du génie d'Hahnemann a saisi dans ses méditations, mais au contraire, que c'est un *à posteriori* déduit d'une rigoureuse et longue observation et de faits on ne peut plus multipliés.

Il n'est certes pas sans intérêt, je le répète, de savoir si le principe d'une science s'impose à l'expérience, ou si, au contraire, il n'est que l'expression synthétique de son enseignement.

IV. Divers motifs me portent à insister sur ce point: cette démonstration explique d'abord l'espèce de négligence qu'Hahnemann a mise à constituer sa doctrine

(1) *Org.* p. 212.

sur son principe capital. Il eût même été peut-être impossible de le trouver sous sa plume, si la réforme de l'art de guérir n'en avait pas impérieusement exigé l'énonciation expresse. Il est de la dernière évidence, en effet, pour qui a médité ses œuvres, que le but unique qu'il s'est proposé d'atteindre, c'est le progrès de l'art de guérir ses semblables.

En second lieu, l'exposé de l'évolution doctrinale hahnemannienne en a déterminé la valeur et la portée, et a établi que l'homœopathie, en ce point, concorde avec toutes les vérités d'un ordre supérieur, à la notion desquelles l'homme est arrivé toutes les fois qu'il a sagement et longuement interrogé les phénomènes par lesquels se manifeste sa propre nature et celle de tous les êtres qui l'environnent.

J'aurai occasion de citer plus loin des passages des écrits d'Hippocrate qui témoignent que la doctrine de l'unité bissubstantielle de l'homme est implicitement enseignée par l'observation du père de la médecine. Hahnemann l'a dépouillée de ses obscurités.

Personne n'ignore en effet que, fermement pénétré de l'excellence de cette maxime de l'antiquité médicale, *medicina tota in observationibus*, le fondateur de l'homœopathie a fait de longues et nombreuses expériences personnelles, afin d'apprécier par lui-même et par une observation aussi scrupuleuse que possible, la nature et les caractères de l'action des médicaments sur l'économie humaine non troublée par la maladie. Soumis ainsi à la lumineuse puissance d'une sévère analyse, le problème de l'action des substances médicinales sur l'homme s'est laissé pénétrer, et nous a permis de connaître ce que cette action a de plus essentiel. Jusqu'aux travaux d'Hahnemann, les médecins savaient, par une observation purement empirique, que telles ou telles modifications dans l'état d'un malade étaient possibles après l'administration de tel ou tel médicament, mais ils ignoraient absolument en vertu de quelle loi ces modifications probables se produisaient. D'autre part, l'observation médicale n'avait recueilli sur les effets des remèdes, sauf quelques très-rares exceptions, que des notions ayant pour objet des actions organiques sensibles et matérielles; elle était restée absolument ignorante de ce qu'il importe le plus de connaître de la puissance des médicaments, de leur action sur l'homme moral et intellectuel.

Quelques faits recueillis çà et là avaient démontré cependant que les substances médicinales exerçaient une action appréciable sur l'homme, en le modifiant dans ses facultés intellectuelles et affectives. L'antiquité elle-même n'ignorait pas que certaines substances possèdent cette propriété. Ainsi nous lisons dans Hippocrate que des « baies de jusquiame dans du vin noir font une boisson qui dérange l'esprit. » (1)

« Aux gens tristes, malades, » dit encore le vieillard de Cos, « et qui veulent s'étrangler, faites prendre le matin en boisson la racine de mandragore à une dose moindre qu'il ne faudrait pour causer le délire. » (2)

Hippocrate savait donc que la mandragore a la propriété de produire le délire; et, soit dit en passant, il en prescrit une dose moindre pour guérir un délire qu'il n'en faut pour le causer.

Autorisée par de tels faits, la science médicale aurait dû même en conclure que c'est par ses facultés qui lui

(1) Littré, t. VIII, p. 197.
(2) Littré, t. VI, p. 329.

donnent la prééminence sur tous les êtres, que l'homme devait d'abord percevoir l'action des substances non alimentaires, mais actives sur son économie animale, puisque souvent celle-ci n'est point modifiée par ces substances, tandis que celles-là le sont sensiblement. Hahnemann a appris de l'observation attentivement interrogée, qu'il en était ainsi, et qu'en dehors des effets physico-chimiques des médicaments, l'homme était d'abord impressionné par eux dans ses facultés les plus élevées, et que les modifications organiques qu'il en éprouvait étaient postérieures aux modifications affectives et intellectuelles.

Résumant ses longues et immortelles études sur cette matière capitale, il a donc pu, par une heureuse synthèse, formuler cette féconde conclusion, que les médicaments agissent sur l'homme en santé de la même manière que les causes morbifères ordinaires. L'observation la plus superficielle suffit en effet pour apprendre que celles-ci modifient l'homme, d'abord dans ses facultés les plus éminentes, et secondairement, dans les actes de sa vie animale. Quelques causes morbifiques, les causes traumatiques surtout, font manifestement exception à cette règle ; mais qui ne sait que leur action primitive sur la portion matérielle de l'*unité* humaine, est toujours et immédiatement dominée par une action synergique de tout l'être vivant ?

Quel médecin peut ignorer, d'autre part, que l'amélioration ou l'aggravation dans le cours d'une maladie, se révèle fidèlement à l'attention du médecin observateur par l'état moral et intellectuel des malades ? Ce fait n'a point échappé à Hahnemann ; il le signale en ces termes : « Parmi les signes qui, dans toutes les maladies, celles « surtout dont le caractère est aigu, annoncent un

« léger commencement d'amélioration ou d'aggravation « que tout le monde n'a pas le talent d'apercevoir, les « plus manifestes et les plus sûrs se tirent de *l'humeur* « *du malade* et de *la manière dont il se comporte* en « tous points. » (1)

Il est vraiment bien difficile de comprendre comment l'éminent docteur Léon Simon, père, a pu ne point saisir le haut enseignement que renferment les divers passages de l'*Organon* que je viens de citer, et comment, dans ses savants commentaires sur ce livre important, il a pu nous dire que Hahnemann « semble plutôt se rapprocher de Barthez et de l'École de Montpellier, qui, eux aussi, voulaient, comme Hahnemann, établir une distinction profonde entre l'âme, la force vitale et le corps. » (2) Cet illustre commentateur a tellement peu compris, à ce point de vue, l'œuvre du *maître*, qu'il a cru devoir le défendre contre l'imputation possible qu'*il niait l'âme humaine*, et il a écrit ces mots : « Ce n'est pas qu'Hahnemann nie l'âme : il confesse, au contraire, son existence de la façon la plus explicite », et il cite à l'appui le neuvième paragraphe de l'*Organon* qui affirme l'âme humaine, mais d'une manière moins péremptoire que tant d'autres que j'ai rapportés.

V. C'est par l'expérimentation des remèdes sur lui-même dans l'état de santé qu'Hahnemann s'est démontré de la manière la plus irrécusable et leur puissance nosogénique et la succession des phénomènes exprimant cette puissance. De ce mémorable travail est née pour lui la notion de la bissubstantialité unipersonnelle de l'homme, que n'ont pas tardé à confirmer l'étude de la

(1) *Org.* p. 253.
(2) *Comment. de l'Org.* p. 307.

pathologie, faite à ce nouveau point de vue, et surtout la pratique de l'art de guérir. Je puis donc affirmer, l'histoire de ses travaux à la main, que, seulement par l'expérience des faits, Hahnemann s'est élevé à la notion d'une vérité inconnue à tous les médecins praticiens qui l'ont précédé.

L'école positiviste, (il y a longtemps qu'elle existe en médecine), dédaigne l'homœopathie, parce qu'elle ne peut démontrer physico-chimiquement l'action des doses infinitésimales. Que vont dire les positivistes s'ils se doutent jamais que l'homœopathie a pour base un principe essentiel plus indémontrable, suivant les exigences de leur singulière logique, que le mode d'agir des médicaments, à quelque dose d'ailleurs qu'ils soient administrés, même à doses massives ? La bissubstantialité unipersonnelle de l'homme défie en effet les réactifs chimiques et la puissance du microscope, mais l'observation de l'action des médicaments sur l'homme en santé, l'observation des manifestations morbides et leur succession, enfin l'observation clinique, la prouvent surabondamment à tout esprit assez élevé pour admettre des causes qu'il ne peut connaître en elles-mêmes, mais seulement par leurs effets.

Hahnemann est arrivé à la connaissance parfaite de la nature humaine, en se plaçant dans les conditions rigoureuses que le génie d'Hippocrate a déterminées dans son traité de l'ancienne médecine. « Je pense, » a-t-il dit, « que c'est par la médecine seule qu'on arrivera à quelques connaissances positives sur la nature humaine, mais à condition d'embrasser la médecine même dans sa véritable généralité. » (1)

(1) Littré, t. I, p. 621.

L'Ars medica universa d'Hippocrate a-t-il jamais pu se réaliser, sans l'étude et la connaissance de l'action des causes morbigènes sur toutes les fonctions animales et les facultés morales et intellectuelles de l'homme? Hahnemann, en fixant particulièrement son attention sur les désordres de ces dernières, a comblé cette regrettable lacune : faut-il s'étonner qu'il ait conquis une connaissance aussi complète de la nature humaine ?

III

L'unipersonnalité bissubstantielle de l'homme est le principe physiologique de l'homœopathie

VI. Des hommes assez peu pénétrés de la valeur de l'homœopathie, quoique reconnaissant en elle une très-précieuse réforme thérapeutique, ont repoussé l'œuvre entière d'Hahnemann, sous le prétexte qu'elle n'a point de physiologie. La conclusion la plus légitime à tirer de tout ce qui précède est, au contraire, la reconnaissance formelle de la supériorité de la physiologie hahnemannienne. Notre *maître*, il est vrai, n'a point traité de cette importante partie de la médecine, mais il a surabondamment prouvé que le principe de la bissubstantialité unipersonnelle de l'homme est le principe qui domine toute la science médicale. Au reste, les citations que j'ai déjà faites ne sont pas les seules que je puisse présenter à l'appui de mon opinion : je peux en faire d'autres non moins explicites au sujet de la physiologie qui serait sortie de la plume d'Hahnemann, s'il était entré dans son sujet d'en écrire un traité. Je rappelle toutefois les réserves que j'ai faites au sujet de certaines expressions peu correctes dont le texte original n'est peut-être point entaché.

« Dans l'état de santé, dit il, la force vitale qui anime « dynamiquement la partie matérielle du corps, exerce « un pouvoir illimité; elle entretient toutes les parties « de l'organisme dans une admirable harmonie vitale, « sous le rapport du sentiment et de l'activité, de ma- « nière que l'esprit, doué de raison, qui réside en nous, « peut librement employer ces instruments vivants et « sains pour atteindre au but élevé de notre exis- « tence. » (1)

Ces expressions, *force vitale, corps* et *esprit*, qui s'entrechoquent dans ces lignes, en obscurcissent-elles assez le sens pour empêcher de voir l'expression synthétique la plus formelle et la plus indéniable du principe physiologique de l'unité personnelle et bissubstantielle de l'homme? Qu'est-ce en effet que la *partie matérielle du corps humain*, si ce corps n'a pas une partie immatérielle? et celle-ci peut-elle ne pas être *l'esprit doué de raison?* Au reste, Hahnemann répond lui-même à ces questions par ces mots déjà cités : « L'organisme est « bien l'instrument de la vie; mais on ne peut pas plus « le concevoir non animé par la force vitale, sentant et « gouvernant d'une manière instinctive, que cette force « vitale ne peut être conçue indépendamment de l'or- « ganisme; tous deux n'en font qu'un, quoique notre « *esprit* partage cette unité en deux idées, mais unique- « ment pour sa propre commodité. » Or, il a déjà déclaré que, « dans chaque maladie, l'observateur le plus « perspicace ne peut apercevoir que des modifications « de l'état du *corps* et de *l'âme* »; il est donc de la dernière évidence que ces expressions, *corps*, *force vitale*, *âme* et *esprit*, tombent sous la puissance de cette

(1) *Org*. parag. 9.

déclaration *qu'elles n'existent* sous sa plume *que pour sa propre commodité.* Cette conclusion est d'une force inattaquable, si on la rapproche surtout des préceptes dont il a été déjà question, et qu'Hahnemann a formulés pour *l'art de guérir.*

Sa doctrine physiologique demeurant à l'état d'abstraction, aurait très-bien pu rester inaperçue, ainsi que je l'ai déjà dit; mais il est impossible de la méconnaître à l'éclat qui rejaillit sur elle de la constitution pratique de la médecine par la réforme hahnemannienne, soit en pathologie, soit en thérapeutique. C'est de cette constitution de *l'art de guérir* qu'il faut partir pour connaître la physiologie et la psychologie humaines, qui deviennent ainsi l'épanouissement naturel des notions acquises par l'observation, et sont confirmées par des faits dont on peut chaque jour renouveler les rigoureuses leçons.

VII. Hahnemann a compris tout ce qu'il y a de fécond dans cet incontestable principe de logique que la nature de certaines causes ne se connaît bien que par l'étude de leurs effets, et tous ses travaux sont dominés par ce principe. Avant lui, tout en médecine a été subordonné à la notion, toujours poursuivie et jamais acquise, de la nature des causes en elles-mêmes ; chacun a répété ce fameux vers :

Felix qui potuit rerum cognoscere causas,

et a dirigé toutes ses aspirations vers la conquête du bonheur promis par le poëte latin, oubliant complétement qu'il est un ordre de causes dont la connaissance est essentiellement interdite à l'homme, sinon dans leurs effets. Cette regrettable méprise est la seule source des innombrables disputes sur la nature de la vie, des maladies, des fièvres, et sur tant d'autres sujets, causes ou pris pour causes, qui ne sont accessibles à l'esprit qu'à la condition d'être étudiées seulement dans leurs effets.

Cette synergique opiniâtreté de tous les hommes à poursuivre la notion des causes, en médecine comme en toute science, est l'expression d'une aspiration légitime et d'une nécessité à laquelle ils ne peuvent se soustraire; mais il leur importe de ne se livrer à ce rude labeur que dans les limites de leur puissance. La raison doit distinguer les causes qu'il lui est possible de connaître en elles mêmes, de celles qu'elle ne peut connaître que dans leurs effets. Telle est la distinction indispensable qu'Hahnemann a le premier su faire en médecine, et c'est cette distinction qui lui a permis de constituer cette science sur des bases à jamais inébranlables. La connaissance de la vie en elle-même, connaissance qui ne peut être qu'hypothétique, n'est pas recherchée par lui, et sa physiologie ne serait point venue grossir le nombre déjà trop grand des définitions de la vie ; il en a dit assez cependant, quoiqu'il n'ait point traité ce sujet, pour nous apprendre que, dans sa pensée, la physiologie n'est que la connaissance des phénomènes biotiques et leur rationnelle coordination.

VIII. Il est si vrai qu'Hahnemann n'a point exclu la physiologie de la science médicale, qu'un très-grand nombre de ses préceptes en supposent au contraire une connaissance très-approfondie. Ainsi, pour ne citer qu'un exemple, il termine ses expresses et itératives recommandations pour le choix du médicament contre un état maladif quelconque, en disant : « Il faut surtout et « presque exclusivement s'attacher aux symptômes « *frappants, singuliers, extraordinaires* et *caractéristiques.* » Il avait déjà exprimé la même pensée dans les termes suivants : « Il ne faut pas croire qu'un « remède homœopathique ait été mal choisi contre un « cas donné de maladie, parce que quelques-uns de ses « symptômes ne correspondent qu'antipathiquement à « quelques symptômes morbides de moyenne ou de fai- « ble importance, pourvu que les autres symptômes « de la vie, *ceux qui sont les plus forts et les plus mar- « qués, ceux enfin qui la caractérisent*, trouvent dans « les remèdes des symptômes qui les couvrent. » (1)

Si ce précepte, essentiellement pratique, qui résume tous les autres formulés par Hahnemann, avait été tant soit peu compris, quel esprit judicieux eût pu oser prétendre contre lui qu'il n'a pas de physiologie, et même que l'homœopathie s'en passe et la rend complétement inutile au médecin ? Est-il un instant admissible qu'un médecin qui ignorerait la physiologie, et par conséquent l'anatomie, pût distinguer dans un groupe de symptômes pathologiques quel est celui d'entre eux qui est le plus *frappant*, le plus *singulier*, le plus *extraordinaire*, le plus *fort*, le plus *marqué*, enfin le plus *caractéristique ?* Une détermination, dans cette circonstance capitale, ne peut être que le fruit d'une saine appréciation individuelle de chaque symptôme, et cette opération est-elle possible, sans une connaissance parfaite des phénomènes normaux de la vie et de leurs corrélations synergiques ?

L'homœopathie, comprise comme ses adversaires la comprennent, consisterait, dans son application, en une sorte d'inventaire simplement numérique des symptômes morbides, inventaire ressemblant à celui que ferait un comptable qui, pour connaître la somme que renferme sa caisse, se bornerait à additionner les nombres des

(1) *Org.* parag. 67

diverses pièces de monnaie qu'elle contiendrait, sans avoir égard à la nature du métal de ces pièces, ni à leur poids, ni à leur dimension. Si le praticien homœopathe procédait de la sorte, il pourrait assurément se passer des connaissances anatomiques et physiologiques, mais il obtiendrait des résultats aussi fidèles que ceux du caissier dont je viens de parler. L'ignorance la plus absolue de la doctrine d'Hahnemann a pu seule accréditer une aussi outrageante et aussi ridicule supposition que celle que je viens de réduire à sa valeur réelle.

Une fructueuse application de l'homœopathie exige au contraire une connaissance très-complète de la physiologie, non-seulement pour l'appréciation des symptômes observés chez les malades, mais encore pour une semblable appréciation à faire des symptômes pathogénétiques des médicaments. C'est dans cette double et délicate opération qu'intervient nécessairement la physiologie, car elle seule peut guider notre intelligence dans la recherche des symptômes les plus *frappants*, les plus *singuliers*, les plus *extraordinaires*, les plus *marqués*, les plus *forts* et les plus *caractéristiques*. Notre raison, ainsi éclairée, exerce son activité; et si, dans son appréciation, elle sait éviter les écueils des hypothèses gratuites ou hasardées, elle formule un jugement dont le résultat prouvera bientôt l'excellence. Si, au contraire, elle franchit les limites de sa puissance, en voulant pénétrer le secret de la nature des états et des actes morbides, en voulant expliquer ce qui est inexplicable, elle obtiendra une détermination fausse qui sera bientôt démontrée telle par l'insuccès qui la suivra.

IX. Hahnemann dit : « La maladie n'est point une « chose distincte du *tout vivant.* » Ces quelques mots, qui affirment une fois encore son grand principe physiologique, démontreraient à eux seuls combien la physiologie la plus parfaite fait partie de sa doctrine. Est-il croyable qu'il ait pu entrer dans la pensée de notre *maître*; que la connaissance de l'anatomie et de la physiologie n'est pas indispensable ni impérieusement nécessaire au contraire à quiconque voudra se livrer à l'art de guérir les maladies qui ne sont point *distinctes* du *tout vivant?* (1) Cette expression, le *tout vivant*, choisie sans doute à dessein par lui, dit bien haut que la pathologie est inséparable de la physiologie. J'aurai du reste à revenir plus tard sur ces paroles qui sont restées à peu près ignorées, soit par nos adversaires, soit même par les partisans de l'homœopathie ; je les ai mentionnées ici pour prouver combien il faut peu la connaître pour oser dire ou écrire que sa pratique rend vaines et sans importance les connaissances anatomico-physiologiques.

Il est un autre passage de l'*Organon* d'Hahnemann que je ne puis me dispenser de rapporter, soit à cause de la question qui m'occupe en ce moment, soit à cause du peu d'attention qui lui a été accordée, malgré sa portée capitale.

Ayant fait connaître la valeur de la médication homœopathique et blâmé l'emploi des moyens antipathiques et palliatifs, ceux qu'emploie le plus souvent la médecine traditionnelle, Hahnemann limite sa proscription et détermine les exceptions en ces termes : « Ce n'est que « dans des cas extrêmement pressants où le danger que « la vie court et l'imminence de la mort ne laisseraient « point le temps d'agir à un médicament homœopathique « et n'admettraient ni des heures, ni parfois même des « minutes de délai, dans des maladies survenues tout à

(1) *Org.* p. 13.

« coup chez des hommes auparavant bien portants, « comme les asphyxies, la fulguration, la suffocation, « la congélation, la submersion, etc., qu'il est permis « et convenable de commencer au moins par ranimer « l'irritabilité et la sensibilité à l'aide de palliatifs, tels « que de légères commotions électriques, des lavements « de café fort, des odeurs excitantes, l'action progres- « sive de la chaleur, etc. Dès que la vie physique est « ranimée, le jeu des organes qui l'entretiennent re- « prend son cours régulier parce qu'il n'y avait point « ici maladie, mais seulement suspension ou oppression « de la force vitale, qui, d'ailleurs, se trouvait par elle- « même dans l'état de santé. Ici se rangent encore di- « vers antidotes dans des empoisonnements subits : les « alcalis contre les acides minéraux, le foie de soufre « contre les poisons métalliques, le café, le camphre et « l'ipécacuana contre les empoisonnements par l'o- « pium etc., etc. » (1)

J'aurai longuement à m'arrêter plus tard sur cette citation, dont je ne veux retenir pour le moment que ce qui a rapport à la nécessité de connaître la physiologie. Dans ces lignes, que je suis loin de trouver irréprochables à bien des points de vue, Hahnemann admet un principe de thérapeutique en opposition au principe essentiel de sa thérapeutique : il reconnaît formellement qu'il est des cas contre lesquels il faut procéder par voie allopathique. Les trois *et cœtera* qu'on remarque nécessairement dans ce paragraphe, ne permettent pas de douter qu'Hahnemann n'ait voulu seulement se borner à poser un principe, laissant à ses lecteurs le soin d'en déterminer rigoureusement l'application. Après avoir admis ce

(1) *Org.* parag. 67.

fait incontestable sur lequel, dis-je, j'aurai à revenir, voyons en ce moment quelles sont les conditions qu'Hahnemann assigne à l'application de son principe exceptionnel de thérapeutique.

« Lorsque la vie physique est suspendue, lorsqu'il y « a oppression de la force vitale, il faut, dit-il, recou-« rir à d'autres agents thérapeutiques, à l'exclusion des « agents homœopathiques. » Telles sont les circonstances dans lesquelles le praticien a à choisir entre deux principes opposés. D'autre part, il avait déjà écrit sur le même sujet : « La méthode antipathique et palliative « est donc tout à fait contraire au but qu'on se pro-« pose dans les maladies anciennes et de quelque im-« portance. » Voilà donc encore une catégorie de maladies en faveur desquelles Hahnemann fait exception pour l'application de la médication homœopathique, « les maladies qui ne sont point anciennes et qui ne sont « pas de quelque importance. » Eh bien ! je le demande, quel est celui qui, privé de connaissances physiologiques approfondies, sera jamais capable de prendre une décision salutaire dans ces deux graves circonstances ?

Quoique Hahnemann ait traité cet important sujet avec brièveté et un laisser-aller regrettables, il en dit assez assurément pour convaincre tous ceux qui s'arrêteront un instant à méditer ce passage de l'*Organon*. Il ne l'a écrit que pour ceux qui sont versés dans toutes les connaissances médicales indispensables à la saine pratique de la médecine. Le reproche même que je viens de lui adresser de n'avoir fait qu'indiquer ce grave sujet, démontre surabondamment que, dans sa pensée, il n'y avait pas là occasion à une méprise. Cependant, combien cette méprise a été complète et universelle ! Je la dénonce et la combats de toute mon énergie, car elle est le prétexte de presque toutes les entraves qui s'opposent à la diffusion de l'homœopathie. J'aurai, au reste, à revenir sur cette matière, lorsque je traiterai de la Thérapeutique.

Je ne puis, à ce sujet, m'empêcher de signaler dès à présent l'admirable logique qui coordonne l'œuvre d'Hahnemann : l'homme est un composé d'une substance matérielle, le *corps*, l'instrument, et d'une substance immatérielle, l'*âme*, la force qui domine l'instrument de la vie. La santé, résultant de l'harmonie des rapports de cette union mystérieuse, peut être altérée de deux manières bien distinctes ; par des atteintes perturbatrices de la force qui anime, et par des atteintes modificatrices de l'instrument qui est animé. Toutes les fois que l'état normal de l'instrument n'est point un obstacle invincible à l'activité de la force, il est rationnel de s'adresser à celle-ci pour rétablir la santé ; mais si l'état de l'instrument est tel que l'activité de la puissance qui l'anime soit relativement ou absolument impossible, il est indispensable de modifier physiquement le corps pour qu'il puisse redevenir propre à recevoir l'action de la force conservatrice qui est en lui. Il faut donc admettre deux principes opposés de thérapeutique : l'un en rapport avec les besoins accidentels du corps, et l'autre en rapport avec les besoins accidentels de la puissance qui l'anime ; l'un exceptionnel, parce que les actions de l'instrument sont subordonnées et plus limitées, l'autre normal, parce que les actions de la puissance sont plus étendues et dominent celles de l'instrument. Or, quel médecin peut prétendre de faire une application heureuse de ces deux principes si rationnels, s'il ne donne pour objet à ses incessantes méditations l'étude des phénomènes de la vie ? Arrière donc l'ignorance et la mauvaise foi, et qu'on cesse de dire que l'homœopathie rend inutiles et vaines les connaissances physiologiques !

X. Il est donc hors de doute qu'Hahnemann n'a pas prétendu que sa doctrine pouvait guider l'art de guérir sans les lumières de l'anatomie et de la physiologie. Quelques paroles qu'il a écrites contre l'abus que le rationalisme fait de ces parties essentielles de la science médicale, ont seules pu fournir un prétexte au singulier reproche qui lui a été si injustement adressé. Je viens de démontrer, au contraire, par quelques-uns de ses préceptes les plus importants, que l'application de la doctrine homœopathique est absolument impossible sans le concours efficace de connaissances physiologiques approfondies.

Ainsi que je l'ai déjà dit plusieurs fois, dans l'œuvre d'Hahnemann, l'art a précédé la doctrine, et celle-ci n'est que le résumé de l'enseignement du premier. Ayant étudié, en dehors de toute hypothèse, tous les phénomènes de la vie dans l'état de santé et dans l'état de maladie, ainsi que les modifications que tous ces phénomènes éprouvent dans ce double état par l'action des médicaments, le fondateur de l'homœopathie a véritablement épuisé le magnifique et prophétique programme d'Hippocrate qui a dit : « Je pense que c'est par la médecine seule qu'on arrivera à quelques connaissances positives sur la nature humaine, mais à condition d'embrasser la médecine même dans sa véritable généralité. »

Il est incontestable en effet qu'Hahnemann a complétement parcouru la voie indiquée par le vieillard de Cos : il a embrassé la médecine dans sa généralité la plus absolue ; il ne s'est pas borné, ainsi qu'on l'avait fait jusqu'à lui, à étudier l'homme dans son organisation matérielle et son fonctionnement le plus sensible ; il a sur tout porté ses investigations les plus persévérantes ve la connaissance des manifestations de la puissance q domine la partie de notre être accessible aux sens ; ce fécond travail, accompli sur tous les modes possibl à la vie humaine, l'a conduit à la synthèse physiolog que la plus haute qui ait jamais été connue dans la scien ce médicale, à la bissubstantialité unipersonnelle c l'homme.

La notion de l'homme en santé, dans la doctrine hal nemannienne, est donc aussi complète que possible parfaitement à l'abri des erreurs qui sont le cortége or dinaire des opinions préconçues et hypothétiques. Dom née par le principe de la bissubstantialité unipersonnell cette notion est pure de toute illusion philosophique er ronée ; elle se dérobe également aux séductions de l'é cole physico-chimique : éloignée des présomptions d'un fausse logique, et des prétentions hardies de l'applica tion des lois générales de la matière à l'interprétatio des phénomènes de la vie, elle synthétise toujours le manifestations vitales d'une manière irréprochable, par ce qu'elle résulte d'une analyse que rien n'a pu rend incomplète.

Si je ne m'abuse, j'ai démontré surabondamment qu l'homœopathie ne relègue point, ainsi qu'on l'a fausse ment prétendu, la physiologie parmi les connaissance inutiles et vaines pour la pratique de la médecine. C étrange reproche adressé à Hahnemann ressemble à c lui qui serait adressé à l'auteur d'un traité de géométri ou d'algèbre, d'ignorer ou de rendre inutiles et super flues les règles de l'arithmétique, parce qu'il ne les au rait pas enseignées dans son livre ; ou bien, c'est comm si on reprochait à un orateur chrétien d'ignorer son c téchisme, parce qu'il n'en aurait rien dit *ex professo*, avant de traiter telle ou telle question de dogme. Les critiques adressées à Hahnemann au sujet de la physiologie, sont aussi justes et méritées que celles qui seraient ainsi faites du traité de géométrie ou du discours dogmatique dont je viens de parler.

IV

Le principe de l'unipersonnalité bissubstantielle de l'homme n'appartient à aucune autre doctrine médicale : il est exclusivement celui de l'homœopathie

XI. Le scepticisme médical, si répandu de nos jours, surtout parmi les médecins qu'a désillusionnés leur longue expérience, ne manquera pas de lancer ses traits les plus acérés contre *la vérité-principe* de l'homœopathie. Que m'importe, va-t-il s'écrier, qu'il y ait une ou deux substances dans la nature de l'homme ; que les facultés intellectuelles, morales et autres, soient attribuées à une substance spirituelle distincte du corps, ou qu'elles soient le développement suprême des propriétés de la matière ? L'une et l'autre opinion sont également indémontrables, et ni l'une ni l'autre ne peuvent éclairer les voies de l'art de guérir, dont la puissance ne peut franchir les limites que lui assigne la constitution physique de l'homme.

Cette objection se formule d'elle-même dans l'esprit de tous ceux, si nombreux aujourd'hui, qui ne voient de sérieuses ressources contre les maladies de l'homme que dans l'application intelligente de la chirurgie, soit que la main de l'homme de l'art s'arme d'un instrument tranchant, soit qu'elle administre une matière médicamenteuse propre à agir physico-chimiquement sur nos tissus. Tel est le résultat de l'état précaire de la thérapeutique des doctrines des écoles officielles.

Cette objection toutefois est loin d'avoir une valeur quelconque ; elle est basée sur une négation indirecte de la science médicale proprement dite, et la négation n'a jamais rien prouvé.

Pour démontrer que cette objection ne porte pas la moindre atteinte à la valeur du principe primordial de l'homœopathie, il suffit de l'examiner au point de vue des deux parties qui la composent. Elle assimile l'unité bis-substantielle de l'homme à l'unité matérialiste du positivisme et de toutes les autres nuances du matérialisme : première erreur. Cette objection nie ensuite l'influence que l'une ou l'autre doctrine peut avoir sur l'art de guérir: seconde erreur.

XII. L'unité dans l'homme résulterait, selon l'enseignement du matérialisme, de ce que la matière seule forme notre être ; les diverses fonctions de l'économie vivante, fonctions dont l'exercice constitue la vie, ne seraient que la manifestation des propriétés de cette matière.

Cette dernière proposition est d'une démonstration fort embarrassante pour ses partisans, ainsi que je l'ai prouvé par les citations que j'ai faites dans mon introduction. Le grand maître du matérialisme moderne, A. Comte, range la *biologie* sous le domaine exclusif de la *physique* et de la *chimie*, et ses ardents disciples, MM. Littré et Robin, admettent les *propriétés vitales* qui sortent complétement de la sphère de la physique et de la chimie.

Cette radicale contradiction en un point aussi capital entre le fondateur et les premiers propagateurs du positivisme, donne la valeur de cette déplorable doctrine.

Eh quoi ! ces novateurs rejettent les doctrines qu'ils appellent théologiques, sous le prétexte qu'elles ne *peuvent démontrer leurs principes*, et leur propre principe est assez peu démontré pour qu'ils puissent se séparer complétement à son sujet !

Et le positivisme, ainsi divisé à sa source, a la prétention de couvrir de ses eaux fécondantes tout le champ de la science médicale. Cette ambition est aussi ridicule qu'impuissante.

Rejetant les autres doctrines parce qu'elles ne peuvent démontrer leurs principes, le positivisme est tenu de démontrer le sien, et s'il ne le fait, il cesse d'être. Où sont donc les démonstrations fournies par A. Comte sur l'accomplissement exclusif dans l'économie vivante des lois de la physique et de la chimie ? Si elles existent, elles sont assurément bien peu convaincantes, puisque ses continuateurs immédiats ont senti la nécessité où ils étaient de franchir les limites de l'attraction et de l'affinité, et ont admis des *propriétés vitales* qui obéissent à d'autres lois que les lois physiques et chimiques.

Les matérialistes de toutes les nuances ne s'inclinent que devant l'autorité des faits observés par les sens, et ne reçoivent que les leçons de l'expérience limitée par la puissance des mêmes sens. J'accepte volontiers ce champ clos d'argumentation, m'interdisant, ce qui m'éloignerait de mon sujet, de faire des emprunts aux doctrines qui ne renoncent pas à *la recherche de l'absolu*, ainsi que le fait le *positivisme*. Je m'interdis aussi d'invoquer des preuves que celui-ci puisse récuser : je me bornerai à lui opposer brièvement ses propres paroles, ne faisant que glaner dans le vaste champ qu'il offre à la critique. (1)

(1) J'aurais dû peut-être borner mon argumentation contre le

C'est sans doute sur la démonstration par des faits nombreux et bien observés que les auteurs du dictionnaire de la doctrine positiviste ont cru pouvoir affirmer ce qu'on va lire :

« Les éléments anatomiques sont de très-petits corps formés de matière organisée.... A ces éléments anatomiques s'applique l'idée de vie.... A la notion d'*éléments* se rattachent, comme attributs, *les propriétés vitales.* » (1)

La *vie,* les *propriétés vitales* commencent donc aux *éléments anatomiques,* mais ces éléments sont formés de *matière organisée,* et la matière organisée est la matière *vivante* ou *ayant vécu.* La vie ne commence donc pas aux *éléments anatomiques,* puisqu'elle est indispensable à leur formation, et les *propriétés vitales* leur préexistent et ne sont nullement leurs attributs.

Cette conclusion, le positivisme l'eût formulée lui-même, s'il n'avait pas absolument renoncé à la plus simple logique, et il se serait ainsi épargné la choquante contradiction que je viens de mettre en évidence.

Mais, « la substance organisée, *d'après les mêmes auteurs,* est formée par union moléculaire ou union réciproque des principes immédiats. »

La substance organisée n'est donc pas encore le point où naît la vie, puisque les principes immédiats se *sont*

positivisme à ce que j'en ai dit dans mon *Introduction* : certains esprits, je pense, y ont trouvé une démonstration suffisante de l'inanité de cette prétendue doctrine. Mais d'autres qui en sont les partisans plus ou moins avoués, ne la jugeant que sur certaines affirmations hardies, ne sont pas encore ramenés à une saine appréciation à son sujet : c'est pour ceux-ci que je continuerai, toutes les fois que l'occasion se présentera, à signaler l'impuissante assurance de nos réformateurs modernes.

(1) Art. élément.

unis pour la former. Cet acte de *s'unir* est un acte extra-matériel, car la matière est inerte de sa nature, en dehors d'elle-même.

Les positivistes, je le sais, nient l'inertie de la matière d'une manière absolue, soit; cependant, ils ne peuvent pas m'interdire cette argumentation : ou les molécules des principes immédiats ont été *actives*, ou elles ont été *passives* dans leur *union* pour former la *substance organisée*; si ces molécules ont été *actives* par elles-mêmes, démontrez-le; démontrez en même temps que cette activité extrinsèque est propre à la matière. Si elles ont été *passives*, la puissance de la vie a pu seule les unir, et alors avouez que vous vous êtes trompés, en plaçant le début de la vie dans la substance organisée, et ensuite dans les éléments anatomiques.

Cette démonstration, le positivisme ne l'a jamais faite, et il ne la fera jamais. Son principe fondamental n'est qu'une hypothèse gratuite qui révolte la raison et le sens commun. La molécule matérielle est véritablement inerte de sa nature, ainsi que l'ont enseigné tous les siècles; et c'est contre une aussi grave autorité que le positivisme a la naïve prétention de se poser en triomphateur !

Ainsi donc, me servant des affirmations même du positivisme, je puis conclure ainsi :

Puisque la vie préexiste aux éléments anatomiques et à la substance organisée, il faut arriver à la molécule matérielle primitive pour en découvrir l'origine. Mais la vie ne peut être là où il n'y a pas de matière organisée; elle ne peut donc être un attribut de la molécule primitive.

Où est donc l'origine de cette mystérieuse puissance que le positivisme annonce comme n'étant que la manifestation des propriétés de la matière ? Elle n'est pas dans la molécule matérielle primitive, et elle existe avant la matière organisée, qui ne pourrait être telle, si la vie ne l'avait précédée ; la vie n'est pas davantage un attribut des éléments anatomiques, puisque ces petits corps sont formés par la substance organisée.

Le positivisme est si inconsidéré dans ses affirmations, qu'il est presque permis de demander s'il a écrit pour les hommes qui n'ont pas perdu leurs facultés. Au mot *lésion*, il a osé condenser en une courte phrase tous les sophismes que je viens de relever ; il dit : « La vie n'est que le résultat de l'état dit d'*organisation*. » Où est la preuve que *cet état, dit d'organisation*, a été constitué sans la puissance de la vie ? Je défie tous les partisans de cette définition de la vie de donner, non la preuve expérimentale, mais seulement la preuve logique de sa vérité.

Le maître a eu évidemment plus de prudence, sinon plus de sens, que ses fervents disciples : il avait placé la biologie dans le domaine exclusif de la physique et de la chimie ; c'était au moins très-habile, sinon très-logique ; MM. Littré et Robin ont admis des *propriétés vitales*, et elles sont devenues très-embarrassantes pour eux. En se rendant ainsi à l'évidence des faits, ils ont rencontré à chaque pas des écueils contre lesquels sont venus sombrer et leur raison et leur triste doctrine.

Si j'examinais la valeur de la prétendue doctrine de Virchow basée sur l'origine de la vie par la *cellule*, je relèverais les mêmes contradictions, ainsi que dans les audacieuses affirmations de son fameux disciple, Büchner, affirmations produites sans preuves. Cet A. Comte de la Germanie a osé écrire : « Les sciences expérimentales démontrent chaque jour avec évidence que l'existence du macrocosme et du microcosme n'est soumise, dans toutes ses phases de la naissance, de la vie et de la mort, qu'à des lois mécaniques inhérentes aux choses elles-mêmes. » (1)

Le principe de la vie est donc distinct de la matière, et l'unité dans l'homme, promise par le matérialisme, n'est qu'une très-regrettable illusion scientifique, impardonnable à des hommes qui se posent en réformateurs de ce qu'ils appellent les erreurs du passé.

On a dit et répété à satiété, pour déprécier son œuvre, que Hahnemann avait l'esprit porté au *mysticisme*, que l'homœopathie n'était qu'une sorte de *mysticisme germanique*.

Il serait d'abord indispensable de s'entendre sur la valeur de ce mot à effet et auquel chacun donne la signification qui lui convient : il signifie, si je ne me trompe, en ce qui touche à la médecine, *la prédominance indûment accordée au sentiment sur la raison, dans l'appréciation des phénomènes de la vie*. Or, Hahnemann, acceptant de l'observation et de l'expérience le principe de l'unipersonnalité bissubstantielle de l'homme et le donnant pour base à l'édifice médical tout entier, en quoi est-il plus porté au *mysticisme* que les positivistes dont je viens de signaler l'impuissante et ridicule prétention de trouver le début de la vie dans la matière? Virchow, armé de son microscope et affirmant qu'*on retrouve la structure normale dans les parties mortes depuis plusieurs années* (2), n'est-il pas au moins aussi porté au *mysticisme* que notre maître, lorsqu'il veut néanmoins donner pour origine à la vie la *cellule* organique ? Que dirai-je de l'organicisme, déclarant, par la plume de Ros-

(1) Büchner, FORCE et MATIÈRE, Introd.

(2) Virchow, Path. cell. 240

tan, *que tout est mystère, tout est abîme dans le système nerveux ?* (1)

L'objet de la médecine, l'homme, étant nécessairement un mystère pour lui-même, il n'a nullement à faire appel *au sentiment* pour apprécier sa propre nature. *La raison*, éclairée par l'observation et l'expérience, lui suffit, et tous ceux qui s'obstinent à vouloir expliquer tous les phénomènes de la vie humaine par les propriétés de la matière, accordent certainement une *prédominance exagérée à leur sentiment sur leur raison*. Le prétendu reproche d'être porté au *mysticisme* qui a été adressé à Hahnemann, est donc très-immérité, et doit être renvoyé à ses adversaires. Je reviens à mon sujet.

XIII. Il est loin d'être inutile au perfectionnement de l'art de guérir, de savoir si le principe physiologique hahnemannien est vrai ou s'il est faux. S'il est vrai, et il n'y a pas lieu d'en douter, la physiologie, la pathologie et la thérapeutique, seront dominées par lui ; et s'il est faux, ainsi que l'ont toujours professé les matérialistes de toutes les nuances, la connaissance de l'homme en santé comme en maladie se bornera à l'étude des phénomènes matériels de la vie, et la thérapeutique n'aura d'autre but que de modifier ces phénomènes matériels. La notion des facultés supérieures de l'homme sera jugée étrangère à la médecine ; la pathologie et la thérapeutique négligeront soigneusement de s'occuper des troubles qui, dans l'état de maladie, altèreront leur exercice.

C'est là, du reste, ce qui a été fait jusqu'à ce jour, et c'est ce qui explique l'état déplorable de la science médicale et les regrettables défaillances de l'art de guérir.

(1) Rostan, *De l'organe*, p. 10.

Ainsi que je l'ai démontré, malgré le concours de toutes les sciences accessoires à la médecine, malgré les séductions de langage et les pompeuses formules, la prétendue doctrine du positivisme ne soutient pas l'examen d'un esprit sérieux ; la paresse peut être satisfaite de l'abaissement scientifique auquel il ne manquerait pas de réduire la médecine, mais les intérêts de l'humanité protestent aussi hautement que la logique contre ses désastreuses conséquences sociales. Je dis sociales, bien que je ne veuille pas sortir des limites de mon sujet, qui sont celles de l'art de guérir ; et le positivisme, s'il était généralement adopté, anéantirait tous les éléments sur lesquels repose la société des hommes !

Ayant à traiter plus longuement toutes les questions relatives à l'influence que le principe physiologique d'Hahnemann exerce sur toutes les parties de la science médicale, je me borne à dire ici qu'il est on ne peut plus conforme à la raison d'admettre que l'art de guérir soit complétement transformé, selon que le médecin considère dans l'homme la vie et ses nombreuses manifestations normales et anormales comme l'expression des propriétés de la matière, ou bien, les diverses transformations de la matière organisée comme étant dominées par le principe de la vie. Le matérialisme a toujours tout subordonné dans l'homme à la matière qui compose son corps ; le vitalisme, comme aussi le stahlianisme dont nous parlerons bientôt, ne sont point tombés dans cette grossière erreur, dans leurs conceptions de la nature humaine ; mais dans la pratique de l'art de guérir, ils se sont confondus avec le matérialisme. S'élevant au-dessus des erreurs matérialistes, dans la spéculation de la science, ces deux doctrines les ont subies dans leur thérapeutique. Leur principe physiologique ne domine que leurs théories, et la vie et les modes divers que la maladie lui imprime, sont compris par elles de la même manière que par le matérialisme, dans l'exercice de l'art de guérir. Ces deux prétendues doctrines ne possèdent donc pas la véritable notion de la nature de l'homme.

Il est temps que la vérité vienne éclairer complétement la science par excellence, parmi les sciences naturelles, celle qui a pour but la conservation et la restauration de la santé de l'homme. Cet avénement est la conséquence nécessaire de la notion du principe physiologique d'Hahnemann.

XIV. Quoique la nature de ce livre paraisse devoir exclure les observations pratiques, je ne puis résister au désir de démontrer au moins par un fait clinique la vérité du principe physiologique hahnemannien; je choisis, parmi un très-grand nombre, l'observation suivante qui le confirme: « L'état du *moral* et de *l'esprit* change « dans toutes les maladies corporelles et l'on doit le « comprendre parmi les symptômes principaux qu'il « importe de noter, quand on veut tracer une image « fidèle de la maladie; cela va si loin, que l'état *moral* « du malade est souvent ce qui décide, surtout dans le « choix à faire du remède homœopathique, car cet état « est un symptôme caractéristique. »

Le 19 août 1851, je fus appelé à visiter, à l'hôtel d'Europe à Avignon, un jeune enfant, âgé d'environ huit ans, atteint d'une affection osseuse des vertèbres. La colonne était déjà déviée; plusieurs abcès par congestion s'étaient déjà ouverts. L'enfant était très-chétif; il n'avait supporté le voyage qu'avec de vives douleurs, malgré les précautions excessives qui avaient été prises pour les lui épargner.

Ce jeune malade souffrait depuis plusieurs années et avait reçu les soins les plus assidus et les plus éclairés de la médecine officielle.

Je lui prescrivis diverses doses de *silicea*.

Le 21 mai 1852, je fus mandé auprès de lui ; son état s'était aggravé au point que, depuis plusieurs mois, il ne quittait son lit que pour reposer sur les genoux de sa mère, ne pouvant plus se soutenir sur ses jambes.

Surpris péniblement de l'aggravation de la maladie de cet intéressant enfant, je compris que je m'étais trop exclusivement occupé de ses maux physiques. Après ma prescription, il en avait reçu de semblables d'un praticien homœopathe distingué de Marseille, et la maladie n'avait pas suspendu ses progrès, de même que pendant le traitement allopathique. Je m'appliquai alors à rechercher dans l'état moral de l'enfant une source d'indication qui pût me promettre un résultat tout différent.

La mère du malade, d'un mérite et d'une éducation distingués, fut un peu embarrassée dans ses réponses à mes premières questions ; lui ayant fait comprendre l'intérêt qu'il y avait à me faire connaître l'état moral et intellectuel de son cher enfant, j'obtins enfin les renseignements suivants :

Même avant l'affection organique, ce jeune garçon, à des intervalles, éloignés d'abord et plus rapprochés ensuite, a présenté des alternatives d'une exaltation extraordinaire dans ses facultés morales et intellectuelles. D'une nature douce, affectueuse, religieuse ; d'une intelligence précoce et d'une éducation très-soignée, ainsi que je pouvais en juger moi-même, cet enfant entrait quelquefois dans des accès d'une sorte de délire, pendant lesquels une nature tout à fait opposée se manifestait chez lui. Paraissant jouir de toute sa liberté morale et intellectuelle, il entrait dans un état inimaginable. Il semblait prendre un plaisir indicible à adresser les paroles les plus pénibles à tout le monde, surtout aux personnes qu'il aimait le plus; il blasphémait à faire frémir; il épuisait littéralement le vocabulaire des obscénités des plus mauvais lieux. C'est là ce qui humiliait tant sa mère, qui m'assurait être certaine que personne n'avait pu apprendre de semblables horreurs à son enfant, tant elle avait soigné son éducation et veillé sur les personnes qui l'avaient secondée dans cette partie de sa tâche.

Après l'accès, qui durait souvent plusieurs heures, et se répétait quelquefois dans la même journée, l'enfant pleurait, demandant pardon de la manière la plus émue, affirmant qu'il n'était point coupable; qu'il n'était pas le maître de ne pas dire tout ce qu'il avait dit; que tout cela lui était appris et imposé par ce vilain individu qui était venu se confondre avec lui, et qu'à présent, rendu à lui-même par la disparition de cet individu, il était désolé du chagrin qu'il avait dû causer à son excellente mère et aux autres personnes; il sanglotait et demandait pardon à Dieu de tout le mal qu'il avait dit. Il fallait de longues caresses de sa mère pour lui procurer du repos.

Interrogé par moi à ce sujet, l'enfant convint en rougissant de la vérité de tout ce que je venais d'apprendre, et il m'assura que véritablement les accès lui étaient causés par la présence d'un individu dont la personne se confondait avec la sienne et la dominait. Il sentait venir cette personne qu'il détestait et à laquelle il résistait de toutes ses forces, mais il arrivait un moment où il succombait, et alors l'accès éclatait.

Je me rappelai aussitôt la pathogénésie de *l'anacardium*, dont les effets sur l'homme en santé produisent cette sorte d'hallucination de *bi-individualité*, ou de deux volontés en opposition l'une à l'autre; il produit en outre ce besoin irrésistible de *blasphémer*, et en même temps, la paralysie des extrémités inférieures. Je ne saurais taire cependant que lorsque j'avais étudié cette singulière pathogénésie, je n'avais pu me défendre de penser que les expérimentateurs de la fève de Malac avaient fait un portrait de fantaisie d'un état maladif qui ne s'était jamais présenté, et qui ne se présenterait jamais à mon observation. Ce doute avait été cause que je ne m'étais jamais servi de ce médicament dans aucun cas.

Je n'hésitai pas cependant à prescrire cette substance à ce jeune enfant, dont aucune médication allopathique ou homœopathique n'avait amélioré la maladie. D'ailleurs, l'observation m'avait déjà éclairé bien des fois sur la valeur de mes doutes au sujet de certaines affirmations d'Hahnemann, que j'avais accueillies d'abord avec défiance. Je prescrivis donc, à prendre de trois en trois jours, trois doses d'*anacardium* (30e, 24e et 18e dilution).

Peu de temps après, une lettre m'apprit que ma prescription avait été bien salutaire : les accès de délire étaient devenus moins rapprochés, moins intenses et plus courts, et toutes les autres fonctions avaient suivi ce mouvement d'amélioration.

Je me bornai alors à prescrire des doses de trois globules d'*anacardium* 30e, administrées après chaque accès; et quelques mois après, le père du malade vint me dire que son enfant était allé de mieux en mieux, que ses accès moraux s'étaient éloignés de plus en plus, perdant toujours de leur intensité, et que la santé générale avait suivi une progression proportionnelle vers la guérison ; qu'actuellement, sauf les difformités laissées par l'affection de la colonne vertébrale, son fils allait bien : il avait pu quitter le lit peu de temps après ma dernière prescription ; il avait été ensuite conduit à la campagne, où il se livrait assez librement aux amusements de son âge. Les accès avaient disparu et avaient été remplacés par des *scènes* de *mauvais caractère*, qui d'ailleurs allaient elles-mêmes en s'affaiblissant.

L'action du médicament est ici évidente, et je ne pense pas qu'il puisse venir à l'esprit de personne de supposer qu'elle se soit exercée sur la partie matérielle du jeune malade, dont l'affection organique a été d'ailleurs admirablement subordonnée à l'amélioration que l'*anacardium* (1) a produite dans son état mental. Le fait est inexplicable, mais il ne cesse pas d'être un fait, parce qu'il n'est pas possible de comprendre le *mécanisme* de son accomplissement.

(1) *L'anacardium*, que la matière médicale officielle a depuis longtemps délaissé, ne mérite certainement pas un pareil oubli : voici ce qu'en dit Mathiode dans ses commentaires du sixième livre du *Dioscoride* : *Anacardia, tam in potionibus hausta quam aliàs ingesta, prælerquam quod fauces... excitant paralysim in quibusdam corporis membris et ratiocinatricem facultatem corrumpunt.* Voilà de la pathogénésie bien ancienne, et il est très regrettable que les nouveaux expérimentateurs ne l'aient pas mentionnée, ne serait-ce que pour prouver aux détracteurs de l'homœopathie que notre Matière médicale n'est point une nouveauté germanique, ainsi que le prétend leur ignorance.

Ces anciennes notions sur les propriétés de l'*anacardium* sont restées sans applications utiles, à cause de l'ignorance de la valeur pratique de la loi : *Similia similibus curantur.*

CHAPITRE II

LA PHYSIOLOGIE HAHNEMANNIENNE EST SUPÉRIEURE A LA PHYSIOLOGIE TRADITIONNELLE

I

De la connaissance de la nature de l'homme selon l'antiquité

I. Fondée ainsi sur l'observation des faits et élevée à des hauteurs où l'erreur doctrinale ne peut l'atteindre, la physiologie hahnemannienne est-elle ou non en harmonie avec l'enseignement de la tradition médicale ? Je n'hésite pas à répondre qu'elle se distingue de tout ce qui a été professé sur cette matière, et qu'elle est supérieure à tout ce qui a été enseigné en médecine sur cet important sujet. La physiologie ne consiste pas seulement à connaître le développement des organes et leur concours respectif à l'accomplissement de toutes les fonctions de l'économie humaine dont l'ensemble constitue la vie animale. Cette partie de la science médicale doit pénétrer au delà de l'écorce des phénomènes biotiques animaux, elle doit arriver jusqu'à la connaissance de ce que l'être humain a de plus intime, jusqu'à la cause primordiale qui nous distingue de tous les autres êtres de la création. Si la physiologie ne devait point éclairer le médecin dans la pratique de l'art de guérir, elle aurait pu accepter de l'enseignement religieux la notion de notre nature ou la rejeter ; mais la physiologie est indispensable à cet art, qui ne peut sûrement combattre les souffrances de l'homme que s'il est guidé par la connaissance de l'homme en santé. Tous les siècles ont reconnu cette connexion intime entre l'art de guérir et la physiologie, aussi tous les esprits se sont-ils efforcés de la saisir.

L'acceptation pure et simple de ce qu'enseigne la révélation sur notre nature, ayant paru, avec raison, parfaitement stérile au point de vue de l'art de guérir, la médecine a cherché à constituer sa physiologie en dehors de cet enseignement, et comme il ne peut y avoir deux vérités distinctes l'une de l'autre sur le même sujet, elle s'est tracé sa voie ; mais elle s'est égarée de mille manières, parce qu'elle n'a point exclusivement cherché la solution de ce grave problème dans l'observation des manifestations de la vie, soit pendant la santé, soit pendant la maladie, soit enfin dans l'action des puissances employées par elle pour convertir l'état pathologique en état physiologique. On a voulu constituer une partie de la science médicale en dehors des autres parties, et même on a voulu connaître la nature de l'homme en interrogeant celle des êtres inférieurs. La physiologie comparée est assurément un auxiliaire qu'il ne faut pas absolument dédaigner, mais aussi ne faut-il pas lui accorder tous les droits qu'on lui a reconnus. Confondre l'homme avec les autres êtres vivants, sous le prétexte que la vie est UNE dans tous les êtres qui en jouissent à des degrés aussi variés qu'ils le sont eux-mêmes, est une erreur monstrueuse, née du matérialisme, et dont le vitalisme, selon quelques auteurs, n'a pas craint de se servir pour démontrer la légitimité de son principe. On a donc toujours trop voulu constituer la médecine humaine à l'aide de l'étude des animaux. Ces deux prétendues doctrines, qui se parent plus ou moins du nom d'Hippocrate, ont trop oublié que son génie avait entrevu la possibilité d'arriver à la connaissance de la nature de l'homme seulement par le concours de tout l'art, *Ars universa*.

II. Vainement on chercherait dans l'antiquité médicale un enseignement doctrinal qui puisse être considéré comme une manifestation plus ou moins ébauchée du principe de la bissubstantialité unipersonnelle de l'homme. Née sous le souffle du paganisme, la médecine hippocratique n'a pu d'abord s'élever à une telle pureté de principes.

Dans son discours sur la nature de l'homme, Hippocrate argumente contre ceux qui professent *l'unité* dans l'homme ; mais il est facile de se convaincre que le père de la médecine et ses adversaires ne s'élevaient pas, au sujet de l'unité dans l'homme, au delà de la composition matérielle de l'être humain. Hippocrate, en effet, a soin d'avertir en débutant que « l'auditeur habituel de ceux qui dissertent sur la nature humaine et vont au delà de ses rapports avec la médecine, n'a aucun intérêt à entendre le discours qu'il a commencé. » Les quatre humeurs qui sont le sujet et forment toute la substance de ce discours, sont donc pour la médecine hippocratique toute la nature humaine. « Le corps de l'homme, » y est-il dit, « a en lui sang, pituite, bile jaune et noire ; c'est là ce qui en constitue la nature et ce qui y crée la santé et la maladie. » (1) Ce matérialisme humoral peut-il être tempéré par l'étrange notion de l'âme que

(1) Littré, t. VI, p. 40.

nous lègue la collection hippocratique ? « L'âme de l'homme,» y lisons-nous,« se produit toujours jusqu'à la mort. Si l'âme est simultanément embrasée par la maladie, elle consume le corps. » (1)

Il est superflu de multiplier les citations des livres hippocratiques pour démontrer ma proposition au sujet de leur silence absolu sur la véritable notion de la nature de l'homme. Le mot *âme* reçoit, dans cette fameuse collection, des significations si étranges ; la connaissance réelle de l'âme humaine en est tellement bannie que, malgré les opinions contraires, je serais tenté de demander si cette collection n'est pas antérieure au siècle de Socrate et de Platon.

Est-il bien admissible qu'au temps où Platon a écrit son traité *de Animâ,* dans lequel ce grand philosophe s'est élevé si haut par la puissance de son génie et est arrivé presque jusqu'à la vérité, il se soit trouvé un médecin, philosophe aussi, qui ait écrit des lignes telles que celles-ci : « Ce qui a le moins besoin des choses voisines s'attache le plus aux choses présentes, et c'est ce que font, et le feu mû le moins et non par une nécessité, et l'eau mue le plus et non par une force. L'âme composée de ces principes a le plus d'intelligence et de mémoire. Si, par l'usage de quelque addition, il arrive que soit l'un soit l'autre de ces principes croisse ou décroisse, l'individu devient ce qu'il y a de moins intelligent. » (2) La conclusion suivante de la théorie d'Hippocrate sur la formation du fœtus par le feu, ne prouve-t-elle pas encore que le vieillard de Cos est étranger aux doctrines des philosophes grecs qui sont dits ses contemporains ? « Le feu le plus chaud et le plus fort,

(1) Littré, t. v, p. 315.
(2) Littré, t. vi, p. 515.

qui surmonte, réglant tout selon la nature, étant inaccessible à la vue et au toucher, c'est là qu'est l'âme, l'entendement, la pensée, la croissance, le mouvement, la décroissance, la permutation, le sommeil, le réveil ; il gouverne tout incessamment, et ceci et cela, sans jamais se reposer. » (1)

Il eût été possible de voir dans ces lignes l'expression d'une saine doctrine philosophique en suppléant à l'imperfection du langage, et remplaçant le mot *feu* par le mot *âme* ; mais il est dit dans la suite du traité du *Régime* : « L'eau la plus ténue et le feu le plus léger se combinant dans le corps de l'homme forment la constitution la plus saine. » (2)

La signification du mot *feu*, dans la pensée d'Hippocrate, est déterminée par ces lignes ; et quels qu'aient été les efforts de ses admirateurs, il me paraît étrange que l'on se soit obstiné à vouloir trouver dans ses œuvres les preuves de quelque saine notion de la nature humaine.

III. Le nom médical le plus fameux que nous ait légué la tradition, est assurément, après celui d'Hippocrate, le nom de Galien. Celui-ci a-t-il ramené la médecine dans sa voie, au point de vue de la notion de la nature de l'homme ? nullement. Il suffit d'en citer quelques lignes pour le prouver. « Après un mûr examen, dit-il, et après avoir vérifié expérimentalement, non pas une fois, non pas deux fois, mais très-souvent, non pas sur moi seul et de plusieurs manières, mais d'abord avec mes maîtres, ensuite avec les meilleurs philosophes, que les puissances de l'âme suivent les tempéraments du corps, j'ai trouvé que la doctrine était vraie

(1) Littré, t. VI, p. 487.
(2) Littré, t. VI, p. 507.

en toute occasion et utile à ceux qui veulent orner leur âme, puisque, d'après ce que j'ai dit dans le traité des *Mœurs*, en même temps que nous donnons à notre corps un bon tempérament par les aliments, par les boissons, et aussi par tout ce que nous faisons journellement, nous travaillons pour la bonne disposition de l'âme. » Et plus loin : « Il me suffit d'avoir démontré que les puissances des trois espèces ou des trois parties de l'âme sont opposées par nature dans les petits enfants. » (1) Il est facile de se convaincre que le médecin de Pergame n'a pas purifié la science des erreurs dans lesquelles le père de la médecine l'avait égarée à ce sujet. Fernel disait : « Je ne prétends pas concilier tous les endroits où Galien se contredit ouvertement » ; au sujet de l'âme humaine, il reste d'accord avec lui-même et Hippocrate.

Faut-il s'étonner que l'*air* ait pour Hippocrate un rôle aussi important que celui qu'il lui attribue, lorsqu'on le voit tomber dans une erreur telle que la santé la plus parfaite est selon lui la conséquence de la combinaison de l'*eau* la plus ténue et du *feu* le plus léger ? « Je dis donc, » lisons-nous dans ses œuvres, « que le cerveau est l'interprète de l'intelligence. » (2) Et quelques lignes plus loin : « Il (le cerveau) reçoit l'impression de l'intelligence qui provient de l'*air*. » Cette étrange proposition, que *l'intelligence provient de l'air* (3), pourrait être considérée comme une grossière erreur glissée dans les œuvres d'Hippocrate par quelque copiste, mais cette supposition est inadmissible, car le vieillard de

(1) Galien, trad. par Daremberg, p. 47.

(2) Littré, t. VI, p 393.

(3) Pythagore disait que le monde était animé, et qu'il avait pour âme l'éther, d'où sortaient toutes les âmes particulières, tant des hommes que des bêtes.

Cos, comme ses admirateurs se plaisent à l'appeler, a déjà écrit, dans ce même traité de la médecine sacrée, les paroles suivantes : « Je regarde le cerveau comme l'organe ayant le plus de puissance dans l'homme, car il nous est, quand il se trouve sain, l'interprète des effets que l'air produit ; or, l'air lui donne l'intelligence. Les yeux, les oreilles, la langue, les mains, les pieds, agissent suivant que le cerveau a de la connaissance ; en effet, tout le corps participe à l'intelligence dans la proportion qu'il participe à l'air ; or, pour l'intelligence le cerveau est le messager. Quand l'homme attire à lui le souffle, ce souffle arrive d'abord au cerveau, et c'est de cette façon que l'air se disperse dans le reste du corps, laissant dans le cerveau sa partie la plus active, celle qui est intelligente et connaissante. » (1)

Peut-on trouver dans toute l'histoire de la médecine l'expression d'un matérialisme aussi explicite que celui dont je viens d'exposer les formules ? Il faut convenir toutefois qu'Hippocrate est un matérialiste excessivement peu grossier : c'est l'eau la plus ténue et l'air le plus léger qui donnent la meilleure santé, et la partie la plus active de l'air qui est intelligente et connaissante. Malgré ces futiles atténuations de langage, il n'en est pas moins vrai qu'il n'y a pas loin de l'homme-machine des matérialistes avoués, à l'homme qui se porte bien par l'*eau* et le *feu*, et qui *pense* et qui *connaît* par l'*air* : c'est toujours la négation absolue de la véritable notion de la nature de l'homme.

Je reconnais volontiers néanmoins que les œuvres du père de la médecine ont fourni aux vitalistes de plausibles raisons de le choisir pour leur chef ; mais en cons-

(1) Littré, t. VI, p. 391.

tatant cette vérité, ne suis-je pas autorisé également à dire que les matérialistes y ont trouvé aussi d'irrécusables preuves pour démontrer que leurs opinions sont autorisées par l'antique École de Cos ? Il est facile en effet de découvrir dans la collection hippocratique une autorité à l'appui de toutes les erreurs doctrinales, et ce n'est que sous le rapport de l'observation et des principes qui doivent la guider, qu'il est impossible d'y rencontrer de solides arguments en faveur de l'erreur. Toujours est-il que les œuvres d'Hippocrate ne laissent pas même présumer que leur auteur ait jamais soupçonné quelle est la véritable nature de l'homme : le lecteur, en les méditant, comprend que les ténèbres du paganisme ont seules arrêté l'essor du génie d'Hippocrate et lui ont dérobé la contemplation de la vérité.

J'ai la satisfaction de terminer ces citations des livres hippocratiques, au sujet de la question qui m'occupe, par ces quelques mots des *Préceptes* qui prouvent que lorsque leur auteur n'écoute que les leçons de l'observation, il se rapproche étrangement de la vérité dont les hypothèses l'avaient éloigné. Nous lisons dans ce traité : « Il faut donc croire que la nature est mue et enseignée par les choses nombreuses et diverses, sous l'action d'une force nécessaire. »(1) Ne dois-je pas signaler aussi cette proposition : « La réflexion est l'exercice de l'âme ? »(2)

(1) Littré, t. IX, p. 253.
(2) Littré, t. V, p. 307.

II

De la connaissance de la nature de l'homme selon la tradition médicale

IV. Est-il surprenant que de la notion aussi essentiellement fausse de la nature de l'homme, il ne soit sorti qu'une constitution doctrinale stérile de la médecine ? Il faudrait être surpris du contraire. Ce qui peut étonner l'esprit sérieux, c'est que, malgré de nouvelles appellations sans cesse remplacées par de plus nouvelles, la médecine soit arrivée jusqu'à nous sans sortir de la voie doctrinale ouverte par Hippocrate, qui est toujours appelé le père de la médecine, et à juste titre, par ses admirateurs plus ou moins exclusifs. La non répudiation d'une partie de l'héritage funeste de ce père de la science médicale, en ce qui regarde la notion de la nature humaine, tient à deux causes. La médecine, ai-je dit, se compose de faits et de notions supérieures qui les dominent et les coordonnent : Hippocrate n'a pas été surpassé dans l'observation et la description des premiers, et néanmoins il ne porte en général son attention que sur les phénomènes matériels et fonctionnels de l'économie animale, et passe plus d'une fois sous silence les troubles que l'état de maladie fait naître dans l'intelligence et le moral de l'homme. D'autre part, parmi les plus illustres successeurs d'Hippocrate, nul n'a osé franchir les limites de l'observation hippocratique, et nul n'a su s'élever à une notion synthétique parfaite de l'homme. Son travail analytique est donc resté incomplet; car aucun d'eux n'a compris d'une manière doctrinale, dans ses observations pathologiques, les modifications infinies que le moral et l'intelligence de l'homme éprouvent dans l'état de maladie, et aucun n'a vu dans ces modifications une source d'indications précieuses et souvent indispensables à la thérapeutique.

Dois-je citer comme une heureuse exception à ce que je viens de dire, la mention suivante de Kurt-Sprengel ? Cet auteur a écrit qu'au premier siècle, au rapport de Philostrate, un philosophe pythagoricien, Apollonius de Tyane, regardait la pratique de la médecine comme une qualité nécessaire au vrai sage ; mais il disait qu'il faut constamment traiter l'*âme* en même temps que le *corps.* Il est bien à regretter qu'il ne soit rien parvenu de précis jusqu'à nous, soit au sujet de la doctrine de laquelle découlait cet excellent précepte, soit au sujet du choix des moyens de le mettre en pratique.

V. Le mot *nature* a été souvent employé pour désigner le principe actif de la vie ; l'*impetum faciens,* la *natura medicatrix*, la *partie vitale* de l'humeur qui s'exhale dans la fièvre, toujours d'après Hippocrate, sont l'origine de ces diverses appellations qui en définitive ont une signification identique. L'esprit de système a pu porter quelques hommes à des distinctions subtiles au sujet du *naturisme* et du *vitalisme*, mais au fond, rien ne justifie ces distinctions qui ne présentent que des nuances insignifiantes.

Le *naturisme* et le *vitalisme* sont au même titre la négation de la véritable doctrine sur la nature de l'homme : en effet, si les mots *nature* ou *principe vital* désignent à notre entendement une qualité de la matière, le *naturisme* et le *vitalisme* ne sont qu'un *matérialisme* plus élevé et moins grossier que le *matérialisme* brutal des organiciens. La conclusion reste la même si ces mots désignent une puissance distincte et indépendante de la matière du corps humain, d'une nature fluidique, telle, par exemple, que l'électricité ou le calorique. Cette force insaisissable et impondérable n'en appartiendrait pas moins au monde physique. Si ces mots, *nature*, *principe vital*, *esprits vitaux*, *archée*, désignent une sorte d'*être* distinct de l'âme et du corps de l'homme (1),

(1) Cette distinction de l'*âme* et du *principe vital* est le caractère fondamental de la doctrine médicale de l'École de Montpellier. Magistralement exposée par Barthez, cette doctrine a toujours été représentée dans l'antique Faculté par de savants défenseurs. Cette série de hautes intelligences au service d'une erreur a été récemment close par l'éloquent Lordat.

Les seuls arguments qui ont été invoqués en faveur du duodynanisme sont les suivants. D'abord celui-ci: il répugne d'attribuer à l'âme humaine, principe de l'intelligence, le rôle d'être en même temps la cause immédiate des phénomènes de la vie animale, et le *principe vital* a été inventé pour relever l'âme de l'humble charge des fonctions inférieures. En second lieu, parmi les actes de la vie, les uns sont *conscients* et les autres *inconscients;* les premiers sont attribués à l'*âme* et les derniers au *principe vital.* On est ainsi revenu à l'*âme pensante* et à l'*âme végétative* de l'antiquité.

Cette division est évidemment arbitraire: la nutrition, dont le dernier temps est l'assimilation, commence à la préhension des aliments et se termine à la défécation; elle comprend donc une série d'actes vitaux dont les uns sont *inconscients* et les autres *conscients.* La propagation de l'espèce est semblable à ce point de vue à toutes les fonctions qui concourent à la conservation de l'individu. Le rôle respectif de l'*âme* et du *principe vital* est donc bien difficile à délimiter, surtout si c'est par respect pour l'*âme* humaine qu'on n'a pas cru pouvoir lui attribuer les fonctions animales.

Le véritable motif de l'admission hypothétique du *principe vital,* motif qu'on n'avoue pas, est dans l'obstination qu'ont toujours mise les médecins à n'avoir aucun point de contact avec les philosophes sainement spiritualistes. C'est là ce qui explique leur impuissance à terrasser le matérialisme qui s'est toujours fortifié de la faiblesse du vitalisme.

ils donnent lieu à une doctrine absurde que ni la logique ni l'observation des faits ne confirment, et qui est en opposition avec la doctrine de la bissubstantialité unipersonnelle de l'homme, laquelle, ainsi que nous le verrons, est au contraire appuyée sur les affirmations de la logique et sur l'autorité des faits, étant conforme à l'enseignement de la révélation. Si, ce qui n'est pas admissible, on avait voulu désigner par les mots *naturisme* ou *vitalisme* l'action de l'âme intelligente qui est en nous sur la portion matérielle et physique de notre être, ces fausses doctrines se confondraient avec l'hahnemannisme et s'élèveraient au-dessus du stahlianisme qui s'en rapproche le plus, et dont je vais parler.

Stahl a presque introduit dans la médecine le spiritualisme pur de la doctrine catholique; un pas encore dans la voie qu'il avait prise, et il eût admis que l'âme était le principe unique et exclusif de la vie; il eût par conséquent professé la bissubstantialité unipersonnelle de l'homme; mais l'*animisme stahlien* n'est qu'une conception philosophique abstraite, qui n'a modifié sensiblement en médecine que la manière de raisonner et nullement celle d'agir. Au lieu d'être né de l'observation clinique, il a voulu y descendre; mais il n'a trouvé aucun appui direct dans le fait thérapeutique, parce que l'observation pathologique, restant toujours incomplète et égarée par les hypothèses de l'humorisme et du solidisme, a dû nécessairement altérer toutes les confirmations que l'*à priori* de Stahl a pu chercher en elle. D'ailleurs, Stahl et l'École de Montpellier se confondent à peu près; la nuance entre le *vitalisme* barthézien et *l'animisme* de Stahl est plus apparente que réelle. *L'anima præses actuum vitalium in homine* de l'illustre professeur de Halle, est-ce autre chose que l'âme *pen santé* et la *force vitale* conçues, comme l'a voulu Barthez, par des idées distinctes ? Pour Stahl, les mouvements que présente le corps s'exercent par une force motrice propre au corps ; l'âme les provoque et les dirige : la *force motrice* de Stahl est donc bien à peu près l'équivalent de la *force vitale* de Barthez, avec cette différence toutefois que, dans la doctrine de Barthez, la *force vitale* jouit d'une autonomie bien accusée, et que, dans celle de Stahl, les *forces motrices* sont présidées par l'âme.

VI. Ce qu'il y a de singulier, c'est que Stahl et les savants de Montpellier se disent les continuateurs d'Hippocrate, tandis qu'au point de vue de la notion de la nature de l'homme, ils s'en séparent assurément d'une manière très-expresse. Stahl a voulu introduire dans la médecine la philosophie chrétienne plus nettement que ne l'avait fait la célèbre École de Montpellier ; et s'il reste dans leur doctrine quelque lien avec Hippocrate, dans cette question capitale, c'est le dynamisme distinct de l'âme, qui est leur erreur, rétractée d'ailleurs d'une manière plus ou moins précise par Stahl et Barthez. Celui-ci n'a-t-il pas dit « qu'il est possible que la *vie* et la *pensée* soient plus tard rattachées au même principe substantiel ? » et Stahl n'a-t-il pas reconnu que les *actes vitaux* n'appartiennent pas à l'âme humaine en tant qu'intelligence, mais à ses facultés inférieures ? Cette hésitation et ce doute dans la voie de la vérité n'auraient-ils pas fait place à l'affirmation la plus nette de la part de ces hautes intelligences, si l'observation pathologique et le fait thérapeutique ne les eussent pas égarées ? C'est ainsi que les admirateurs d'Hippocrate ont poussé la partialité et l'aveuglement jusqu'à se dire les continuateurs de ce grand génie de l'antiquité médicale, malgré leurs efforts les plus légitimes pour s'en séparer. Assurément le *principe vital* de Montpellier et les *forces motrices* de Stahl traduisent assez bien *l'impetum faciens* d'Hippocrate ; mais si les *actes vitaux* sont dus aux facultés inférieures de l'âme, et si la *vie* et la *pensée* sont rattachées au même principe substantiel, *l'impetum faciens* doit être rangé parmi les erreurs de l'antiquité.

Si le *vitalisme* Barthézien et les *forces motrices* du stahlianisme ne sont au contraire que la reproduction pure et simple de *l'impetum faciens* d'Hippocrate, les doctrines dont ces locutions hypothétiques sont le point de départ, ne peuvent être dans la vérité. En effet, elles ne distinguent pas l'homme du reste des êtres animés ; le cheval, le chien, le reptile, le zoophyte et la plante elle-même sont confondus avec l'être raisonnable. Énoncer un pareil résultat, c'est juger les doctrines qui y conduisent.

Je m'empresse de reconnaître que l'École de Montpellier n'a pas toujours admis la déplorable confusion que je viens de signaler : « Notre École, » a dit Lordat, « n'a pas pu établir la dualité du dynamisme dans les animaux. Elle ne cesse même de rencontrer des faits qui accroissent ce doute. Elle s'est donc déterminée à ne point accepter la physiologie zoologique comme une physiologie médicale. » (1) Les défenseurs les plus éminents du *vitalisme* n'ont pu en effet accréditer par leurs suffrages la grossière et choquante assimilation de l'homme aux animaux ; mais il est bien surprenant qu'ils n'aient pas compris que cette assimilation est très explicitement renfermée dans leur doctrine.

(1) *Leçons de physiol.* par le Pr Lordat, publiées par la *Revue médico-chirurg.* de Paris, par Malgaigne.

Ils ont soigneusement recueilli les faits nombreux qui ne permettent pas cette assimilation : de ce que tels aliments de tels animaux étaient poisons pour tels autres, de ce que telles maladies de telles espèces animales n'étaient pas inoculables à telles autres espèces, on a très-raisonnablement conclu que le *principe de la vie* n'était pas de même nature dans tous les êtres animés ; mais cette conclusion, quoique très-logique et inattaquable, ne démontre nullement que le *principe vital*, qui n'est bon, chez l'homme, qu'à produire la *vie végétative*, puisse être propre à produire, chez le chien ou le cheval, par exemple, de véritables actes qui sont supérieurs à ceux de la *vie végétative*.

Telle est la porte que le *vitalisme* de Montpellier a ouverte aux plus regrettables erreurs médicales et anthropologiques.

Il est banal de dire que tous les êtres animés jouissent de la vie ; pour les distinguer les uns des autres, il faut embrasser tous les caractères de leur vie respective ; c'est ce que ne font pas les doctrines que j'examine.

Le *composé vivant*, le *tout vivant* qui fait une plante, ou un reptile, ou un quadrupède, ou enfin un homme, a, chez tous ces êtres, un *principe vital* ou des *forces motrices* distincts. Là, le *principe vital* est exclusivement *nutritif ;* ici, il est en outre *sensible*, et enfin, dans l'homme, il est *nutritif, sensible* et *intellectif*, dans l'acception la plus large de ce mot.

Le médecin, s'il veut connaître tout l'objet de sa science, n'est pas libre de n'étudier et de ne considérer l'homme que comme un animal : il doit l'envisager tel qu'il est, comme un animal raisonnable. La fréquente production des maladies par des causes qui n'agissent directement que sur le moral et l'intelligence de l'homme, constitue un ordre de faits que l'observation et l'expérience ne permettent pas de passer sous silence, et ces faits auxquels il faut ajouter les guérisons dues aux influences morales qui s'imposent à l'attention du médecin, lui interdisent absolument de scinder le problème de la vie humaine, et de l'assimiler à celui de la vie d'un être vivant quelconque.

Hippocrate avait compris que, « par la médecine embrassée dans sa généralité, il serait possible d'arriver à une connaissance positive de la nature de l'homme, » et il est loin d'avoir atteint ce but, ainsi que je l'ai démontré : comment se fait-il que les esprits très-éminents de l'École de Montpellier, Stahl et son école, tous éclairés par la philosophie chrétienne qu'ils ont voulu introduire dans la médecine, n'aient point renié Hippocrate, dont le principe physiologique est si manifestement païen ? Ils sont restés sur le chemin de la vérité sans l'atteindre, parce que leur observation incomplète a à peu près délaissé les faits moraux et intellectuels que présentent si souvent les maladies humaines, soit à leur origine, soit pendant leur durée, soit enfin dans leur guérison.

De nos jours, une intelligence d'élite de l'École de Montpellier, le professeur Boyer, dans ses commentaires sur Stahl, s'efforce de démontrer que cet illustre auteur est resté dans l'hippocratisme, qui est, selon lui, le rationalisme expérimental et l'expérientalisme raisonné. Il serait sans nul doute fort embarrassé de démontrer que les opinions du père de la médecine sur la nature de l'homme, sont le résultat d'une expérience sérieuse et d'un raisonnement tant soit peu droit ; mais je passe. Stahl, selon cet auteur, aurait introduit dans la médecine la philosophie de saint Thomas; et il donne en preuve que l'*anima præses actuum vitalium in homine* est l'*anima utens corpore* de saint Thomas. Ces deux propositions paraissent avoir en effet la même valeur, bien que le *præses* de Stahl soit au fond bien loin de l'*utens* de saint Thomas.

Le docteur angélique ne s'est pas arrêté là dans cette question, car il a dit : *Anima est primum principium vivendi ; — anima est actus corporis organici ; — anima rationalis est forma sui corporis ; — anima est forma corporis, dans ei totum ordinatum esse perfecti ; — anima est causa efficiens, finis et formalis sui corporis ;* et enfin : *In homine non potest esse alia anima præter rationalem*. Ces diverses propositions, développées par le grand philosophe chrétien avec la puissante élévation de son génie, ne laissent aucun doute sur l'erreur du stahlianisme et de l'École de Montpellier.

Ce serait vraiment perdre ses peines que de rechercher ailleurs, dans l'histoire de la médecine, des vestiges de la vérité sur la nature de l'homme. L'École de Stahl et celle de Montpellier auraient certainement acquis cette notion, si elles avaient embrassé l'*Ars universa* qu'Hippocrate, par un élan de son génie, avait jugée devoir conduire à la connaissance de la nature de l'homme. Voyons d'une manière plus spéciale comment elles se sont éloignées de leur véritable but.

III

De la connaissance de la nature de l'homme selon les principales doctrines médicales

VII. Parmi les nombreuses propositions tendant à définir l'homme, il en est trois qu'il faut distinguer : la première, qui est l'expression la plus formelle d'un matérialisme assez hardi pour ne point se cacher sous une formule ambiguë, est celle-ci : *Le cerveau est l'organe sécréteur de la pensée.* La seconde, que nous a léguée l'antiquité, a été altérée par la fausse philosophie qui a modifié le sens de l'un des termes qui l'expriment. Dire : *L'homme est un animal raisonnable,* c'est énoncer une vérité incontestable. Mais admettre cette définition en lui donnant cette signification : *L'homme est un animal devenu raisonnable,* c'est tomber dans une grossière erreur. La troisième proposition peut ne point paraître parfaite, mais elle est véritablement celle qui s'éloigne le moins de la vérité ; elle est trop exclusivement spiritualiste ; elle est ainsi conçue : *L'homme est une intelligence servie par des organes.*

Ces trois sortes de définitions sont, à vrai dire, les étapes principales de l'esprit humain cherchant la vérité sur la nature de l'homme, soit en philosophie, soit en médecine ; elles correspondent exactement aux trois doctrines médicales qui se sont disputé le champ de la science.

Il est évidemment superflu de chercher à prouver que *la sécrétion de la pensée par le cerveau* est la conclusion rigoureuse du matérialisme ou de l'organicisme ne voyant dans l'homme qu'un bloc de matière active (1) ; il ne l'est pas moins d'argumenter contre cette avilissante doctrine ; l'exposer, c'est la juger. Il est bon toutefois de faire observer aux partisans de cette commode simplification de la science, qu'ils n'ont point inventé encore le creuset, ni trouvé les réactifs chimiques qui nous aient dit quelle était *la matière-pensée* ; et aussi, qu'ils

(1) Cette fameuse phrase, qui paraît ne prétendre définir qu'un organe, définit réellement l'homme lui-même dont elle fait simplement un animal-machine.

n'ont point encore fabriqué le microscope qui ait pu les mettre à même de « nous décrire la configuration moléculaire de cette même *matière-pensée* sécrétée par le cerveau. Ils ont compris l'impossibilité de vaincre cette difficulté, et ils ont cherché à l'éluder, en disant : Non, « la pensée n'est pas une sécrétion du cerveau, elle est le résultat de la vibration de la matière qui compose la substance cérébrale. » Soit ; mais la même difficulté se reproduit, car ils ont à nous dire quelle est la puissance qui fait *vibrer la matière,* à moins qu'ils ne préfèrent démontrer que la matière, inerte extrinsèquement par essence, *vibre* par elle-même. En admettant que cette tâche ardue a été remplie, il en surgit une autre, et les matérialistes ont à nous faire connaître au moins quelques-uns des rapports qui existent nécessairement entre la cause et son effet, entre *la vibration de la matière et la pensée.*

VIII. La seconde définition, due à Aristote, je crois, a évidemment une portée philosophique irréprochable. En effet, je le répète, dire : *L'homme est un animal raisonnable,* c'est affirmer une indéniable vérité. Il n'en est pas ainsi pour le philosophisme, car l'homme ainsi défini n'est distingué par lui des autres animaux que par un attribut (1), qui lui est exclusif, il est vrai, mais sa *raison,* qui le constitue *homme,* est présentée comme un accident survenu dans sa vie d'*animal.*

Mais est-il admissible que l'attribut *raison* soit arrivé

(1) Nous avons vu que le matérialisme moderne, le POSITIVISME, prétend même que la RAISON n'est pas l'apanage exclusif de l'homme. Mais par une contradiction qui ne peut étonner personne de la part des *savants aveuglés* par l'erreur, MM. Littré et Robin reconnaissent que l'homme a un ATTRIBUT ESSENTIEL, la PHONATION, qui n'a pu lui survenir comme un accident.

à l'*animal* comme un épanouissement naturel de sa vie propre, épanouissement qui l'a constitué *homme ?* Non, cela n'est point admissible. Le mystère de notre être est sans doute impénétrable; mais la logique permet de le contempler d'assez près pour qu'elle affirme que nous ne procédons pas de la matière, qui, de l'état inorganique, se serait élevée, par je ne sais quelle puissance propre, à la dignité de végétal, ensuite à celle d'animal, et enfin à celle d'homme. C'est cette génésie absurde que confirmerait la définition dont il s'agit et que le rationalisme a altérée, en présentant comme non essentielle à l'*animal-homme* la qualification d'être *raisonnable*.

Cette absurde et singulière méprise sert de base, pour le plus grand nombre, au vitalisme médical. En effet, dit la science rationaliste, le monde inorganique a précédé, sur notre planète, les êtres vivants; la géologie démontre que d'incalculables séries de siècles se sont succédé avant qu'il ait paru un brin d'herbe et ensuite un zoophyte sur notre globe. En outre, ajoute-t-elle, entre l'apparition du zoophyte et celle de l'homme, la vie avait étalé ses magnificences sur tout le règne animal non raisonnable. De tout cela, le matérialiste conclut, avec une apparence de raison, que le règne minéral a la préexistence sur le règne animal, et le vitaliste conclut avec la même raison que le règne vital a la préexistence sur le règne noologique ou celui de l'intelligence.

Mais en admettant cette singulière évolution de ce que le bon sens a appelé la création, il faut nécessairement admettre que cette évolution n'est point terminée; en d'autres termes, il faut forcément arriver à la perfectibilité indéfinie de l'homme ; et la plus rapide réflexion suffirait à réduire à l'absurde cette insoutenable hypothèse, si l'histoire n'était là pour témoigner de son néant. A côté d'Homère, de Plutarque, d'Aristote, de Socrate, de Platon, d'Hippocrate, d'Alexandre, et de tant d'autres hommes qui ont vécu, il y a déjà bien quelques siècles, quels sont les contemporains que le système de cette perfectibilité proposera pour témoigner de la plus minime addition qui ait été faite à l'humanité en vertu de son principe (1) ? Non, notre raison ne doit pas se souiller à relever d'aussi creuses rêveries, et je pose la question dans ses véritables termes.

Ou le dogme de la création que nous impose la foi est vrai, ou il est faux : s'il est faux, nous devons accepter le *Dieu-matière, éternel*, produisant l'homme perfectible à l'infini, passant par l'appendice caudal, décoré d'un œil, pour arriver je ne sais où. Les mots, *dévouement, honnêteté, vertu*, deviennent des mots vides de sens, ou plutôt ils n'expriment plus que divers degrés de l'ineptie humaine ; au contraire, *égoïsme, habileté, scélératesse*, qui savent se préserver des atteintes du gendarme, désignent les qualités les plus précieuses du nouvel ordre social. Le *Dieu-matière* fait bon mar-

(1) Les partisans, fort nombreux, hélas ! de cette prétendue doctrine, exaltent beaucoup, à défaut de progrès incontestables de l'humanité, les progrès scientifiques, les progrès de la *société moderne*, les progrès de la civilisation, que sais-je encore? Je me permets de mettre sous leurs yeux les lignes suivantes dues à des auteurs dont ils ne peuvent récuser ni l'autorité ni le témoignage. MM. Littré et Robin ont écrit dans leur Dictionnaire, à l'article *Milieu* : « Plus la civilisation avance, plus le milieu « social prend de l'influence sur les hommes individuels. C'est « sous sa dépendance particulière que se trouvent notamment « bon nombre d'affections mentales, certaines folies, le sui- « cide, etc. » Voilà donc que *plus la civilisation avance, plus la sécrétion de notre pensée ou les oscillations, les vibrations de notre matière cérébrale*, peuvent être altérées. C'est là une belle perspective qu'offrent à la perfectibilité indéfinie de l'homme les *progrès* de la civilisation.

ché des lois morales : vivre et jouir le plus possible par nos sens, tel est le but suprême qu'il assigne à notre existence. Ma raison et mon bon sens se révoltent contre cette monstrueuse divinité, à laquelle l'observation des siècles ne permet pas d'accorder le moindre crédit. Le dogme de la création, telle que nous l'a décrite Moïse, est donc vrai ; il n'y a donc que des êtres animés, nés à la voix du Créateur, et il n'est plus question de règne de la vie, ni de règne de la pensée. Ma raison comprend mon origine due à la volonté toute-puissante d'un Dieu infini ; elle ne la comprend pas procédant d'un silex, d'une algue, d'un zoophyte, et enfin d'un singe perfectionné. Le *souffle* créateur, qui d'un peu de boue m'a fait *homme*, n'est tombé que sur mon visage ; la volonté suprême avait créé tous les êtres animés, lorsque l'homme seul a été fait à l'image de Dieu lui-même, et lui seul a reçu le *spiraculum vitæ in faciem*.

Que la science cesse donc d'imposer à Dieu ses procédés analytiques d'étude de la création, comme des conditions qu'a dû subir sa toute-puissance. Dieu a pu parfaitement créer, par un seul acte de sa volonté, le monde inorganique tel que la géologie le découvre. Celle-ci suppose que des milliers de siècles se sont écoulés sur lui, pour s'expliquer toutes les transformations dont il lui paraît avoir été le théâtre ; mais elle oublie que Dieu a pu le créer avec toutes ces prétendues transformations. L'histoire naturelle du règne organique suit avec attention l'ascension de la vie dans la série des êtres vivants ; elle suppose que cette gradation harmonique a été une évolution longue et indispensable à l'avénement de l'homme : l'insensée ! si elle croit au Dieu créateur, peut-elle se laisser aller à lui imposer sa méthode d'études et à le considérer comme ayant eu besoin de s'essayer à accomplir une œuvre quelconque ? Peut-elle oublier que ce temps incommensurable qui lui semble avoir été nécessaire entre l'existence du brin d'herbe et celle de l'homme, a pu n'être qu'un instant pour la puissance de Dieu ? *Dixit et facta sunt !* D'ailleurs, le mot *jour* de la Genèse signifiant *époque*, et la création du monde organique ayant duré des *époques* considérables, c'est-à-dire des milliers de siècles, s'ensuit-il que la *vie* se soit élevée peu à peu jusqu'à l'homme ? nullement ; et l'ingénieuse théorie des analogues de de Blainville peut très-bien, par l'anatomie comparée, de l'*écaille* du poisson remonter à la *plume* de l'oiseau; de celle-ci au crin de la bête de somme, et du crin au cheveu de l'homme ; mais elle ne pourra jamais prouver que Dieu a eu besoin d'une *écaille* pour faire une *plume* et d'un *poil* pour faire un *œil*. Elle parviendra seulement à soulever une partie du voile qui couvre la magnificence de l'œuvre du Créateur ; elle en admirera l'harmonieuse coordination et elle courbera son front pour en adorer l'auteur.

Le professeur Béchamps, de Montpellier, dans un récent et remarquable travail sur la circulation du carbone dans la nature, a écrit ces mémorables lignes : « Je sais que, pour les faiseurs de cosmogonies, il n'est besoin d'aucune intervention divine. Ils aiment mieux, avec Épicure, Lucrèce et autres, qui étaient des ignorants en chimie comme en géologie, admettre que tout a été le résultat du concours fortuit des atomes, c'est-à-dire, du hasard. Je sais bien que les modernes successeurs de Lucrèce prétendent que quelques milliards de milliards d'années ont été nécessaires pour faire ce que nous voyons....... Pour moi, je ne vois rien de scientifique dans leurs imperturbables affirmations, et avec tous les véritables grands hommes, je m'écrie : *Credo Deum creatorem.* » (1)

L'éminent professeur avait dit, en note, au début de sa savante conférence : « L'Ecriture Sainte porte seule un cachet d'affirmation réellement scientifique. » (2)

S'il est donc permis au savant, dans ses études des êtres de la création, de classer le règne de la matière, celui de la vie et celui de l'intelligence, il ne lui est pas permis de présenter ces règnes comme une succession

(1) Je suis heureux de rencontrer sous la plume d'un savant non moins autorisé que le professeur Béchamps, des paroles aussi remarquables que celles que je viens de citer. Le journal l'*Union* rapporte, dans son feuilleton du 21 décembre 1871, consacré aux travaux de l'Académie des sciences, qu'à propos de la gélatine, un de ses illustres membres, M. Chevreul, a écrit les lignes suivantes :

« Quelle différence entre la beauté de l'œuvre humaine et la « merveille de l'être vivant ! Il peut être fixé au sol, marcher, « ramper, nager, voler dans les airs. Ce mouvement est partout « dans l'être ; la matière s'y renouvelle incessamment. Ce mou- « vement intérieur, commençant à sa vie et ne finissant qu'à sa « mort, présente un spectacle sublime auquel rien n'est compa- « rable dans les œuvres humaines. Il entraîne l'observateur à « cette conclusion que l'être vivant, dépassant tout le savoir hu- « main, n'a pu être imaginé et créé que par une PUISSANCE « DIVINE. »

M. Chevreul a caractérisé lui-même sa conclusion, quand il a affirmé qu'il y avait été entraîné, « non malgré lui, non en « obéissant à une imagination fougueuse et déréglée, mais en se « laissant aller à une contemplation grave et pourtant pleine de « charmes, noble et vraie poésie de la science, qui l'a porté, par « la loi de la continuité des idées, bien au delà des limites où « l'observation rigoureuse de la méthode l'avait arrêté. »

Les A. Comte, les Littré, les Robin, les Virchow, les Büchner, auraient-ils la prétention d'avoir mieux *observé* que les modestes savants dont je viens de citer les paroles ? Le nom d'Erostrate serait-il arrivé jusqu'à nous, si ce fou avait seulement prié et adoré la divinité dans le temple que son orgueil a brûlé ?

(2) *Montpellier médical*, n° de mai 1867, p. 432 et 443.

nécessaire d'actes de la puissance créatrice, et moins encore comme ayant une dépendance les uns des autres, de telle sorte que le règne de l'intelligence soit une conséquence ou une extension du règne de la vie, et celui-ci une conséquence ou une extension du règne de la matière. La science, quelque élevée qu'elle soit, tentera toujours vainement de se passer d'un Dieu créateur, unique, tout-puissant et infini : à force de raisonner, elle déraisonnera toujours, si elle ne le reconnaît ; et le reconnaissant, elle exaltera la prééminence absolue de l'homme sur tous les êtres, car de l'homme seul il a été dit : *Faciamus hominem ad imaginem et similitudinem nostram, et præsit piscibus maris, et volatilibus cœli, et bestiis, universæque terræ, omnique reptili quod movetur in terra.* Elle cessera d'appeler l'homme un animal devenu raisonnable, car elle ne pourra plus admettre que l'attribut *raison* soit une sorte d'accident pour lui.

Placée à cette hauteur, la médecine répudiera aussi le vitalisme (1), qui confond l'homme avec la brute, sous

(1) J'ai dit plus haut que le savant Lordat n'acceptait pas la *physiologie zoologique* comme une *physiologie médicale*. Son fervent disciple, le docteur Barret, de Carpentras, se sépare du maître sur ce point capital, car il a écrit ce qui suit : « Les végétaux, les animaux et l'homme vivant sont, en tant que vivants, de la même catégorie : ils appartiennent au même règne. » Et plus loin : « La fougère et l'homme, si grande que soit la distance qui les sépare, sont de la même création, du même règne en tant qu'organisme. » Ayant enfin affirmé, comme une vérité capitale, *l'unité du règne vivant*, ce vitaliste distingué a écrit ce qui suit : « Végétaux, animaux et homme, nous parurent également constitués par un pouvoir uniforme se préparant à lui-même l'organisation incessamment renouvelée dans laquelle il se déploie. » (*Montpellier médical*, t. XIV, p. 246 et passim.)

l'apparent prétexte que l'un et l'autre jouissent de la vie, et que la physiologie, la pathologie et la thérapeutique comparées les assimilent à peu près. Cela n'est vrai qu'à la condition que l'observation médicale néglige absolument les phénomènes psychiques, si communs cependant dans presque toutes les maladies de l'homme et dans leur guérison. Le récit de Moïse nous apprend que Dieu a donné une âme vivante à tous les êtres vivants ; mais la noble exception qui a signalé la création de l'homme permet-elle de le confondre avec la brute, parce que celle-ci vit et se reproduit, est malade et se guérit ? L'*animam viventem* a été donnée à tous les êtres vivants, je le répète, mais à chacun, *in genere suo*.

IX. L'embryogénésie humaine, objecte-t-on, constate que le fœtus de l'homme n'acquiert son organisation propre qu'après s'être élevé de celle des animaux inférieurs, en passant graduellement par celle des animaux intermédiaires ; d'autre part, ajoutent les partisans du règne de la vie distinct de celui de l'intelligence, la théologie n'affirme pas quelle est l'époque à laquelle l'âme de l'homme s'unit au fœtus, et moins encore qu'elle existe au moment de la fécondation de l'œuf humain ; et ils concluent, avec une apparente raison, que la vie est réellement distincte de l'âme et que l'*homme est véritablement un animal* qui devient *raisonnable*. Je néglige les développements dont ces propositions sont susceptibles, qui sont tout aussi séduisants que ces propositions elles-mêmes.

L'homme ne devant pas perpétuer son espèce par individus tout développés, a dû recevoir la loi de l'accroissement progressif jusqu'à l'âge mûr. Il a fallu un début à cet accroissement, et de ce que, à ce début, le fœtus humain a un cœur, par exemple, à une seule cavité, ensuite à deux, puis à trois, et enfin à quatre, s'ensuit-il qu'il passe par les divers degrés du règne de la vie ? nullement : il suit sa loi d'accroissement propre ; et cela est si vrai que, si aucun accident ne l'arrête ou ne le trouble, son cœur arrive toujours à sa constitution organique normale. Il offre, pendant cet accroissement, des analogies de diverses natures avec telle ou telle espèce animale ; mais, je le répète, ces analogies ne sont que transitoires et ne sont que des analogies qui ne peuvent autoriser l'assimilation de la vie de l'homme à celle d'aucun autre être vivant. Si l'étude analytique de la vie de l'homme, arrivée à certains degrés, permet de la confondre avec celle de tels ou tels animaux, sa synthèse l'élève à un tel degré, que celle de tous les êtres ayant un corps animé lui est manifestement inférieure.

Mais, dit-on encore, rien ne révèle l'existence du règne de l'intelligence dans le fœtus, chez lequel, par conséquent, le règne de la vie existant, il n'y a pas lieu de pouvoir attribuer les actes vitaux à la même substance qui plus tard produira des actes d'intelligence ; et, les opinions théologiques invoquées, on conclut hardiment à la distinction essentielle du règne de la vie et du règne de l'intelligence.

Il est important de constater d'abord que la théologie n'a point de doctrine arrêtée au sujet du moment où l'âme de l'homme s'unit à son corps : les théologiens ont émis des opinions sur cette grave matière, mais des opinions, s'agirait-il de celles de saint Thomas, ne sont que des opinions et ne valent pas une doctrine arrêtée et professée. Là où il y a liberté d'opinions, la vérité n'est point révélée. La théologie, qui est tenue de n'enseigner que la vérité, n'est pas tenue à ne point chercher la solution des vérités qui n'en ont point encore, et elle s'est tue jusqu'à présent au sujet de celle dont il s'agit : il n'y a donc pas lieu de l'invoquer dans cette question.

Le débat étant ainsi dégagé, il convient de signaler un fait bien incontestable et que l'observation de chaque instant permet de contrôler. Ce n'est qu'après plusieurs mois, et même plusieurs années d'existence, que l'enfant commence à manifester qu'il est un animal raisonnable : si le premier acte d'intelligence dont il devient capable est le signe de l'union récente, actuellement accomplie, de son âme à son corps, pourquoi l'âme ne manifeste-t-elle pas aussitôt toutes ses facultés ? Pourquoi celles-ci suivent-elles au contraire le développement du corps ?

En présence de ce phénomène, ou il faut admettre la dépendance de l'âme à l'organogénésie du corps, et par conséquent la production du principe de l'intelligence par le principe de la vie, ce qui est évidemment absurde, ainsi que je l'ai démontré déjà ; ou il faut admettre que c'est réellement le principe de l'intelligence, l'âme, qui s'est fait à elle-même des organes propres à ses manifestations extérieures, qu'elle a été d'abord le principe de la vie, et que ses actes se sont élevés ensuite à un degré supérieur, lorsque ses instruments lui ont permis de les produire au dehors.

Je puis, au reste, résoudre cette importante et délicate question par un raisonnement plus victorieux encore : ou l'homme engendre un être semblable à lui-même, ou il n'engendre qu'une sorte de produit qu'il faut classer à je ne sais quel degré de l'échelle animale. Dans cette dernière proposition, qui révolte le sens commun, le principe de l'intelligence serait ou le résultat de la vie, ou l'objet d'une création auquel les parents n'auraient point de part, double hypothèse également insoutenable. Évidemment l'homme engendre un être semblable à lui-même, et l'instant de la fécondation est celui-là même où, sans l'intervention d'aucun autre principe substantiel de la vie, l'âme du nouvel être humain s'unit à un corps qui plus tard lui permettra de manifester toute son activité.

Cette mystérieuse union est au reste démontrée d'une manière péremptoire par les nombreuses maladies qui ne reconnaissent d'autres causes que des causes morales, dont les effets sont lents quelquefois à se produire dans le corps, et sont d'autres fois si rapides que la mort est immédiate. Il est donc de la dernière déraison d'admettre un principe intermédiaire entre le corps et l'âme de l'homme, distinct de l'un et de l'autre ; et quelle que soit la source du vitalisme, qu'il s'appelle ainsi sous Barthez, ou bidynanisme sous Lordat, cette doctrine tombe en présence de l'observation des faits fécondés par une saine logique. L'aristotélique formule, *L'homme est un animal raisonnable*, n'est vraie qu'à la condition expresse que l'attribut *raisonnable* soit accepté comme essentiel à l'homme, et le vitalisme médical, qui invoque la prétendue distinction naturelle à établir entre le règne de la vie et le règne de l'intelligence, ne peut plus dès lors invoquer l'autorité de cette définition de l'antiquité que la saine philosophie a toujours conservée.

X. De même que l'organicisme ne voit que la matière dans l'homme, laissant à peine à celle-ci, sous le nom d'activité organique, une sorte de reflet du principe supérieur qui nous anime, ainsi l'animisme ne voit au contraire l'homme que dans cette substance supérieure et n'attribue au corps qu'un rôle véritablement trop amoindri ; il peut se résumer dans cette définition ;

L'homme est une intelligence servie par des organes. Cette proposition n'implique aucunement l'union exclusive qui existe entre les deux substances de notre être, et le corps, supposé sans doute doué d'une activité qui lui est propre, intervient à titre de serviteur, ne faisant en quelque sorte point partie de l'homme, qui *est une intelligence,* ce qui est évidemment faux ; l'âme sans le corps ne constitue point l'homme, qui est un composé bissubstantiel.

Il est évident que cette doctrine n'a point en elle la vérité, puisqu'elle ne tient sérieusement compte que d'un élément de la question ; elle l'envisage surtout par son côté supérieur, tandis que l'organicisme ne la voit que par le côté inférieur. Le vitalisme, l'intermédiaire de ces deux doctrines, ne se sépare, à proprement parler, de la première que par une confusion de mots, et aucune d'elles n'est véritablement l'expression de la vérité médicale pratique, qui est exclusivement dans le bissubstantialisme. Hahnemann seul a fait connaître au monde médical cette admirable doctrine qui contient toutes les portions de vérité par lesquelles ont vécu et vivent encore les diverses doctrines qui se partagent les écoles. Hahnemann a remplacé par une affirmation le doute formulé par Zimmermann, qui a dit : « Que l'âme souffre de l'état malade du corps, cela doit être » (1). Hahnemann, s'éclairant des lumières de son observation d'autant plus féconde qu'elle a été plus complète, a formulé le principe physiologique par excellence, et il l'a fait, chose remarquable, en affirmant une grande vérité de fait pathologique : « Dans chaque maladie, a-t-il dit, l'observateur le plus « perspicace ne peut apercevoir que des modifications

(1) *De l'expérience*, t. I, p 88.

« de l'état du *corps* et de l'*âme*. » Il serait absolument superflu de signaler dans ces mémorables paroles l'implicite et complète confirmation de la doctrine catholique sur la nature de l'homme. Vainement la critique moderne voudra repousser cette affirmation d'un fait qu'il est possible d'observer chez tous les malades ; le mot *âme* lui fera pousser des cris d'indignation ; elle préfèrera admettre à sa place « une efflorescence de la matière qui, par un lent affinage, se sublime, pour ainsi dire, prend des ailes, et produit enfin son chef-d'œuvre, l'organisme pensant. » (1) La forme séduisante et poétique qu'elle donne à son matérialisme, n'égarera que les conscrits de la logique ; et, si elle est elle-même fidèle à son programme, c'est-à-dire, si elle accepte les faits, mais sans les altérer dans leur signification, elle acceptera l'affirmation d'Hahnemann et elle proclamera la vérité de sa doctrine.

IV

C'est dans l'observation et l'expérience qu'Hahnemann a puisé la véritable notion de la nature de l'homme

X. Si maintenant, après l'exposition sommaire que je viens de faire du principe physiologique de la doctrine médicale d'Hahnemann, je soulève toutes les questions importantes dont elle renferme la plus féconde solution, on verra surgir comme d'eux-mêmes tous les développements réformateurs dont cette doctrine enrichit la médecine. Qui ne conçoit, en effet, que devant l'*unité physiologique bissubstantielle* viennent se con-

(1) About, *Le Progrès*.

fondre et s'anéantir toutes les doctrines, tous les systèmes plus ou moins exclusivement matérialistes qui jusqu'ici ont avili l'anthropologie ? Qui n'a vu déjà que le principe de l'*unité bissubstantielle* de l'homme frappe d'un arrêt d'insuffisance la pathologie telle qu'elle a été comprise jusqu'à ce jour ? Qui doutera, ayant médité le principe de l'*unité* dans l'homme, au point de vue thérapeutique, que la matière médicale traditionnelle est essentiellement fausse dans ses applications et insuffisante par ses moyens ?

L'importance et la solution de toutes ces questions, et celle de bien d'autres d'un ordre secondaire qui se lient à celles-ci, me commandent de substituer de très-amples démonstrations à l'énoncé que je viens d'en faire ; mon désir ardent de rendre à l'homœopathie tous les services dont je suis capable, me conduit, avant de procéder à ce travail, à signaler dès à présent, et d'une manière plus expresse que je ne l'ai fait encore, quelle a été la voie par laquelle Hahnemann s'est élevé à la découverte du principe pratique et éminemment philosophique de l'*unité bissubstantielle* de l'homme.

Ainsi que je l'ai dit, hautement pénétré de l'excellence de cette maxime de l'antiquité médicale, *medicina tota in observationibus*, le fondateur de l'homœopathie a accepté tout ce que l'observation séculaire nous a légué, et il mérite surtout qu'on lui applique les paroles suivantes de Baglivi : « Les hommes prudents et réfléchis regardent généralement comme étrangère à la science cette partie de la médecine qui s'abandonne à la spéculation. » Hahnemann a compris la médecine comme l'avait comprise ce grand observateur qui a dit : « C'est l'observation fine, délicate, incessante, une sor-

« te d'espionnage de la nature qui a créé la médeci-
« ne. » (1)

Plus heureux que Baglivi et ses devanciers, Hahnemann a étendu son *espionnage* de la nature, et le premier, par l'expérimentation méthodique et régulière des médicaments sur lui-même et dans l'état de santé, il s'est démontré, de la manière la plus irrécusable, et la nature de leur action nosogénique, et la succession des phénomènes qui expriment cette action. Il a donc appris de l'expérience elle-même, la seule autorité à invoquer dans ce cas, que c'est d'abord dans ses facultés prééminentes que l'homme est impressionné et modifié par les propriétés des substances médicamenteuses, et que d'ailleurs les troubles fonctionnels de la vie animale sont inséparables des perturbations intellectuelles et morales. Il a ainsi élevé à la hauteur scientifique et généralisé un fait d'observation isolée, mais très-connue, tel que l'action sur le moral et l'intelligence de l'homme par le café, par les liqueurs fermentées, par le thé et le tabac, substances nosogéniques et médicamenteuses, généralement admises dans nos usages alimentaires ou autres. Le premier, il a affirmé « qu'il n'existe pas un seul « médicament héroïque qui n'opère un changement nota- « ble dans *l'humeur* et la manière de *penser* du sujet sain « auquel on l'administre, et que *chaque substance* médici- « nale en produit un *différent*. » Confirmant ensuite ce fait expérimental par l'observation pathologique, il a pu ajouter : « *L'état moral* des malades est un symptôme « caractéristique, un de ceux que doit le moins laisser « échapper un médecin habitué à faire des observations

(1) Baglivi, *Méd. prat.* trad. par le Doct. Boucher, p. 4.

« exactes. » Enfin, il arrive par cette voie expérimentale à la conclusion suivante : « L'organisme est bien l'ins-« trument matériel de la vie ; mais on ne saurait pas « plus le concevoir non animé par la force vitale que « cette force ne peut être conçue indépendamment de « l'organisme : tous deux ne font *qu'un*, quoique notre « esprit partage cette *unité* en deux idées, mais unique-« ment pour sa propre commodité. » Cette conclusion, il ne faut point l'oublier, est dominée et expliquée par les paroles que j'ai déjà citées : « L'observateur le plus « perspicace n'aperçoit dans chaque maladie que des « modifications du *corps* et de *l'âme*. »

La même doctrine est exposée, avec des expressions différentes, dans le paragraphe sixième de l'*Organon*, que j'ai déjà eu l'occasion de citer et qui est ainsi conçu : « L'organisme matériel, supposé sans force vitale, « ne peut ni sentir, ni agir, ni rien faire pour sa propre « conservation. C'est à l'être immatériel qui l'anime « dans l'état de santé et de maladie qu'il doit le senti-« ment et l'accomplissement de ses fonctions vitales. »

Il est très-surprenant et très-regrettable que le savant commentateur de l'*Organon*, cité plus haut, n'ait pas arrêté ses méditations sur la portée de cette dernière affirmation : « C'est à l'être immatériel qui l'anime dans « l'état de santé et de maladie, qu'il doit le *sentiment* « et l'accomplissement de ses *fonctions vitales*. » Cette distinction importante, faite par Hahnemann, entre le SENTIMENT et les FONCTIONS VITALES, dus à l'*être immatériel qui nous anime*, n'est elle pas la confession la plus explicite du bissubstantialisme unipersonnel de l'homme ? Le SENTIMENT, en dehors des FONCTIONS VITALES, peut-il être rapporté à un autre principe qu'à l'âme humaine ? Que d'erreurs doctrinales se serait épargnées l'illustre Dr Léon Simon, père, s'il eût cherché à répondre à ces questions, dont la solution est d'ailleurs très-nettement exprimée par les faits d'observation déjà cités !

Il est dès lors bien évident que, dans la doctrine d'Hahnemann, la notion de l'homme est la conséquence d'une induction aussi rigoureuse que possible, dont le point de départ est l'observation et l'expérience absolument dégagées de toute altération hypothétique ; il n'est pas moins évident que cette notion est supérieure à celle qu'avaient pu acquérir les médecins philosophes qui se sont le moins éloignés de la vérité. Enfin, la notion hahnemannienne de l'homme en santé est parfaitement conforme à celle qu'en a eue le sublime génie de saint Thomas d'Aquin.

XI. On me pardonnera, j'espère, en faveur du but que je poursuis, les longueurs auxquelles je me suis laissé aller et les fréquentes citations du texte de l'*Organon* que j'ai dû faire. Ainsi que je l'ai dit, Hahnemann n'a eu en vue que la réforme de l'art de guérir, et comme la tâche était à ce point de vue déjà très-suffisante à l'activité de son génie pratique, il a à peine laissé dans un demi-jour les éléments épars de sa doctrine médicale, dont bien des esprits n'ont même pas soupçonné l'existence.

Fallait-il imiter notre maître? et, puisqu'il en a presque exclusivement appelé à l'autorité des faits pour démontrer la nécessité et la supériorité de sa réforme médicale, n'y avait-il qu'à suivre son exemple et à produire des faits ? nullement. Je crois être dans le vrai en affirmant qu'Hahnemann n'a fait qu'ébaucher son œuvre doctrinale, uniquement parce que le temps lui a manqué et qu'il a jugé suffisantes les notions qu'il en a laissées. Puisque ces notions passent inaperçues et pour que le plus grand nombre persiste à croire que l'homœopathie est exclusivement dans ses doses infinitésimales, il est de la plus haute importance de faire connaître la vérité à ce sujet. Je dois m'attendre, sur ce point, à une très-vive opposition, même de la part des partisans de la doctrine d'Hahnemann. Voici en effet ce qu'a écrit l'auteur des commentaires de l'*Organon* : « Il y a longtemps que les homœopathes français ont « nettement rompu avec les théories spiritualistes des « vitalistes anciens, et jamais leur maître n'a voulu les « conduire dans cette direction épuisée et vieillie... Il « faut convenir que, dans plusieurs de ses écrits, et sur- « tout dans l'*Organon*, il parle à plusieurs reprises de « cette *force vitale spirituelle* qui anime le corps, et « sans laquelle le corps est comme une matière sans « force. Ce n'est là qu'une manière de s'exprimer. » (1) Si ce n'est là qu'une manière de s'exprimer, la réforme d'Hahnemann ne repose sur aucun principe sérieux, et néanmoins les faits qu'elle produit conduisent uniquement à la démonstration de la doctrine philosophique bissubstantialiste et unipersonnelle de l'homme.

Il est donc du plus grand intérêt de poser nettement le principe invariable qui domine la physiologie, la pathologie et la thérapeutique humaines ; mais cet intérêt grandit assurément lorsque l'esprit surprend, dans les faits qui ont conduit l'induction logique jusqu'à ce principe, la démonstration victorieuse d'une vérité que l'homme n'a pleinement et sûrement connue que par la révélation.

(1) *Leçons de méd. homœop.* par le Dr Léon Simon p. 524 et 525.

En effet, l'union de notre âme à notre corps est constatée par les observations et les expériences d'Hahnemann ; car est-il un observateur sérieux qui ose nier cette proposition : « Dans chaque maladie, il n'y a que « des modifications de l'état du corps et de l'âme » ? Est-il aussi un expérimentateur qui puisse émettre un doute au sujet de cette autre affirmation : « Il n'est pas « un médicament héroïque qui n'opère un changement « notable dans l'humeur et la manière de penser » ? Ces deux propositions, dont chacun peut, au reste, se démontrer la rigoureuse exactitude par de nouvelles et sagaces expériences, ne sont-elles pas enfin la preuve évidente de l'unité bissubstantielle de l'homme ? Elles n'en expliquent pas le mystère, mais elles la prouvent d'une manière irréfutable. Est-il un plus magnifique spectacle que celui de voir l'observation et l'expérimentation s'élever ainsi jusqu'à la vérité, et se confondre, dans la plénitude de sa possession, avec la raison et la foi ?

Notre époque, hélas ! aime beaucoup la raison et peu la foi ! La littérature médicale contemporaine ne brille plus par des paroles semblables à celles-ci : « Toutes ces discussions, ces luttes sans fin, qui déchirent la médecine au détriment de l'humanité et de la république chrétienne, Dieu veuille bientôt, dans sa bonté, en effacer jusqu'à la trace, et faire enfin descendre la paix et la tranquillité du port sur le vaisseau de la médecine, jouet misérable de tous les vents depuis tant de siècles ! » (1) Je rends donc sans doute, au point de vue du succès, un bien minime service à l'homœopathie en lui assignant, pour principe essentiel, un dogme de la foi

(1) Baglivi, ouvr. cité, p. 7.

chrétienne. Cette conviction, que devant moi se lèveront d'ardents contradicteurs et de nombreux adversaires, ne m'arrête aucunement; je ne suis que le porte-voix de la vérité ; les clameurs de ses ennemis ne peuvent ni l'amoindrir ni m'atteindre.

Je constate donc que la notion de l'homme, en homœopathie, est parfaitement conforme à celle qu'en a donnée la saine philosophie. Dans un récent monument élevé à notre langue, je lis ces lignes : « L'âme humaine est immatérielle de sa nature, intelligente dans ses opérations, immortelle dans sa destinée. Dieu l'a créée et l'unit au corps; et l'être qui résulte de l'union étroite et mystérieuse de deux substances si diverses, s'appelle homme. » (1) C'est là certainement la notion la plus parfaite que l'intelligence de l'homme ait pu acquérir sur sa propre nature, et c'est là aussi l'enseignement que nous donne à ce sujet le génie de saint Thomas, en parfaite union avec la foi catholique. Le concile général de Vienne a porté le décret suivant : *Qui affirmare præsumpserit animam intellectivam non esse formam essentialem corporis hæreticus censendus est.* L'immortel Pie IX a rappelé ce principe de la foi catholique, et ses mémorables paroles ont été données pour épigraphe à une publication médicale. (2)

XII. Je ne me dissimule pas, je le répète, que, par la parfaite identité que je viens de démontrer, au moins quant au sens, entre le principe fondamental de l'homœopathie et un dogme de la foi catholique, je suis bien loin de recommander les travaux d'Hahnemann auprès

(1) Dict. de Bescherelle, art. *Ame.*
(2) *L'Art médical.*

de bien des médecins. Je sais trop combien d'intelligences, égarées au sujet des droits et de la puissance de la raison humaine, s'irritent au seul mot de *foi*, pour ne pas être certain de réveiller de vives antipathies contre la cause que je défends. Toujours, et surtout aujourd'hui, la médecine s'est produite comme parfaitement distincte de la théologie, et elle a tenu à se poser comme n'ayant aucun lien avec elle. Le rationalisme absolu, qui l'a toujours asservie, lui a imposé cette aversion constante ; et cependant, quelle est la science qui présente à notre raison des mystères aussi insondables et aussi multipliés ? La santé, la maladie et la guérison de l'homme, ne sont-elles pas de permanentes et fécondes sources de mystères pour nous ? Au reste, pour calmer cette susceptibilité de certains esprits à l'endroit de la *foi*, je puis très-bien taire ce mot et le remplacer par celui de *philosophie*, qui, pour eux, ne sera pas un épouvantail. Je leur rappellerai donc que la philosophie enseigne à *bien raisonner*, et non à raisonner *beaucoup*. La méthode expérimentale, tant vantée d'ailleurs de nos jours, et *suivie* par Hahnemann, est logique en tous points, et elle accepte l'enseignement de l'expérience. Celle-ci est composée de faits, et chacun sait que les faits ne sont pas soumis à notre logique, mais au contraire, que c'est notre logique qui doit leur être soumise. Il en est un grand nombre qui dépassent de beaucoup la portée de notre raison ; le rationalisme médical les passe sous silence ou les altère : il cesse dès lors d'être logique, il devient raisonneur. La méthode d'Hahnemann a absolument exclu ce rationalisme de mauvais aloi, enfanté par l'orgueil de l'homme ; son rationalisme ne se croit pas omnipotent, et c'est avec cette réserve humble, mais digne, qu'il s'est élevé à la notion philosophique par excellence de la nature de l'homme.

Les travaux d'Hahnemann, à cause sans doute de la conséquence philosophique à laquelle ils conduisent, n'ont obtenu de ses contemporains qu'une sorte de dédain; et cependant, le premier parmi les médecins de tous les siècles, il a invoqué exclusivement l'observation des faits et l'autorité de l'expérience qu'il a agrandie par l'expérimentation des médicaments sur l'homme en santé.

Dans tous les temps, et de nos jours surtout, on a prétendu et on prétend, en médecine, n'invoquer que l'expérience et l'observation, et s'abstenir de toute hypothèse; en un mot, tous les systèmes, toutes les doctrines, ont eu la prétention de procéder par des *à posteriori* et de repousser les *à priori*. Il est facile de se convaincre qu'en réalité, c'est toujours la voie inverse qui a été suivie: en effet, est-ce l'observation de l'homme, c'est-à-dire d'un être vivant, sensible, moral et intelligent, qui a pu conduire au *vitalisme ?* Cette conception doctrinale peut être considérée comme un *à posteriori* de l'étude de la vie dans les êtres inférieurs; mais, appliquée exclusivement à la vie de l'homme, elle est assurément le résultat d'un *à priori*. (1) Il en est de même de l'*a-*

(1) Il est évident en effet que le *vitalisme* de l'École de Montpellier admet d'abord l'identité de nature du principe de la vie dans tous les êtres vivants; ce principe explique leur innombrable diversité uniquement par des degrés des manifestations de ce principe de vie. La célèbre École se défend cependant de l'accusation de baser sa doctrine sur un *à priori*, parce que des analogies et même des similitudes nombreuses, entre les êtres qui jouissent de la vie, ont été soigneusement observées, et que, dans les degrés supérieurs au moins de l'échelle des êtres organisés, tous sont véritablement semblables au point de vue de leur vie animale.

nimisme de Stahl, dont l'observation pathologique ne diffère en rien de celle du *vitalisme* ; et la pratique de l'art de guérir, dans ces deux doctrines, ne diffère de la thérapeutique franchement matérialiste, que par des nuances purement théoriques.

Il n'en est certes pas ainsi dans l'œuvre d'Hahnemann, où l'observation de l'homme tel qu'il est, et non de l'homme tronqué par telle ou telle préoccupation systématique, précède et domine toute conception doctrinale.

XIII. Je suis donc autorisé à conclure que l'homœopathie a, de l'homme en santé, une connaissance parfaite et de beaucoup supérieure à celle qu'en avait acquise la science médicale, avant les immortels travaux

Cette assimilation, répudiée par Lordat, de l'animalité des êtres inférieurs à celle de l'homme, n'est pas admissible, d'abord parce que, ainsi que je l'ai démontré, elle signifie nécessairement que l'attribut, *raisonnable*, accordé à l'homme, ne lui serait pas *essentiel*, et ne lui serait arrivé que comme une sorte d'effervescence de son animalité, ce qui confondrait le *vitalisme* avec le *positivisme* moderne.

Cette assimilation n'est pas admissible, en second lieu, parce que, ou le *principe vital* est quelque chose, ou il n'est rien. S'il n'est rien, si c'est simplement une espèce de *Deus ex machinâ*, il n'est pas raisonnable de s'en occuper ; la science vraie ne peut reposer sur une telle hypothèse ni sur une méthode. Si le *principe vital* est quelque chose, s'il est une réalité, il ne peut être que la *puissance formatrice* des êtres vivants ; et les dissemblances de formes de ceux-ci ne permettent plus de les confondre, ni d'assimiler les puissances auxquelles ils doivent leur être.

D'autre part, si le *principe de la vie* était de même nature chez tous les êtres vivants, comment expliquer qu'une multitude d'animaux se nourrissent d'aliments qui sont des *poisons* pour une multitude d'autres, et que toutes les maladies, dites spécifiques, ainsi que je l'ai dit déjà, ne leur soient pas au moins inoculables ?

de notre maître. Je suis dès lors encore autorisé à considérer l'homœopathie, non-seulement comme une grande et très-importante réforme médicale, au point de vue de la santé de l'homme, mais encore comme une capitale conquête philosophique. Elle ne se borne pas assurément à déterminer par des expériences et des observations la notion que l'homme doit avoir de lui-même, mais elle le prémunit contre toutes les erreurs qui tendent à altérer en lui cette notion. Elle constitue une barrière invincible contre les égarements de l'esprit humain au sujet de la question essentielle de notre *être*, en en donnant une solution précise, démontrée par l'observation des faits ; elle supplée par l'enseignement de ces faits à l'absence des lumineuses clartés de la foi, que tous les regards ne peuvent ou ne veulent pas soutenir; enfin, elle substitue à une abstraction philosophique, que peu d'esprits peuvent atteindre, une vérité scientifique que tout observateur attentif peut acquérir par lui-même, en contrôlant par de nouvelles expériences et de nouvelles observations celles qu'Hahnemann nous a léguées.

Le principe fondamental de l'homœopathie est simultanément, dans la voie de la vérité, le point de départ de la science médicale pratique, et le but de l'anthropologie spéculative; en d'autres termes, il est le trait d'union nécessaire entre la théologie et la médecine. Je dis le trait d'union nécessaire; car, on a beau le nier, l'erreur n'arrivera jamais à convaincre qu'il n'est pas vrai que là où la science médicale commence, la théologie anthropologique finit.

Qu'il me soit permis, pour confirmer les conclusions qui précèdent, de citer encore quelques lignes de Baglivi : « Suivant un vieux proverbe, dit-il, *ce n'est point le fil à plomb qui s'accommode aux pierres, mais bien les pierres qui s'accommodent au fil à plomb.* C'est exactement le cas de la médecine : ses plus beaux raisonnements ne sont autre chose que les pierres apportées par chacun à l'édifice de la science ; ils doivent par conséquent se ranger au fil de la nature ; et, puisque ce fil éternel, immuablement suspendu de Dieu dans l'univers, ne peut fléchir jamais de l'épaisseur d'un cheveu pour s'accommoder aux erreurs de nos imaginations, il faut bien que les raisonnements de l'homme aillent eux-mêmes fléchir et s'accommoder à lui. » (1)

Tout le mérite d'Hahnemann a son origine dans la fidélité qu'il a mise à suivre ce sage conseil, trop oublié de nos jours. Cette importante proposition, que l'*observateur n'aperçoit dans chaque maladie individuelle que des modifications de l'état du corps et de l'âme*, placée au début de son exposition doctrinale, exprime une vérité que *le fil à plomb* de la nature humaine, bien observée dans l'état de santé et dans celui de maladie, l'a contraint à manifester. En effet, les nombreuses citations que j'ai faites de l'*Organon* témoignent victorieusement de la voie expérimentale et inductive qu'il a suivie pour arriver à formuler l'expression synthétique de la nature de l'homme.

Oserait-on objecter contre le principe physiologique hahnemannien qu'il n'est pas plus susceptible d'être démontré que tous ceux qui l'ont précédé ? Cette objection prouverait seulement, de la part de ses auteurs, leur incapacité d'accepter l'évidence. On ne démontre pas autrement que deux et deux font quatre, en ajoutant deux unités à deux autres unités. En observant les phéno-

(1) Baglivi, ouvr. cité, p. 7.

mènes dont l'ensemble constitue la vie de l'homme, on constate qu'une partie de ces phénomènes appartient à la matière et dépend de ses lois, et qu'une autre partie appartient à une autre substance de nature non matérielle à laquelle le nom d'*âme* a toujours été donné. Leur union, il est vrai, ne peut être perçue par aucun des sens qui perçoivent les choses physiques ; cela doit être, puisque les sens de l'homme ne lui ont été donnés que pour le mettre en rapport avec les choses physiques ; mais il a reçu en même temps une intelligence qui conçoit et apprécie les choses non physiques et qui lui ajoute un *sens* pour les comprendre. L'évidence que ce sens intellectuel acquiert est d'un ordre différent de l'évidence acquise par les *sens physiques* ; mais elle n'en est pas moins une évidence.

L'impuissance absolue du matérialisme à prouver que la matière a des propriétés auxquelles on puisse, sans blesser le sens commun, rattacher les phénomènes de la vie, me dispense en même temps d'insister sur la valeur de l'évidence que je viens de signaler et de démontrer de nouveau la prééminence de l'âme sur le corps.

Voudrait-on rappeler la confusion dégradante qu'on tend à accréditer et par laquelle l'homme n'est qu'un perfectionnement des animaux les plus rapprochés de lui ? ce serait retomber en pleine erreur de matérialisme, et confondre des phénomènes d'ordres différents. Un exemple démontrera combien sont peu fondées, en tous ces points, les attaques de l'erreur contre la vérité.

XIV. Si j'examine tous les moyens de locomotion que l'homme a inventés, depuis la brouette et le bateau à rames jusqu'au chemin de fer, c'est-à-dire si je fais l'inventaire de ces instruments ou de ces sortes d'êtres que le génie de l'homme s'est donnés et qu'il a animés en quelque sorte, j'ai devant moi la représentation en miniature de la grande et véritable création, par Dieu lui-même, de tous les êtres vivants. Cette représentation se ressentira néanmoins de la différence immense qui sépare Dieu et l'homme. Dieu a pu créer des êtres et leur donner tous les attributs d'une individualité vivante qui leur est propre ; l'homme n'a pu que modifier la matière, lui donner diverses formes et la rendre apte à devenir un instrument de sa puissance sous l'influence de sa volonté.

Ces instruments ne sont donc autre chose que de la matière, si on les considère en eux-mêmes, et non animés par le génie créateur qui les a produits ; mais celui-ci s'unissant à cette matière ainsi disposée, une sorte d'être animé surgit tout à coup, produisant des effets dont la matière est essentiellement incapable par elle-même, quelles que soient les formes variées qu'elle puisse avoir. La volonté créatrice et l'instrument agissant ne font qu'*un*, et c'est là une sorte d'image de l'union de l'âme humaine au corps qu'elle anime. Je dis *une sorte d'image*, et non *une véritable image*, car l'homme est essentiellement impuissant à imiter parfaitement son Créateur; et l'*unité* qu'il forme avec tel ou tel instrument qu'il a créé, pendant qu'il s'en sert, n'est qu'une *unité* accidentelle, transitoire, et non naturelle, nullement semblable par conséquent et analogue seulement à l'unité bissubstantielle de l'homme.

Il est superflu, je pense, d'ajouter que, dans l'exploitation d'un chemin de fer, qui, dans l'ordre de la locomotion, est le roi des êtres créés par l'homme, la multitude des forces subalternes n'exécutent jamais que les ordres de la volonté directrice dont elles ne sont véritablement que les déléguées, et que la volonté directrice n'est elle-même qu'un acte de l'intelligence créatrice de tout l'instrument appelé *chemin de fer*.

D'autre part, l'analogie la plus rigoureuse autorise la comparaison que je viens de faire de la création divine à l'espèce de création dont l'homme est l'auteur : dans les inventions de l'homme le génie créateur a aussi préexisté à toute son œuvre, et la matière n'a fait qu'obéir passivement à la puissance informatrice qui l'a précédée dans la formation du nouvel être. Si je compare le chef-d'œuvre de la création divine au chef-d'œuvre de la création de l'homme, dans la science de la locomotion, je trouve le squelette de celui-ci dans la voie ferrée et tout son matériel ; le caissier, le mécanicien et le chauffeur sont les analogues du cerveau, du cœur et des poumons que les anciens appelaient le trépied de la vie. Tous ces organes ne sont qu'un effet de la pensée qui a créé, et sans son action, directe ou déléguée, ils constitueraient un cadavre de chemin de fer impuissant à produire le moindre des actes pour lesquels il a été inventé.

Quel esprit sérieux, ayant étudié l'anatomie de ce cadavre et toutes ses actions lorsqu'il est animé, croirait devoir chercher l'origine et la cause de sa vie dans la disposition de ses éléments anatomiques ? Le caillou du balast, l'écrou de la locomotive, la goutte d'eau, l'atome de vapeur ou la pièce d'or de l'actionnaire, pourront-ils l'arrêter, lorsqu'il voudra trouver le principe de la vie du chemin de fer ? oh ! non, jamais. Il arrivera par l'induction jusqu'à la pensée créatrice dont l'acte continué constitue la *vie*, ou plutôt l'*âme* de ce nouveau géant auquel son créateur, dans sa puissance bornée, n'a pu donner l'indépendance d'une individualité vivante, ainsi qu'il l'a reçue lui-même du Créateur véritable.

Ce travail d'étude inductive, le matérialisme n'a pu l'accomplir, ou plutôt il l'a mal accompli, car il a osé assimiler la locomotive à un animal (1). Cependant il ose prétendre à la domination de toutes les sciences, et son absurde logique ne saurait arriver, sans se donner un démenti formel, à la connaissance du principe de vie d'un chemin de fer agissant !

D'autre part, qui pourrait croire que le génie de l'homme a eu absolument besoin de connaître la brouette et le bateau à rames pour créer le chemin de fer ; ou plutôt, que la voie ferrée procède par degrés insensibles de ces deux moyens élémentaires de locomotion ? Tous ces instruments sont l'œuvre de l'homme ; mais ils sont distincts les uns des autres par leur forme matérielle, qui est comme leur corps et par la faculté humaine, qui les a créés et mis en action, et qui a été comme leur *âme*. La notion mécanique et rudimentaire de la puissance du levier est certes on ne peut plus étrangère à la notion de la puissance de l'eau réduite à l'état de vapeur : avec combien plus de raison ne suis-je pas en droit de dire que l'algue, le zoophyte, le quadrupède et le quadrumane, n'étaient pas nécessaires à Dieu pour la création de l'homme !

En résumé, je crois pouvoir affirmer que la réflexion confirme aussi victorieusement que l'observation le prin-

(1) Un jour que M. Babinet faisait admirer à une personne une locomotive où le moteur de Seguin pour la vapeur animait la mécanique non moins admirable de Stephenson : « Ne voilà-t-il pas, lui dit-il, un véritable animal travaillant pour l'homme et créé par lui ? » Le philosophe lui répondit : « Il vous manque, pour rivaliser avec Dieu, de pouvoir établir un haras de locomotives ! » (*Montpellier médical*, n° d'août 1867, p. 145.)

cipe de la bissubstantialité unipersonnelle de l'homme, et que le fondateur de l'homœopathie a fait rentrer la science médicale dans la voie de la vérité, en lui donnant ce principe pour base.

Il me sera peut-être adressé le reproche d'avoir plusieurs fois répété les mêmes citations qui ont été la cause de longueurs que j'aurais pu éviter : je reconnais que cette critique n'est pas imméritée, si on se place à un point de vue auquel je n'ai pu m'arrêter. L'importance, l'étrangeté apparente, et surtout l'ignorance dans laquelle on est de la haute vérité contenue dans l'œuvre d'Hahnemann, m'ont imposé le devoir d'insister, ainsi que je l'ai fait, sur sa démonstration et sur celle de son origine purement expérimentale.

XV. Avec les notions qui précèdent, qui ne peut mesurer déjà toute la grandeur du bienfait social que l'homœopathie constitue pour l'homme ? Non-seulement elle promet de diminuer le nombre, la durée et les douleurs de ses maladies, (et je démontrerai plus loin que ce n'est point là une vaine promesse), mais encore, en divulguant et prouvant par des faits pratiques la véritable notion que l'homme doit avoir de lui-même, elle doit préserver son entendement d'erreurs fondamentales qui font le malheur des sociétés ; car les désordres de la pensée amènent fatalement à leur suite des actes désordonnés. La médecine, dont tant d'esprits éminents ont contesté l'utilité, à cause de ses défaillances nombreuses, est cependant la science prééminente par excellence parmi toutes celles qui ne sont pas de l'ordre religieux. Les conditions de notre malheureuse nature lui assignent ce rang ; et malgré le scepticisme qu'elle rencontre et ses imperfections de toute nature, nos mœurs disent bien haut que chacun, quelle que soit la personne qui lui représente la médecine, s'empresse d'y recourir. La santé étant ici-bas le premier bien matériel, cette confiance universelle, implicitement ou explicitement exprimée en faveur de la science médicale, peut-elle surprendre et étonner ? Eh bien ! une science aussi éminemment pratique, si elle repose sur un principe faux, ne doit-elle pas inévitablement répandre l'erreur dans toutes les facultés de l'homme ?

Ses ténébreuses influences ne se changeront-elles pas au contraire en lumineuses irradiations, si elle repose désormais sur un principe vrai ? J'ai démontré que la médecine traditionnelle était restée païenne par la notion qu'elle nous donne sur la nature de l'homme, en consacrant la suprématie de la matière corporelle sur la substance spirituelle dont elle ne tient pratiquement aucun compte ; j'ai démontré encore que l'homœopathie avait pour principe fondamental celui de la bissubstantialité unipersonnelle, c'est-à-dire qu'elle envisageait l'homme dans la spéculation comme dans la pratique, au point de vue de son admirable et mystérieuse unité. Qui ne comprend que l'une est la confirmation du matérialisme ou de l'erreur, et de toutes ses conséquences, et l'autre, l'expression de la vérité ; l'une, une source de désordres, et l'autre, une source d'harmonies ?

DEUXIÈME PARTIE

PATHOLOGIE

CHAPITRE III

DE LA CONNAISSANCE DE L'HOMME MALADE DANS LA DOCTRINE D'HAHNEMANN

I

Ce n'est pas seulement le corps de l'homme qui est l'objet de la pathologie, mais bien l'homme dans sa nature bissubstantielle

I. « Les discours et les recherches d'un médecin, » a dit Hippocrate, « n'ont pas d'autre objet que les maladies dont chacun souffre et est affligé ; » (1) il ajoute quelques lignes plus loin : « La médecine n'a pas besoin d'hypothèses. »

Ces paroles sont évidemment l'expression d'une opinion formée par les sages leçons d'une rigoureuse observation et d'une longue expérience ; elles déterminent les limites du cercle dans lequel doit se renfermer l'ac-

(1) Littré, t. I, p. 573.

tivité du médecin. Mais Hippocrate lui-même et ses continuateurs ont-ils conservé à ces paroles leur vrai sens? le double précepte qu'elles renferment n'a-t-il pas été presque toujours oublié ?

Il n'est que trop vrai que le père de la médecine, et toute la tradition après lui, ont toujours fait intervenir l'hypothèse dans la conception de la maladie, et qu'à la suite de cette première erreur, ils en ont commis une plus grave encore : celle d'attribuer à la maladie des qualités qui lui donnent les caractères d'une sorte d'*être*.

Arrivée à ce point, la médecine n'a pas eu d'autre OBJET que la maladie, et cette science ayant besoin, pour se constituer, d'avoir un objet *immuable* et *essentiel*, l'immuabilité est devenue le caractère prédominant de la maladie. Les enseignements d'une observation attentive et d'une expérience laborieuse ont vainement protesté contre ce sophisme tant de fois séculaire : la *fixité*, l'*immutabilité* de la maladie est restée comme une fâcheuse entrave qui a arrêté la marche progressive de la science.

Ce triste résultat était absolument inévitable. Plus on est devenu difficile pour le présent, à cause des déceptions du passé, plus on a été rigoureux à exclure de la description effective des maladies leurs caractères les plus immatériels, parce qu'ils sont toujours les plus fugitifs et les plus mobiles. Or, comme ceux-ci appartiennent surtout au trouble des facultés prééminentes de l'homme, peu à peu on les a relégués parmi les phénomènes accessoires des maladies, et l'attention, en vue de l'*immutabilité* tant désirée, a été complétement absorbée par les désordres matériels du composé vivant. C'est ainsi que la science médicale est devenue en pathologie l'esclave avilie du matérialisme le plus tyrannique.

Une lumineuse et logique interprétation des maladies aurait certainement éloigné la science de ces funestes écueils, en la conduisant vers la vraie notion de la nature de l'homme; mais l'observation, égarée par l'hypothèse qu'autorise et commande la prétendue *essentialité* de ses maladies, a été impuissante à donner les résultats féconds qui auraient dissipé ces ténèbres.

« La philosophie, » a dit Kurt-Sprengel, « est à certains égards la mère de la médecine. Les médecins, en effet, ont presque toujours emprunté leurs théories aux philosophes. Si la fureur des démonstrations régnait dans les écoles de ceux-ci, ceux-là suivaient fidèlement la même marche. Dès que les philosophes commencèrent à introduire un scepticisme critique dans toutes les connaissances humaines, les médecins furent aussi les premiers à n'admettre aucun principe qui ne fût le résultat d'observations fidèles. » (1)

Ces affirmations du savant historien de la médecine ne sont que trop fondées, et cette science, appelée à recueillir et à méditer les faits biologiques qui seuls peuvent être la base solide de la connaissance que l'homme doit acquérir de lui-même, est devenue la vassale de la philosophie, évitant avec soin de pénétrer dans les régions sûres où son observation propre aurait pu la conduire. Ainsi que je l'ai démontré, la médecine, dans l'antiquité, s'est bien gardée de s'inspirer des doctrines des Aristote, des Socrate et des Platon ; elle a préféré celles des rationalistes qui l'ont livrée au matérialisme. Sortie des temples de la Grèce, dans lesquels était confondue la notion des êtres réels et des êtres fictifs du polythéisme, la médecine n'a pu en emporter une con-

(1) *Hist. de la méd.* par Kurt-Sprengel, t. 1, p. 5.

ception vraie des maladies de l'homme. Le génie d'Hippocrate et son attentive observation auraient certainement laissé à la tradition des éléments propres à diriger la marche de la science vers la vérité pathologique; mais l'influence des sophistes l'a détournée de sa voie, et les maladies, qui ne sont qu'un accident dans la vie de l'homme, ont été considérées comme des êtres réels. Dans les temples, on personnifiait les choses, les vices et les vertus, et dans les écoles, on attribuait les caractères de l'être à ce qui en était essentiellement dépourvu, entre autres aux maladies de l'homme, qui ne sont que des accidents survenus dans son mode normal d'être.

L'École d'Alexandrie fut pendant plusieurs siècles la seule où se formassent des médecins : elle devint, dit Kurt-Sprengel, un tissu de vaines subtilités formulées dans le jargon de l'École, et de discussions frivoles dictées par l'esprit de controverse. Depuis cette époque, les dominateurs de la médecine ont changé de nom ; mais la science est toujours restée victime des mêmes erreurs philosophiques qui ont interdit à l'homme la vraie connaissance de lui-même, et dans l'état de santé et dans l'état de maladie.

J'ai démontré déjà que la physiologie traditionnelle n'avait jamais eu de principe vrai ; j'ai donc à démontrer à présent que la science médicale n'est pas mieux favorisée en pathologie.

II. Je dois d'abord exposer quelle est la notion de l'homme malade, à laquelle conduit la doctrine homœopathique.

« La maladie n'est point, » dit Hahnemann, « une chose « distincte du *tout vivant*, cachée dans l'intérieur du « corps et toujours matérielle, quelque degré de subti-

« lité qu'on veuille d'ailleurs lui supposer. » (1) Ces paroles, quoique procédant par voie de négation, si elles sont parfaitement comprises dans toutes leurs conséquences, affirment de la manière la plus absolue toutes les vérités essentielles et nécessaires à la constitution vraiment scientifique de la médecine. Elles déterminent d'abord avec précision quel est, dans l'homme, l'OBJET de la science médicale ; car, puisque la maladie n'est pas distincte du *tout vivant*, l'objet de la science est évidemment ce même *tout vivant*, qu'il soit troublé ou non par l'*accident* maladie. Il n'est pas possible de donner une autre signification à ces paroles. En effet, si la maladie n'est point distincte du *tout vivant*, le médecin ne doit-il pas, avant de connaître l'*accident*, et même pour le connaître, avoir de l'*être* qui subit cet accident la connaissance la plus entière ?

Cette connaissance la plus parfaite de la physiologie devient en effet indispensable à quiconque prétend apprécier le degré auquel la maladie a jeté le trouble dans l'économie vivante ; la marche, les diverses phases de ce désordre accidentel, ne peuvent même être appréciées du médecin, si celui-ci n'est pas rigoureusement physiologiste. Le jugement qu'il doit prononcer à toutes les heures de l'accident maladie, est nécessairement la conséquence de l'appréciation qu'il fait simultanément de ce qu'il y a de normal et d'anormal chez son malade. L'homme en santé et en maladie est donc indivisiblement l'OBJET de la médecine.

Ayant ainsi désigné irrévocablement quel est l'OBJET véritable de la science médicale, du côté de l'homme, Hahnemann détermine en même temps, avec non moins

(1) *Org.* parag. 13.

de précision et d'une manière non moins incontestable, toute l'importance de l'objet de la pathologie, c'est-à-dire, de la connaissance de l'homme malade. Or, la maladie n'étant point distincte du *tout vivant*, le principe essentiel de la pathologie hahnemannienne est évidemment le même qu'en physiologie, celui de la bissubstantialité unipersonnelle de l'homme.

III. Ne serait-il pas superflu d'ajouter que ce principe, confirmé par le raisonnement et par l'observation, établit la médecine en parfaite harmonie avec la tradition médicale, en ce qu'elle a de véritablement bon ? L'enseignement de l'histoire, dans la marche des sciences comme dans celle des sociétés humaines, nous arrive par deux voies bien distinctes, celle de l'affirmation et celle de la négation. Les vérités et les erreurs du passé prennent un langage différent, mais elles éclairent le présent et l'avenir avec une autorité non moins grande. Les vérités que nous a léguées la tradition médicale sont considérables et portent surtout sur des faits d'observation : « L'étude des constitutions médicales, la description de désordres pathologiques infiniment nombreux, leur corrélation et leur succession sont des legs précieux du passé. » Ses erreurs sont certainement l'ignorance de la bissubstantialité de l'homme, et l'ignorance, en pratique du moins, de l'objet réel de la science médicale. Les conséquences nécessaires de ces erreurs sont l'instabilité de la nosologie et l'instabilité de la thérapeutique.

Les vérités fondamentales lui faisant défaut, la médecine n'a jamais atteint son but ; *sine veritate non cognoscitur* ; elle n'a jamais pu se constituer à l'état incontestable et incontesté de science. Hahnemann a, au contraire, expérimentalement démontré ces vérités ignorées jusqu'à lui ; voilà pourquoi il a pu formuler cette synthèse féconde : « La maladie n'est point une chose distincte « du tout vivant », qui embrasse dans sa compréhensive extension toutes les vérités de la tradition et en condamne toutes les erreurs.

En présence de certaines difficultés, soit dans l'ordre matériel, soit dans l'ordre intellectuel, la faiblesse relative de l'homme l'a porté à diviser sa tâche, et il est arrivé ainsi à vaincre bien des obstacles physiques qui lui eussent toujours résisté, et à résoudre des questions qui, par leur nature, paraissaient devoir être à jamais au-dessus de son intelligence. Par ce procédé analytique, la victoire obtenue dans l'ordre matériel, le but est atteint ; mais il n'en est pas ainsi dans l'ordre intellectuel. Ici, pour devenir complet, le succès demande, après l'analyse, une opération inverse. Ne pouvant comprendre un être ou une question complexe, l'esprit humain les divise pour en étudier séparément les éléments divers ; s'il s'arrête à cette première opération, que je suppose complète, il ne comprend cependant que d'une manière imparfaite l'être ou la question qu'il a soumis à son étude : il doit nécessairement, s'il veut atteindre son but, reconstituer ce qu'il a divisé ; il doit, en un mot, féconder son analyse par la synthèse.

La tradition médicale n'a jamais fait une analyse complète de l'homme, soit qu'elle l'ait étudié dans l'état de santé, soit qu'elle l'ait étudié dans l'état de maladie. Ses facultés morales et intellectuelles n'ayant jamais été admises dans l'analyse médicale traditionnelle, ou ne l'ayant été que d'une manière incomplète et illusoire, faut-il s'étonner que sa synthèse ait été stérile ?

La cause de cette grave omission est exclusivement dans la logique des sophistes de l'antiquité, qui a toujours dominé la science médicale: acceptant, dans l'étude des phénomènes de la vie, comme cause première, des effets de cette cause, elle a introduit en physiologie, comme en pathologie, des principes qui ont égaré ces deux capitales parties de la science.

Nous avons vu qu'Hippocrate a consacré ces faux principes dans les lignes suivantes : « Le corps de l'homme a en lui, sang, pituite, bile jaune et noire ; c'est là ce qui en constitue la nature et ce qui y crée la santé et la maladie. » Si ces paroles, dis-je, pouvaient être prises pour l'expression de la vérité, n'auraient-elles pas depuis longtemps donné une solution définitivement acceptée et réputée vraie ? Cette solution est encore attendue, parce que ces prétendues données du problème n'en sont qu'une partie ; parce que, dans l'homme, il y a autre chose que du sang, de la pituite et de la bile : il y a une puissance dont la connaissance est plus importante et qui précède leur formation et domine leurs mouvements.

Si reprenant, non l'assimilation, mais la comparaison que j'ai faite de l'homme vivant et du chemin de fer en action, je disais : « Il y a en lui fer, charbon, feu, eau à l'état liquide et eau à l'état gazeux, et c'est là ce qui en constitue la nature, ce qui y crée la santé et la maladie » ; si je formulais cette proposition, je ferais une analyse de cet instrument, mais une très-incomplète analyse. J'oublierais surtout ce qu'il y a de plus important en lui, l'action de la pensée informatrice de la matière, qui s'exerce par le chauffeur et le mécanicien. Ma synthèse du chemin de fer en action ne peut être valable que si elle comprend surtout la première puissance qui l'a formé et ne cesse de déterminer tous ses mouvements.

L'analyse médicale traditionnelle, passant sous silence la cause immatérielle des phénomènes de la vie, a été de même évidemment incomplète, et sa synthèse a été nécessairement fausse. La médecine n'a donc pu progresser, et elle ne s'est point constituée à l'état véritable de science, parce qu'elle n'a jamais embrassé en totalité son OBJET, qui est l'homme intellectuel, moral et physique.

II

De la nature de la maladie dans la doctrine homœopathique

IV. *La maladie n'étant point distincte du tout vivant*, (et je démontrerai que cette affirmation est d'une évidence que nulle contradiction ne peut atteindre), il s'élève une immense et infranchissable barrière entre la pathologie hahnemannienne et la pathologie traditionnelle, la barrière qui sépare toujours la vérité de l'erreur.

En effet, en homœopathie, la maladie n'est qu'un état anormal de l'homme, un mode d'être qui trouble sa santé, un accident, en un mot, n'ayant par lui-même aucun caractère *d'essentialité*, c'est-à-dire, n'ayant ni *fixité*, ni *incommutabilité*. Pour la médecine des écoles, au contraire, et dans toute la tradition, la maladie est une sorte d'être *essentiel*, *fixe* et *incommutable*. Le grand nombre des maladies, qui ont été observées, ont été classées, comme les végétaux par exemple, en espèces et en genres. En se laissant aller à cette erreur séculaire dont il sera question plus tard, la médecine traditionnelle a obéi à une nécessité logique; car une science ne peut se constituer, ainsi que je l'ai dit déjà, si elle n'a un objet invariable et déterminé dans ses lois d'existence. Cet objet déterminé de la science médicale est évidemment l'homme et ne peut être que l'homme. Cet être *essentiel, fixe* et *incommutable*, ayant été scindé dans l'étude de la médecine, cette science a manqué d'OBJET CERTAIN, et elle s'en est donné un OBJET factice dans *l'essentialité* morbide imaginée par elle. C'est toujours la logique des sophistes de l'antiquité qui asservit la médecine, et présente à la raison, qu'elle a égarée, l'effet pour la cause, la partie pour le tout. J'aurai bientôt l'occasion de démontrer la justesse de cette critique. Je reviens à la connaissance de l'homme malade, selon la doctrine d'Hahnemann.

V. Ayant affirmé ce que la maladie n'était pas, Hahnemann a dû dire et a dit ce qu'elle est. En effet, aussitôt après l'exposé de sa synthèse physiologique, nous lisons les lignes remarquables que voici : « Quand « l'homme tombe malade, cette force immatérielle, ac- « tive par elle-même et partout présente dans le corps, « est au premier abord la seule qui ressente l'influence « dynamique de l'agent hostile à la vie. Elle seule, après « avoir été désaccordée par cette perception, peut pro- « curer à l'organisme les sensations désagréables qu'il « éprouve, et le pousser aux actions insolites que nous « appelons maladies. Étant indivisible par elle-même et « reconnaissable par les effets qu'elle produit dans le « corps, cette force n'exprime et ne peut exprimer son « désaccord que par une manifestation anormale dans la « manière de sentir et d'agir de la portion de l'organis- « me accessible aux sens de l'observation et du méde- « cin. » (1)

(1) *Org.* parag. 11.

Est-il possible d'embrasser avec une exactitude plus rigoureuse tout le cadre nosogénique ? D'abord, la perception, par la puissance qui nous anime, de l'influence dynamique morbifère est d'une telle évidence qu'il suffit de l'énoncer. En second lieu, désaccordée ainsi par cette perception, la puissance qui est en nous peut seule changer ses sensations et ses actions normales en sensations et actions pathologiques ; cette deuxième proposition est encore indéniable et par trop évidente pour que je cherche à la prouver. Les *actions insolites*, que nous appelons *maladies*, ou plutôt que la médecine traditionnelle a appelées maladies, ne sont donc que l'effet de sensations insolites qui les ont précédées, lesquelles ne sont elles-mêmes que les effets de la perception de *l'influence dynamique d'un agent hostile à la vie*. Ces trois degrés nosogéniques sont assurément inséparables du *tout vivant*. Nulle dialectique, nulle expérience, ne parviendront à démontrer le contraire.

La preuve que je déclare impossible ne me sera fournie que le jour où un expérimentateur me convaincra que, dans le cadavre, il se produit spontanément des *actions insolites* pareilles à celles qui surviennent chez les malades. En attendant cette preuve, je ne crains pas d'affirmer que l'homœopathie est dans la vérité, en produisant une doctrine qui enseigne que la maladie est d'abord dynamique, et qu'elle devient ensuite bissubstantielle.

VI. Je me hâte de prévenir une objection qui surgit d'elle-même contre cette admirable doctrine ; c'est Hahnemann lui-même qui y répondra : « Celles des mala-« dies dites locales dont l'origine est récente et qui pro-« viennent uniquement d'une blessure extérieure, sem-« blent être les seules qui aient des titres réels à ce nom;

« mais il faut alors que la lésion soit fort peu grave et « sans importance ; car quand elle est plus profonde, « l'*organisme vivant tout entier* s'en ressent, la fièvre « se déclare, etc. C'est à la chirurgie qu'il appartient de « traiter ces maux, en tant qu'il faut porter des secours « mécaniques aux parties souffrantes, pour écarter et « anéantir les obstacles également mécaniques à la gué- « rison, que la chirurgie elle-même ne doit attendre « que de la force vitale. » (1)

Il existe une troisième catégorie de maladies, celles dites externes, les dartres, les loupes, etc, qui perdent ce caractère en présence de l'inflexible logique d'Hahnemann : « Il suffit, *dit-il,* de la moindre réflexion pour « concevoir qu'un mal externe, qui n'a point été occa- « sionné par une grave violence exercée du dehors, ne « peut ni naître, ni persister, ni moins encore empirer, « sans une cause interne, sans la coopération de l'orga- « nisme entier, sans par conséquent que ce dernier soit « malade. Il ne saurait se manifester, si la santé géné- « rale n'était désaccordée, si la force vitale, dominant « toutes les parties sensibles et irritables, tous les orga- « nes vivants du corps, n'y prenait part. Sa produc- « tion ne serait pas concevable, si elle n'était le résul- « tat d'une altération de la vie entière, tant les parties « du corps sont intimement liées les unes aux autres et « forment un tout indivisible, eu égard à la sensibilité « et à l'activité. Il ne peut pas survenir une éruption « aux lèvres, un panaris, sans que précédemment et si- « multanément il y ait quelque dérangement intérieur « chez le sujet. » (2)

(1) *Org.* parag. 186.
(2) *Org.* parag. 189.

Il résulte évidemment de ces trois importantes citations, que la pathologie d'Hahnemann confirme en tous points son principe physiologique, qu'elle embrasse le *composé vivant* et qu'elle bannit de la médecine l'erreur séculaire où elle a langui, au grand détriment de l'humanité ; car elle n'a jamais synthétisé l'homme malade d'une manière complète. Pour Hahnemann, les *actions insolites* du *tout vivant*, qui ont toujours été appelées *maladies*, ne sont qu'une partie des effets succédant à la perception de la cause morbifère par la puissance qui nous anime ; ces *actions insolites* et ces *sensations désagréables*, qui les précèdent et les accompagnent, sont l'expression phénoménale perceptible de la maladie, mais ne sont pas la maladie tout entière, car il y a eu, avant cette expression phénoménale pathologique, le désaccord de la force immatérielle, active par elle-même et partout présente dans le corps.

Si je réfléchis aux accidents qu'un train de chemin de fer est dans le cas d'éprouver, si j'étudie sa pathologie, je constate sans doute des *actions insolites* diverses ; je m'explique la génésie de ces *actions insolites* ; je trouve qu'en dehors d'un effondrement de la chaussée par un torrent, ou de la chute d'une roche détachée d'un talus, etc,. les *maladies* de cet instrument de la locomotion ont toujours commencé par la partie immatérielle qui le domine : tantôt c'est l'aiguilleur dont la *volonté*, enchaînée par le sommeil, poussera deux trains en sens convergent sur la même voie ; tantôt le surveillant de la voie ou du matériel n'aura pas vu un obstacle sur les rails, ou le mauvais état d'une roue ou d'un essieu; tantôt l'*indocilité* d'un chauffeur ou la *témérité* d'un mécanicien précipitera trop la marche d'un train, etc., etc.

Il est important de ne pas oublier que la *volonté* de

l'aiguilleur, la *vigilance* du garde-voie, la *docilité* du chauffeur et la *prudence* du mécanicien, ne sont que des facultés de la pensée *informatrice* du chemin de fer. Ces facultés, analogues à ce qui a été appelé dans l'homme *forces vitales*, sont exercées, il est vrai, par délégation; mais elles n'en sont pas moins les facultés de l'intelligence qui a créé l'instrument et qui en demeure l'âme, comme on dit communément de tout individu qui a *monté une affaire* et la conduit à ses fins. Si ces diverses facultés restaient toujours dans leur état physiologique ou régulier, il ne surviendrait nulle *action insolite* dans l'*organisme* du chemin de fer, qui resterait seulement soumis aux accidents *chirurgicaux* dont j'ai parlé d'abord.

Malgré l'évidente vérité de la doctrine d'Hahnemann, j'ai cru devoir, pour la faire comprendre davantage, établir l'étrange parallèle que je viens de faire : j'y ai été naturellement amené et autorisé par l'inqualifiable assimilation que, dans son délire, le matérialisme moderne a osé faire de l'homme à une locomotive.

VII. La pathologie hahnemannienne, basée sur la bissubstantialité unipersonnelle de l'homme, est-elle sanctionnée par l'observation et l'expérience ? La réponse à cette question ne peut être douteuse, même si on ne consulte que l'observation et l'expérience des écoles qui repoussent l'homœopathie et n'admettent le bissubstantialisme unipersonnel de l'homme.

Tout nosologiste exact constate et professe que toutes les maladies présentent avant de se déclarer, dans leur première période, dite d'incubation, des troubles précurseurs, qui, selon leur doctrine, ne sont point encore la maladie et qui sont à peu près communs à toutes les maladies. Ces premières perturbations immatérielles dans la santé, affectent le plus souvent l'intelligence, la sensibilité, la calorification, et précèdent toujours plus ou moins les *actions insolites* qui sont appelées maladies. En effet, dans toute description de ce genre, le pathologiste a le soin de noter qu'après l'action de la cause morbifère, le sujet n'a pas eu sa gaîté ordinaire, qu'il a été plus irritable, que l'exercice de sa pensée a été alourdi et difficile, qu'ensuite il est survenu de la disposition à frissonner, des douleurs çà et là, etc., et enfin que la maladie s'est déclarée. L'observation a toujours recueilli ces premières manifestations prodromiques du trouble apporté à la santé de l'homme dans les diverses maladies. Cette période d'invasion ou d'incubation varie d'intensité et de durée, mais elle n'a jamais été passée sous silence.

Est-il nécessaire de signaler combien est illogique une pareille manière de procéder dans l'étude de l'homme malade ? Il n'y a pour lui que deux états possibles : l'état physiologique et l'état pathologique ; dès que l'homme cesse de jouir de la santé, il est malade. La maladie a des degrés, cela est vrai, mais il est incontestable qu'elle commence aussitôt que la santé n'est plus intacte. Les prodromes de toute maladie font donc partie de celle-ci, puisqu'ils n'appartiennent pas à l'état de santé.

Cette conclusion est si évidemment vraie que nul physiologiste n'a eu l'étrange pensée de classer parmi les phénomènes réguliers de la vie ces troubles prodromiques des maladies, que tous les pathologistes au contraire enregistrent avec le plus grand soin.

L'expérience démontre, d'un autre côté, que cette période prodromique n'a jamais été qu'un objet de luxe pour la partie descriptive de la pathologie traditionnelle, et que jamais la thérapeutique n'a su l'atteindre par ses moyens. Tout le monde, en effet, sait que la science, telle qu'elle est enseignée dans nos écoles, ne permet au praticien d'agir que lorsque la maladie s'est constituée par les *actions insolites*.

Jusqu'à ce moment, un ou plusieurs jours s'écoulent pour le médecin, dans une expectation qui peut lui donner des airs de haute prudence, mais qui le rend radicalement impuissant à arrêter l'évolution de la maladie. Celle-ci étant enfin arrivée au point où une ou plusieurs fonctions importantes sont gravement troublées, où même certains organes sont altérés dans leur contexture matérielle, la science officielle proclame alors sa puissance en dénommant et classant le cas morbide. Elle institue une médication en rapport avec le nom qui lui a été donné; et le résultat ordinaire démontre à la famille éplorée que la maladie a permis trop tard au praticien de la nommer, de la classer et de la traiter, et par conséquent, que les phénomènes eux-mêmes par lesquels elle s'est manifestée, l'ont mis dans l'impossibilité de la guérir.

Telle n'est pas la conséquence de la doctrine hahnemannienne, qui, au contraire, reconnaît l'état maladif aussitôt que cesse la santé, et agit d'autant plus puissamment que son action suit de plus près la perception par la force vitale de l'action nosogénique. Les *sensations désagréables* qui précèdent les *actions insolites* et les accompagnent souvent, lui suffisent pour agir énergiquement et s'opposer à un plus complet développement des désordres pathologiques. Si elle n'obtient pas ce succès, ce qui est rare lorsqu'elle peut agir avant que l'économie vivante ne soit trop profondément troublée, les *sensations désagréables* et les *actions insolites*, alors même qu'elles ne peuvent encore recevoir un nom nosologique, lui suffisent toujours pour instituer sa médication, et l'expérience a déjà hautement démontré sa supériorité sur ce point par les résultats de sa pratique.

Peut-il en être autrement, puisque sa pathologie est si fidèle à l'enseignement de l'observation ? Elle ne s'égare pas dans la recherche stérile de la cause première des maladies; mais, la santé cessant, elle recueille toutes les manifestations anormales de la vie, comme l'expression actuelle et parfaite de la maladie en formation ; si ses efforts n'en arrêtent pas l'évolution, elle ajoute à la série des troubles déjà observés dans les fonctions intellectuelles et dans la sensibilité, ceux qui surviennent dans les fonctions animales ; et même plus tard, elle tient un compte rigoureux de l'état matériel des organes, et tout cela constitue pour elle la maladie. Ce n'est pas tel ou tel symptôme prédominant, telle ou telle altération de fonction, et moins encore telle lésion d'organe qui devient pour elle la maladie, comme cela se passe dans la médecine traditionnelle. La logique hahnemannienne, d'accord avec l'enseignement de l'observation et de l'expérience, ne peut prendre un effet pour une cause ni la partie pour le tout.

Cette manière de procéder, me dira-t-on, conduit exclusivement à la connaissance des phénomènes des maladies ; elle embrasse plus complétement, cela est vrai, toute la phénoménalité pathologique ; mais elle laisse le praticien dans la plus complète ignorance de la nature des maladies. Ce reproche est assurément mérité par la doctrine pathologique de Hahnemann, et elle s'en glorifie. Elle a apprécié d'abord l'impossibilité où est l'homme de connaître la nature intime de quoi que ce soit ; elle sait, d'autre part, que la maladie n'est pas un *être*, qu'elle n'a donc pas de substance propre et naturelle, enfin qu'elle *n'est pas distincte du tout vivant;* elle n'ignore pas tous les infructueux efforts de la tradition pour arriver à la connaissance de la nature des maladies; elle croit donc devoir se borner à la connaissance et à l'appréciation de tous les phénomènes des maladies, et cela lui suffit pour satisfaire les rigoureuses exigences de la thérapeutique.

III

La doctrine pathologique de l'homœopathie est absolument opposée à celle de la tradition et des écoles officielles

VIII. Cette différence essentielle qui sépare, dans la manière d'étudier l'homme malade, l'homœopathie et la médecine des écoles, a pour conséquence immédiate d'établir une différence plus importante encore dans la valeur attribuée au nom de la maladie.

La médecine traditionnelle, ai-je dit déjà, ayant compris que, pour se constituer comme science, il lui fallait un OBJET ESSENTIEL, FIXE ET INCOMMUTABLE, et n'ayant d'ailleurs jamais conservé intacte la notion de la mystérieuse mais *incommutable* ESSENCE de la nature de l'homme, s'est donné un OBJET de sa propre invention: la *fixité* des maladies. Cette grave erreur de l'antiquité grecque est arrivée jusqu'à nous sous la protection des *noms* que les maladies ont reçus de la tradition.

Au premier examen de ce fait, il y a lieu de s'étonner de la tyrannique puissance qu'ont exercée les noms pathologiques, tant la science médicale en a changé souvent, ou en a modifié la signification. Cela aurait dû suffire pour les frapper de discrédit : cependant ils n'en ont pas moins conservé une influence souveraine.

Le médecin, se conformant à l'enseignement officiel, n'agit à proprement parler, ainsi que je l'ai dit plus haut, que lorsqu'il a donné un nom à la maladie qu'il est appelé à traiter ; le malade et même son entourage ne sont contents que lorsque la maladie est dénommée. Les uns et les autres sont dans l'erreur ; mais ils rendent témoignage à une grande vérité, à la conviction universelle qui n'accepte la médecine comme science qu'à la condition qu'elle ait un OBJET *fixe* et *invariable*. L'esprit public médical s'étant égaré aussi à ce sujet, faut-il être surpris de la confiance que ceux qui ne sont point médecins accordent à l'appellation des maladies ? Cette appellation est pour eux le signe certain de la découverte faite de l'ennemi à combattre.

La conséquence la plus naturelle de l'adoption des noms pathologiques, dans la pensée de ceux qui s'en servent, c'est de faire conclure implicitement à la connaissance de la maladie dénommée et assimilée ainsi à un être véritable, *fixe* et *immuable*. Or, s'il n'y avait point là une double erreur, la classification des maladies serait achevée depuis longtemps, ou au moins les cadres de cette classification seraient arrêtés d'une manière irrévocable ; et certes, l'enseignement officiel de la médecine est loin de pouvoir produire un pareil résultat.

La dénomination et la classification des maladies supposent donc la *fixité* et la *connaissance* de leur nature. Je dois le reconnaître, la tradition a été logique en dénommant et en classant les maladies de l'homme. Elle a commencé par scinder l'objet de la science en ne s'occupant à peu près que du corps de l'homme, soit en physiologie, soit en pathologie ; elle a ainsi ouvert une voie dans laquelle elle a dû marcher. Dès lors, elle n'a cessé de se livrer à ses caprices pour arriver à la vérité prétendue qu'elle recherchait ; elle a dû étouffer la voix de la saine observation qui lui prouvait sans cesse que, dans l'homme, il y avait autre chose que *sang*, *bile* et *pituite* ; elle a dû s'interdire d'étudier l'*homme malade* pour se contenter de l'étude du *corps* de l'homme malade.

Les continuels et vains efforts de la science pour se constituer sur une base aussi fausse, malgré des travaux très-éminents de l'esprit humain, s'expliquent par l'erreur logique de son point de départ, et, d'un autre côté, par le désir de simplifier la médecine, si nécessaire à l'humanité, et qui devrait et pourrait lui être si utile. Le nom et la classification des maladies, mais à la condition d'être fondés sur la vérité, seraient en effet des moyens commodes et faciles d'apprendre et de pratiquer la médecine. Il n'en est malheureusement pas ainsi ; la nature bissubstantielle de l'homme ne permet que des noms et une classification qui puissent tout au plus servir de moyens approximatifs pour remplacer de très-longues formules pathologiques, mais non pour déterminer la nature de la maladie et en préjuger le traitement. Ainsi, l'homœopathie, à cause des nécessités du langage, veut bien laisser un nom aux maladies ; mais pour elle, le nom pathologique n'a aucune valeur scientifique : c'est une appellation désignant à notre esprit tel ou tel phénomène saillant parmi plusieurs autres phénomènes anormaux survenus dans la santé de l'homme, et ce nom ne préjuge absolument rien au sujet de la nature de la maladie et des indications à remplir. La médecine traditionnelle, au contraire, abstrait la maladie et elle en fait une sorte d'*être* ; le nom qu'elle lui donne a donc une très-grande importance. L'homœopathie ne sépare jamais ce qui est inséparable, la maladie du malade ; pour elle, la maladie n'est pas distincte du *tout vivant* ; elle ne reconnaît donc point de maladies, et il n'y a pour elle que des malades. Les dénominations pathologiques de la tradition constituent un moyen de généralisation, et les généralisations sont repoussées par l'homœopathie, car l'homœopathie *individualise* toujours.

IX. L'individualisation est véritablement le caractère essentiel de la pathologie hahnemannienne, qui ne reconnaît pas, je le répète, la *maladie* comme un être *fixe*. Hahnemann est si précis sur ce point que, parlant des maladies chroniques au sujet desquelles il paraît avoir oublié son propre principe, en admettant ses *miasmes chroniques*, il écrit les lignes suivantes : « Il n'est pas « plus possible dans ces maladies (chroniques) que dans « les autres, d'obtenir une véritable guérison sans indi- « vidualiser chaque cas particulier d'une manière rigou- « reuse et absolue. » (1)

Ce précepte d'*individualiser* chaque cas pathologique revient sans cesse sous la plume d'Hahnemann ; le nom et la classification des maladies sont donc dans sa doctrine, au point de vue des indications, sinon chose vaine ou nuisible, au moins une partie purement accessoire à la connaissance qu'il faut acquérir de chaque cas particulier. Quelle est donc la voie plus sûre que trace Hahnemann pour arriver à ce but ? La voici, et elle est sans écueils, si on la suit rigoureusement.

« L'ensemble des symptômes, dit-il, cette image ré- « fléchie au dehors de l'essence intérieure de la maladie, « c'est-à-dire de l'affection de la force vitale, doit être

(1) *Org.* parag. 82.

« la principale ou la seule par laquelle le mal donne « connaître le médicament dont il a besoin, la seule qu « détermine le choix du remède le plus approprié. E « un mot, la totalité des symptômes est la principale o « la seule chose dont le médecin doive s'occuper, dan « un cas morbide individuel quelconque, la seule qu'i « ait à combattre par le pouvoir de son art. » (1)

Mais la totalité des symptômes constitue-t-elle tout la maladie ? Cela n'est pas douteux; car, dès qu'il n'exist plus aucun symptôme morbide, que reste-t-il ? évidemment la santé. En effet : « Le désaccord invisible pou « nous de la force qui anime notre corps ne fait qu'UN « ajoute Hahnemann, avec l'ensemble des symptôme « que cette force provoque dans l'organisme, qui frap- « pent nos sens et qui représentent la maladie exis- « tante. » (2)

Afin de limiter rigoureusement le champ de l'obser- vation et de prémunir celle-ci contre les erreurs qu résultent des hypothèses, il a eu soin de rappeler la vé- rité suivante : « Il ne serait d'aucune utilité au médecin « de savoir comment la force vitale détermine l'orga- « nisme à produire les phénomènes morbides, c'est-à « dire, comment elle crée la maladie; aussi l'ignorera-t-i « éternellement. Le Maître de la vie n'a rendu accessibl « à ses sens que ce qu'il lui était nécessaire et suffisan « de connaître dans la maladie, pour en procurer l « guérison. » (3)

Il est en effet de toute évidence que les maladies n se produisent à notre observation que par l'ensemble d *leurs symptômes*, et qu'en dehors de l'appréciation d

(1) *Org*. parag. 7.
(2) *Org*. parag. 15.
(3) *Org*. parag. 12, note.

ceux-ci, il n'y a que des futilités pathologiques hypothétiques.

X. Cette vérité a été l'occasion d'un malentendu grave qui a été très-funeste à la propagation de l'homœopathie. Les mots *maladies* et *symptômes*, dès qu'on les accepte dans le même sens que la tradition médicale, donnent en effet à cette vérité la physionomie d'une erreur grossière, ou au moins d'un paradoxe évident; car la maladie est, selon l'opinion reçue, une sorte d'être invariablement *fixe* par sa nature, et distinct du tout vivant, plus ou moins matériel ; et si le symptôme est un trouble fonctionnel quelconque déterminé par la présence ou l'existence de l'*être maladie*, il n'est pas douteux que la proposition fondamentale de la pathologie hahnemannienne est une absurdité patente, puisque, malgré l'extinction des symptômes, la maladie n'en persiste pas moins: elle devient une puissance à action occulte; mais elle existe encore, puisque ses symptômes seuls ont été détruits, de telle sorte que l'homme peut être en même temps bien portant en apparence et malade en réalité. Et c'est en vertu de ce raisonnement singulier que des personnes, même sérieuses, ne craignent pas de dire, en présence de guérisons irrécusables, obtenues par l'homœopathie, que ce ne sont pas là de véritables guérisons, par la raison que les symptômes seuls ont été combattus et que la maladie ne peut tarder à signaler de nouveau sa présence; et l'on a répété à l'envi : L'homœopathie ne peut avoir de résultats sérieux, puisqu'elle ne s'occupe pas de la maladie et qu'elle ne va pas au delà des symptômes.

Il ressort de l'étude approfondie de la doctrine d'Hahnemann que, sous sa plume, les mots *maladies* et *symptômes* n'ont plus la signification restreinte qu'ils avaient avant lui : ils expriment plus de choses. En effet, la maladie, jusqu'à Hahnemann, a été considérée comme un trouble dans une fraction plus ou moins limitée de l'organisme ; quelques-unes, dites générales, l'envahissant tout entier, ont été appelées maladies *totius substantiæ*. Mais dans l'un et l'autre cas, soit aux yeux du matérialisme, soit aux yeux du vitalisme, la *maladie* n'intéresse que la substance matérielle, douée de sa vitalité propre, dans l'homme comme dans la brute et la plante même ; parmi les actions insolites qui la constituent, quelque phénomène ou quelque caractère plus saillant et plus constant représente la maladie, et tout le reste n'en est que des symptômes.

Il n'en est pas ainsi d'après Hahnemann : « De quel« que perspicacité, dit-il, que puisse être doué l'ob« servateur exempt de préjugés, celui qui connaît la « futilité des spéculations métaphysiques auxquelles « l'expérience ne prête point d'appui, n'aperçoit dans « chaque maladie individuelle que des modifications, « accessibles au sens, de l'état du *corps* et de l'*âme*, « des signes de maladie, des accidents, des symptômes. « L'ensemble de ces signes appréciables représente la « maladie dans toute son étendue, c'est-à-dire, qu'il en « constitue la forme véritable, la seule que l'on puisse « concevoir » (1) ; et plus loin il ajoute : « Il n'y a que « la force vitale désaccordée qui produise les maladies. « Les phénomènes morbides accessibles à nos sens ex« priment donc en même temps tout le changement in« terne, c'est-à-dire, la totalité du désaccord de la puis« sance intérieure. » (2)

(1) *Org.* parag. 6.
(2) *Org.* parag. 12.

Le mot *maladie* désigne donc un état accidentel ou pathologique du *corps* et de l'*âme* et reçoit un sens plus étendu qu'il n'avait jamais eu; et le mot *symptôme*, une partie plus ou moins considérable de la forme extérieure de la maladie; dans certains cas, ce mot désigne même la maladie tout entière, telle qu'elle est comprise dans le langage médical traditionnel. Ainsi l'inflammation du poumon, qui n'est qu'un *symptôme* en homœopathie, est une *maladie* pour l'école officielle; la fièvre, avec tel ou tel autre attribut, est pour elle une *maladie*, et ce n'est qu'un *symptôme* dans la doctrine hahnemannienne.

Il est donc facile de s'expliquer, par ce que je viens de dire, combien les jugements portés contre l'homœopathie sont basés sur de fausses notions. L'extension qu'a reçue le sens du mot *maladie* est absolument sans antécédent dans la science médicale, et le mot *symptôme* atteint souvent, dans l'œuvre d'Hahnemann, la portée du mot *maladie* tel qu'il a été accepté par la tradition. Est-ce celle-ci ou l'homœopathie qui a raison? la réponse ne peut être douteuse. La synthèse pathologique traditionnelle n'a jamais été complète, ses appellations n'ont pu comprendre des phénomènes que l'observation a laissés de côté et dont elle a négligé de constater l'existence.

Je dois reconnaître toutefois que le malentendu dont je viens de parler a été autorisé par Hahnemann lui-même, qui emploie quelquefois les mots *maladie* et *symptôme* dans le sens traditionnel. Il a même explicitement consacré cette acception traditionnelle des mots *maladie* et *symptôme*, en admettant des *miasmes chroniques fixes*; et si ce n'était là une erreur, son précepte fondamental d'*individualiser* chaque état morbide s'évanouirait et serait sans valeur, puisque l'existence d'un seul miasme chronique, (et Hahnemann en admet trois), serait la preuve irrécusable de l'*incommutabilité* pathologique. Sa fameuse théorie de la *psore*, quoique établie sur des milliers de faits rigoureusement observés, est véritablement une regrettable méprise, présentée ainsi qu'elle l'a été. Heureusement notre maître a eu le soin de déclarer qu'il *attachait peu de prix aux théories*, et il a lui-même ruiné sa théorie de prédilection par les lignes que j'ai citées plus haut au sujet de l'individualisation pathologique, même dans les maladies chroniques. Je reviendrai, au reste, sur ce sujet important.

XI. « Pour comprendre un auteur, » disent MM. Trousseau et Pidoux, « il ne faut jamais oublier l'objet qu'il traite et le point de vue d'où il l'envisage. » (1)

Si cette sage et équitable maxime eût guidé ces auteurs dans l'appréciation qu'ils font de la doctrine d'Hahnemann, elle leur eût épargné de donner le déplorable spectacle de manquer à ce qu'ils devaient à eux-mêmes et à leurs lecteurs. En cherchant à éclairer ceux-ci, ils les ont égarés, sans conserver même l'apparence des égards qu'ils devaient à une œuvre telle que celle d'Hahnemann, dont cependant ils se sont constitués les plagiaires affamés.

Le livre que j'écris n'est point un livre de polémique; toutefois, je ne puis ne pas faire connaître les travestissements singuliers que la passion et l'ignorance ont fait subir à l'homœopathie, et qui éloignent de son étude les générations médicales.

Je rapporterai ici, à propos des réflexions que j'ai faites au sujet de certaines expressions d'Hahnemann,

(1) *Traité de thérap.* par Trousseau et Pidoux, (1847), Introd.

l'étrange exposition que font de sa doctrine MM. Trousseau et Pidoux, qui paraissent avoir pris à tâche de ne la juger que par les défectuosités de langage de son auteur, afin d'être probablement plus à l'aise pour s'en approprier tout ce qui serait à leur convenance.

« L'homœopathie, » disent nos critiques, « s'est tenue en dehors de tous les progrès de la médecine moderne. Il n'est pas nécessaire d'être médecin pour la pratiquer. » (1) Et ils poursuivent ainsi : « Rien n'est plus curieux que de voir ce système, produit au milieu de la réforme opérée dans la médecine par l'anatomie et la physiologie modernes, en être aussi indépendant et ne s'y pas plus associer que s'il eût été conçu en Chine. »

La contradiction est ordinairement la compagne de l'erreur; en effet, nos critiques ont encore écrit ce qui suit : « Le médecin éclairé ne peut pas se rendre toujours maître de la maladie naturelle, mais il doit au moins l'être toujours des forces thérapeutiques que la science lui confie et dont il dispose à son gré. Si cet art difficile parvient à faire quelques progrès parmi nous, nous aimons à constater que l'homœopathie n'y aura pas été tout à fait étrangère par les principes généraux qu'elle a agités sur les rapports de la maladie et du médicament, et par ses essais de *Matière médicale pure*. » (2)

Malgré ces aveux, « l'*Organon* est un tissu inextricable de contradictions, » (3) et « Hahnemann est assimilé aux empiriques, aux spécificistes, aux thaumaturges, aux charlatans. » (4)

(1) *Traité de thérap.* par Trousseau et Pidoux, (1847), Introd. p. LXV.

(2) Id. p. LXVIII.

(3) Id. p. suivante.

(4) Id. p. LXXI.

« La loi homœopathique, premier dogme du système d'Hahnemann, ne se soutient par aucun côté », disent encore MM. Trousseau et Pidoux, *les inventeurs de la médication substitutive !*

Mais c'est la loi *similia similibus* qui régit *les rapports de la maladie et du médicament ;* si elle ne *tient d'aucun côté*, comment pourrait-elle imprimer un progrès quelconque à l'art difficile de disposer convenablement des forces thérapeutiques ?

Une contradiction de plus ou de moins, ce n'est pas la peine de s'y arrêter ; nos critiques n'en sont pas avares. Quant à cette dernière, cependant, il serait important d'en apprécier la valeur, car MM. Trousseau et Pidoux reconnaissent que : « Avant Broussais, on frappait sur la maladie sans faire attention à l'organisme ; depuis lui, le vice contraire a prévalu. » (1) Pauvres malades ! avant Broussais, ils avaient au moins la chance de mourir guéris, et ils l'ont perdue depuis ce régénérateur de l'art de guérir. Il est donc bien désirable que la loi des semblables se *soutienne par quelque côté*, pour éclairer la médecine, afin qu'elle dispose sagement en faveur des patients des forces thérapeutiques.

Je n'ai certes pas le projet de suivre ces auteurs dans leur singulière argumentation contre l'homœopathie ; Hahnemann, je le répète, uniquement préoccupé de la réforme de l'art de guérir, n'a que médiocrement soigné son exposition doctrinale ; il s'est même permis quelques aperçus théoriques, auxquels il déclare au reste n'attacher aucune importance, et ses critiques n'ont presque voulu voir que ce côté faible de son œuvre. Je les plains de ce qu'ils se sont attribué un tel rôle, si peu digne de

(1) Id. p. XLII.

leur rang et du crédit dont ils jouissent. Ils se sont mépris : la gangue a été prise pour le métal précieux dont ils n'ont point voulu.

Leur fameuse introduction de l'édition de 1847 a fait tant de bruit, elle a éloigné de l'étude de l'homœopathie tant de jeunes médecins, que j'ai cru devoir m'y arrêter un instant; j'en signalerai de temps en temps les plus grossières erreurs, et j'aurai soin, surtout lorsque je traiterai de la thérapeutique et de la matière médicale, d'en recueillir les aveux, aveux inattendus sous la plume d'aussi ardents adversaires de l'œuvre d'Hahnemann.

L'esprit qui apprécie comme il convient la noble profession de médecin, profession qu'on a appelée aussi une sorte de sacerdoce, tombe dans une morne tristesse lorsqu'il a à signaler un déni de justice pareil à celui dont il vient d'être question. Eh quoi ! fallait-il qu'Hahnemann n'eût pas la moindre imperfection, même de langage, dans l'exposition de son œuvre, pour qu'il pût trouver grâce devant ses pareils, voués comme lui au soulagement et à la guérison des maladies de l'homme !

IV

Doctrine pathologique de la tradition médicale et des écoles officielles : son origine, et cause de ses erreurs

XII. Après avoir exposé comment l'homœopathie prend connaissance de l'homme malade, et déterminé le sens qu'elle attache au mot *maladie*, qu'elle la considère comme un accident dans la santé de l'homme, je dois, avant de pousser plus loin l'examen de la pathologie hahnemannienne, démontrer ce que

12

j'ai avancé au sujet de l'erreur séculaire de la mé decine traditionnelle. Cette erreur consiste à recon- naître dans les maladies des sortes d'*êtres essentiels incommutables* et *fixes*, tels que les végétaux et les ani maux, auxquels elle s'est toujours efforcée de les com parer, par une classification analogue et même semblabl à celles de la zoologie et de la botanique.

Ce sujet exige une longue démonstration qui aura s place dans le chapitre suivant. Je me contenterai de ra| peler à la fin de celui-ci quelle a été l'origine de la fauss doctrine que je combats, et ce qui l'a soutenue jusqu' ce jour.

Il a été dit contre l'homœopathie qu'elle reniait l tradition médicale : ces paroles n'ont pu être inspirée que par l'ignorance de l'homœopathie, et même par un notion très-superficielle de la tradition médicale.

Celle-ci offre, en effet, un double enseignement ; ell a deux courants tout à fait contraires, au sujet de bie des questions, mais principalement au sujet de celle qu domine toutes les autres, l'*essentialité* ou l'*immutabilit* des maladies.

Rien n'est d'un plus haut intérêt que de voir l'hom me qu'une doctrine fausse égare, et qui ne peu néanmoins détruire cet amour de la vérité que l Créateur a mis en lui ; c'est pour cela qu'on le voit lutte sans cesse et tour à tour contre l'erreur et contre la vé rité. Tel est le spectacle émouvant que présente la tra dition médicale, au sujet de la *mutabilité* ou de l'*immu tabilité* des maladies.

Hippocrate a commencé ce grand combat dont l'issu s'est fait attendre jusqu'à Hahnemann.

Une fausse philosophie a donné l'*être* à la maladie mais cette erreur fondamentale n'a pas détruit tout rectitude de l'intelligence humaine sur cette question. L'homme, aux prises avec le mal physique, a voulu et a pu l'étudier dans toutes ses manifestations infiniment diverses, et son observation n'a cessé de donner un démenti formel à la doctrine de l'*immutabilité* des maladies. Ainsi, le père de la médecine, toutes les fois qu'il reste dans le champ de l'observation que son génie a si richement fécondé, recueille et formule un enseignement qui repousse toute hypothèse et repose exclusivement sur l'expression phénoménale de l'accident maladie; mais il s'opère une transformation complète, quand le philosophe purement spéculatif remplace en lui l'observateur : aussitôt l'*être* maladie qu'il s'agit de créer gâte ses conceptions par les hypothèses les plus absurdes. Le rôle qu'Hippocrate fait jouer à la bile, jaune ou noire, au sang et au phlegme, dans la production des maladies, est là pour témoigner combien son esprit d'observation a été altéré par la recherche du but qu'il poursuit vainement. Ce triste labeur, Hippocrate l'a légué à ses descendants, et ceux-ci, malgré la grande lumière que le génie chrétien a répandue sur les questions *relatives* à la nature de l'homme, n'ont pas su éviter les écueils que la philosophie polythéiste avait semés sous les premiers pas de la médecine.

Conçoit-on que des esprits éminents aient pu vouloir donner pour objet à la science médicale, quoi ? une simple privation ! car la maladie n'est que cela. Qu'est-ce en effet que la maladie ? un mal : le mot le dit assez. Or, le mal n'est que l'absence, la privation du bien; et la maladie, l'absence, la privation de la santé. D'où il suit que la maladie n'est pas un être. Elle est, selon tous les pathologistes qui ne se sont pas laissés égarer par le matérialisme, *une disposition contre nature*; elle n'a donc pas de nature propre ni de substance, puisqu'elle n'est qu'une altération de notre nature; la maladie n'est donc, en d'autres termes, qu'un désordre, et jamais un désordre, une privation, une négation, n'ont pu et ne pourront être l'objet d'une science. La logique des médecins formés par le paganisme, logique suivie par la tradition médicale, a pu prétendre édifier sur une pareille base, mais la logique chrétienne s'y refuse invinciblement.

Je ne sais comment MM. Trousseau et Pidoux comprennent cette question; ils disent : « La médecine de l'avenir, transformée par la découverte des sciences modernes, se replacera sur le fondement hippocratique et stahlien, modifié par le principe du monde moderne, qui est le principe chrétien. » (1) Et ils affirment que l'homœopathie se *fonde sur l'essentialité de la maladie* (2). L'ensemble de l'enseignement hahnemannien s'élève contre une semblable opinion, motivée à peine par quelques expressions de l'*Organon*. Ces auteurs, au reste, font connaître leur pensée sur cette grande question de la *fixité* des maladies, et ils formulent cette double et étrange négation : « Quoi qu'on fasse, disent-ils, les maladies ne sont ni des êtres ni des modifications purement accidentelles de l'organisme. » (3) Que sont-elles donc ? car il importe de le savoir, et elles ne peuvent être que des *accidents* ou des *êtres*.

XIII. Le respect que la tradition a conservé pour les travaux d'Hippocrate explique le phénomène regrettable que je viens de signaler, la permanence de l'*essentialisme*. Peut-être ce phénomène a-t-il d'autres causes encore;

(1) Ouvr. cité, Introd. p. LXX.
(2) Id. p. LXXX.
(3) Id. p. XXIV.

les voies de l'erreur sont plus douces, en apparence du moins, et toujours plus faciles que celles de la vérité. L'*immutabilité* des maladies promet tant de quiétude au médecin, que celui-ci a bien pu être séduit par l'oasis qui lui était promise, et, sans s'apercevoir qu'il était victime du mirage d'un rêve, il a poursuivi toujours, à travers les maux qui affligent l'humanité, le but qu'il a désiré atteindre.

Combien l'exercice de la médecine eût été agréable en effet, et efficace en même temps, s'il eût été possible d'arriver à dire : L'homme a pu être atteint d'une *fluxion de poitrine*, d'une *fièvre bilieuse*, d'un *catarrhe bronchique*, au même titre que l'on dit : Il a un *cheval* ou un *bœuf*, un *chien* ou un *chat*. Quelles que soient la taille et la couleur de ces animaux, l'homme sait, par exemple, que les uns sont herbivores et les autres carnivores, et il ne lui viendra jamais en pensée de donner un os à ronger à son *cheval*, ni une poignée d'avoine à manger à son *chat*. L'homme ne peut se méprendre au sujet des qualités diverses des animaux et des végétaux qui l'entourent, parce que ceux-ci sont dans le temps et dans l'espace toujours les mêmes ; les modifications que les climats leur impriment n'atteignent jamais leur nature. Les maladies étant, à ce point de vue, placées au même rang, auraient été faciles à traiter ; bientôt même tout le monde aurait su que telle ou telle maladie, toujours et partout semblable à elle-même, devait être traitée invariablement de telle ou telle manière.

Il est facile de comprendre que l'homme ait désiré de donner à la science médicale un objet aussi peu altérable que l'est celui de la science des végétaux et des animaux. Le zoologiste et le botaniste ne se trompent jamais à l'occasion de ceux qui ont été une fois bien étudiés par eux, et il est très-explicable que l'assurance avec laquelle ils affirment ait été enviée et ambitionnée par les médecins.

La même certitude en médecine eût épargné aux hommes voués à l'art de guérir bien des veilles, et à l'humanité, bien des douleurs (1). Hélas ! il n'en est pas ainsi : la doctrine de l'*immutabilité* des maladies, sur laquelle est cependant basé l'enseignement des écoles, donne aux jeunes médecins une assurance que le succès de leur pratique est souvent loin de légitimer. Cette assurance, que j'ai connue, survit aux mécomptes de la clinique, si la nature de l'intelligence du médecin le porte à se trouver satisfait d'avoir agi selon les préceptes de l'art. Le plus souvent le praticien expérimenté gémit des airs de conquérants que prennent les novices, et il se console de ses doutes et de l'incertitude de son art par les succès d'une sage expectation, réservant son intervention active à des cas excessivement exceptionnels. C'est assurément cette portion du corps médical qui a sauvé la médecine du discrédit le plus complet.

(1) La doctrine de *l'immutabilité* des maladies, si elle eût été vraie, aurait impunément permis aux praticiens de se contenter de l'enseignement reçu dans les écoles ; elle leur aurait permis de se livrer sans remords aux sollicitations de leur nature ; celui-ci aurait pu s'adonner à la peinture, celui-là à la musique, l'un à la chasse, l'autre à la vie de cercle et aux ardentes discussions politiques.

Les maladies étant *fixes* et *invariables*, pourquoi le médecin n'aurait-il pas rempli sa tâche, lorsqu'il aurait déclaré que tel malade est atteint de fluxion de poitrine, tel autre de rhumatisme etc. etc. ; lorsqu'il aurait fait à chacun d'eux une prescription en rapport correct et rigoureux de la nature de sa maladie ? Et alors, sans cesser d'être un praticien éminent, pourquoi n'emploiera-t-il pas le temps qui lui reste à la satisfaction de tous ses goûts ?

La jeunesse médicale est d'autant plus ardente à défendre la fausse doctrine de l'*essentialité* et de la *fixité* des maladies, qu'elle est plus étrangère à la connaissance de toute doctrine contraire et que celle qui lui a été enseignée lui paraît propre à satisfaire ses aspirations vers la vérité. Cet âge préfère le facile contrôle des sens aux fruits de la méditation et de la réflexion ; le matérialisme, en un mot, séduit son inexpérience, que le spiritualisme ne saurait captiver facilement par ses austères et laborieuses conséquences. *L'immutabilité* des maladies est un fruit du matérialisme ; faut-il être surpris du succès de cette doctrine qui trompe, par ses apparences de vérité, les personnes mêmes qui sont étrangères à l'art de guérir ? En effet, lorsqu'un malade a été déclaré atteint de telle ou telle maladie, s'il meurt, le médecin et la famille s'en consolent, parce que *tout ce qu'on pouvait faire* contre cette maladie a été fait : personne ne présume qu'elle était *spéciale* et *particulière*. Il fallait donc lui opposer des remèdes différents de ceux qui ont été favorables dans des cas semblables en apparence seulement à celui-ci, et qui ne l'étaient pas.

XIV. Malgré le respect que commandent les travaux d'Hippocrate, malgré les séduisantes promesses de la doctrine de l'*immutabilité* des maladies, il est difficile de comprendre que le souffle de la philosophie chrétienne n'ait pas dissipé une aussi manifeste erreur que celle qui en est le principe. Que devient le *composé vivant*, appelé *homme*, avec l'*immutabilité* des maladies ? Comment concevoir celles-ci comme des sortes d'êtres immuables ? Mais je ne veux pas empiéter sur ce que j'ai à dire plus au long sur ces graves questions.

Je ne saurais trop le redire, une fausse notion de l'homme physiologique, telle que le philosophisme antique nous l'a léguée, ne pouvait conduire à une doctri pathologique vraie : telle est certainement l'origine (l'erreur pathologique contemporaine.

La nécessité de donner à la science un objet *immu ble* est la première cause de la doctrine erronée (l'*immutabilité* des maladies. La certitude que celle-ci toujours promise à l'art de guérir, mais qu'elle n'a j: mais donnée, est la seconde cause du crédit dont el jouit.

Ces deux raisons ont été d'autant plus puissantes qu l'homme, même victime de l'erreur, a toujours soif d la vérité, et dans la question dont il s'agit, il est très vrai de dire que la médecine n'a été si tenace et si cons tante à poursuivre la réalisation de son utopie de l'*in mutabilité* des maladies, que parce qu'elle a cru trouve en elle la vérité fondamentale de la science.

Cette indulgente appréciation doit-elle s'étendre a matérialisme avoué de certains médecins, surtout parm les modernes, qui, armés de leurs microscopes, préten dent trouver le secret de la vie dans la conformation de telle ou telle cellule physiologique, et le secret de la maladie, dans la configuration des cellules pathologiques, de même qu'à l'amphithéâtre, l'étudiant veut trouver l'âme sous le tranchant de son scalpel ? Je ne sais que répondre à cette question, mais je déclare que je ne comprends pas que des esprits, très-éminents d'ailleurs, puissent s'égarer à ce point dans le culte de la matière. L'esprit au service de la matière et voué à la déification de celle-ci, est un phénomène vraiment inexplicable, en présence surtout des défaillances évidentes de leur prétendue démonstration de principes.

Si on pardonne au jeune anatomiste, à cause de son

âge, sa surprise de ne pas trouver, avec *son instrument matériel* et *dans* le cadavre, l'*âme spirituelle* qui en est *absente*, peut-on ne pas gémir au moins sur l'aveugle persévérance de certains d'entre eux qui continuent à marcher dans la voie où leur inexpérience et leur légèreté les a conduits ? Ils répètent sans cesse le même sophisme, et ils rendent stériles les enseignements de leurs propres observations et de leurs mécomptes scientifiques.

L'homœopathie, qui substitue, comme OBJET de la science médicale, à la dérisoire *immutabilité* de la maladie, l'*immuable* nature de l'homme, et l'*immuable* nature des médicaments, guérira-t-elle la médecine de la hideuse plaie du matérialisme ? Je l'espère pour le bien de l'humanité et pour l'honneur de la raison humaine.

Je termine ce chapitre en disant que l'homœopathie, dans sa manière d'étudier l'homme malade, est loin de renier la tradition médicale. Celle-ci, ai-je dit, présente deux voies bien contraires : celle de l'erreur ouverte par une philosophie erronée, qui, par l'*immutabilité* des maladies, prétend conduire à la certitude la plus complète possible et la plus commode. La deuxième voie, ouverte par l'observation séculaire, qui ne scinde pas le *composé vivant*, et dont l'enseignement, conforme à celui de la philosophie chrétienne, conduit à la doctrine de la *mutabilité* des maladies, est celle que suit l'homœopathie ; de sorte que si elle repousse d'un côté toutes les erreurs que les siècles nous ont transmises, elle accepte de l'autre toutes les vérités qu'ils nous ont léguées, et elle les fait fructifier.

CHAPITRE IV

DE LA MUTABILITÉ DES MALADIES

I

Les maladies n'ont aucun des caractères des êtres essentiels, c'est-à-dire, fixes et incommutables

I. Quel est l'objet de l'étude et des méditations du médecin, lorsque, entré dans l'amphithéâtre, il se trouve en présence du corps de l'homme privé de la vie ? C'est une matière qui a été organisée, c'est-à-dire, qui a été disposée en divers organes propres à différentes fonctions, afin de former un organe unique, l'instrument de la vie humaine. Ainsi considéré, le corps de l'homme n'est qu'un cadavre : les nombreux éléments qui le composent, obéissant déjà aux lois générales de la matière, tendent à se diviser et à se séparer les uns des autres, et l'anatomiste est tenu de se hâter, s'il veut connaître avec exactitude quelles ont été les conditions matérielles indispensables à la manifestation de la vie.

Sorti du pavillon de dissection et connaissant parfaitement l'instrument de la vie humaine, le médecin n'a-t-il rien autre à apprendre, avant d'entrer dans la salle de clinique ? Les maladies qu'il y vient étudier ne sont-elles constituées que par des phénomènes d'un ordre exclusivement matériel ? Il en est qui ont osé le prétendre ; mais sur ce lit de clinique, le médecin reconnaît l'instrument complexe et unique en même temps qu'il a admiré ailleurs, mais cet instrument est ici en action sous la puissance de la vie. Ceux que l'erreur égare au point de n'accorder leur attention qu'à la matérialité des phénomènes de la santé et de la maladie, professent implicitement la négation du principe de la vie, et confondent par ce fait le malade et le cadavre. Signaler une pareille énormité, c'est la juger.

Sans renouveler ici la discussion sur la question de savoir si la vie est due à une substance spirituelle distincte de la matière, ou si elle est l'effet nécessaire des propriétés de cette matière qui se serait organisée elle-même, j'affirme que l'homme n'existe que lorsque son corps est animé. Cet être merveilleux, ne subissant qu'à un certain degré quelques-unes des lois générales de la matière, mais affranchi des autres, ne peut être assimilé au cadavre ; car les phénomènes par lesquels il manifeste son existence offrent à l'étude du médecin d'autres conditions que celles de leur matérialité. L'union du principe de la vie à son instrument est donc bien intime, puisqu'il est des savants qui nient l'éxistence de ce principe de vie, pour en faire un attribut de la matière qui compose l'instrument : l'homme vivant est donc UN, qu'on admette ou non sa composition bissubstantielle.

D'autre part, je constate et j'affirme que, parmi les causes des maladies, il est universellement reconnu que le plus petit nombre atteignent l'instrument et en modifient l'intégrité normale, avant de troubler le principe de la vie : ce sont les maladies dites chirurgicales. Il est reconnu encore que les causes les plus nombréuses des maladies, bien que transmises par l'intermédiaire du corps à sa force animatrice qui perçoit seule l'impression de leur action nosogénique, laissent d'abord le corps de l'homme dans l'immunité la plus absolue : elles exercent exclusivement leur puissance perturbatrice sur la vie elle-même, et les troubles qui en sont la conséquence se manifestent par des phénomènes n'offrant pas la plus minime condition de matérialité. En d'autres termes, l'homme, vivant au milieu de nombreuses causes capables d'altérer sa santé, ne peut recevoir leur action que par son corps, qui est l'intermédiaire obligé entre sa personne et le monde extérieur. Quelques-unes de ces causes exercent d'abord leur puissance nosogénique par une action d'ordre physico-chimique sur le corps, et consécutivement, la vie est troublée par elles ; mais il en est un très-grand nombre, les causes morales surtout, à l'action primitive desquelles le corps est d'abord complétement étranger. Telles sont la jalousie, un amour malheureux, la frayeur, un chagrin quelconque, etc. etc. Que devient, en présence de l'action indéniable de ces causes nosogéniques, l'absurde doctrine de la matière s'organisant elle-même et formant l'homme vivant (1) ?

(1) Le lecteur n'a pas oublié, je pense, qu'en admettant les *forces vitales*, distinctes des forces *physico-chimiques*, MM. Littré et Robin ont sapé par sa base l'édifice élevé par leur grand maître, A. Comte, qui, sans aucune preuve, avait établi en principe que *la vie n'avait d'autres lois que celles de la physique et de la chimie*. Je me permets de rappeler aussi quels ont été l'embarras, le désir et l'impuissance évidente de MM. Littré et Robin de découvrir l'origine de la vie dans la matière elle-même. Leur haute habileté et leur ardent prosélytisme ont vainement cherché à égarer l'esprit de leurs néophytes dans le labyrinthe où les égarent les mots, VIE, SUBSTANCE ORGANISÉE, FORCES VITALES, PRINCIPES IMMÉDIATS, ÉLÉMENTS ANATOMIQUES, etc. auxquels ils les renvoient tour à tour ou successivement.

Eh bien ! qui que vous soyez, malades et médecins, incrédules et athées, ou hommes de foi parfaite, si vous admettez en pathogénie que les désordres secondaires, ceux de la circulation du sang, de la bile et des humeurs, ou ceux de la composition de

La multitude de phénomènes auxquels elles donnent lieu d'abord, s'accomplissent en dehors de la matière, et le corps de l'homme n'est affecté que par leurs effets les plus éloignés. L'homme vivant est donc véritablement un composé bissubstantiel.

L'unité bissubstantielle de l'homme et les modes divers par lesquels sa santé s'altère, ne permettent aucunement de considérer les maladies comme des sortes d'êtres *immuables* et *fixes* , mais seulement comme des accidents, des déviations de l'état de santé. Nulle modification à l'état normal du corps n'est possible en effet qu'à une condition expresse (le traumatisme transitoirement excepté) : il faut que le principe de la vie soit préalablement dans un état anormal; c'est lui qui entretient l'intégrité physiologique; c'est encore lui, morbidement modifié, qui commence et entretient l'état pathologique.

La vie de l'homme, ai-je dit déjà, offre des points de contact, d'analogie et même de similitude avec la vie de la plante et celle de la brute; mais elle en est bien distincte, parce qu'étant végétative et sensitive, elle est en même temps intellective et morale. Ces derniers attributs, qui sont éminents dans l'homme, lui sont aussi essentiels que les premiers, soit qu'il jouisse de sa santé, soit qu'il en soit privé. Les maladies peuvent les altérer

ces divers liquides, sont les phénomènes primitifs des maladies de l'homme; si c'est à ces troubles matériels que commence votre observation pathologique, vous êtes les fidèles disciples d'A. Comte. Ce prétendu réformateur *renonce à la recherche de l'absolu*, dont il nie implicitement l'existence, en affirmant que l'étude et la connaissance de la phénoménalité matérielle nous suffisent parfaitement. Vous aussi, vous niez l'existence de l'âme humaine, puisque votre observation pathologique est rigoureusement limitée par les lois de la physique et de la chimie.

tous; la pathologie doit donc embrasser tous les désordres qu'ils présentent.

Les maladies mentales, dont la tradition et l'enseignement officiel font une classe à part, témoignent de la suprématie incontestable de l'homme sur la brute ; leur étude par les médecins de tous les temps paraît donc donner un démenti formel au reproche que je leur ai adressé à diverses reprises, d'avoir négligé plus ou moins complétement l'appréciation pathologique des facultés supérieures de l'homme. Il n'en est rien cependant; la division des maladies en maladies corporelles et maladies mentales, est purement arbitraire et hypothétique ; lorsque l'homme est malade, tout le composé vivant participe à la maladie, avec prédominance de phénomènes corporels ou de phénomènes psychiques. « Dans la folie, » dit Esquirol, « les propriétés vitales sont altérées, la sensibilité physique et morale, la faculté de sentir, de comparer, d'associer les idées ; la volonté et la mémoire, les affections morales, les fonctions de la vie organique sont plus ou moins lésées. » (1)

Tous ces troubles, auxquels il faut ajouter quelquefois l'altération des tissus, s'observent à divers degrés dans toutes les maladies, et, dans celles qui ont été appelées corporelles, l'observation traditionnelle n'a jamais accordé aux troubles psychiques l'importance qu'ils ont véritablement.

Or, la tradition n'est point parvenue encore à arrêter ses cadres nosologiques les plus généraux, quoiqu'elle ait borné son observation à la vie végétative et sensitive de l'homme, dans les maladies dites corporelles : qu'adviendra-t-il donc de la *fixité* des maladies, lorsque

(1) Esquirol, *De la folie*, t. I, p. 18.

l'observation médicale embrassera la vie réelle de l'homme, et s'étendra aux attributs qui l'élèvent tant au-dessus de la plante et de la brute ? Évidemment, puisque les maladies de l'homme, observées seulement comme elles le sont chez la brute, n'ont pu encore se prêter à une classification arrêtée, elles ne sont pas *immuables* et *fixes*.

Cette conclusion me paraît inattaquable : mais, à cause de l'importance du sujet dont il s'agit, je crois devoir ne point borner là la démonstration de l'erreur traditionnelle que je combats.

II. Tous les êtres vivants dont l'existence est déterminée par des lois invariables, *naissent, croissent par intus-susception, se reproduisent et meurent*. Ces quatre caractères essentiels distinguent ce qu'on a appelé la *nature vivante*, c'est-à-dire, tout ce qui a vie, de la *nature non vivante*, c'est-à-dire, de la matière brute. Assurément, la maladie ne peut être comparée à aucun corps de la nature non vivante ; le matérialisme lui-même s'est épargné une aussi grossière absurdité. La maladie peut-elle être comparée et assimilée à quelque être de la nature vivante ? incontestablement non. La maladie ne *naît* pas, elle *arrive*, elle commence ; elle ne s'*accroît* pas par intus-susception. Accident, elle reçoit des circonstances qui lui sont étrangères un développement plus ou moins irrégulier ; ce qu'elle offre de régulier dans son accomplissement, vient de l'être vivant chez qui elle survient ; elle ne se reproduit pas, elle s'étend quelquefois à d'autres sujets que ceux où elle est, par des causes tout à fait extrinsèques. Enfin elle ne *meurt* pas, elle *cesse*.

Ces distinctions, que le langage reçu n'autorise point, sont cependant radicalement vraies. En effet, pour *naî-*

tre, il faut procéder, par voie de germination ou de fécondation, d'un individu qui ne peut ainsi produire que son semblable : le grain de froment ne peut faire naître que du froment, et un lion ne peut engendrer qu'un lion. M'objecterait-on les hybrides ? Mais chacun sait que ces êtres n'ont aucune puissance reproductive, ou, s'ils la possèdent, elle s'éteint bientôt. Il est facile dès lors de démontrer que la maladie ne naît pas, car, en invoquant même la contagion et l'inoculation des maladies, il est impossible de démontrer que par ces voies les maladies *naissent*, dans l'acception rigoureuse du mot ; elles sont propagées seulement. Le grain de froment, quel que soit le terrain qui le reçoit, et sous quelque latitude qu'il soit semé, s'il germe, produira un individu semblable par ses caractères essentiels à l'individu qui l'a produit. En est-il ainsi des maladies, même contagieuses ? nullement. Parmi les maladies dites spécifiques, c'est-à-dire, celles qui paraissent avoir le plus de fixité, la syphilis, à ce point de vue, tient sans doute le premier rang. Voici ce que je lis à son sujet dans Zimmermann : « La vérole n'est plus de notre temps ce qu'elle était du temps de Bérenger de Carpi ; ce n'est plus dans tous les climats une maladie de même caractère et accompagnée des mêmes symptômes et des mêmes signes dans tous les pays où elle se manifeste ; elle n'admet pas non plus les mêmes moyens curatifs. » (1) Aujourd'hui, je le sais, cette judicieuse observation n'a plus cours dans la science, parce que l'étude exclusive des maladies dans leurs phénomènes matériels, ne permet plus d'établir la distinction que les rigoureux observa-

(1) *Traité de l'exp.* t. IV, p. 44, édit. 1822.

teurs de *tout l'homme* malade ont saisie et signalée dans tous les temps.

Parmi les autres maladies contagieuses, la gale tient aussi le premier rang : se produit-elle comme on le croit communément ? il n'en est rien. Pendant le temps de mes études et dans le cours de ma carrière, je n'ai jamais pris la moindre précaution contre elle ; j'ai saigné de nombreux galeux pendant mon internat, et je n'ai jamais eu un seul signe de contagion à constater.

En 1839, je voulus savoir, au sujet de la théorie de la psore d'Hahnemann, ce que me produirait l'inoculation de la gale, et ayant ouvert une belle pustule galeuse d'une femme qui en était richement pourvue, je m'inoculai le virus sur la face dorsale du poignet gauche, avec une lancette chargée du contenu de cette pustule.

Je portai vainement mon attention sur ce point pendant une quinzaine de jours ; je n'y éprouvais aucune sensation anormale ; la petite blessure ne laissait pas la moindre trace, et aucune modification pathologique n'y apparaissait. Pensant que cette expérience n'aurait qu'une valeur négative, je l'avais en quelque sorte oubliée, lorsque tout à coup, à quelques jours de là, une vive démangeaison me sollicite à me gratter sur la partie dorsale du poignet droit, ce que je fais d'abord sans y regarder et machinalement ; je suis porté à me gratter encore plusieurs fois dans l'espace de quelques heures ; enfin, mon attention est attirée par la fréquence et la vivacité de la démangeaison que j'éprouvais sur ce point unique de mon corps. Quel ne fut pas mon étonnement ! je constatai la présence d'une petite *dartre suintante*, large comme une lentille. Pensant qu'elle avait quelque rapport avec l'inoculation pratiquée sur le poignet gauche, je regardai avec soin cette partie et je la trouvai parfaitement saine. Ma petite dartre, très-pruriteuse, s'étendait à vue d'œil et elle eût été à peine recouverte par une pièce d'un franc, lorsque, cinq à six jours après, naquit, comme elle, et exactement sur le point où j'avais pratiqué l'inoculation, une petite dartre rigoureusement pareille. L'une et l'autre me causaient les mêmes sensations ; elles avaient le même aspect ; elles s'arrondissaient progressivement, et la première venue couvrait déjà le milieu du dos de la main, lorsque je commençai à en arrêter les progrès par la médication homœopathique. Je parlerai plus loin de ce traitement et de ses résultats; je rentre pour le moment dans mon sujet.

III. Voilà donc la maladie contagieuse par excellence, à ce point que son caractère de contagion est devenu proverbial, qui ne s'est pas reproduite dans des conditions exceptionnellement propres à en favoriser la *naissance*. Si elle a une semence, une graine, un germe, évidemment je l'ai introduit sous ma peau par l'inoculation que j'ai soigneusement pratiquée dans ce but; et cependant, il ne naît pas une seule pustule galeuse sur mon corps entier. Les micrographes m'objecteront sans nul doute que la lymphe dont j'avais chargé ma lancette ne contenait point *d'acarus*. Je ne discuterai pas cette supposition, mais j'affirme que la gouttelette que j'ai prise était visible à l'œil nu et que je l'ai soigneusement déposée sous mon épiderme. Qu'ils m'expliquent, s'ils le peuvent, comment il s'est fait que la manifestation pathologique n'a pas été une pustule de gale, et surtout qu'elle a eu lieu d'abord *sur le poignet qui n'avait pas reçu l'inoculation*. La présence ou l'absence du sarcopte ne répond rien à cette double question.

Je doute qu'il soit possible de citer une expérience plus probante contre la *naissance* et la *reproduction* des maladies. M'objectera-t-on l'exemple si répandu de la vaccine, des exanthèmes aigus, de la variole, de la rougeole, par exemple ? Si ces maladies étaient exclusivement constituées par l'éruption cutanée, l'objection pourrait paraître sérieuse; mais qui ne sait que cette éruption n'est pas la maladie ? Elle l'est si peu, qu'un précepte, dont l'expérience a démontré l'excellence, a été formulé en ces termes : La variole doit être traitée *ut si variolæ non essent*; et on peut en dire autant de toutes les maladies exanthématiques aiguës, d'après tous les grands maîtres dans l'art de guérir.

Opposerait-on, pour combattre ma thèse, la propagation de la maladie syphilitique ? Tout le monde sait qu'un sujet infecté, en rapport successif avec plusieurs sujets sains, en laissera éloigner un ou deux sans infection, et que les autres contracteront des manifestations pathologiques distinctes entre elles et distinctes de celle à laquelle elles doivent leur origine. Est-ce bien ainsi que *naissent* des êtres ? D'ailleurs, la syphilis ne se transforme-t-elle pas en toutes sortes de maladies, ainsi qu'en témoignent tous les observateurs ?

D'autre part, nous lisons dans Hunter : « Il n'est pas rare de voir des femmes qui communiquent la maladie à des hommes bien qu'elles n'aient éprouvé aucun des symptômes de l'inflammation et qu'elles ne présentent aucune trace de maladie vénérienne sous quelque forme que ce soit. » (1)

Il est donc bien évident que les maladies ne *naissent* point, elles *commencent*. Il n'est pas moins évident qu'elles ne *s'accroissent* pas par *intus-susception*, qu'elles ne se *reproduisent* pas, puisqu'elles n'ont point de

(1) *Traité de la maladie vénér.* édit. 1852, p. 21.

germe dans le sens zoologique ou botanique de ce mot et enfin, qu'elles ne *meurent* pas, puisqu'elles n'ont point de *naissance*. Toute assimilation des maladies à une classe d'êtres de la création est donc absolument impossible, et toute hypothèse d'analogie est même une absurdité. Les maladies ne sont donc pas *fixes* et *incommutables* et susceptibles d'être classées en *espèces* et en *genres*, soit à un point de vue simplement spéculatif, soit au point de vue des indications à remplir pour les combattre.

La tradition a donc été dans l'erreur lorsqu'elle a enseigné le contraire, et cette erreur est d'autant plus grave qu'elle est arrivée jusqu'à nous sous les apparences d'une précieuse vérité. « Quand on ne sait pas diviser les maladies en espèces et en genres, » a dit Galien, « il en résulte qu'on se trompe dans les indications thérapeutiques; c'est Hippocrate qui l'enseigne quand il nous invite à suivre la méthode rationnelle » (1); et plus loin: « Le vrai médecin s'attache à suivre la méthode rationnelle pour apprendre à distinguer en combien de genres et d'espèces se divisent les maladies, et à saisir pour chaque cas les indications thérapeutiques. » Plus rapproché de nous, Baglivi n'a-t-il pas répété à peu près les mêmes paroles? « Il faudrait que chaque maladie fût divisée en autant d'espèces qu'il y a de maladies primaires capables de les entretenir, ou de causes énergiques et constantes capables de leur donner naissance; il faudrait ensuite que chacune de ces espèces eût ses signes caractéristiques, son histoire première, sa médication propre et immuable; ce serait quelque chose comme la méthode des botanistes. » (2)

(1) *Galien*, trad. de Daremberg, p. 2.
(2) Baglivi, ouvr. cité, p. 378.

Il importe cependant de comparer la forme dogmatique de Galien à la forme optative de Baglivi. Celui-ci exprime un désir plus qu'il ne formule un précepte ; il ne saurait en être autrement, car Baglivi a trop attentivement *espionné* la nature pour qu'il n'ait pas des doutes au sujet de la doctrine de la *fixité* des maladies, quoiqu'il l'appelle par ses pressantes paroles.

Baglivi a été trop sévère observateur pour s'être laissé aveugler par l'erreur que je combats. Cela est si vrai qu'il me fournit de précieux arguments en faveur de la *mutabilité* des maladies ; je citerai seulement les paroles suivantes : « Quoique la génération des phénomènes naturels soit soumise à un ordre constant et immuable, il faut savoir cependant que cette constance peut être profondément modifiée par le courant d'éléments contraires, et que les résultats, par conséquent, peuvent varier suivant les circonstances. S'il y a quelque chose qui puisse établir cette vérité dans tout son jour, c'est la considération des crises. J'ai parcouru, il y a quelques années, la plupart des villes d'Italie et de Dalmatie, instituant partout des expériences sévères sur cette question, et voici ce que j'ai pu conclure : c'est que, malgré la constance des mouvements de la matière, ces mouvements peuvent varier suivant les méthodes de traitement, suivant la saison, les pays, le genre de vie, le tempérament des malades, leur âge, etc. » (1) Si ce phénomène matériel des crises, soumis à de sévères expériences, a été trouvé très-variable, qu'en arriverait-il, si les désordres sensitifs seulement de chaque maladie étaient soumis à de pareilles expériences ? Baglivi aurait-il continué à désirer que chaque espèce morbide ait ses *signes*

(1) Baglivi, ouvr. cité, p. 378.

caractéristiques, son histoire, sa médication propre immuable ?

IV. Voilà le but, expressément déterminé, auqu ont tendu tous les efforts : *immuabilité* de la maladie *immuabilité* de la médication propre à chaque maladi Je reconnais volontiers que s'il était dans la nature c l'homme et des accidents par lesquels sa santé peut êt altérée, de nous permettre d'atteindre à cette *immuab lité* tant ambitionnée, il faudrait nuit et jour en pour suivre la conquête : la médecine serait devenue un science aussi rigoureusement exacte que les mathémat ques, et les maladies ne seraient plus l'épouvantail d l'humanité.

L'antique erreur, sortie des temples grecs (1), ain que je l'ai dit, a nourri ces illusions, et c'est elle qui, travers les siècles, a égaré les efforts les plus généreu par le mirage trompeur de l'*immuabilité* pathologique Je ne saurais trop le répéter, elle a donné à la maladi certaines qualités de l'être qui en est le sujet, et pa cette méprise, elle a déplacé l'attention des observateurs elle a transporté l'objet de la science médicale, de l'hom me, aux accidents dont celui-ci peut être atteint ; enfin elle a ouvert la déplorable voie dans laquelle la médecin traditionnelle s'est livrée au plus ingrat des labeurs, ex primant de nos jours les mêmes *desiderata* que ceu de la médecine grecque.

Ce serait de ma part une injustice, si je ne reconnais sais pas dès à présent, quoique je doive revenir plus loin sur ce sujet, que la tradition a recueilli elle-même d l'observation un enseignement qui aurait dû l'éloigne

(2) Tout le monde sait que les prêtres païens, dans l'antiquité exerçaient seuls la médecine.

de la voie fatale dans laquelle elle s'est engagée. Si Hippocrate avait professé que la maladie n'est pas distincte du *tout vivant*, aurait-il formulé différemment le précepte important que contiennent ces lignes ? « Examiner dès le début les ressemblances et les dissemblances avec l'état de santé les plus considérables par leurs effets, les plus faciles à reconnaître, et celles que fournissent tous les moyens d'observation. » (1)

Dans son exposé analytique de la doctrine d'Hippocrate, Littré reconnaît la justesse du rapprochement que je viens de signaler : « L'École de Cos, » dit-il, « conçoit tout ce qu'elle sait des fonctions dans leur jeu régulier, comme un ensemble, et le compare en bloc à ce qu'elle observe sur l'homme malade ; et de cette comparaison résulte pour elle un tableau plutôt qu'une énumération des symptômes, une étude de l'homme tout entier plutôt qu'une étude d'un organe lésé. » (2) Le commentateur qui a si bien saisi ce caractère capital de l'enseignement hippocratique, tombe ensuite dans une grave méprise : il confond Hippocrate systématique, usant de l'hypothèse et recherchant la maladie qu'il place dans telle ou telle humeur, et Hippocrate, philosophe véritable, s'appuyant sur la réalité de l'observation. L'homœopathie n'est que l'épanouissement régulier de l'œuvre de ce dernier ; et toutes les autres écoles ne sont et n'ont été que la continuation de l'œuvre du premier. L'appréciation de la doctrine hippocratique par Littré pèche par cette confusion. Les organiciens de toutes les époques ne peuvent répudier Hippocrate, car sa localisation humorale n'est en principe que la locali-

(1) Littré, t. III, p. 273.
(2) Littré, t. I, p. 458.

sation organique de nos jours, attardée seulement par l'insuffisance des moyens d'investigation, et Littré a eu raison de dire : « Nous nous enfonçons chaque jour davantage dans les détails, dans l'observation locale, dans les recherches de plus en plus ténues et minutieuses. Hippocrate, par la nature de ses connaissances, a été tenu à la superficie du corps malade. La médecine moderne a pénétré dans l'intérieur, et cette pénétration, si je puis ainsi parler, dans l'intimité des organes et des tissus, a été le travail des siècles qui nous séparent d'Hippocrate. » (1)

Le précepte si souvent répété du père de la médecine, de s'attacher à la *réalité*, à *l'étude des faits*, ne s'applique certainement pas exclusivement aux phénomènes matériels des maladies, ainsi que l'ont cru les matérialistes. Tous les troubles de la sensibilité, par exemple, ne sont pas moins réels que l'engorgement de tel ou tel organe ; ce sont là seulement des *réalités* d'un ordre différent. L'enseignement hippocratique n'en éloigne aucune, et le matérialisme n'accepte que la réalité organique.

Les *réalités* pathologiques, résultant des troubles de la sensibilité, de l'état moral et intellectuel des malades, sont à la vérité peu propres à s'accommoder aux exigences de la doctrine de la *fixité* des maladies ; c'est là le motif qui les a fait exclure le plus souvent, et elles ne sont en général mentionnées que comme des phénomènes sympathiques de la lésion, terme final auquel mène naturellement l'insoutenable doctrine de l'*immuabilité* des maladies.

Avant de démontrer de nouveau, l'histoire de la mé-

(1) Littré, t. 1, p. 468.

decine à la main, que les maladies ne sont point *fixes* et *immuables*, soit par l'instabilité de la nosologie, soit par l'instabilité de la thérapeutique, soit enfin par les constitutions médicales admises dans tous les temps et par les plus grands médecins, je vais prouver par la logique que l'*immuabilité* pathologique est tout simplement une absurdité si évidente qu'il y a lieu de s'étonner d'avoir à la combattre encore aujourd'hui.

II

Philosophiquement, la doctrine de l'incommutabilité des maladies est insoutenable

V. Les êtres sortis du néant par la puissance créatrice de Dieu, possèdent seuls des caractères essentiels et fixes qui permettent de les classer ; des lois invariables réglant leur existence, ils peuvent seuls devenir l'objet d'une science qui s'occupe d'eux et des lois immuables qui les régissent. Les maladies n'ont aucun titre, ainsi que je l'ai prouvé, à être comprises dans l'innombrable série des êtres qui ont répondu à la voix toute-puissante du Créateur, et elles ne peuvent usurper un rang parmi ceux-ci qu'à la faveur de la négation absolue d'un Dieu unique et tout-puissant.

Des troubles excessivement variés se produisent cependant dans l'existence des êtres vivants, et ces troubles ou maladies ont reçu des noms dans toutes les langues. D'où viennent donc les maladies ? quel en est l'auteur ou la cause primitive ?

L'illogique et insoutenable dualisme des Manichéens pourrait seul soustraire l'homme à l'accusation formelle qui se dresse contre lui, dans la réponse à faire à cette double question. L'athéisme, quelle qu'en soit la for mule, est absolument impuisssant à expliquer le gran fait de l'existence des maladies, fait qui, je pense, n sera nié par personne. Ainsi, le positivisme prétend qu la matière s'est organisée elle-même par une puissanc qui lui est propre, et que, par d'innombrables et succes sives transformations, elle est arrivée à former l'homme soit. Cette force formatrice, fatale par son essence, es unique et souveraine, et elle n'a pu produire que la san té; la maladie, la mort elle-même, ne peuvent la reconnaître pour leur cause. L'hypothèse d'une autre force, opposée à la première, nous conduit au chaos. Ici, je le proclame sans détour, la révélation seule me présente un enseignement qui satisfasse ma raison : l'homme créé libre, me dit-elle, a violé la loi qui lui a été donnée; il s'est révolté contre son Créateur ; et la conséquence naturelle de cette révolte volontaire, de cette violation d'une loi expresse qui lui avait été faite, a été de troubler l'admirable harmonie primitive qui avait été établie dans l'homme et autour de l'homme.

Les rationalistes absolus, (et ils abondent dans le corps médical), ne manqueront pas, au mot de *révélation*, de m'adresser les belles épithètes à leur usage contre quiconque accepte la *foi* comme condition d'un heureux et fécond usage de sa *raison* dans les sciences et en toutes choses. Leurs railleries, la qualification d'ennemi du progrès, de rétrograde, et autres semblables, ne m'atteignent pas. Toutefois, je les accepterai, et je déclarerai les mériter, si l'un d'eux ou tous ensemble parviennent à *m'opposer sur la question dont il s'agit, et sur toutes les questions primordiales du reste*, une autorité, non supérieure, mais égale en titres de crédibilité au récit si admirable et si simple de Moïse. Qu'ils daignent seulement ne pas oublier, eux qui s'attribuent le monopole de l'exercice de la raison, que la raison de l'homme de foi est très-sévère contre les illusions de la raison.

Ainsi donc, puisqu'il répugne à ma raison d'admettre un Dieu qui ait fait le bien et un Dieu qui soit l'auteur du mal ; puisqu'il est par trop évidemment absurde d'admettre que la matière, par une même force qui lui est propre, ait produit, dans les êtres vivants, et la santé et la maladie, je n'ai plus qu'à m'incliner devant un seul Dieu créateur de l'homme *libre*, et je dois recourir aux lettres sacrées pour m'expliquer l'existence du mal.

Elles m'apprennent qu'après la chute du premier homme, Dieu ne prononça aucun arrêt contre lui ; il lui fit seulement connaître les conséquences nécessaires de sa révolte. QUIA, lui dit-il, *audisti vocem uxoris tuæ*, etc. Dieu, qui venait d'infliger une punition spéciale à la femme, avait donné à sa parole une tout autre signification : *Mulieri quoque dixit* : MULTIPLICABO *ærumnas tuas et conceptus tuos : in dolore paries filios*... (1)

Il n'est point nécessaire, je pense, de signaler la différence radicale qui existe entre le *quia* adressé à Adam et le *multiplicabo* adressé à Ève. Celle-ci, au reste, répondant à son tentateur, nous a appris à quel moment la mort a été connue de l'homme : *De fructu verò ligni, quod est in medio paradisi præcepit nobis Deus ne comederemus et ne tangeremus illud, ne forte moriamur.* La mort, c'est-à-dire un terme violent à la vie terrestre de l'homme, n'a donc point été infligée à celui-ci

(1) La parturition est une fonction douloureuse, mais il n'est jamais venu à l'esprit d'un pathologiste quelconque de la placer parmi les maladies.

après sa chute; elle n'a été que la conséquence nécessaire de sa désobéissance. L'homme innocent savait très-bien quel devait être son sort, s'il ne gardait pas la loi qui lui avait été imposée par son Créateur, pour lui enseigner son libre arbitre et sa sujétion.

« Je suis libre! mais, dit Bossuet, ma liberté n'est pas une indépendance; et c'est pourquoi il me fallait un précepte pour me faire sentir que j'avais un maître. » (1)

L'homme n'avait qu'à observer fidèlement ce précepte pour être immortel, car, dit le livre de la Sagesse : *Creavit Deus hominem inexterminabilem,* (2) et : *Deus mortem non fecit.* (3)

Ainsi donc, la mort, qui n'est qu'une négation, n'est point et ne peut être une création de Dieu : elle est simplement la conséquence et la peine d'un acte libre de l'homme, acte qui a si profondément modifié les conditions de son existence, que c'est maintenant une loi pour l'homme *déchu* de mourir.

VI. La maladie, qui est également la conséquence d'un acte libre de l'homme, est-elle, au même degré que la mort, une loi pour l'homme ? nullement. L'homme meurt nécessairement, et il peut mourir sans jamais avoir été malade. Il est donc dans la nature de l'homme déchu de pouvoir être malade, et non de l'être *nécessairement.* La maladie, en effet, n'est pas le préambule obligé de la mort ; celle-ci termine plus d'une fois des existences humaines que la maladie n'a jamais troublées. Bien des morts accidentelles sont dans ce cas, même chez des hommes avancés en âge. L'extinction sénile, sans mala-

(1) Tout ce que j'ai cité de Bossuet est pris de son *Élévation à Dieu* : 5e et 6e semaines.

(2) *Sagesse*, II, 23.

(3) Id. I, 13.

die, quoique rare, ne l'est pas cependant à ce point qu'elle puisse être considérée comme une exception miraculeuse.

La fréquence de la maladie, dans l'existence humaine, a trompé bien des esprits et les a conduits à professer que c'est *une loi de la nature de l'homme déchu d'être malade*. Or, il est permis d'opposer à cette proposition la suivante qui lui est absolument contraire : *Il est naturel à l'homme d'être en santé*. De ces deux propositions absolument inconciliables, l'une est évidemment fausse. S'il pouvait rester quelque doute au sujet du choix à faire entre elles, il suffirait de recourir au texte sacré, pour établir l'évidente vérité de la dernière : *Maledicta terra*, dit la Genèse, *in opere tuo ; in laboribus comedes ex eâ cunctis diebus vitæ tuæ ; in sudore vultûs tui vesceris pane*. Par ces paroles, la loi du travail est expressément imposée à l'homme, comme condition naturelle d'existence. Or, est-il admissible que cette loi d'un travail ingrat ait été portée contre l'homme auquel l'état de maladie eût été naturel ? Le travail et l'état de maladie ne sont-ils pas incompatibles ? Je puis donc très-légitimement conclure que l'état de santé est naturel à l'homme. Cette conclusion paraîtra banale, tant elle est démontrée vraie par l'observation la plus vulgaire. La maladie n'est donc qu'un accident *possible* à l'homme, mais non un phénomène *nécessaire* dans son existence.

Le raisonnement suffit donc à prouver que les maladies ne peuvent être *essentielles* et *fixes*, et à démontrer combien est évidente l'erreur séculaire de la science médicale qui a toujours cherché à se donner pour objet l'*immuabilité* des maladies. Pour rendre cette erreur plus palpable, je vais exposer, sans les amoindrir, les preuves que donnent en faveur de leur opinion les partisans des *essentialités morbides*.

III

De la valeur des preuves données par les défenseurs de la doctrine de l'immuabilité des maladies

VII. Parmi les médecins d'élite qui ont admis et professé l'*essentialité*, l'*immuabilité* et la *fixité* des maladies, a brillé, dans ces derniers temps, J. P. Teissier, de savante et regrettable mémoire, fondateur de l'*Art médical*. Il est étrange de voir un homme si éminent à tous égards, entouré de disciples si dignes de lui, tous partisans avoués de la thérapeutique homœopathique, fonder une école sur le drapeau de laquelle est inscrite la doctrine de la fixité des maladies, doctrine qui est purement et simplement la négation de toute l'œuvre d'Hahnemann. Le talent et la science étaient réunis chez le fondateur de cette école, et celle-ci a certainement hérité de son mérite ; mais le respect pour le passé, pour la tradition médicale, a fait embrasser au maître et aux disciples continuant son œuvre, la défense d'une doctrine qui est certainement l'erreur fondamentale de la médecine traditionnelle.

L'esprit éminemment logique de J. P. Teissier a trouvé, et sur ce point il n'a aucun contradicteur, que la médecine était arrivée jusqu'à nous sans s'être constituée comme science ; néanmoins, par une méprise inexplicable, il ne s'est pas aperçu que la cause principale de cet état précaire de la médecine est exclusivement dans ce fait, qu'on lui a toujours donné pour OBJET le mal physique, ou les maladies qui, de leur nature, ne peuvent être l'OBJET d'une science.

Pour faire apprécier à sa valeur réelle la doctrine de

l'*essentialité* des maladies, qui, je le répète, n'a jamais eu peut-être d'aussi puissants défenseurs que ceux que je viens de nommer, il suffira de citer quelques-unes de leurs propositions fondamentales : « C'est une loi de la nature de l'homme déchu, dit le Dr Teissier, que l'homme soit malade, et qu'il le soit suivant des modes déterminés. » Pourrait-on s'attendre, ayant médité ces lignes, à trouver sous la plume de leur auteur la définition suivante de la maladie : « La maladie est une disposition *contre nature* du composé vivant » ? De ces deux propositions contradictoires, l'une est évidemment fausse ; et puisque la maladie est une disposition *contre nature*, évidemment il n'est pas dans la nature de l'homme d'être malade. Cette conclusion, parfaitement incontestable, ruine la doctrine de l'*immuabilité* des maladies. Quelques comparaisons mettront ce résultat en plus grande évidence.

Les acrobates marchent *quelquefois* sur leurs mains, la tête en bas et les pieds en l'air, et cette progression s'accomplit suivant un *mode déterminé par le composé vivant*. C'est là certainement un genre de progression contre nature, et il faudrait singulièrement heurter la logique pour dire qu'il est dans la nature de l'homme de marcher de la sorte, puisqu'il est seulement dans sa nature de *pouvoir* marcher de la sorte : ainsi, il est raisonnable de conclure qu'il est dans la nature de l'homme déchu de *pouvoir* être malade. La maladie est donc un fait *contingent* et nullement *nécessaire*, et la maladie-*fonction* de l'École de Montpellier n'existe qu'en étant assimilée à la progression acrobatique dont je viens de parler, et qui est aussi une fonction, mais une fonction anormale, contingente et non naturelle.

Il est dans la nature d'un bloc de marbre de *pouvoir*

être une admirable statue; mais c'est là un mode d'existence purement éventuel pour lui, de même que l'homme peut être malade ou ne l'être jamais. Or, ce bloc d'une blancheur irréprochable, d'une hauteur et d'une largeur quelconques, d'une densité propre, déterminera nécessairement la densité, la couleur et les dimensions de la statue, si ce nouveau mode d'être lui est imposé par un statuaire, de même que la nature de l'homme bien portant circonscrira les modes pathologiques qui pourront accidentellement lui survenir. La statue et la maladie auront sans nul doute des qualités *essentielles* et *fixes*, non par elles-mêmes, mais seulement par les êtres dont elles sont devenues des accidents. C'est là la seule possibilité extrinsèque qu'ont les maladies de pouvoir être *essentielles* et *fixes*, qualité qui leur est parfaitement impossible en propre : elles existent suivant des *modes déterminés*, ainsi que la progression acrobatique et la statue, mais, je le répète, suivant des modes déterminés par leur sujet et non par elles-mêmes.

C'est dans ce sens qu'il faut entendre sans doute ces paroles de Zimmermann : « Il est sûr qu'il règne dans le caractère de la plupart des maladies, quelque chose de constant et d'uniforme »; car cet éminent observateur a dit aussi : « Toutes les maladies ne sont pas les mêmes en tout temps et la même maladie est quelquefois accompagnée de symptômes bien différents dans des climats différents, et même dans quelques circonstances. » (1)

VIII. Le sujet d'un accident quelconque ne peut imprimer à celui-ci des *modes déterminés* par ses lois propres d'existence, qu'à la condition expresse que ces lois

(1) *De l'Exp.* par Zimmermann. Montp. 1822, t. I, p. 44 et 45.

propres d'existence demeurent intactes : ainsi le marbre déterminera la densité et la pesanteur spécifique de la statue, s'il reste à l'état de marbre ; la progression acrobatique sur les mains sera *limitée* et *déterminée* par l'état de santé du sujet qui l'exécute. En sera-t-il ainsi de la maladie ? nullement ; car les lois normales de l'individu qui en est le sujet sont en grande partie bouleversées. Ce ne peut être donc que d'une manière excessivement variable que le sujet des maladies peut leur offrir des conditions d'*immuabilité* extrinsèque.

Cet élément précaire d'*essentialité* ou d'*immuabilité* des maladies, peut-il autoriser la proposition suivante du Dr Teissier ? « Si étroite que soit la parenté entre la rougeole et la *scarlatine*, entre la *dyssenterie* et le *choléra*, il y a les mêmes différences radicales qu'entre le *lion* et le *tigre*, entre le *mélèze* et le *sapin*. Le *cancer*, la *phthisie*, la *goutte*, le *rhumatisme*, sont les mêmes au pôle qu'à l'équateur », et aussitôt l'École de Teissier conclut que « les maladies existent à titre d'*espèces immuables* dans le temps et dans l'espace ; elles ont leur *essence* propre, elles sont essentielles. »

Ces deux propositions n'en font qu'une ; la dernière n'est que la conséquence de la première, dont je ne chercherai pas à montrer la fausseté ; l'École Teissier m'en épargne la peine : « Toutefois, dit-elle, il ne faut pas oublier que les maladies ne sont que des accidents de l'homme, accidents distincts, définis, mais non des êtres morbides. »

Comment concilier des propositions aussi contradictoires ? des *accidents* ayant une *essence* qui leur est *propre !* Ne serait-il pas puéril de faire observer combien ces mots *accident* et *essence propre* se repoussent mutuellement ? Des *essentialités accidentelles* ou des *accidents essentiels* et *définis* sont d'étranges nouveautés que la logique répudie d'une manière aussi absolue qu'il est impossible à l'expérience de les recueillir et de les classer comme objet d'une science quelconque. La *rougeole* et la *scarlatine, maladies accidents*, mais non des *êtres*, qui ont entre elles les mêmes différences radicales que celles qui existent entre le *tigre* et le *lion !* Il est vraiment superflu de signaler combien sont peu comparables entre eux, au point de vue dont il s'agit, le *lion*, le *sapin*, la *rougeole* et la *scarlatine*.

Au reste, le Dr Teissier savait, et son école ne l'ignore pas davantage, que, sous les noms, *rougeole* et *scarlatine*, l'observation séculaire et contemporaine a confondu des états morbides fort différents quant à la durée, la gravité et la médication leur convenant, et qui n'avaient de commun qu'un phénomène cutané. Or, ces essentialistes professent que « ce n'est ni le corps ni l'âme qui sont séparément affectés, ce n'est ni un organe ni une fonction qui sont altérés, mais c'est bien l'homme lui-même qui réunit dans un ensemble commun les symptômes, les lésions, l'évolution de tous les phénomènes constituant la maladie. » Cette notion de la maladie, incontestablement vraie, et qui est, aux termes près, la reproduction pure et simple de celle qu'en donne Hahnemann, s'est entièrement effacée de leur esprit, lorsqu'ils ont accepté comme une maladie *essentielle* et *immuable* un état pathologique qui ne doit sa dénomination qu'à un phénomène cutané.

Doctrine oblige, et celle qui est établie sur le principe de la bissubstantialité unipersonnelle de l'homme, ne permet pas de classer les maladies comme elles ont été classées sous l'influence des erreurs anthropologiques anciennes. Etablir une saine doctrine en citant des faits empruntés à une observation non éclairée par le principe de cette doctrine, c'est évidemment s'exposer à s'égarer, et c'est ce qu'a fait le Dr Teissier. Au lieu de nous présenter une *espèce morbide immuable*, décrite avec toute la rigueur que lui imposait la définition de la maladie que nous venons de rapporter, il a accepté des noms tels que *rougeole*, *scarlatine*, *phthisie*, *cancer*, qui tous désignent à l'esprit un état particulier de tels ou tels organes, mais n'ont aucune espèce de signification précise, quant au mode dont souffre le *phthisique*, le *cancéreux* ou le *rubéoleux*.

Si l'École Teissier avait scrupuleusement tenu compte de l'état de l'homme, malade bissubstantiellement, il est bien certain qu'elle n'aurait point avancé que ces noms désignent des maladies *fixes*, *immuables* et *essentielles*. Au reste, ne s'est-elle pas condamnée elle-même en affirmant que « les maladies se rangent dans la catégorie des essences que nous affirmons et qui n'ont de réalité que dans les malades en particulier » ?

La prétendue *immuabilité* des maladies *n'a de réalité que dans les malades en particulier*; les maladies n'en ont donc point réellement par elles-mêmes ; accidents, elles empruntent une sorte d'*essentialité* aux êtres qui en sont le sujet. C'est ce que reconnaît l'École Teissier, car elle ajoute : « Les états contre nature du corps humain, ou les maladies, se trouvent limitées, régularisées par les fonctions qui restent et les lois qui résultent de leurs nouvelles combinaisons : cette *différentielle* constitue leur essence. » *Quelles fonctions* peuvent *rester intactes* chez un malade, puisque, d'après la définition de la maladie, ainsi que la conçoit l'École Teissier, « ce n'est ni un organe ni une fonction qui sont altérés, mais l'homme lui-même qui réunit dans un ensemble commun les symptômes, les lésions, l'évolution de tous les phénomènes constituant la maladie » ? Il y a là une évidente contradiction.

Il est certain que les lois qui régissent les êtres, limitent et déterminent les accidents dont ces êtres peuvent être le sujet, en tant qu'ils ne sont appréciés qu'en leurs qualités physiques, et l'homme ne peut être accepté comme tel que par les matérialistes qui localisent la maladie dans telle ou telle partie du corps humain. L'être vivant est une admirable unité, complexe, il est vrai, mais indivisible dans son individualité, et il est absurde qu'une partie en reste intacte pour *limiter* et *déterminer* les désordres dont l'autre partie serait atteinte. Cette opinion, je le répète, ne peut être soutenue qu'au point de vue des matérialistes.

IX. Trois suppositions également irréalisables sont nécessaires pour que les maladies puissent être classées en *espèces* et en *genres*. Il faut d'abord admettre que tous les hommes soient dans un état identique de résistance contre l'action des causes d'une espèce morbide, au moment où ils reçoivent l'action de ces causes ; il faut admettre, en second lieu, l'identité de nature de ces causes ; et enfin, l'identité de leur puissance intrinsèque. L'expérience a suffisamment démontré qu'aucun nosologiste n'a pu établir sa classification sur une base aussi rigoureusement solide.

Le Dr Teissier a, du reste, un autre argument : « L'essence d'une maladie, dit-il, c'est son nom. » Que deviennent alors les cas de *variolæ sine variolis* et les cas de *choléra sec ?* Il ajoute : « L'Écriture Sainte elle-même nomme plusieurs espèces morbides. » En effet, on y trouve ces noms, la *lèpre*, la *peste*, la *fièvre* ; mais on y trouve aussi ceux-ci, la *mort*, le *néant*, auxquels personne, je pense, n'a attaché l'idée d'une existence *essentielle*. Les noms des maladies ne leur sont-ils pas comparables, et n'est-ce pas par une sorte de prosopopée que le langage les a en quelque sorte personnifiés les uns et les autres, bien qu'ils ne désignent à l'esprit qu'une négation absolue ?

Je ne conteste nullement l'importance que peut avoir l'appellation d'un être, d'une chose ou d'un accident, pour témoigner de la conception qu'ont eue les hommes de cet être, de cette chose ou de cet accident ; mais je la repousse, si elle est invoquée d'une manière absolue, comme une preuve de la conception vraie de cet être, de cette chose ou de cet accident. Ainsi, pendant des siècles, le langage des peuples a dit : Les *divinités célestes*, les *divinités infernales*, le *Dieu* de la *guerre*, le *Dieu* de la *musique*; et pour désigner l'air, le feu, la terre et l'eau, les *quatre éléments*. Les maladies ont été dénommées ainsi en vertu de la conception que l'esprit humain en avait. Il a fallu les lumières de la révélation pour détrôner les divinités du paganisme ; il a fallu les lumières de la chimie pour assigner aux quatre éléments leur rang parmi les corps, et il faut, pour rendre aux maladies leurs véritables caractères de contingence, les lumières de la logique et de l'observation.

Résumant cette discussion avec le Dr Teissier et son École, j'aime à la terminer en rappelant qu'il a dit que : « Les maladies sont des essences qui n'ont de réalité que dans les *malades en particulier* » ; et ailleurs, que « toute maladie est pour l'être vivant qui en est affecté, un état contre nature, indivisible, distinct et indépendant de tout autre analogue. » Ces propositions rappellent ces grandes paroles : « Il n'y a point de maladies, il n'y a que des malades, » exprimant une vérité qui a été comprise par les praticiens sages de tous les temps et de tous les pays. Ces paroles, dont le sens profond n'a pas été saisi par le plus grand nombre, ne disent-elles pas que, dans tous les temps et dans tous les lieux, on a eu le pressentiment de l'individualisation hahnemannienne ?

Le prétendu principe de l'*essentialité* des maladies n'est donc pas soutenable par le raisonnement ; je vais démontrer qu'il s'évanouit aussi en présence de l'observation de la tradition, sur laquelle les ténèbres de l'erreur n'ont jamais été assez épaisses pour que la vérité n'ait pu y projeter ses rayonnements féconds.

CHAPITRE V

LA MUTABILITÉ DES MALADIES PROUVÉE PAR LA TRADITION MÉDICALE

I

Les transmutations pathologiques, les métastases et la nosographie prouvent que les maladies ne sont pas incommutables

I. Il m'eût été facile de multiplier davantage les citations des écrivains de l'antiquité et des temps modernes en faveur du principe faux de l'*immuabilité* des maladies ; mais il ne m'est pas impossible de trouver chez eux, sur ce point, des témoignages évidents de l'instabilité de leur doctrine.

La tradition a suivi, au sujet de ce principe erroné, deux courants également contraires : la spéculation et l'hypothèse le lui ont fait admettre comme vraisemblable ; l'observation et la réalité le lui ont fait nier et rejeter comme faux.

Hippocrate a écrit les lignes suivantes : « Quelques-uns parmi les anciens n'ont ignoré ni les diverses faces que présentent les maladies, ni leurs divisions multiples, mais voulant démontrer *avec exactitude* les *variétés* de chaque maladie, *ils se sont égarés.* » Les mots que j'ai soulignés attestent clairement le danger, constaté par le père de la médecine, qu'il y a à vouloir démontrer les variétés d'une maladie : si celle-ci était un être *fixe*, ses variétés ne le seraient-elles pas ? Hippocrate poursuit ainsi : « Car, sans doute, le dénombrement *ne serait pas facile*, si, pour caractère du partage d'une maladie en espèces, on recherchait en quoi un cas diffère d'un autre, et si à chaque affection qui, d'après ce principe, ne paraîtrait pas identique, *on imposait un nom* qui ne fût pas le même. » (1) N'est-ce pas avouer, au moins implicitement, l'insuffisance des noms pathologiques et l'impossibilité de classer les maladies ? Elles ne sont donc pas *fixes* et *essentielles*.

Au sujet de la question des métastases, qu'Hippocrate admet d'une manière non douteuse, cet immortel observateur, qui a si fidèlement recueilli les enseignements de l'expérience clinique, range parmi les notions qu'il importe le plus au médecin de posséder, la notion suivante : « Connaître de quelles maladies en quelles maladies il y a transmutation. » (2) Ses écrits sont remplis de préceptes, soit au sujet des *métastases*, soit au sujet des *crises*, soit enfin au sujet des *sympathies* pathologiques, qui reposent sur des faits d'une observation très-rigoureuse, et qui prouvent qu'il y a souvent transmutation de maladies en d'autres maladies. Or, je le demande, que devient alors l'*essentialité*, l'*immuabilité* des maladies ? Quel naturaliste a jamais observé qu'un *sapin* ait été changé en *mélèze* et un *lion* en *tigre* ? Ces êtres, véritablement essentiels, ne présentent jamais les transformations qu'il est dans la nature des maladies d'offrir à l'observation des médecins, dans les troubles morbides dont les hommes sont atteints. Au reste, Hippocrate désigne la maladie par ces mots : *Etat accidentel*. (3)

(1) Littré, t. II, p. 229.
(2) Id. t. VI, p. 141.
(3) Id. t. I, p. 585.

Il est assurément superflu que je poursuive, en suivant la tradition, les manifestations non interrompues de la vérité contre l'erreur, dans cette grave question de l'*immuabilité des maladies*. Les *métastases*, ou *transmutations des maladies en d'autres maladies*, n'ont jamais été révoquées en doute, à proprement parler, par un esprit médical sérieux. La doctrine des *Crises* n'a pas suivi jusqu'à nous un cours aussi paisible que celui des métastases, dont elles ne sont, à vrai dire, qu'un mode variable; mais elle a bravé la hardiesse systématique et la fausse observation qui la reniaient ; quant aux *sympathies morbides*, il n'est pas un nosologiste qui ne les ait fidèlement mentionnées dans l'histoire de chaque maladie *prétendue* essentielle. Or, ou ces phénomènes pathologiques *sympathiques* font partie de l'*entité* morbide, ou ils n'en font pas partie ; s'ils n'en font pas partie, ils constituent eux aussi une *essentialité morbide*, car ils ne peuvent être attribués à la santé ; et s'ils sont une partie de l'*entité morbide*, pourquoi ne sont-ils pas constants, et, au contraire, pourquoi varient-ils à l'infini, selon le sujet et les circonstances où la maladie s'est déclarée?

Epargnant donc à mes lecteurs l'inutile série de preuves que j'aurais pu aisément recueillir dans la tradition en faveur de mon opinion, j'arrive à celles que me fournit un ouvrage contemporain que j'ai déjà cité souvent. Je suis loin, ainsi qu'on l'a vu, d'admettre les doctrines matérialistes qui en ont dirigé la rédaction ; il jouit, non sans quelques titres, d'un crédit considérable, car, en certaines questions, il est un fidèle interprète de l'état actuel de la science. J'y lis les lignes suivantes : « Une maladie, disent Littré et Robin, est une succession d'actes anormaux qui, avec la lésion d'un même organe pour point de départ, offrent des différences très notables d'un individu à l'autre, et, qui plus est, sur le même individu, selon les âges, les lieux, et selon un très grand nombre de circonstances dépendantes du malade. La maladie à laquelle nous donnons un nom n'est point un objet, un être comparable à un individu animal ou végétal. » (1)

Et ailleurs, les mêmes auteurs reconnaissent encore « qu'il n'est *pas* de *praticien* qui ne rencontre à chaque instant une foule d'affections qu'il lui est impossible de rattacher à aucune des espèces nosologiques. » (2)

Quel étrange et puissant aveu de la part de localisateurs tels que ceux que je viens de citer ! La *fixité* des maladies n'est pas même trouvée par les matérialistes les plus tranchés ; qui pourra donc prétendre à la démontrer ?

II. Je devrais peut-être arrêter ici ma démonstration ; car il n'est pas possible d'opposer à la doctrine de l'*immuabilité* des maladies un témoignage plus catégoriquement explicite : mais il est d'autres preuves importantes que je tiens à faire connaître, parce que la nature des maladies mieux comprise conduit invinciblement à la doctrine hahnemannienne.

Je veux parler de l'enseignement donné par la question des constitutions médicales, question qui a pu être négligée par les esprits médiocres, mais qui a toujours été un sujet de sévères études de la part des praticiens d'élite. Je veux aussi mentionner les avortements sans cesse renouvelés des nosologistes et des thérapeutes.

Parmi les nombreux *desiderata* de la médecine, ce-

(1) *Dict. de Méd.* art. *Maladie.*
(2) Id. art. *Syndrome.*

lui de posséder une bonne histoire des maladies a toujours été au premier rang. Les bras n'ont certes pas manqué pour soulever cet éternel rocher de Sisyphe, mais il est toujours retombé plus lourd, et la nosologie est toujours restée dans les hésitations, les incertitudes et les variations qui tiennent à son objet.

Je ne conteste aucunement l'utilité des travaux importants qui se produisent chaque jour sur les lésions cadavériques; mais quelle en est la réelle valeur au point de vue de la pratique de l'art de guérir, puisque le *nom*, la *nature* et le *siége* de la maladie à laquelle ces lésions se rapportent, sont perpétuellement en question ? Si les maladies étaient véritablement *essentielles* ou *immuables*, la science médicale serait-elle encore de nos jours dans la nécessité de discuter sur tous ces points ? L'affirmation d'hier devient la négation d'aujourd'hui; et quelque méthode qui ait guidé les observateurs, toujours et partout les résultats obtenus par eux ont été différents.

Ecoutons Baglivi sur ce sujet : « Nous venons de dire que, sous le nom de médecine première, nous n'entendons rien autre chose qu'une description exacte et rigoureuse des phénomènes morbides dont la réunion constitue la véritable et naturelle histoire d'une maladie quelconque..... Cherchons ensuite comment il est possible qu'avec un si grand nombre d'observations publiées et connues, nous ayons fait sur ce point des *progrès si peu sensibles* »; et plus loin, parlant de ces observations, il dit qu'elles sont « mobiles et inconstantes comme les flots. »

Il n'est pas sans importance de faire observer que la critique de cet illustre observateur embrasse toute la tradition, car il dit encore : « Si nous avons *fait si peu de progrès* dans l'histoire des maladies, c'est qu'il nous manquait un chef dont l'exemple pût nous guider, dont la main dût tenir le flambeau et montrer à nos yeux la véritable méthode expérimentale cachée parmi les *mille détours du dédale sans fin des maladies.* Le génie d'Hippocrate avait pressenti cette méthode, même il l'avait consacrée par des écrits publics, mais elle fut repoussée par les médecins. » (1)

Sydenham exprime le même désir que Baglivi au sujet de l'histoire des maladies, et constate, comme lui, qu'on n'en possédait point encore de son temps : « Je pense, disait-il, que, pour l'avancement de la médecine, il est nécessaire d'avoir une histoire ou description de toutes les maladies, la plus exacte et la plus fidèle qu'il soit possible »; et plus loin : « La principale raison, à mon avis, pour laquelle nous *n'avons pas eu jusqu'à présent une histoire plus exacte*, c'est que la plupart des auteurs........ » (2) La naïve foi de ces deux grands hommes en l'*immuabilité* des maladies, et leur confiance à la possibilité d'avoir une bonne nosologie, les a portés à présenter, l'un, l'histoire botanique du chardon, l'autre, celle de la violette, comme exemple de ce qu'il faut faire en médecine pour l'histoire de chaque maladie. Mais la *violette* de Sydenham n'a pas porté à cet immortel observateur plus de bonheur que le *chardon* n'en a porté à l'illustre Baglivi. L'un et l'autre nous ont laissé de parfaites observations, mais ni l'un ni l'autre ne nous ont légué une histoire *très-exacte et très-fidèle d'une maladie quelconque*, type d'une *espèce morbide.*

Établir par le témoignage de ces deux grands hommes des derniers siècles que l'histoire des maladies avait

(1) Ouvr. cité, p. 316.

( ) *Méd. prat.* Préface.

fait depuis Hippocrate de *si insensibles progrès* ; rappeler leurs propres essais, qui sont aussi restés infructueux, n'est-ce point prouver que l'histoire des maladies reste à faire ? Or, qui oserait prétendre à plus de succès que les grands maitres que je viens de citer ? Les nosographies de Sauvages, de Cullen, de Pinel et de tant d'autres, seraient là pour lui répondre. Opposerait-on à la conclusion que je formule les résultats obtenus par les modernes et les contemporains, la fidélité graphique, par exemple, des lésions anatomiques, et la connaissance moléculaire de ces lésions, obtenues par le microscope et les réactifs ? Ce serait prouver que le mot maladie n'est plus compris de nos jours, ou mieux encore que l'homme ne l'est pas davantage.

S'il est donc vrai, comme je viens de le démontrer, qu'il n'a pas encore été permis à un observateur de faire l'*histoire exacte d'une maladie quelconque, comme espèce morbide*, parmi *les mille détours du dédale sans fin des maladies*, c'est parce qu'il n'est pas dans leur nature de pouvoir être saisies par l'observation ; c'est parce que le *dédale sans fin des maladies* a eu et aura toujours ses mille détours ; c'est enfin parce que les maladies ne sont pas *immuables*.

III. Sydenham a écrit ces mémorables lignes : « Quoique les symptômes évidents de la goutte et de l'hydropisie nous aient appris que la première cause de ces maladies, de même que celle de plusieurs autres maladies chroniques, consiste dans la faiblesse et l'indigestion du sang, nous ne pouvons néanmoins aller plus avant ni connaître les *différences essentielles* ; il en est de même des maladies aiguës qui proviennent d'une cause commune, savoir de l'inflammation du sang ; nous ne connaissons point leurs *différences essentielles.* » (1)

Il n'est nullement besoin de le dire, si j'ai cité ces paroles, c'est à cause de l'aveu qu'elles expriment au sujet de l'ignorance absolue de l'*essence* des maladies ; or, dire *essence*, c'est dire *immuabilité*, *fixité* des maladies. N'est-il pas logique de conclure que, puisqu'à la fin de sa carrière, cet illustre observateur reconnaît hautement qu'il ignore ce que toutes les maladies aiguës et la plupart des maladies chroniques présentent d'*immuable* et de *fixe*, ces maladies n'ont en vérité pour lui rien d'*immuable* et de *fixe* ? L'enseignement de la tradition ne manquait certainement pas à l'Hippocrate anglais ; son observation personnelle a été tellement parfaite qu'elle lui a valu la qualification que je viens de lui donner, et cependant il déclare ignorer les *différences essentielles* des maladies ! Quelles leçons dans un pareil aveu !

L'antique et célèbre École de Montpellier, dans sa doctrine sur les éléments morbides, a-t-elle été plus heureuse ? Nous a-t-elle laissé l'histoire d'un seul élément morbide qui soit toujours lui-même, qui ne se transforme jamais en un autre ? L'élément pathologique étant une modalité anormale de la force vitale, peut être conçue, dans la spéculation seulement, comme une sorte de personnalité morbide, surtout s'il s'agit des éléments dits *spécifiques* ; mais, même pour ceux-ci, lorsque la modalité anormale de la force vitale qui les constitue se traduit en actes pathologiques, combien les maladies qui en résultent perdent ces caractères de *fixité* si recherchés ! Ce n'est qu'en passant sous silence un grand

(1) Sydenham, *Méd. prat.* trad. du Dr Jautt, Paris 1784, p. 504.

nombre de leurs phénomènes qu'on parvient à les considérer pratiquement comme toujours semblables à elles-mêmes.

« Les éléments, dit Lordat (1), sont les affections que la cause de la vie éprouve dans les maladies et les actes simples qu'elle y produit ensemble ou successivement. » L'état morbide, ou l'élément, se confond donc avec l'acte morbide qu'il produit, en d'autres termes, avec les maladies dont l'élément est le point de départ.

Quelle identité y a-t-il, je le demande, entre les nombreuses et diverses maladies dont l'élément syphilitique est la modalité initiale ? L'élément pléthorique ne se change-t-il pas souvent en élément adynamique, c'est-à-dire, en son opposé manifeste ? Si ce dernier élément n'est pas une transformation du premier, qu'était-il lorsque celui-ci opprimait le malade ? L'École de Montpellier a décrit des formes d'états morbides très-fréquents, mais qui n'ont rien d'*immuable*, considérés pratiquement.

II

La thérapeutique de l'enseignement officiel démontre la mutabilité des maladies

IV. A l'état si précaire de la nosologie, il convient de comparer l'état non moins précaire de la thérapeutique. Cette partie de la science, sans laquelle l'art de guérir n'est qu'un déplorable rêve, emploie divers ordres de moyens, mais à vrai dire, elle ne peut être véritablement puissante, en dehors des cas chirurgicaux, que par les

(1) *Exposition de la doctrine de Barthez*, p. 289.

médicaments. *Il n'y a que les remèdes qui guérissent*, a dit Baglivi. Cet incontestable principe, ainsi exprimé par ceux qui, jusqu'à l'homœopathie, ont confondu les mots *médicament* et *remède*, n'est qu'une pure tautologie ; mais c'est assurément le principe sur lequel la tradition a toujours cherché à établir la thérapeutique. Qui pourrait être surpris de cette tendance constante ? Les médicaments simples ne sont-ils pas des substances *fixes* et *immuables*, à propriétés invariables par conséquent, qui ont dû toujours solliciter l'attention des médecins et promettre à leur esprit avide d'*immuabilité* une satisfaction non douteuse ?

Il est vrai, en effet, que la *vertu des simples* a constitué le premier fonds de la thérapeutique, et que c'est dans cet inépuisable trésor, dû à la bonté de la Providence, que tous les esprits droits ont voulu puiser, espérant y trouver des remèdes aux mille maux qui affligent l'humanité : *Altissimus creavit de terrâ medicamenta, et vir prudens non abhorrebit illa* (1). Mais par quel étrange et déplorable prodige a-t-il pu se faire que ce trésor soit resté tellement improductif que la science médicale traditionnelle n'ait pu y trouver un *seul* remède ? La connaissance de la précieuse propriété du quinquina est due au hasard ! Les humiliantes paroles d'Hippocrate sont encore vraies de nos jours : « Ce n'est pas par réflexion, a dit le père de la médecine, qu'on découvre les médicaments, mais plutôt par le hasard, et ce ne sont pas plus les gens du métier que les gens du monde. » (2)

Cet étrange aveu est renouvelé tous les jours ; il a été formulé même par de dignes successeurs d'Hippocrate.

(1) *Eccles.* chap. XXXVIII, v. 4.
(2) Hipp., trad. de Littré, t. VI, p. 255.

Baglivi n'a-t-il pas dit, lui aussi : « Il y a même quelque chose de plus singulier : combien n'y a-t-il pas de progrès que nous ne devons qu'au hasard ? n'est-ce pas à lui, par exemple, que nous devons la plupart de nos médicaments et une bonne partie de la médecine ? » (1)

Ne lisons-nous pas encore à peu près les mêmes lignes dans J. P. Frank, qui a dit : « Le quinquina dont la découverte, comme celle des meilleurs remèdes, est un bienfait du hasard. » (2)

Les auteurs se sont simplement copiés les uns les autres, dans cette expression de gratitude envers le hasard. MM. Trousseau et Pidoux répètent aussi au milieu de nous : « L'expérience seule peut indiquer les propriétés d'un remède, et l'on ne peut concevoir à toute conquête thérapeutique d'autre origine que le hasard. » (3)

Je n'en finirais pas si je voulais mentionner tous les hommages rendus par la tradition médicale à l'aveugle hasard, qu'elle semble avoir toujours salué comme son souverain maître pour la découverte des propriétés des médicaments. La médecine reconnaît ainsi son impuissance radicale à se passer de l'aumône qu'elle a reçue de temps en temps du hasard, et elle ne s'aperçoit pas que de pareils dons la déshéritent de tout caractère scientifique.

La matière médicale d'Hippocrate n'était certes pas considérable ; cependant on y distingue quelques substances à propriétés énergiques, les deux hellébores, par exemple, la bryone, l'élatérium, le marrube, la marjolaine et quelques autres. Quelle est celle d'entre elles qui est arrivée jusqu'à nous mieux connue, et sans interrup-

(1) Ouvr. cité, p. 317.
(2) Édit. de 1842, p. 27, t. I.
(3) Ouvr. cité, Introd. p. XXVI.

tion de crédit ? aucune (1). Je me trompe : la mauve a peut-être fait exception : elle a toujours été et elle est employée de nos jours à peu près dans le même but qu'au temps d'Hippocrate, mais on ne sait rien de plus que lui sur cette innocente malvacée.

V. Ne pouvant donc, en vertu de ses principes constitutifs, découvrir un seul remède simple, la tradition s'est livrée à la recherche de remèdes composés. Elle a été aussi malheureuse dans cette nouvelle voie que dans la première ; car, quel est le remède simple, quel est le médicament composé qui n'a pas trouvé plus de détracteurs que d'apologistes ? Quel pays n'a pas repoussé le spécifique, simple ou composé, que lui a vanté un autre pays contre une maladie quelconque ? Quelle est l'année, quelle est la saison qui n'a pas donné un démenti à la certitude thérapeutique qu'avait cru lui léguer l'année ou la saison précédente ? Partout et toujours, les négations des médecins praticiens ont répondu aux affirmations d'autres médecins praticiens. Les trop rares dérogations à cette désespérante loi de la tradition médicale n'infirment en rien le jugement que je viens de porter ; car existe-t-il encore une seule substance qui soit acceptée partout et par tous comme le quinquina et le mercure ?

Il y a assurément une raison de cette déplorable infécondité de la prétendue science médicale, et cette raison ne peut être que dans l'inconcevable erreur qui l'a toujours frappée de stérilité, l'erreur de l'*immuabilité* des maladies.

Les médicaments sont très-incontestablement des substances *fixes* et *immuables* ; il ne peut entrer dans au-

(1) Voyez le *Traité de thérap.* de Trousseau et Pidoux.

cune intelligence droite le moindre doute au sujet de cette affirmation. Les médicaments font partie de la création, et, à ce titre, leurs propriétés sont essentielles et incommutables. Les manipulations physiques peuvent bien les défigurer; mais tant que leur être persiste, leurs propriétés persistent aussi. La chimie ne parviendra jamais à faire de l'opium, du quinquina ou du mercure avec quoi que ce soit ; ces substances peuvent disparaître dans sa cornue, mais elles ne peuvent y être constituées dans leur essence naturelle. Les médicaments ont donc des propriétés spéciales, déterminées et *immuables*.

Ces propriétés, telles que je viens de les signaler, sont à l'état de puissance, et elles ne peuvent se manifester que si elles sont mises en action, et elles ne seront *immuablement* les mêmes qu'à la condition rigoureuse qu'elles rencontrent toujours des rapports déterminés et *immuables ;* il en est d'elles comme des propriétés physiques des corps. Une balle de gomme élastique, par exemple, ne manifestera sa puissance d'élasticité que lorsqu'un autre corps la mettra en action par un choc quelconque. Si cette balle tombe d'une hauteur donnée sur une plaque de fonte, son élasticité variera certainement si la température de cette plaque varie elle-même ; ainsi, le métal étant à zéro, la réaction élastique de la balle ne sera pas la même que si le métal est à cinquante degrés, et son élasticité disparaîtra si la plaque est à l'état liquide.

Zimmermann, qui poursuit le fantôme de l'*immuabilité* des maladies avec une logique et une érudition égales à sa persévérance, a toutefois écrit les lignes suivantes, tant les droits de la vérité sont imprescriptibles : « Mais les maladies ne se sentiraient-elles jamais du climat ? Serait-il toujours indifférent d'employer les mêmes méthodes et les mêmes moyens curatifs dans tous les pays ? J'avoue que les maladies, les méthodes curatives et les médicaments, doivent en certains cas être différents en différents climats ; je dis plus, cette différence est même nécessaire. » (1)

Le mot climat est très-complexe au point de vue des causes productrices des maladies, mais il ne les résume pas toutes. Qu'aurait dit le gracieux et savant auteur du traité de l'*Expérience*, s'il s'était posé les mêmes questions au sujet de toutes les causes des maladies ? Avec combien plus de raison alors eût-il proclamé la nécessité de changer les méthodes et les médicaments ! Il est superflu de signaler que tous les médicaments sont inaccessibles à l'action des climats quant à leurs propriétés intrinsèques : si leur action varie, c'est parce que les maladies elles-mêmes ont varié.

A quoi les innombrables médicaments que la tradition médicale a successivement vantés et rejetés ensuite, ont-ils dû leur crédit et leur abandon ? à cette seule circonstance qu'ils ont été donnés contre des maladies acceptées comme étant *immuables* et qui ne l'étaient pas. Les *flots* de la thérapeutique ont vainement porté, sur leurs *vagues* sans cesse renaissantes, à peu près toutes les substances connues ; nulle d'elles n'a acquis, dans cette importante partie de la science médicale, un empire incontesté (2). Le quinquina lui-même ne guérit pas tous les cas de fièvre intermittente, parce que cette fièvre n'est pas toujours immuablement la même. Les qualifications les plus diverses, et même les plus contradic-

(1) Zimmermann, *De l'Exp.* t. I, p. 43.
(2) Les mots *flots* et *vagues* sont de Baglivi.

toires, ont été prodiguées à tous les médicaments, et ces variations sont allées si loin que naguère le professeur Trousseau appelait la douce guimauve une substance irritante !

De l'état de la thérapeutique ancienne et moderne, il est donc logique de conclure que rien de *fixe* et d'*immuable* n'a été conquis par la tradition médicale au sujet des propriétés des médicaments. La raison en est que les médicaments, doués de propriétés véritablement *fixes* et *immuables*, n'ont pas été mis en rapport avec des maladies ayant ces caractères, condition qui eût été indispensable à l'*immuabilité* de la thérapeutique.

C'est cette voie désespérante de la science que Baglivi signale d'une manière implicite, voie absolument infructueuse dans laquelle ont marché les médecins de tous les siècles. Baglivi en fait cette amère critique : « On peut comparer, ce nous semble, dit-il, leurs méthodes médicales au monstre de la fable, dont la poitrine et la figure étaient celles d'une belle jeune fille, mais dont le corps se terminait par une ceinture de chiens hurlants. C'est bien là l'image de la plupart des méthodes actuelles : si l'on ne considère que l'extérieur, l'apparence générale, elles font plaisir à voir, elles semblent belles et utiles, et font concevoir une foule d'espérances; mais allez plus avant, interrogez les organes de leur fécondité et cherchez-en les produits, vous ne trouverez ni des fruits de pratique, ni même la vague espérance d'en obtenir jamais. » (1)

Quelle école de nos jours oserait prétendre qu'elle ne mérite point cette sanglante satire ? quel médecin guérit mieux aujourd'hui qu'au temps de Baglivi ? Cette infé-

(1) Ouvr. cité, p. 341.

condité de la médecine officielle, qui ne permet pas même la *vague espérance d'obtenir jamais des fruits de pratique*, a sa cause exclusive dans ce fait, signalé plus haut, que les médicaments ayant des propriétés *déterminées* et *immuables*, ont toujours été opposés à des maladies réputées *déterminées* et *immuables*, et qui ne le sont pas.

Si les maladies étaient véritablement *immuables* et *fixes*, les médicaments ayant sans nul doute ces mêmes qualités, il serait absolument inexplicable que, depuis Hippocrate jusqu'à nous, la science thérapeutique n'eût pu trouver l'application *immuablement* favorable d'un seul médicament contre une seule maladie, ou une seule médication toujours identique à elle-même; remplissant ces conditions posées par Zimmermann : « Chaque maladie doit se traiter selon ses déterminations propres et particulières. » (1)

Ce jugement pourrait paraître trop sévère, et le lecteur serait peut-être porté à croire qu'en le formulant ainsi, j'obéis à une prévention d'école : il est bon dès lors de l'étayer d'un témoignage qui ne saurait être suspect, et que je prends au hasard parmi les témoignages analogues et nombreux que la littérature médicale me fournit.

« Vers la fin du dix-huitième siècle, les médecins, éblouis par les belles recherches de Morgagni et de Bonnet sur les lésions matérielles des organes, non moins que dégoûtés des divagations systématiques des anciens, se livrèrent avec un zèle et une activité incroyables à l'étude de l'anatomie pathologique. Leurs travaux, continués jusqu'à aujourd'hui avec la même ardeur, ont

(1) Ouvr. cité, t. I, p. 121.

obtenu les plus heureux résultats. La pathologie, qui jusque-là avait été si vague et si peu avancée, éclairée par cette science, a fait des progrès immenses et a pris un rang distingué parmi les connaissances positives.

« Le sort de la thérapeutique, c'est-à-dire, de l'art de traiter les maladies, a été bien différent : loin de s'enrichir dans la proportion des autres branches de la médecine, cette science a réellement fait des pas rétrogrades ; une foule de substances et d'agents, qui jusque-là avaient été regardés comme salutaires, sont tombés dans l'oubli, ou bien ont été proscrits ; les nombreuses recherches qui avaient été faites jusqu'à nous sur les vertus des médicaments ont cessé d'être consultées, et l'on a été jusqu'à ce point de scepticisme et d'incertitude, qu'on a révoqué en doute l'efficacité des substances les plus héroïques. » (1)

III

Les constitutions médicales confirment la doctrine de la mutabilité des maladies

VI. Aux preuves plus ou moins directes que la tradition médicale fournit en faveur de la *non-immutabilité* des maladies, soit par son enseignement au sujet des métastases ou transmutations d'une maladie en une autre, soit par ses constants et infructueux efforts de classifications nosologiques, soit enfin par les fluctuations de la thérapeutique, j'espère en ajouter de plus importantes encore que je trouve dans la vieille et importante question des constitutions médicales.

(1) Préf. de *Biblioth. de thérap.*, par le Dr Bayle, Paris, 1828.

Personne n'ignore que, sous le nom de *constitutions médicales*, on a toujours désigné l'ensemble des influences que le climat, les saisons, les aliments et d'autres causes insaisissables, exercent sur les maladies, et par suite, les innombrables modifications que cet ensemble de causes leur imprime. Le fait que les modes par lesquels se produit l'altération de la santé de l'homme varient selon les milieux dans lesquels il vit, n'a échappé à personne, et Hippocrate est à ce sujet on ne peut plus explicite. Son enseignement a été religieusement recueilli par tous les grands observateurs, et la tradition médicale nous l'a transmis en le confirmant par de nouvelles et irréfutables preuves.

« Il faut étudier avec soin, a dit Hippocrate, chaque constitution et les maladies régnantes, car l'arrivée de l'hiver chasse les maladies de l'été, et celui-ci survenant change les maladies de l'hiver. » (1)

Voici en quels termes il entre en matière dans son immortel traité des *airs*, des *eaux* et des *lieux* : « Celui qui veut approfondir la médecine doit faire ce qui suit : il considèrera d'abord les saisons de l'année et l'influence respective que chacune d'elles exerce ; car non-seulement elles ne ressemblent pas l'une à l'autre, mais encore dans chacune d'elles, les vicissitudes apportent de notables différences. » Il termine par ces paroles, qui ne sauraient être trop méditées : « L'état des organes digestifs change avec les saisons. » Pour quiconque connaît l'économie humaine et son indissoluble unité vivante, dire que l'*état des organes digestifs change avec les saisons*, n'est-ce point dire que l'homme tout entier change avec les saisons, surtout si sa santé est altérée par elles ?

(1) Hippocrate, liv. III, *Des malad. populaires.*

Ces mémorables paroles, fruit de la sagace observation de l'antiquité grecque, énoncent de la manière la plus précise la doctrine des *constitutions médicales.* Cette doctrine a été constamment celle de tous les grands médecins qui se sont succédé depuis Hippocrate. Citer Sydenham, Stoll, Baglivi, Zimmermann, Baillou, n'est-ce point rappeler les noms les plus illustres parmi ceux que la tradition médicale nous a légués dans ces derniers siècles ? Galien lui-même, qu'un adage fameux représente comme l'antagoniste systématique d'Hippocrate, n'en donne pas moins, rappelant le précepte de ce grand maître, le conseil formel d'étudier et de connaître les *temps*, les *eaux* et les *lieux*. (1)

Les *constitutions médicales* ont pris divers noms: selon leur étendue ou leurs caractères, elles ont été appelées *grandes* ou *petites épidémies*, *maladies régnantes*, *maladies saisonnières*, ou bien *constitution médicale inflammatoire*, ou *bilieuse*, ou *catarrhale*, ou *intermittente*, etc. Ces qualifications ont-elles épuisé véritablement tous les caractères que les constitutions médicales ont présentés à l'observation ? nullement. Il n'est personne qui ne convienne qu'outre ces divers types principaux, il en existe une foule d'autres intermédiaires.

Chacun sait que, sous le nom d'*épidémies*, Hippocrate nous a laissé la description de maladies saisonnières de l'île de Thasos, qu'il rapporte l'histoire de quarante-deux cas d'une fièvre à laquelle il ne donne point de nom. Cette fièvre était-elle inconnue à Hippocrate ? Il est probable qu'il ne l'a point dénommée, parce que quelques caractères la distinguaient d'une manière toute spéciale des maladies connues et qui avaient reçu un

(1) Ouvr. cité, t. I, p. 5.

nom. Quoi qu'il en soit, il est vrai que les nombreux commentateurs des écrits hippocratiques ne sont point encore d'accord sur la place qu'il faut donner à cette fièvre, dans le cadre nosologique. Littré, dans son savant commentaire à ce sujet, arrive à la classer parmi les fièvres rémittentes et pseudo-continues des pays chauds; et, à cette occasion, s'occupant de la pyrétologie d'Hippocrate, il fait la judicieuse observation suivante : « Les médecins, dit-il, qui ont écrit sur les fièvres des pays chauds, les ont divisées en intermittentes, rémittentes et continues; ceux qui ont écrit sur les fièvres de nos climats, les ont également divisées en intermittentes, rémittentes et continues. Mais les *continues* des uns sont-elles les *continues* des autres ? Pas le moins du monde, et l'erreur a été fréquemment réciproque. C'est cette confusion qui seule a empêché de reconnaître le véritable caractère des observations particulières des *Épidémies*. » (1)

La savante discussion de Littré, à la suite de laquelle il conclut victorieusement à l'identité des constitutions médicales annuelles, de Thasos et de celles observées par des médecins contemporains, soit en Morée, soit en Afrique, prouve évidemment que, faute d'avoir eu égard aux climats, les commentateurs d'Hippocrate étaient tombés dans de graves erreurs au sujet de l'historique des maladies de Thasos. Mais cette discussion met en évidence un fait plus important encore : elle démontre qu'Hippocrate a écrit l'histoire de maladies auxquelles il n'a donné aucun nom, tandis qu'il dénomme ordinairement les autres états morbides qu'il décrit. N'est-ce point là une preuve incontestable qu'Hippocrate lui-

(1) Ouvr. cité, t. II, p. 576.

même, dans la rigueur de sa fidèle observation clinique, n'a pu classer les maladies saisonnières de Thasos? Combien d'observateurs imiteraient Hippocrate et ne donneraient aucun nom aux constitutions médicales qu'ils décrivent, si leur observation était aussi sévère que celle du père de la médecine! L'exemple qu'il a donné n'a pas été souvent imité dans la tradition médicale, mais c'est toujours une leçon qu'il est utile de signaler.

Il est si vrai qu'Hippocrate ne généralisait pas comme on l'a trop fait après lui, quoiqu'il tînt en grande estime les troubles généraux qu'il observait dans les maladies, que dans sa troisième constitution thasienne, ayant énuméré les principaux phénomènes qui se produisent pendant sa durée, phénomènes que, de nos jours, on comprendrait par une ou deux dénominations pathologiques, il ajoute : « Il y eut donc une grande quantité de maladies » (1); plus loin, il dit encore : « Les maladies les plus aiguës, les plus considérables, les plus pénibles, les plus funestes, sont dans la fièvre continue. » (2) Le sens de ces paroles est évidemment donné par les suivantes : « Ainsi, la fièvre continue, chez certains malades, est vive dès le début, acquiert toute sa violence et tend au plus mal; puis elle s'atténue à l'approche de la crise et au moment de la crise. Chez d'autres, elle débute mollement et d'une manière latente, s'accroissant et s'exaspérant chaque jour; puis, à l'approche de la crise et pendant la crise, elle éclate dans toute son intensité. Chez d'autres enfin, débutant avec bénignité, elle s'accroît et s'exaspère; puis, arrivée jusqu'à un certain

(1) Littré, t. II, p. 655.
(2) Id. p. 673.

point, elle se relâche de nouveau jusqu'à la crise et pen dant la crise. Ces variétés se remarquent dans tout fièvre et dans toute maladie. » (1)

Il m'est permis de conclure des diverses citations qu je viens de faire qu'Hippocrate a constaté, par sa scrupuleuse observation, que les saisons modifient les maladies; que les saisons ne se ressemblant pas, les maladies des diverses saisons ne peuvent se ressembler; que les vicissitudes mêmes de chaque saison apportent de notables différences dans les maladies de cette saison ; et c'est par cette observation importante qu'il entre en matière dans son traité des *eaux* et des *lieux*.

VII. Il est inutile de rechercher ici quelles causes peuvent concourir encore et concourent en effet avec les saisons pour imprimer aux maladies des caractères divers. Je me borne à dire seulement que si les lieux et les saisons avaient, au temps d'Hippocrate, *où les voyages étaient moins fréquents et moins lointains*, une influence irrévocablement constatée sur les maladies, quelle perturbation n'est pas apportée aujourd'hui dans les effets de cette influence, par la multiplicité et la rapidité des déplacements d'une notable partie de la population de chaque contrée ? Combien de modifications diverses la locomotion incessante, produite par l'application de la vapeur, ne doit-elle pas imprimer aux maladies ? Si Hippocrate a pu dire, à propos d'une constitution saisonnière de l'île de Thasos : « Il y eut donc beaucoup de maladies », que ne dirait-on pas aujourd'hui si on observait, comme lui, la constitution saisonnière de l'un de nos arrondissements ?

Je dois constater, d'autre part, que la *fièvre continue*,

(1) Id. p. 677.

évidemment *immuable* d'après les *essentialistes*, a donné occasion à Hippocrate d'écrire ces lignes : « Les maladies les plus aiguës, les plus considérables, les plus pénibles, les plus funestes, sont dans la fièvre continue. » Ces paroles, rapprochées de celles que j'ai rapportées plus haut au sujet de la marche et du développement des variétés de la fièvre continue, prouvent évidemment que cette fièvre, au jugement d'Hippocrate, n'était aucunement *immuable*. Mais je n'ai pas seulement le témoignage de l'antiquité contre l'*immuabilité* de la fièvre continue qui serait véritablement le type des *essentialités*.

« Les médecins, (je rappelle ici les paroles de Littré citées plus haut), qui ont écrit sur les fièvres des pays chauds, les ont divisées en intermittentes, rémittentes et continues ; mais les continues des uns sont-elles les continues des autres ? Pas le moins du monde, et l'erreur a été fréquemment réciproque. »

Je signale à dessein cette importante remarque de Littré, et j'ajoute : la fièvre continue de nos climats est-elle la même que celle des pays chauds ? Il n'est pas un praticien, s'il connaît les ouvrages de médecine publiés dans les deux hémisphères, qui puisse hésiter sur ces questions. Ce que je viens de dire au sujet de la fièvre continue n'est-il pas également vrai des autres fièvres, et même de toutes les maladies ? Qui oserait prétendre que la fluxion de poitrine, ou le rhumatisme, par exemple, sont les mêmes en Suède et au Cap de Bonne-Espérance ? Dans l'un et l'autre pays, la fluxion de poitrine occasionne des troubles dans les fonctions et les organes respiratoires ; ce caractère sera commun assurément, mais l'ensemble de l'état pathologique ne sera jamais commun dans les deux cas.

D'autre part, la fièvre *continue* a-t-elle toujours des caractères assez *fixes* pour qu'elle ne puisse jamais être appelée *pseudo-continue ?* La fièvre *rémittente* a-t-elle toujours aussi ses caractères assez *fixes* pour qu'elle ne puisse jamais être appelée *pseudo-rémittente* ou *pseudo-continue ?* Chacune de ces fièvres ne devient-elle pas souvent *continue* ou *rémittente* après avoir débuté avec les caractères de la fièvre intermittente ? Au milieu de ces transmutations d'un climat à un autre et dans le même climat, que devient l'*immuabilité* des maladies ? et combien ne suis-je pas autorisé à la nier absolument, en mentionnant seulement quelques-unes des modifications que les types de la fièvre présentent à l'observation, telles que la fièvre subintrante, la fièvre rémittente, simple ou double, quotidienne ou tierce, etc. ?

La division des régions en zones froides, chaudes et tempérées, est sans doute facile et commode; mais est-elle rigoureusement exacte au point de vue de la pathologie ? La zone tempérée n'offre-t-elle jamais des maladies des zones extrêmes ? Il n'est qu'un observateur inattentif qui puisse le prétendre. Les divisions et les dénominations des hommes ne changent en rien la nature des choses, et celles que les pathologistes ont inventées, n'ont pas plus de valeur et ne sont pas plus justes que les divisions et les dénominations du calendrier républicain, par exemple, sous l'empire duquel le vent soufflait quelquefois en nivôse et la pluie tombait en ventôse.

Cette vérité capitale, quoique trop souvent oubliée ou méconnue, ne l'a jamais été par les hommes de génie dont les noms font époque dans la tradition médicale. J'ai dit quel était à ce sujet le précepte du père de la médecine et de Galien. Sydenham est aussi explicite :

« Je tiens pour certain, dit-il, que la connaissance des saisons qui produisent les maladies, sert beaucoup au médecin, tant pour distinguer l'espèce de la maladie que pour la guérir, et que, faute de cette connaissance, il réussit mal pour la guérir. » (1)

Morgagni lui-même, le fondateur, en quelque sorte, de l'anatomie pathologique, quoique préoccupé presque exclusivement des lésions cadavériques, dit cependant : « Les différentes conditions des pays, des saisons de l'année, admettent des différences. » Et il ajoute au paragraphe suivant : « C'est pourquoi il est d'un médecin prudent de ne s'attacher opiniâtrement à aucun préjugé dans les constitutions épidémiques des fièvres. » (2)

Baillou, qui, pendant dix ans, a si soigneusement décrit les constitutions saisonnières qu'il a observées, parlant de la peste de 1580, dit : « Tout à coup il tonna, et les humeurs, comme si elles eussent changé de caractère et de génie, produisirent des tumeurs malignes et pestilentielles, tant était grand l'empire des conditions atmosphériques! » (3)

Dans son introduction, J. P. Frank dit : « La considération judicieuse des causes nous fournit de grands secours, et l'ignorance de leur nature peut être suppléée par la connaissance de la constitution épidémique. »

Baglivi, qui insiste si souvent sur la nécessité absolue de connaître les constitutions médicales et qui poursuit en même temps l'*immuabilité* des maladies, est resté à ce sujet dans une contradiction permanente. Il a légué néanmoins cet important précepte à la postérité : « S'il

(1) Sydenham, *Méd. prat.* trad. du Dr Jautt, 1784, préf. p. XXIII.

(2) Morgagni, *Des fièvres*, 49e lettre.

(3) *Épidémies de Baillou*, trad. du Dr Yvaren, p. 463.

y a une manière de traiter les Italiens qui vivent avec sobriété sous un climat brûlant, il y en a une autre pour les Français, une autre pour les Espagnols, pour les Anglais, les Allemands, qui sont soumis, chacun de leur côté, à des conditions atmosphériques différentes et dont la manière de vivre est plus différente encore. »(1) Baglivi poursuit cependant avec ténacité le fantôme de l'*immuabilité* des maladies, la *spécialisation* de l'*humeur peccante*, dans chaque maladie, et il propose la création de nombreuses académies pour arriver à son but, pour *soulever le fardeau* de faire une bonne histoire de chaque maladie (2).

Cet illustre observateur, que j'aime à citer, égaré par l'erreur traditionnelle de l'*immuabilité* des maladies proteste contre elle toutefois par une foule de judicieuses et irréfutables propositions qui, au lieu d'édifier la nosographie sur les généralités dont la *fixité* des maladies ne peut se passer, la ruine au contraire par la nécessité de l'individualisation pathologique. Ainsi il a écrit ces lignes : « L'histoire des maladies consiste tout entière dans la connaissance de leurs symptômes. » Il avait dit plus haut : « Le seul moyen de créer des axiomes incontestables, c'est d'avoir, avant tout, des descriptions exactes, sévères, de tous les symptômes, quelque petits qu'ils soient, quelque bas et inutiles qu'ils puissent paraître. »

Ce point est si important aux yeux de Baglivi, qu'il y revient sans cesse : « Si l'on veut donner, dit-il, à l'histoire première d'une maladie quelconque, toute la fidélité possible, il faut que celui qui l'écrit fasse entre

(1) Ouvr. cité, p. 298.
(2) Id. p. 335.

dans ses observations l'indication exacte des moindres phénomènes, l'ordre dans lequel ils se succèdent, leur violence, leurs progrès et leurs résultats, bons et mauvais. Ce n'est pas tout : il doit en outre consigner dans les détails les plus minutieux, les circonstances de temps et de lieu, la constitution de l'année, les causes passées et actuelles, la méthode thérapeutique et les médicaments employés ; il doit, en un mot, ne rien oublier de ce qui a précédé, accompagné ou suivi la maladie dont il fait l'histoire. » (1)

De tels préceptes, dont personne n'oserait contester l'excellence ni blâmer la rigueur, ruinent absolument la doctrine de l'*immuabilité* des maladies. S'il pouvait rester quelque doute sur l'incontestable valeur de ces préceptes, voici un long passage du même auteur qui les sanctionne irréfutablement : « Je le répète pour la dernière fois, l'air, le genre de vie et la nature des aliments étant des choses qui varient dans chaque contrée, et dont l'influence est presque absolue sur la production des maladies, c'est donc, pour les médecins en général, un véritable devoir de chercher à découvrir, à force d'observations, une méthode de traitement spécialement applicable aux pays qu'ils habitent..... Il y a enfin un dernier conseil que je les conjure de ne jamais perdre de vue : c'est de rechercher avec tout le soin possible la nature des constitutions médicales régnantes, et celle des maladies générales qui dominent alors sous la double influence de l'air et de ces constitutions. L'expérience des médecins les plus instruits prouve en effet que toute maladie, prise à part, revêt en partie le caractère de l'influence générale et semble se modeler sur elle. Or,

(1) Ouvr. cité, p. 327.

suivant que ces influences sont différentes, il faut opposer aux maladies qui sévissent alors des méthodes curatives qui changent comme elles; c'est là un fait d'observation constante. » (1)

On me pardonnera ces nombreuses et longues citations de Baglivi, que nul n'ignore avoir été, au sujet du point de doctrine dont il s'agit, en telle conformité de vue avec le grand Sydenham, qu'il est accusé même de l'avoir copié.

Baglivi réunit en quelque sorte dans son enseignement les deux grandes écoles de l'antiquité. Par son attention scrupuleuse à recueillir les moindres particularités des maladies, il fait revivre l'École des Gnidiens, et par sa persistance à poursuivre l'*immuabilité* des maladies, il est forcé de renoncer à cette observation des détails, et il appartient alors à l'École de Cos, lorsque celle-ci, mettant de côté l'observation et les enseignements qui en résultent, se laisse aller à la spéculation hypothétique. Ces deux tendances, qui s'excluent réciproquement, sont au reste dans la collection hippocratique. Les espèces multipliées des fièvres qui s'y trouvent sont regardées comme l'ouvrage des médecins de Gnide auxquels Boerhoaave, médecin essentialiste, adressait le reproche d'observer assidûment tout ce qui était arrivé avant la maladie, ses progrès, son issue, sans en tirer des conséquences ou sans rapporter les espèces à leur genre. (2)

VIII. Est-il nécessaire de dire, après de tels témoignages, que la tradition médicale, quoique égarée par le mirage trompeur de l'*immuabilité* des maladies, n'a

(1) Id. p. 309.
(2) Zimmermann, t. I, p. 175.

cessé de recueillir de l'enseignement de l'observation et de l'expérience des preuves irréfutables de l'erreur permanente qui a stérilisé ses travaux ?

Le problème insoluble de la prétendue *immuabilité* des maladies n'a presque jamais scindé, comme on vient de le voir par les citations des meilleurs observateurs, le principe de l'unité bissubstantielle de l'homme, quoique cette notion n'entrât pour rien dans leurs études. L'histoire d'une maladie ne leur a paru complète que par la description de *tous ses symptômes, même de ceux qui paraissent les plus bas et les plus inutiles,* tant il est vrai que la véritable observation ne peut égarer ! Les observateurs à courte vue, au contraire, ont singulièrement simplifié leur tâche : ils ont localisé la maladie dans tel ou tel liquide, tel ou tel solide, auxquels ils ont supposé telles ou telles qualités anomales, selon que le chaud ou le froid, le sec ou l'humide, avait enflammé ou refroidi, irrité ou relâché le sang, la bile, l'humeur peccante, les nerfs..., que sais-je encore? Ce galimatias hypothétique n'a pu évidemment jeter la moindre lumière sur le problème de l'*immuabilité* des maladies. Les matérialistes les plus grossiers, qui se contentent d'un simple effet de la maladie qu'ils prennent pour la maladie elle-même, n'ont pu faire encore l'histoire *immuable* d'une maladie quelconque, considérée même à leur point de vue. Mais à quoi bon s'arrêter aux résultats obtenus par des hommes pour qui la connaissance des constitutions médicales, sans laquelle il ne peut exister un seul vrai médecin, n'a jamais été que le sujet d'une notion historique oiseuse, si jamais leur esprit s'en est occupé ?

J'affirme donc, sans que la tradition médicale puisse m'opposer le moindre démenti, que les *constitutions médicales* ont toujours été l'objet capital de l'attention et de l'étude de tous les médecins, sinon les *plus savant* du moins les *mieux savants*, pour me servir de l'ori ginale et importante distinction de Montaigne.

Or, l'observation a démontré que ce qui distingue un *constitution médicale* d'une autre, n'est toujours qu'u mode spécial de souffrir, un mode spécial d'être des di vers troubles fonctionnels : par exemple, l'*influenza* la *grippe*, le *mauvais rhume*, ou la *bronchite*, mots q ont la même signification pour certains pathologistes, n sont-ce pas autant de modes divers de souffrance de voies respiratoires ? La *coqueluche*, le *croup*, maladie dites *immuables* au premier chef, ne varient-elles pa d'une année à l'autre, même d'un pays à l'autre, dan la même année, de telle sorte que la médication efficac sur le bord d'un fleuve, ne l'est plus à l'autre bord La *méningite purulente épidémique*, qui a régné à Avi gnon en 1841, n'était-elle pas la même que celle qui régné en 1846 ? Certainement elle paraissait être l même. L'*opium* cependant a été le spécifique de l première épidémie, et l'*ipécacuana*, le spécifique d la seconde. (1)

Les praticiens attentifs qui ont observé plusieurs foi le *choléra* lui-même, n'ont-ils pas toujours constaté qu ses diverses et funestes apparitions parmi nous ont ét signalées par des modifications qui ont rendu vaine e général la prétendue expérience acquise dans les épidé mies précédentes ? La variole enfin, et les autres fièvre éruptives, si *immuables*, je le reconnais volontiers, pa leurs phénomènes cutanés, combien ne varient-elles pas d'une année à l'autre et d'un pays à l'autre, par les trou

(1) Voir, à ce sujet, le Mémoire que j'ai publié en 1852 su la méningite purulente épidémique. (Baillière, à Paris).

bles importants qu'elles causent dans le reste de l'économie, troubles qui les constituent aussi bien et bien mieux peut-être que l'éruption cutanée !

Fritze, médecin éclairé et consciencieux, cité par Hahnemann, s'exprime ainsi : « Les maladies épidémiques, qui probablement se propagent par un miasme spécifique dans chaque épidémie, reçoivent des noms comme si elles étaient des maladies stables déjà connues, et se répétant toujours sous la même forme. C'est ainsi qu'on parle d'une fièvre des hôpitaux, des camps, des prisons, d'une fièvre putride, bilieuse, nerveuse, muqueuse, quoique chaque épidémie de ces fièvres erratiques se montre sous la forme d'une maladie nouvelle n'ayant encore jamais existé, et variant beaucoup, tant dans son cours que dans ses symptômes les plus marquants et dans la manière dont elle se comporte. Chacune d'elles diffère à tel point de toutes les épidémies antérieures, qui n'en portent pas moins le même nom, qu'il faudrait vouloir heurter de front les principes de la logique pour imposer à des maladies si diverses un des noms qui ont été introduits dans la pathologie et régler ensuite sa conduite médicale d'après ce nom dont on aurait ainsi abusé. » Sydenham a compris aussi cette vérité (*Opp. cap.* 2 *De morb. epid.*, p. 43) ; car il insiste sur ce point qu'on ne doit jamais croire à l'identité d'une maladie épidémique avec une autre qui s'est déjà manifestée, et la traiter en conséquence de ce rapprochement, parce que les épidémies qui ont éclaté en des temps divers ont toutes été différentes les unes des autres. (1)

Baglivi généralise son affirmation à ce sujet : « L'immuable observation des auteurs les plus graves, dit-il,

(1) *Org.*, note du parag. 81.

a prouvé jusqu'à l'évidence que ces affections dites *primaires* n'étaient point généralement des maladies *primaires*, ni des résultats d'une cause unique, mais bien plutôt des maladies *secondaires* et des résultats de causes très-diverses ; que l'on devait par conséquent les diviser en autant d'espèces qu'il y avait de maladies ou de causes principales à quoi on pouvait les rapporter ; et même enfin que chacune de ces espèces ou subdivisions ayant ses symptômes particuliers et caractéristiques, son mode d'invasion, d'augment et de déclin, exigeait par cela même une méthode de traitement spéciale et complétement différente de toute autre méthode. » (1)

Les maladies saisonnières ne subissent pas moins que les maladies épidémiques la diversité de modes d'être que leur impriment les *constitutions médicales*. Quel praticien, de quelque mince valeur qu'il ait été, n'a cessé, à un moment de sa carrière, de traiter, par la même médication, (celle qui lui réussissait dans ses premières années de pratique), la fluxion de poitrine, par exemple, ou telle autre maladie qu'on voudra ? Ces changements, qui n'échappent pas aux personnes étrangères à la médecine, sont mêmes invoqués par les ennemis de cette science pour témoigner de son instabilité, et par conséquent de son inanité. L'argument serait victorieux si les maladies étaient immuables. La multiplicité des systèmes médicaux qui se sont succédé à l'infini, que signifie-t-elle ? Elle démontre, d'une part, la *mutabilité* des maladies, et d'autre part, qu'il a toujours existé, dans la science médicale, des hommes de talent et même de génie qui ne se sont pas mépris sur les caractères *nouveaux* que les maladies ont présentés à leur observation,

(1) Ouvr. cité, p. 377.

et qui leur interdisaient de continuer de jurer in *verba magistri*. Alors ils faisaient école et un nouveau système remplaçait le dernier venu.

Les esprits réputés sages, les éclectiques, répètent souvent : *Il ne faut absolument rien rejeter* : il y a du bon dans *tous les systèmes*. Cette absurde et insoutenable transaction avec l'erreur exprime cependant quelque chose de vrai; car il est incontestable que tous les systèmes se sont élevés sur un fragment de vérité, sur un point d'observation rigoureusement exacte. Cette origine toutefois ne rachète pas leur erreur essentielle, car tous les systèmes reposent sur l'observation de leurs auteurs qu'ils ont prise pour celle de tous les siècles ; un fait contemporain a été considéré par eux comme un fait séculaire; en un mot, une *constitution médicale* transitoire d'une région a été acceptée comme l'état *immuable* et permanent des maladies du monde entier. La constitution *inflammatoire* a valu à Broussais une gloire peu commune, qui a passé comme un brillant météore. Une *constitution médicale* inverse avait porté le nom de Brown presque aussi haut que celui de Broussais. Le triomphe de ces grands novateurs les plus rapprochés de nous, aussi bien que celui des novateurs précédents, n'a été qu'un triomphe plus ou moins éphémère, pourquoi ? parce que l'expérience n'a point confirmé leur doctrine. Or, leur doctrine était que les maladies sont des sortes d'êtres *immuables* et *fixes*. Si leur œuvre n'a eu qu'un succès passager, c'est donc parce qu'ils ont payé leur tribut à l'erreur que je combats.

IV

Esquisse rapide des conséquences de la fausse doctrine de l'immuabilité des maladies

IX. Résumant tout ce que je viens de dire sur l'important sujet de la prétendue *immuabilité* des maladies, je puis conclure que la logique, l'impossibilité constatée d'arrêter un cadre nosologique, la transformation de diverses maladies en d'autres maladies, l'instabilité de la thérapeutique, la réalité des constitutions médicales, variables selon le temps et les lieux, la diversité des innombrables systèmes que la tradition médicale nous a légués, concourent admirablement à démontrer, jusqu'à la dernière évidence, que les maladies ne sont point *essentielles*, ou *incommutables* et *fixes*.

L'histoire de la médecine sur cette grave matière, ainsi que je l'ai déjà dit, fournit deux enseignements bien contraires : elle montre, d'un côté, les efforts incessants qui ont été faits pour obtenir la *fixité* dans l'OBJET de la médecine, que par erreur on avait placé dans les maladies, et de l'autre, elle recueille avec soin les sévères leçons de l'observation la plus irréprochable, et celle-ci établit avec certitude que les maladies varient à l'infini. Le choix à faire entre ces deux enseignements de la tradition médicale peut-il être douteux ? Pour vaincre les hésitations qui pourraient se produire encore à ce sujet, il suffira, je pense, d'énoncer rapidement quelles ont été les conséquences de la fausse doctrine de l'*immuabilité* des maladies.

Sans m'arrêter à l'étude des désastres sans nombre qu'elle a causés à l'humanité, je mentionne d'abord ses conséquences funestes pour la médecine, pour l'art de guérir et pour les médecins.

Tous les philosophes s'accordent à dire qu'une science n'existe qu'à la condition d'avoir un OBJET fixe et déterminé ; or, quel homme d'intelligence, médecin ou non, a pu considérer la médecine comme une science, en présence des fluctuations incessantes de la nosologie ? Il est si vrai que le jugement porté par tout le monde sur la médecine a été défavorable, que personne encore n'a pu la relever de cette dégradante appellation : *science conjecturale*. Ces deux mots, qui ne peuvent être unis ensemble, car l'un est la négation de l'autre, sont néanmoins comme un témoignage rendu en faveur de la médecine ; ils sont une critique du présent, mais ils expriment en même temps une espérance pour l'avenir. Tout le monde a appelé la médecine une science, parce que la conscience humaine lui doit cet hommage qu'elle est véritablement une science, et l'opinion de tous les esprits droits, en l'appelant *conjecturale*, l'a niée comme telle, soit pour la flétrir de ce qu'elle ne l'est pas encore, soit pour la solliciter à rechercher la voie qui doit la conduire à la conquête de son OBJET *incommutable*, car il est dans son essence d'être véritablement une science.

La doctrine de l'*immuabilité* des maladies a donc dégradé la médecine, en la privant de son objet scientifique, et en second lieu, en la détournant de sa recherche.

Pour démontrer combien sont fondées les conclusions qui précèdent, je n'ai que l'embarras du choix parmi les affirmations des coryphées de l'*immuabilité* morbide. Nous lisons dans Barbier : « J'éprouve le besoin de faire, en terminant, une profession de foi : la médecine des lésions est aujourd'hui la seule que ma conscience me permette d'exercer ; j'ai vu la pratique des humoristes, j'ai vu celle des solidistes, j'ai suivi des médecins dogmatiques, des médecins vitalistes, des médecins éclectiques, etc. ; j'ai connu des admirateurs de Sydenham, de Sthal, de Boerhoaave, de Stoll, etc. ; j'ai éprouvé, en adoptant la médecine des lésions, une assurance, un calme, une sorte de bonheur que je n'avais jamais ressentis. » (1)

Il est incontestable que lorsque, pressé par le besoin de donner à la science un objet *immuable*, l'esprit médical est arrivé au point de se satisfaire de la *fixité* des *lésions anatomiques*, il doit éprouver le bonheur que la bonne foi procure toujours, mais non celui si pur que donne la possession de la vérité. Le lambeau de vérité que renferme la notion des *lésions* peut suffire à l'esprit médical, mais alors il ne cherche plus le véritable OBJET de la science qu'il est loin de connaître, mais qu'il croit connaître jusqu'aux limites du possible. Il suffit de mentionner ce double et déplorable résultat pour faire comprendre combien la doctrine de l'immuabilité des maladies a tari la séve scientifique de la médecine.

La fausse doctrine de l'*immuabilité* des maladies a renfermé la médecine dans un cercle vicieux dont celle-ci n'a jamais pu sortir : la *fixité* des maladies a toujours été prise en effet comme la base de l'expérience. La connaissance des propriétés des médicaments et l'efficacité des médications ont toujours été appréciées en vue de la *fixité* des maladies, que la statistique ou le numérisme médical a prise pour le *criterium* de sa pratique. Faut-il être surpris que tout soit resté en question, en médecine ? Par un renversement complet de ce qu'il eût fallu

(1) *Matière médicale.*

faire, ce qui est *essentiel* ou *immuable*, dans la science, a été subordonné à ce qui est accidentel ou contingent. Les architectes n'ont pas manqué pour édifier sur le sable mouvant, mais rien de stable n'a pu s'élever sur une pareille base.

X. Les désastres que cette fausse doctrine a produits dans l'art de guérir sont plus funestes encore. Cet art n'est que la science médicale appliquée; et, ayant été constitué sur un principe aussi erroné que l'est celui de l'*immuabilité* des maladies, il n'a pu obtenir qu'un crédit très-précaire, parce qu'il n'a pu avoir en réalité qu'une valeur très-précaire. Si certains dons du hasard, que les plus grands médecins reconnaissent hautement, ne l'avaient secouru, rien n'aurait pu le relever de la déchéance absolue où il serait tombé; car les fruits de la sage expectance des meilleurs praticiens ne peuvent être portés à son compte. L'expectation, en effet, tant recommandée par les médecins et favorablement accueillie par les malades, est, à vrai dire, la reconnaissance expresse de l'inanité de l'art de guérir tel qu'il est connu. Les succès plus ou moins légitimes des procédés chirurgicaux sont incontestablement ses plus puissants soutiens; mais qui ne sait que l'intervention de la chirurgie n'y est aussi fréquente que parce que celle de la médecine est si souvent inefficace?

Une des preuves les plus irréfutables du discrédit de l'art de guérir, est la multiplicité des remèdes populaires ou de commères, et la facilité avec laquelle les malades se laissent aller à les employer. Il n'est pas de maladies, quelque peu opiniâtres qu'elles soient, qui n'aient de nombreux spécifiques dans l'esprit de ceux qui ne sont pas médecins, et cela n'est ainsi que parce que le praticien n'en possède point, et qu'il combat les maladies par une expectation que dissimule à peine l'emploi de moyens insignifiants.

L'existence de ces nombreux remèdes populaires est un fait qui n'est pas indigne des méditations d'un esprit sérieux. Ce fait si répandu prouve d'abord la foi en la médecine, en d'autres termes, la foi en la bonté de Dieu, qui n'a pas pu permettre au mal d'atteindre l'homme sans que sa providence lui ait donné les moyens de s'en guérir. Il prouve, en outre, le discrédit de l'art de guérir, ainsi que je viens de le dire ; mais il démontre surtout la fausseté de la doctrine de l'*immuabilité* des maladies. En effet, pour que la réputation de ces médicaments, simples ou composés, se soit transmise d'âge en âge, (et chaque contrée a les siens propres), il faut que leur efficacité ait été rendue patente, au moins de temps en temps, par quelques succès incontestables. Ces succès ne sont pas constants, assurément ; car, s'ils l'étaient, les remèdes qui les donneraient seraient acceptés par la médecine, et ils ne seraient plus du domaine exclusif des commères. Cependant ces remèdes, ceux qui sont simples surtout, sont parfaitement *incommutables* ; et si les maladies contre lesquelles ils sont réputés efficaces, étaient pareillement *incommutables*, leurs succès seraient constants. L'expérience prouvant le contraire, la conclusion se formule d'elle-même.

En résumé, l'art de guérir n'ayant, en dehors des moyens chirurgicaux, d'autres instruments que les médicaments dont les propriétés sont *immuables* et *fixes*, et les maladies, quoique supposées telles, n'ayant nullement ces qualités, il y a eu impossibilité absolue à ce que la thérapeutique ait pu jamais être stable et fructueuse. Cette désastreuse situation a produit une conséquence nécessaire, la modification des médicaments les uns par les autres, en d'autres mots, les composés pharmaceutiques que le médecin forme à son gré, espérant que, par cette modification *accidentelle*, ils seront mieux appropriés aux modifications diverses des maladies. Leur succès est quelquefois incontestable, mais l'art n'y a rien gagné. Ces composés, s'ils restent dans les mêmes conditions, ont des propriétés *immuables* qui ne leur laissent pas la même efficacité contre des maladies réputées les mêmes, et qui ne le sont pas. En définitive, par les *adjuvants* et les *correctifs*, on a cru changer assez le médicament *principal* pour qu'il pût devenir apte à guérir une maladie quelconque ; mais la *mutabilité* de celle-ci la dérobe souvent à son action, et l'art ne possède en réalité que des breuvages le plus souvent nauséabonds, dont les qualités repoussantes ont toujours fait le désespoir des malades.

La fausse doctrine de l'*immuabilité* des maladies a donc, non-seulement rendu la médecine pratique incertaine dans ses moyens, mais encore extrêmement désagréable dans son application ; et ce sont néanmoins ces regrettables conditions qui expliquent les succès de la thérapeutique extra-scientifique.

La mutabilité naturelle, mais ignorée, des maladies a toujours porté l'art de guérir à une mobilité incessante. Si l'erreur à ce sujet n'avait enveloppé tous les esprits, cet art si précieux aurait conquis un titre d'estime en cherchant à suivre les variations pathologiques ; mais telle n'a pas été la conséquence des efforts des sages thérapeutes qui ont toujours poursuivi les modifications saisonnières ou autres des maladies, par des modifications de leur thérapeutique ; et, à cause de cette louable tendance des praticiens d'élite, la science médicale appliquée a été taxée d'être capricieuse comme la mode. A la vogue des purgations et des vomitifs, succède celle de la saignée et des délayants; à la vogue de ces derniers moyens, succède celle de la médication tonique, etc, etc. Quel sujet de scandale pour tous les esprits droits, élevés dans l'erreur de l'*immuabilité* des maladies, et quelle cause de défaveur pour l'art de guérir !

Ne puis-je pas ajouter, quelle source de malheurs pour l'homme qui, à vingt ans, voudra être purgé parce qu'il l'a été avec succès dans son enfance, et qui refusera de l'être à quarante ans, parce qu'il a failli succomber aux désastreux effets de la dernière purgation ?

La connaissance des constitutions médicales n'est acquise que par les médecins qui observent avec scrupule les altérations innombrables de la santé de l'homme. Que dirai-je alors de la pratique de ceux dont toute la carrière est remplie par l'application des médications apprises à l'école ? Que dirai-je encore de cette centralisation médicale qui règne en souveraine presque sur tous les esprits ? On est généralement si aveuglé au sujet de la prétendue *fixité* des maladies, que médecins et malades n'acceptent volontiers que les livres, les journaux, les médicaments de provenance parisienne. Pour le plus grand nombre, notre capitale a une autorité absolue, même en médecine, sur tout le reste de la France, et on ignore complétement qu'un obscur et modeste praticien d'une vallée des Cévennes ou des Alpes guérit très-sûrement les maladies de sa localité en ne tenant aucun compte des préceptes émanés de Paris ou de tel autre centre scientifique secondaire. La *fixité* en pathologie n'a été qu'un triste rêve, l'*unité* en thérapeutique n'a été qu'une décevante illusion, et l'humanité a jusqu'ici douloureusement porté le poids de cette double erreur.

X. Ainsi que je viens de le démontrer sommairement,

la fausse doctrine de l'*immuabilité* des maladies a mérité à la science médicale et à l'art de guérir une mésestime presque universelle, ou au moins une indifférence qui explique le crédit acquis dans les masses par une foule de pratiques thérapeutiques extra-scientifiques. Le corps médical lui-même a donc toujours été gravement atteint par la même cause, dans sa considération et ses attributions.

Voulant donner la *fixité* aux maladies, il a dû en chercher les caractères dans les phénomènes matériels et sensibles, dont le plus grand nombre sont à la portée des intelligences les plus étrangères à la méditation des faits médicaux. Dans son langage, il a dû souvent signaler, comme cause des maladies, le sang, la bile, les humeurs; et il est peu de portières qui ne dissertent avec assurance sur les ravages que causent le sang, la bile et les humeurs, et ne conseillent, avec non moins d'assurance, une saignée, ou une purgation, ou un vomitif, ou un exutoire. Cette concurrence est d'autant plus compromettante que souvent ces conseils précèdent les plus illustres prescriptions médicales. Or, on se plaint de tous côtés de la pratique illicite de la médecine; pour la faire cesser, le corps médical n'a qu'une chose à faire: c'est de s'élever à la hauteur de son mandat, et de ne pas faire descendre la médecine des régions où la nature bissubstantielle de l'homme l'a place. Les maladies étant matérialisées, au contraire, les médecins admettent à en raisonner tous ceux qui ne le sont pas, et ces maraudeurs de la science sont d'autant plus convaincus de leur valeur qu'ils ignorent les mécomptes de la pratique même la plus éclairée et la plus consciencieuse. Les choses allant ainsi, les onguents, les remèdes plus ou moins composés que se lèguent les familles comme on se lègue une pierre précieuse, et tant d'autres compositions toutes infaillibles contre le sang, l: bile, les humeurs, le lait, comme on dit communément, sont distribués à profusion parmi les malades !

La prétendue *fixité* des maladies est admise sans l: moindre hésitation par le bon public, parfaitement étranger à tous les problèmes difficiles de la science, à ceu: surtout que posent aux médecins les constitutions médicales. Ceux-ci, hélas ! n'y prennent souvent pas garde Une maladie quelconque est donc réputée toujours l: même, et le plus simple bon sens conclut à ce qu'ell soit toujours traitée de la même manière. Cette doubl erreur règne en souveraine et oppose tous les jours au: médecins des obstacles d'une grande gravité.

Sous une constitution médicale donnée, un malade : été atteint d'une fluxion de poitrine; une médication l'e: a guéri. Quelques années plus tard, ou dans un lointai voyage, et sous une autre constitution médicale, ce même individu est encore atteint d'une fluxion de poitrine il réclame aussitôt la médication qui l'a sauvé une première fois. S'il appelle un médecin ignorant, et docil par conséquent, il est perdu; s'il a le bonheur de rencontrer un médecin qui soit à la hauteur de ses devoirs celui-ci lui résistera, et l'excellence de sa médication n triomphera peut-être qu'avec difficulté de la maladie, : cause des complications que la funeste et défiante disposition d'esprit du malade ne peut manquer de faire naître. Cependant il est sauvé; mais il n'hésitera pas à porter les graves dangers qu'il a courus au compte du médecin, qui s'est obstiné à ne pas vouloir le traiter comm il avait été traité lors de sa première atteinte de fluxio: de poitrine.

L'époque de la transition d'une constitution médical

à une autre, est celle qui prépare aux médecins les plus difficiles études, et expose les malades aux plus grands périls. Cela est ainsi : les causes en sont d'un côté les influences mêlées de la constitution qui s'éteint et de la constitution naissante, par suite la difficulté de saisir les vrais caractères du nouveau mode morbide ; d'un autre côté, la répulsion des malades ou de leurs familles à accepter des modifications dans la médication qu'ils connaissent, parce qu'au début, ou au milieu de la constitution qui passe, ils ont eu des parents ou des amis atteints de la maladie régnante.

Qui pourrait compter les victimes de la saignée, des sangsues et de la diète pendant la durée de la fameuse constitution inflammatoire qui a fait la gloire de Broussais, alors même que ces moyens étaient jugés nuisibles par les médecins ? Combien n'ai-je pas rencontré de praticiens qui m'ont avoué n'avoir saigné, purgé ou fait vomir leurs malades que pour mettre leur propre responsabilité à couvert, tant ils avaient subi de pression de la part de leurs malades ou de leurs familles, en faveur de tel ou tel moyen thérapeutique !

En pareil cas, le médecin invoque vainement les considérations que l'âge, le sexe, la profession et la constitution du malade permettent d'établir ; le moyen qui a été salutaire dans un prétendu cas pareil, doit être nécessairement employé. L'augmentation ou la diminution de la dose n'est même pas toujours laissée à l'appréciation de l'homme de l'art. Celui-ci, il est vrai, a toujours le droit de rester fidèle à son devoir et de s'éloigner, mais cette alternative est vraiment une atteinte portée à son caractère.

La *fixité* des maladies crée aux médecins bien d'autres situations regrettables : dans un même quartie dans une même famille, ou dans une même maison plusieurs individus tombent malades ; leur maladie e désignée par le même nom et est réputée être la même divers médecins les traitent. Si une issue funeste te mine l'une d'elles, parce qu'elle était plus grave et dis tincte des autres, quelque intelligents et éclairés qu'aien été les soins qui l'ont combattue, il n'est pas de mer pour le médecin, surtout s'il n'a pas traité son malad comme les autres ont été traités.

C'est encore à l'*immuabilité* prétendue des maladie qu'il faut évidemment attribuer la désastreuse coutum des *spécialistes*. Les maladies du *foie*, des *poumons*, d *cœur*, de *l'estomac*, des *oreilles*, des *yeux*, etc., ont leu thérapeute exclusif, comme si chacune d'elles était vé ritablement circonscrite sur un seul organe, et si le rest de l'économie vivante y était réellement étrangère. Le *spécialistes* n'ont une raison d'être que pour les mala dies chirurgicales, à la condition expresse toutefois qu le chirurgien soit toujours médecin, car le malade l mieux opéré succombe souvent, si l'opérateur n'est e même temps un médecin très-habile.

Ces deux qualités éminentes se rencontrent très-ra rement chez les *spécialistes*, au grand détriment de malades et de la dignité professionnelle.

Ces quelques réflexions, qu'il serait superflu de mul tiplier, suffisent à démontrer que la doctrine de l'*im muabilité* des maladies oppose à la pratique de l'art d guérir, outre les conséquences inhérentes à l'applicatio de toute fausse doctrine, des difficultés intrinsèques d plus d'un genre qui nuisent à la considération et au intérêts du corps médical.

Qu'on ne dise pas, pour se soustraire à la vérité signalée dans cette rapide esquisse : La pratique médicale est hérissée de tant de difficultés que nulle doctrine ne peut les résoudre à ce point que la science et ses représentants jouissent de l'estime qu'ils méritent. Cette affirmation peut paraître fondée, mais que tous les médecins et ceux qui ne le sont pas se persuadent bien que le malade n'est pas seulement un corps matériel inerte. Qu'on n'oublie qu'en présence du cadavre seulement, il est permis de ne tenir compte que des solides et des liquides; mais en présence du malade, il faut savoir que les liquides et les solides ne sont que les instruments d'une substance supérieure, qui est invisible et se dérobe par sa nature à la puissance des sens et des instruments les plus parfaits. Qu'on tienne compte de la prééminence de cette substance sur le corps de l'homme; qu'on en étudie sans cesse l'action manifestée par les phénomènes de la santé et de la maladie, et les malades ne seront plus considérés et traités comme s'ils n'étaient que matière. Les maladies ne seront plus regardées que comme un mode anormal de la vie; le dédale sans fin de leur étude sera éclairé par une analyse et une synthèse complètes de l'homme, et il n'y aura plus alors que les intelligences sans cesse absorbées dans l'observation des manifestations biotiques normales et anormales, qui oseront se vouer à l'espèce de sacerdoce qu'on appelle la pratique de l'art de guérir. Leur intervention sera le plus souvent heureuse; et ces médecins qui se seront ainsi élevés à la hauteur de leur mission parmi les hommes, en seront respectés et vénérés, et personne n'osera ni usurper ni entraver leur rôle bienfaisant.

CHAPITRE VI

DE LA PATHOLOGIE HAHNEMANNIENNE

I

Les maladies ne peuvent être connues que par l'ensemble de leurs symptômes et signes : cette vérité est, au reste, démontrée par la tradition médicale

I. J'ai déjà démontré que le principe de la bissubstantialité unipersonnelle de l'homme dominait la notion que le fondateur de l'homœopathie donne de la maladie. Je me bornerai à rappeler ici, en les rapprochant les uns des autres, les divers passages de l'*Organon* qui énoncent cette grande vérité médicale :

« De quelque perspicacité qu'il puisse être doué, dit « Hahnemann, l'observateur exempt de préjugés n'a- « perçoit dans chaque maladie individuelle que des mo- « difications accessibles aux sens de l'état du corps et « de l'âme, des signes de maladies, des accidents, des « symptômes, c'est-à-dire des déviations du précédent « état de santé qui sont senties par le malade lui-même, « remarquées par les personnes dont il se trouve en- « touré et observées par le médecin. » (1)

« Le désaccord invisible pour nous de la force qui « anime notre corps ne fait *qu'un* avec l'ensemble des

(1) *Org.* parag. 6.

« symptômes que cette force provoque dans l'organisme « qui frappent nos sens et qui représentent la maladie « existante. » (1)

« Les phénomènes accessibles à nos sens expriment « donc en même temps tout le changement interne, « c'est-à-dire, tout le désaccord de la puissance inté- « rieure. » (2)

« La maladie n'est pas distincte du tout vivant. » (3)

Ces quatre propositions contiennent assurément le principe fondamental pathologique de l'homœopathie; mais, isolées des suivantes, elles réduiraient la notion de la maladie à une sorte d'enquête empirique pour laquelle des *sens* exercés suffisent exclusivement, et qui peut très-bien se passer des connaissances anatomiques et physiologiques si nécessaires au médecin. S'il en était ainsi, l'homœopathie se séparerait complétement de la tradition médicale qui n'a cessé, depuis Hippocrate, de réclamer pour le médecin des sens intacts et une intelligence élevée et cultivée ; mais Hahnemann a dit encore : « Il faut surtout et presque exclusivement « s'attacher aux symptômes *frappants, singuliers, ex-* « *traordinaires* et *caractéristiques.* » (4)

« Le médecin a besoin de posséder à un haut degré « la circonspection, le tact, la connaissance du cœur « humain, la prudence, la patience, pour arriver à se « former une image vraie et complète de la maladie et « de tous ses détails. » (5)

Ces deux importants préceptes peuvent-ils s'adresser

(1) *Org.* parag. 15.
(2) Id. parag. 12.
(3) Id. parag. 13.
(4) Id. parag. 153.
(5) Id. parag. 98.

à des hommes qui n'auraient pas une instruction médicale complète et des qualités d'intelligence et de cœur telles que la tradition les a toujours exigées chez le médecin ? N'exigent-ils pas, selon l'heureuse expression d'Hippocrate, l'action de la vue du corps et celle de la vue de l'esprit ? Ces préceptes, rapprochés des propositions fondamentales rappelées plus haut, ne forment-ils pas une barrière efficace contre l'intervention funeste de l'hypothèse dans l'étude de la maladie, en même temps qu'ils assurent à l'homme de l'art la connaissance la plus parfaite qu'il puisse en acquérir ? Au reste, cette voie tracée par Hahnemann n'est pas absolument inconnue en médecine : l'unité bissubstantielle de l'homme et la connaissance de l'état de maladie seulement par ses symptômes, sont dans toute la tradition. Ces deux principes, je le reconnais volontiers, n'y sont pas énoncés d'une manière bien expresse, mais l'erreur n'est point parvenue à les en chasser à ce point qu'il soit impossible de les y découvrir.

Hippocrate n'a-t-il pas évidemment démontré la bissubstantialité unipersonnelle de l'homme par ses inimitables observations au sujet de l'action exercée sur homme physique et moral par l'*air*, les *eaux*, les *lieux* et les *saisons* ?

A-t-il jamais séparé, en constatant les modifications que les *milieux* impriment à l'homme physique, celles que l'homme moral et intellectuel en reçoit en même temps ? Ses observations ont pour objet l'influence des *milieux* sur l'*être vivant*, sur l'homme, et non sur le corps de l'homme. Cette action physiologique et psychique, si souvent mentionnée dans les écrits d'Hippocrate, ne l'est pas moins dans ceux de ses continuateurs les plus illustres. Cette importante observation n'a pas eu pour la science, j'en conviens, les conséquences heureuses qu'elle aurait dû avoir ; elle a même servi de prétexte à de très-grossières erreurs ; mais l'observation elle-même n'en subsiste pas moins ; et comme les droits de la vérité s'imposent quelquefois, Hippocrate l'a appliquée à la pathologie, et d'une manière très-précise.

« Parmi les choses à observer, dit-il, il faut apprécier la nature des os d'après la tête, puis celle des parties fibreuses, des veines, des chairs, des humeurs, des ventres supérieur et inférieur, de l'*intelligence*, du *moral* »; et ailleurs : « Il importe de soumettre le corps à l'examen : vue, ouïe, odorat, toucher, *intelligence*. » (1) Tels sont les préceptes d'Hippocrate qui prouvent que ce puissant génie a pu, malgré les erreurs de son époque, s'élever au-dessus d'elles par l'enseignement de l'observation. Se serait-il jamais occupé du *moral* et de l'*intelligence* des malades, s'il avait cru que « les maladies proviennent toutes de la bile et du phlegme »?(2)

II. La connaissance de la maladie seulement par ses symptômes n'a pas été moins connue de la tradition médicale. Dans son admirable livre du *Pronostic*, Hippocrate n'a que très-secondairement en vue la thérapeutique; son but véritable est nettement désigné ainsi : « Pour pronostiquer quels seront, parmi les enfants et parmi les autres malades, ceux qui succomberont et ceux qui guériront, il faut considérer l'ensemble des signes, suivant la description de chaque signe, dans chaque cas. Ce que je dis ici s'applique aux maladies aiguës et aux affections qui en naissent. » (3)

(1) Ouvr. cité, t. v. p. 331 et 351.
(2) Id. t. vi, p. 209.
(3) Ouvr. cité, t. ii, p. 189.

Si je recherche quels sont ces signes et symptômes, j'apprends que le père de la médecine, avec une minutieuse fidélité, décrit tous les phénomènes anormaux qu'il est possible d'observer chez le malade ; l'attitude générale, les gestes, les troubles de l'intelligence, le désir de sortir du lit, le sommeil, les sueurs, la respiration, l'expectoration, les vomissements, les selles, les urines, la calorification, la coloration de la peau et l'altération des traits, sont successivement appréciés dans leurs troubles extrêmement variables, dans le but de mettre le médecin à même de prévoir ce qui doit arriver.

Il est assurément très-bon que le médecin ne se trompe pas en cette matière; mais ne serait-ce pas faire injure à Hippocrate de penser qu'il estimait plus l'observation en vue de prévoir ce qui pourrait arriver dans les maladies qu'en vue de trouver les moyens de les guérir ? Cette supposition est vraiment inadmissible, surtout si on rapproche les paroles que je viens de citer de celles que je lis dans ses préceptes : « Je loue donc aussi le raisonnement, s'il prend son point de départ dans l'occurrence et conduit la déduction d'après les phénomènes »; et plus loin : « Il faut se tenir à ce qui est et s'y attacher sans réserve. » (1) Il est donc démontré que l'étude symptômatique générale des malades est très-expressément recommandée par Hippocrate pour guérir les maladies et pour prévoir quelle sera leur terminaison; il ne l'est pas moins que le raisonnement doit conduire la déduction *d'après les phénomènes*, d'après *ce qui est*.

Cet important précepte s'applique *aux maladies ai-*

(1) Ouvr. cité, t. IX, p. 253.

guës et aux affections qui en naissent. Le mot *affection* désigne-t-il les lésions organiques qui se forment souvent dans le cours d'une maladie, ou bien les maladies chroniques qui suivent aussi les maladies aiguës ? Quoi qu'il en soit de la réponse à cette question, il est évident que la prognose hippocratique, qui embrasse le passé et le présent pour prévoir l'avenir des maladies aiguës par l'étude symptômatique générale, sans s'occuper le moins du monde de la localisation de ces maladies, ne comporte pas une autre méthode au sujet des maladies chroniques. Dans celles-ci, la séméiotique peut ne pas être celle des maladies aiguës, mais les signes et symptômes ont la même valeur que dans celles-là. Au reste, Hippocrate s'est chargé lui-même de dissiper tout élément de doute dans cet important sujet, car ayant fait avec une admirable précision la description de l'empyême, il ajoute que, comme dans tout le reste, « c'est d'après l'ensemble de tous les signes qu'il faut établir le jugement. » (1) Or, personne n'ignore que le mot *signe* n'a pas dans le pronostic d'Hippocrate exactement la même signification que dans nos traités modernes; d'ailleurs, la notion de *l'ensemble* des *signes* ne peut s'obtenir que par l'étude de *l'ensemble* des symptômes.

III. Ce dernier précepte d'Hippocrate n'est à vrai dire que la conclusion logique de son livre de l'*ancienne médecine*, où il sacrifie toute hypothèse à l'observation de l'homme dans ses rapports avec les choses extérieures et dans les modifications que celles-ci impriment à l'être vivant. Au reste, ces locutions d'Hippocrate, *consensus unus, conspiratio una, consentientia omnia*, ne sont-elles pas l'expression la plus claire de la doctrine à la-

(1) Ouvr. cité, p. 159.

quelle le génie du vieillard de Cos rendait hommage lorsqu'il s'élevait au-dessus de l'hypothèse et qu'il synthétisait les fruits de son observation ?

La tradition a conservé ce précieux enseignement ; mais, il faut le constater, elle l'a, en quelque sorte, frappé de stérilité en lui préférant l'enseignement de quelques autres traités de la collection hippocratique où l'hypothèse domine en souveraine ; de telle sorte que lorsque Hahnemann a dit que la maladie ne pouvait se connaître que par les *symptômes* et *signes* observés chez le malade, le monde médical s'est révolté contre cette prétendue innovation qu'il a *considérée comme la négation de la science*, comme un retour formel à l'empirisme. Hahnemann n'a fait cependant, d'une manière plus expresse à la vérité, que ce qui a été fait avant lui.

Les plus grands maîtres dans l'art de guérir se sont en effet toujours attachés à combattre l'hypothèse et à la remplacer par l'observation de toutes les manifestations anormales qui constituent l'état de maladie.

Galien parle avec éloge de Mnésithée d'Athènes, qui pensait « qu'il faut commencer par les classes les plus générales des maladies, pour établir successivement des espèces, des genres, des variétés ; après ces divisions, on en fera d'autres, et puis d'autres encore, jusqu'à ce qu'enfin on arrive à obtenir une unité indivisible. » (1)

Cette analyse pathologique que Galien paraît recommander, sur l'autorité d'un digne successeur d'Hippocrate, est-elle possible sans une étude sévère de tous les symptômes et une appréciation telles que les prescrit Hahnemann ?

(1) Ouvr. cité, t. II, p. 707.

Sydenham aussi a écrit ce précepte : « Celui qui voudra donner une histoire des maladies doit grouper avec beaucoup d'exactitude les plus petits phénomènes des maladies. » (1)

Baglivi a donné le même précepte à peu près dans les mêmes termes : « Le seul moyen, dit-il, de créer des axiomes incontestables, c'est d'avoir, avant tout, des descriptions exactes, sévères, de tous les symptômes, quelque petits qu'ils soient, quelque bas et inutiles qu'ils puissent paraître. » (2) Et nous lisons dans un livre contemporain: « C'est par l'ensemble et la succession des symptômes qu'on reconnaît la maladie. » (3)

Au reste, la *maladie-fonction* de l'École de Montpellier, qu'est-ce autre chose, si ce n'est la reconnaissance explicite de cet enseignement de la tradition, formulé en précepte exclusif et absolu par Hahnemann? Une fonction, quelle qu'elle soit, ne s'accomplit qu'avec la synergie de toutes les fonctions de l'être vivant, et elle ne peut pas être connue en elle-même; elle ne l'est en vérité que par les phénomènes qui la constituent.

IV. Il est donc de la dernière évidence qu'Hahnemann ne s'est pas séparé de la tradition médicale, mais qu'il a, au contraire, recueilli les meilleurs fruits de ses travaux, en donnant pour objet à son observation pathologique *l'être vivant, l'homme*, en un mot, et non son *corps* seulement. Son principe de l'unité bissubstantielle posé, il n'a pas été moins conforme à la tradition, en proclamant que les maladies ne se manifestent à notre observation que par l'ensemble de leurs symptômes et

(1) Ouvr. cité, préf. p. XIX.
(2) Ouvr. cité, p. 334.
(3) *Dict.* de Robin et Littré, mot : *Symptôme*.

signes. Ces deux grands principes sont en germe dans toute la tradition ; ils y sont comme deux phares brillants que l'observation a allumés sur la voie ; mais les conceptions hypothétiques en ont détourné tous les regards.

Établie sur ces deux principes, la doctrine pathologique d'Hahnemann, plus docile à l'enseignement de l'observation, ne distrait pas sa force dans la vaine recherche de ce qu'on a faussement appelé l'*essence*, la *matière*, le *siége* de la maladie. Ne sortant pas des limites légitimes qui doivent circonscrire sa puissance, elle se borne à l'étude et à l'appréciation des manifestations anormales qui se produisent dans la santé de l'être vivant ; elle reconnaît que c'est avec vérité que Zimmermann a dit : « Pour connaître distinctement les maladies des individus, il faudrait savoir ce qui s'est passé dans le corps au désavantage et pour le trouble de ses fonctions ; ce changement ou cette altération ne se voit pas intérieurement. » Mais elle se sépare de ce judicieux observateur lorsque la thèse de l'*être*-maladie l'égare au point de dire : « Tout symptôme n'est pas un effet de la maladie ; mais on doit appeler symptôme en général tout changement particulier qui arrive au corps et qui est différent de la santé, en supposant que ce changement tombe sous les sens. » (1)

J'ai rapporté ces dernières lignes pour prouver combien l'erreur doctrinale est puissante à conduire les meilleurs esprits jusqu'à l'absurde.

L'homœopathie évite de tels écueils : il n'y a pour elle, en dehors de l'état de santé, que des symptômes de maladies, lors même que ceux-ci ne tombent pas sous

(1) *De l'Expérience*, t. I, p. 158.

les sens. Baglivi s'est fait l'écho de la tradition par ces paroles : « Qu'est-ce que la vie ? On n'en sait rien, dit Pline ; mais faut-il dire nous-même ce que nous en pensons ? On ne sait pas davantage, on sait moins encore peut-être ce que c'est que la maladie. » (1) Guidée par ces vérités, la doctrine hahnemannienne s'en tient, ainsi que je l'ai dit déjà, à l'expression phénoménale de la vie et de la maladie, reconnaissant qu'il est des causes que l'homme ne peut connaître que par leurs effets; et comme l'état de maladie n'est qu'un mode anormal du composé vivant, qu'une déviation de l'état de santé, qu'un accident, la maladie n'est point à ses yeux une sorte d'être *fixe* et *immuable* auquel il soit raisonnable de donner *un nom, et qui ait l'importance des êtres vrais.*

Hahnemann n'admet les noms pathologiques que comme des nécessités de langage : « Si l'on croit avoir « besoin quelquefois, dit-il, de noms de maladies pour « se rendre intelligible en peu de mots au vulgaire, « quand on parle d'un malade en particulier, qu'au « moins on ne se serve que de mots collectifs. Il faut « dire, par exemple, le malade a une espèce de chorée, « une espèce d'hydropisie, une espèce de fièvre ner- « veuse, une espèce de fièvre intermittente. Mais on ne « doit jamais dire : Il a la chorée, l'hydropisie, la fièvre « nerveuse, la fièvre intermittente, etc., parce qu'il « n'existe certainement pas de maladies permanentes et « toujours semblables à elles-mêmes, qui méritent ces « dénominations » (2); et il rappelle les paroles d'Huxam:

(1) Ouvr. cité, p. 416.

(2) *Crg.* note du parag. 81. — Le langage médical, recommandé avec tant de raison par notre MAITRE, a été plus d'une

« *Nihil sanè in artem medicam pestiferum magis unquàm irrepsit malum, quàm generalia quædam nomina morbis imponere, iisque aptare velle generalem quamdàm medicinam.* »

Je touche au point pratique le plus important de la réforme apportée par la pathologie hahnemannienne, qui est l'*individualisation* de chaque cas morbide.

V. Ce précepte, pratique et fondamental, découle rigoureusement de tout ce que j'ai dit jusqu'ici. Il est évident, en effet, que, l'homme étant un être bissubstantiel dont la vie ne nous est connue que par toutes ses manifestations ou ses effets, la maladie ne peut être qu'un mode accidentel de la vie, qui ne peut aussi être connu que par tous ses effets. *L'accident maladie* ne peut se concevoir que comme un fait individuel non susceptible d'être généralisé, parce qu'il n'a en lui-même aucun caractère positif de l'*être*, et aussi à cause de la multiplicité des circonstances qui peuvent en déterminer la production. La *mutabilité des maladies* est une conséquence rigoureuse de la contingence des causes des maladies et de la contingence de l'état de l'homme au moment où les causes nosogéniques agissent sur lui. L'individualisation pathologique est donc le corollaire le plus immédiat du principe de la mutabilité des maladies.

fois la cause de jugements très-défavorables portés contre ses disciples.

Ceux-ci, en effet, n'ayant jamais un ton affirmatif, absolu, lorsqu'il s'agit de nommer la maladie qu'ils ont à traiter, ou de qualifier sa nature, ont été souvent taxés d'*ignorance*, et même d'*ânerie*. Eh ! quoi, hésiter ou seulement paraître hésiter pour diagnostiquer une *inflammation* ou une *irritation* de tel ou tel organe ! Un étudiant de deuxième année n'hésite pas en pareil cas; mais, sans connaître l'homœopathie, bien des praticiens illustres ont hésité et hésitent tous les jours.

J'ai déjà longuement démontré qu'à ce sujet Hahnemann ne se sépare pas de la tradition, mais qu'il y recueille au contraire une grande vérité restée jusqu'ici étouffée par une grossière erreur. Cette erreur a été d'autant plus puissante qu'elle a toujours flatté l'esprit humain de la décevante espérance de rendre la pratique de la médecine plus facile et plus sûre, et voilà ce qui explique encore l'antagonisme violent que rencontre la doctrine d'Hahnemann. Cet antagonisme, en effet, vient de ce que Hahnemann repousse les classifications et dénominations pathologiques, et ne les admet que comme moyens de venir en aide à la mémoire et comme des artifices dont le langage ne peut se passer.

La proscription que fait Hahnemann de noms pathologiques emportant l'idée d'identité des états morbides qu'ils désignent, et devant dominer le traitement que ces états réclament, est certes largement motivée par l'abus qu'on en a fait et les désastres que cet abus a causés à l'humanité ; mais cette proscription se trouve encore légitimée par Hippocrate lui-même, dans son traité le plus estimé. Le *Pronostic* se termine ainsi : « Il ne faut demander le nom d'aucune maladie qui ne soit pas inscrit dans ce traité, car toutes celles qui se jugent dans les intervalles de temps indiqués se connaissent par les mêmes signes. » La valeur du nom disparaît donc devant celle des signes. Or, quel état pathologique a une identité de *signes* avec un autre ?

Hippocrate dit encore : « Il est absurde de penser que les réalités soient produites par les noms ; la chose est impossible ; les noms sont des conventions que la nature impose. » (1)

(1) Littré, t. VI, p. 5.

Si la nature n'est pas *immuable* dans ses manifestations pathologiques, pourquoi accorderait-on une signification *immuable* aux noms pathologiques ? *L'individualisation* pathologique, qui est la seule méthode vraie et sûre pour connaître l'homme malade, et qui rend aux dénominations pathologiques leur véritable valeur, promet et donne la certitude dans la pratique de la médecine ; mais elle est hérissée de difficultés qui en rendent l'accueil dans la science d'autant plus lent que l'homme est toujours porté à préférer le commode à l'utile.

Je vais exposer comment Hahnemann procède dans cette importante partie de son œuvre, dans laquelle la tradition médicale a pu certainement lui fournir un fonds de vérités bien riche, mais que nul autre que lui n'a aussi complétement exploité.

II

L'individualisation pathologique hahnemannienne est conforme au véritable enseignement de la tradition médicale

VI. Hahnemann admet les grandes divisions qui ont toujours été faites des maladies et qui ne préjugent ni leur nature ni leur traitement : les maladies *aiguës*, *sporadiques*, *endémiques* ou *épidémiques*, et les maladies chroniques. Quant à la division des maladies en maladies *corporelles* et maladies *mentales*, elle est implicitement démontrée nulle, au point de vue pratique, par l'ensemble de l'enseignement hahnemannien, puisque, *dans toutes les maladies*, l'état du *moral* et de l'*intelligence* est un élément d'inductions pratiques. A l'égard des unes et des autres, il prescrit la même méthode d'investigation, l'*individualisation* de chaque cas particulier par l'ensemble des symptômes. Ne sont nullement exceptées de ce précepte les maladies chroniques au sujet desquelles Hahnemann a cependant failli à sa propre doctrine, en admettant pour elles des *miasmes* ou *principes morbides fixes et déterminés* qui, à ce point de vue, sont évidemment hypothétiques. J'aurai occasion de revenir, selon la promesse que j'ai déjà faite, sur cet important sujet, lorsque je parlerai de l'étiologie hahnemannienne.

L'individualisation de chaque cas particulier par l'ensemble des symptômes constitue donc le diagnostic hahnemannien.

Avant d'exposer comment notre maître prescrit au médecin de procéder dans cette partie capitale de sa tâche, je dois faire observer que le langage d'Hahnemann n'a pas été entièrement compris. On s'est élevé contre son étrange précepte, comme s'il n'avait pas dit : « Dans les maladies aiguës, le tableau de la maladie se « trace en beaucoup moins de temps, la plupart des *signes* « *s'offrent d'eux-mêmes* aux sens de l'observateur » (1) ; et plus loin : « L'examen des symptômes énumérés pré- « cédemment et de tous les autres *signes* de maladie doit « donc, dans les affections chroniques, être aussi ri- « goureux que possible et descendre même à des mi- « nuties. » (2)

Or, personne n'ignore que les *signes* ne sont que des symptômes appréciés par l'esprit de l'observateur. *L'ensemble des symptômes* d'Hahnemann n'est donc pas l'inventaire pur et simple de ce que présente un malade,

(1) *Org*. parag. 82.
(2) Id. parag. 95.

comme on s'est plu à le dire, et que toute personne puisse faire sans être versée dans les connaissances médicales.

Voici une autre observation qu'il est très-important de consigner ici. J'ai déjà dit que le mot *symptôme* avait plus d'extension dans la doctrine d'Hahnemann que dans la tradition médicale. En effet, celle-ci, qu'elle fût matérialiste ou vitaliste, considérant la maladie comme une sorte d'être, plaçait cette maladie dans la lésion de tel ou tel organe, dans l'altération de tel ou tel liquide, ou dans l'excitation ou l'affaissement de la force vitale, et cela fait, tous les autres phénomènes pathologiques étaient des *symptômes* ou des *signes* de la maladie recherchée. C'est cette erreur qui a fait dire à Bichat : « Qu'est l'observation en médecine si on ignore le siége du mal » ? et à Hippocrate : « Les maladies habitent au fond des corps, loin du regard. » (1) Mais pour Hahnemann, *la maladie n'étant pas distincte du tout vivant*, il n'y a à connaître chez le malade que les *symptômes* et *signes* qui forment l'accident survenu dans la santé, aucun d'eux n'usurpant le rang chimérique d'être la *maladie* ou le *mal*.

Parmi les nombreux phénomènes pathologiques qui constituent un état morbide, les uns sont immatériels et les autres matériels ; les uns préexistent aux autres et les dominent ; aucun d'eux n'est la *maladie* ; leur ensemble seul est la *maladie*.

Toutefois, Hahnemann recommande très-expressément d'apprécier chacun de ces phénomènes anormaux, de connaître leurs corrélations autant que cela est possible, en interdisant l'intervention de l'hypothèse gratuite, et le résultat de cette importante opération est

(1) Ouvr. cité, t. VI, p. 21.

de constater que tel ou tel symptôme est *prédominant* ou *caractéristique*. Ce symptôme prédominant peut être ou ne pas être ce qui est la maladie dans la tradition médicale ; ainsi, l'affection du foie, dans l'hépatite, n'est qu'un *symptôme* dans la doctrine d'Hahnemann; l'ictère n'est qu'un *signe* du trouble des fonctions du foie, et il en est de même à propos de toutes les prétendues maladies.

S'agit-il des maladies que l'on n'a pas pu localiser encore, la méthode hahnemannienne reste la même, et le temps passé aux conjectures hypothétiques par les écoles officielles, est consacré par la nôtre à l'étude et à l'appréciation de tous les phénomènes qui constituent la maladie. « Rien n'est aussi bien connu que la fièvre, a dit Baglivi, si l'on n'en considère que les phénomènes ; rien n'est plus obscur, si l'on en veut pénétrer la nature et la cause. » (1) Le mot *cause* signifie ici siége. Hahnemann est donc dans la véritable voie que l'observation traditionnelle a ouverte, car l'aveu de Baglivi a été fait toujours, et il est fait de nos jours encore, non-seulement au sujet de la fièvre, mais au sujet d'une foule d'autres états pathologiques. L'homœopathie ne se sépare donc de la tradition que lorsque celle-ci s'égare, en appelant *maladie* tel ou tel phénomène prédominant d'un état morbide, et il demeure démontré qu'Hahnemann donne quelquefois au mot *symptôme* toute l'extension donnée au mot *maladie* dans les écoles officielles.

Si ses adversaires avaient daigné étudier sa doctrine avant de la combattre, ils se seraient certainement épargné la honte de lui avoir fait le ridicule reproche de ne s'occuper que des symptômes et de laisser la maladie dans l'oubli et dans son intégrité.

(1) Ouvr. cité, p. 266.

VII. Le diagnostic hahnemannien, ainsi établi sur l'ensemble des symptômes et sur leur appréciation, est-il plus ou moins parfait que le diagnostic acquis par la méthode suivie magistralement dans les écoles officielles, selon les errements les plus ordinaires de la tradition ? En d'autres termes, la notion de l'état pathologique est-elle plus ou moins complète en homœopathie qu'en allopathie ?

Celle-ci apprécie les *causes* pathologiques, elle analyse les *symptômes* et les convertit en *signes* ; elle établit son diagnostic sur leur signification, et enfin, par une opération inverse, elle synthétise tous ces éléments du problème dans un nom pathologique, c'est-à-dire, elle détermine la nature de la maladie et elle affirme la *notion* de *l'espèce morbide* dont il s'agit. Or, le nombre des *espèces morbides*, d'après Sauvages, dépasse celui de deux mille deux cents, et nul nosologiste, que je sache, n'a été tenté de le réduire, à moins qu'une préoccupation systématique ne l'ait aveuglé et ne l'ait privé des lumières de la pathologie clinique.

Qui ne comprend qu'un pareil diagnostic est nécessairement imparfait, d'abord, parce qu'il est basé sur une impossibilité absolue, la notion de la *nature* de la *maladie* ; et ensuite, parce que la classification des *espèces morbides* ne peut s'obtenir qu'en négligeant les particularités des maladies, non-seulement dans les modifications que présente la sensibilité, mais encore dans celles du *moral* et de l'*intelligence* des malades ?

Il est inutile d'ajouter que les *indications* et le *pronostic* sont établis sur la détermination de la *nature* de la maladie, sur la notion de l'*espèce morbide*, enfin sur le *nom* pathologique, qui sont autant de non-sens au point de vue clinique.

Ces diverses opérations, dirigées par l'enseignement des écoles officielles, sont toujours dominées par les théories régnantes ; celles-ci ont pour but de rendre raison des phénomènes morbides, afin de permettre ensuite à l'intelligence de marcher plus librement à la recherche des indications curatives ; mais, ajoute Baglivi, « pour faire la théorie des maladies, il faut connaître la langue que parle la nature. » (1)

Qui osera affirmer qu'il connaît cette langue? L'éminent observateur que je viens de citer avoue « que toute modification spécifique, toute altération morbide des humeurs, est à peu près inaccessible à la pénétration de l'esprit humain. » (2) Quel eût été son langage, si sa réflexion s'était arrêtée sur les modifications morbides de la sensibilité et si elle avait embrassé *tout l'homme vivant ?* C'est assurément alors qu'il eût rappelé avec plus de raison le honteux adage *qui fait de la médecine un royaume d'aveugles.*

L'homœopathie tient un compte très-rigoureux des diverses catégories des causes pathogéniques, et en ce point, sa manière d'opérer est plus fructueuse qu'elle ne le serait, si elle se conformait à l'enseignement officiel. Celui-ci, en effet, ne s'enquiert des causes que dans le but unique de mieux comprendre la génésie des phénomènes pathologiques, et ce n'est que par exception que l'*étiologie* lui fournit des éléments pour établir ses *indications*. Ainsi, l'espèce morbide étant affirmée par un *nom* qui détermine en même temps sa *nature*, la maladie sera identiquement traitée, que la cause en soit un excès d'aliments, ou une abstinence prolongée , que

(1) Ouvr. cité, p. 254.
(2) Id. p. 257.

le malade soit continent ou onanique ou libertin que la santé ait été altérée sous l'influence d'une joie excessive ou d'un chagrin très-vif et très-inattendu d'une colère ou d'une humiliation concentrée, d'un refroidissement ou de l'insolation ou d'un traumatisme, d'un excès de travail corporel ou d'un excès de travail intellectuel, sous l'influence d'un froid sec, ou sous l'influence d'un froid humide, etc.

L'homœopathie, au contraire, trouve dans ces diverses circonstances étiologiques et dans une foule d'autres, de très-salutaires sources d'*indications*. Je reviendrai au reste plus tard sur cet intéressant sujet.

VIII. La doctrine d'Hahnemann ne l'emporte pas moins sur toutes les doctrines médicales, sous le rapport de l'analyse et de l'appréciation des symptômes : sa définition de la maladie ne peut la gêner dans cette opération. Il n'en est pas ainsi dans l'école officielle où les définitions abondent et ne sont qu'un vain programme.

Cette définition : *La maladie est un désordre notable survenu, soit dans la disposition matérielle des parties constituantes du corps vivant, soit dans l'exercice des fonctions*, (1) est acceptée également par l'école matérialiste qui toutefois en passe sous silence la partie la plus importante.

Cette école, qui se pique d'être très-logique, oublie en effet qu'il s'agit *des fonctions et des parties constituantes du corps vivant*, et les mystères de la vie la gênant trop, elle n'en tient nul compte. Ce procédé peut ne pas être honnête, mais il est commode ; ce résultat suffit à l'ambition du matérialiste.

L'homœopathie ne s'engage pas non plus dans les

(1) Chomel.

distinctions purement spéculatives de l'École de Montpellier, de l'*état morbide* et de l'*acte morbide* qui sont pratiquement inséparables et qui ne peuvent faire découvrir la moindre indication thérapeutique ; elle se garde surtout d'accepter comme cause du désordre pathologique tel phénomène matériel ou fonctionnel dont tous les autres paraissent dépendre et qui dépend lui-même du désordre dynamique survenu dans le *tout vivant*.

Dans l'accomplissement de la tâche difficile d'établir son diagnostic, l'homœopathie apprécie les modifications pathologiques que présentent l'intelligence et le moral du malade, celles de ses fonctions animales et celles enfin de la partie matérielle ou de son corps ; en un mot, l'homme malade tout entier est étudié par elle ; son diagnostic embrasse véritablement toutes les *parties constituantes* du *corps vivant*, et non pas seulement les *parties constituantes* de son cadavre, ainsi que cela se pratique en réalité dans les écoles officielles, malgré la définition donnée par elles de la maladie.

L'homœopathie apprécie l'*état morbide* et elle en acquiert la connaissance par les phénomènes de l'*acte morbide*, car celui-ci n'est que l'effet de l'*état morbide* dont la durée active commence aussitôt que la santé est troublée et ne finit qu'au retour complet de la santé ; l'homœopathie ne tombe pas, en d'autres termes, dans l'erreur de la célèbre École de Montpellier, qui distingue sans raison l'*état morbide* de l'*acte morbide*, qui sont inséparables et simultanés. J'ai tort toutefois de dire que cette distinction est faite sans raison, car sans elle il n'y a pas de classification nosologique possible ; les *espèces* et les *genres* morbides sont introuvables, si l'*état morbide* est sérieusement pris en considération, comme la raison le commande ; l'*immuabilité* des maladies disparaît, s'il ne disparaît pas lui-même ; c'est donc l'erreur des *entités morbides* qui a obligé l'école vitaliste par excellence à scinder le problème pathologique et à descendre ainsi au rang des écoles matérialistes qui sont logiques et d'accord avec leurs principes, en n'admettant pour la pratique que les effets de l'*état morbide*.

En présence du malade, le vitalisme ne se distingue donc du matérialisme que par le langage ; sa pratique est la même, à cette différence près qu'il a plus souvent recours à l'expectation, et qu'il est plus attentif que le matérialisme à suivre la voie que l'*économie vivante* paraît s'ouvrir pour se délivrer du désordre qui a altéré son harmonie normale. Afin de rendre plus intelligible la critique que je viens de faire, si je prends pour exemple l'affection du cerveau, trop commune de nos jours, qui a son terme dans la désorganisation de cet organe, je constate que, pour l'ambitieux, l'*acte morbide* a débuté à la perte d'un poste longtemps désiré, ou à la nomination inespérée à ce même poste ; pour l'homme à affections vives et tendres, à la mort d'une personne bien aimée ; pour le joueur, à un gain excessif ; pour le spéculateur, à la nouvelle d'un grave sinistre dans ses affaires : en un mot, toutes les émotions vives de l'âme sont ou peuvent être la circonstance par laquelle l'*état morbide* commence. Les excès et les privations, en toutes choses, peuvent aussi le faire naître.

Dans ces divers cas, l'*affection morbide* présentera peu de différences, ou même elle n'en présentera aucune. Chez tous ces malades, après un trouble progressif dans les fonctions intellectuelles, dans les affections morales et dans la sensibilité, il y aura des phénomènes de congestion, de pléthore cérébrale qui sera appelée l'*acte morbide* et le commencement de l'affection cérébrale, par l'École vitaliste de Montpellier.

Je n'ignore pas que, chez ces divers sujets, il sera tenu compte, dans le discours, de la diversité des causes et même de la diversité des troubles successifs qui ont suivi immédiatement l'action de ces causes ; mais pour ce qui regarde, à proprement parler, l'art de guérir ces malades, il ne sera véritablement question que du phénomène matériel, l'état congestif ; et celui-ci sera, dans ces divers cas, combattu identiquement par les déplétifs et les révulsifs.

La constitution individuelle de chacun d'eux imprimera sans doute des modifications dans l'emploi et l'énergie de la médication ; mais la variété des causes et des phénomènes qui ont précédé l'*affection morbide*, n'exercera aucune influence sur la nature de cette médication, et elle restera étrangère aux éléments des indications thérapeutiques. La période de l'*état morbide*, la plus importante à connaître pour le praticien, est donc pour celui-ci, dans l'enseignement officiel vitaliste, comme si elle n'existait pas. L'*état morbide* est noté, *pour mémoire*, mais la pratique n'en a que faire.

Je reconnais cependant que, pendant et après l'emploi des déplétifs et des révulsifs, les praticiens habiles s'inspirent de la notion de l'*état morbide* pour diriger l'hygiène de leurs malades. Mais avec bien plus de raison ils devraient s'en inspirer pour instituer leurs médications ; car il est logique de penser et l'observation confirme que chaque cause imprime à ses effets des caractères spéciaux, qui ne sont pas toujours saisissables sur les phénomènes de l'*acte morbide* ; mais ils le sont certainement dans les troubles divers et nombreux que l'état de maladie présente dans l'intelligence, le moral et la sensibilité des malades. Tous les *ramollis*, comme on les appelle dans un langage peu scientifique, tombent dans des *actes morbides* qui peuvent paraître semblables, mais ils y sont arrivés en passant par un *état morbide* distinct assurément.

Que celui-ci soit traité par le vitalisme ou par le matérialisme, il le sera de la même manière par les deux écoles, qui néanmoins restent le plus souvent inactives en présence des troubles de la sensibilité et de l'intelligence qui précèdent l'acte morbide, dont le traitement sera à coup sûr identique dans tous les cas. Est-il admissible que les mêmes moyens conviennent contre des phénomènes pathologiques d'une origine aussi diverse ?

IX. L'individualisation, au lit des malades, de chaque cas morbide, par l'ensemble de ses symptômes et signes, n'est, au reste, ainsi que je l'ai dit déjà, que la conséquence immédiate et nécessaire du principe de la *mutabilité* des maladies. Comme j'ai mis hors de doute que les maladies n'ont point d'existence qui leur soit propre, et qu'elles ne sont qu'une abstraction imaginaire, si elles ne sont considérées et étudiées chez les malades, et enfin, qu'elles *ne sont pas distinctes du tout vivant*, il est incontestable qu'à ce point de vue, elles doivent présenter des singularités aussi nombreuses et aussi tranchées que sont nombreux et singuliers les individus qui peuvent en être atteints.

D'autre part, quoique je n'aie point abordé encore l'étiologie, j'ai eu assez souvent occasion de parler des causes des maladies pour qu'il soit facile de comprendre qu'à ce second point de vue, les maladies doivent varier à l'infini.

L'individualisation est donc imposée à la pratique médicale par la nature même de l'objet de la science et par la multiplicité des causes nosogéniques dont l'homme est entouré.

Ainsi obtenu, le diagnostic hahnemannien a du reste déjà fait ses preuves ; son excellence serait largement démontrée par elles, s'il était dans mon dessein de les invoquer : je n'en userai pas, parce que nos adversaires les repoussent avec une obstination qu'il serait peu courtois de qualifier. Ayant donc démontré, par des documents empruntés aux écoles officielles, que l'*immuabilité* des maladies n'est qu'un rêve fâcheux, et que, par conséquent, l'individualisation est une nécessité pratique rigoureusement indispensable, je tiens à prouver que ce procédé d'investigation clinique est aussi ancien que la science elle-même. Les autorités que je vais invoquer n'appartiennent donc pas à notre école.

Hippocrate commence ainsi la troisième section du premier livre de ses Épidémies : « Dans les maladies, on apprend à tirer les signes diagnostiques des considérations suivantes : de la nature humaine en général, et de la complexion de chacun en particulier ; de la maladie; du malade; des prescriptions médicales ; de celui qui prescrit, car cela même peut suggérer des craintes ou des espérances; de la constitution générale de l'atmosphère et des particularités du ciel et de chaque pays; des habitudes du régime alimentaire ; du genre de vie; de l'âge ; des discours et des différences qu'ils offrent ; du silence, des pensées qui occupent le malade ; du sommeil ; de l'insomnie ; des songes, suivant le caractère qu'ils présentent et le moment où ils surviennent ; du mouvement des mains ; des démangeaisons ; des larmes; de la nature du redoublement ; des selles ; de l'urine ; de l'expectoration ; des vomissements ; des échanges qui se font entre les maladies, et des dépôts qui se tournent vers la perte du malade ou une solution favorable ; des sueurs ; des refroidissements ; des frissons ; de la toux ;

des éternuements; des hoquets; de la respiration; des éructations; des vents bruyants ou non; des hémorrhagies; des hémorroïdes. Il faut savoir étudier ces signes et reconnaître tout ce qu'ils comportent. » (1)

Cette longue citation était nécessaire à la démonstration de ce fait important que l'observation hippocratique s'exerçait avec tant de minutieuses rigueurs, qu'il est impossible d'admettre qu'elle eût pour but de déterminer un diagnostic tel qu'il a été et est encore compris de nos jours. Pour assigner un nom et un siége à une maladie quelconque, il ne faut certainement pas s'embarrasser de détails pareils à ceux que fournirait sans nul doute le précepte d'Hippocrate. Aussi, le plus souvent, le père de la médecine ne dénomme pas la maladie qu'il décrit; il s'abstient de ce procédé de généralisation, et il proclame au contraire celui de l'individualisation par le soin qu'il met à énumérer presque tous les phénomènes pathologiques possibles, sans oublier les *discours* et les *pensées* des malades. Si nos modernes positivistes admettaient les *pensées* et les *discours* des malades comme symptômes de maladie, ils seraient à la hauteur de l'observation hippocratique, et au lieu de dire : « C'est par l'ensemble et la succession des symptômes qu'on reconnaît la maladie, » ils diraient « qu'on connaît l'état des malades. » Mais les *discours* et les *pensées* des malades gênent le matérialisme, sous quelque forme qu'il se présente ; et l'observation clinique n'en a réellement que faire, si, au lieu de recueillir fidèlement l'expression phénoménale des maladies, elle s'égare dans la chimérique création de l'*être maladie*.

Le passage que je viens de rapporter ne contient pas

(1) Littré, t. II, p. 669.

néanmoins tout l'enseignement d'Hippocrate au sujet de l'étude de l'état des malades. Les altérations de la sensibilité y sont oubliées ; et certes, la douleur est un élément que le vieillard de Cos ne pouvait négliger, aussi revient-il souvent sur ce sujet. Nous lisons au deuxième livre des Épidémies : « De quelle façon apprécier l'intensité des douleurs ? Consulter la crainte, la tolérance, l'expérience, la timidité, » (1) et au sixième livre : « Dans les douleurs de côté, de poitrine ou d'autres parties, il faut observer, quant aux heures, si les malades présentent de grandes différences, parce que, après avoir été mieux, ils se trouvent de nouveau plus mal sans qu'il y ait faute commise. » (2)

L'homme de bonne foi ne peut se refuser à reconnaître que ces divers éléments de diagnostic, ainsi précisés par Hippocrate, excluent de sa part la préoccupation de rechercher le siége et le nom d'une maladie quelconque ; il ne peut également nier que ces éléments ne soient contradictoires avec la doctrine de l'immuabilité des maladies ; enfin, il ne peut ne pas reconnaître que les préceptes d'Hippocrate ne soient, aux termes près, identiquement les mêmes que ceux donnés par Hahnemann pour arriver à l'individualisation clinique.

La tradition, il est vrai, n'a pas suivi cet enseignement, mais elle ne l'a pas complétement exclu, ainsi que je l'ai démontré par les importantes citations que j'ai faites. La grande École d'Hippocrate a religieusement conservé, à travers ses erreurs hypothétiques, qui ont altéré sa pratique, le culte rigoureux que son fondateur a toujours eu pour l'observation des phénomè-

(1) Littré, t. v, p. 89.
(2) Id. p. 343.

nes pathologiques de l'homme vivant, dans leurs plus minutieuses manifestations.

Hahnemann mériterait-il le glorieux reproche d'avoir copié Hippocrate ? je ne sais ; mais il a certainement l'incontestable mérite d'avoir suivi nettement la véritable voie qui conduit à la connaissance de l'homme malade, et surtout, d'avoir apporté plus de précision qu'Hippocrate dans ses préceptes, en signalant à l'attentive activité des médecins les symptômes et signes qui sont *singuliers, prédominants* et *caractéristiques,* comme devant déterminer l'indication thérapeutique.

III

Le diagnostic hahnemannien obtenu par l'individualisation clinique, est le diagnostic le plus complet que le médecin puisse obtenir

X. Ainsi que l'a dit le grand observateur que j'ai si souvent cité et qui a été appelé *la Boussole des médecins,* le célèbre Baglivi, « il y a, dans le développement de toutes les maladies, aiguës ou chroniques, quelque chose de mystérieux, quelque chose d'impénétrable aux spéculations de l'intelligence. L'étude expérimentale des résultats peut nous éclairer à cet égard, mais, sans elle, tous les secours de la raison ne sont absolument d'aucune utilité. » (1) Cette incontestable affirmation, que le rationalisme de tous les temps a eu seul le triste privilége de ne point formuler, a déterminé la voie dans laquelle Hahnemann a fait entrer la pathologie. Le *quelque chose de mystérieux* que présentent toutes les ma-

(1) Ouvr. cité, p. 387.

ladies, ne peut se révéler à nous que par l'appréciation de tous leurs symptômes ; parmi ceux-ci, il en est dont la raison explique l'existence et la corrélation avec les autres, mais il en est dont le raisonnement ne peut saisir la singularité. Retrancher ceux-ci, c'est scinder le problème pathologique et s'en interdire une solution parfaite.

Ainsi, tel rhumatisant souffre d'autant plus que sa transpiration est abondante, tandis que tel autre est soulagé et même guéri par cette voie critique ; un autre est très-bien dans la plus complète immobilité articulaire, tandis que son voisin ne peut garder longtemps la même position ; chez tous ces malades, il y a de la fièvre, du gonflement et de la rougeur aux articulations affectées ; le rationalisme médical, qui prétend dominer l'observation et l'expérience, diagnostique invariablement un rhumatisme inflammatoire, et ne tenant nul compte des singularités pathologiques que j'ai signalées et de mille autres possibles, il institue la même médication pour tous ces cas. L'homœopathie, au contraire, en présence du rhumatisme et de toutes les autres maladies, recherche toutes les singularités ; elle en saisit tous les caractères appréciables, quelque inexplicables qu'ils soient. Elle ne laisse jamais intervenir, dans son diagnostic, la fantaisie systématique qui serait gênée par telle ou telle expression symptômatique que notre faible raison ne peut comprendre, et qui est très-certainement le langage dans lequel l'économie vivante traduit pour l'observateur le *quelque chose de mystérieux et d'impénétrable* de la maladie qui afflige son semblable.

Le fondateur de l'homœopathie, parmi les admirables préceptes qu'il a donnés (1) pour obtenir le diagnostic

(1) *Org.* parag. 84 et suivants.

de chaque cas de maladie, c'est-à-dire, pour le relevé de l'ensemble des symptômes et leur appréciation, a négligé de mentionner quelques moyens d'investigation très-précieux et mis en usage par les écoles officielles : je citerai notamment l'auscultation, comme exemple de ses omissions. Ses adversaires en ont conclu que l'homœopathie ne s'occupait pas de l'état matériel des organes. Ils ont oublié toutefois, s'ils l'ont su jamais, qu'Hahnemann veut que le médecin *observe avec tous ses sens.* A quoi peut servir l'intervention des sens, sinon à connaître les choses sensibles ?

Il faut être étrangement prévenu et injuste contre l'œuvre de notre MAÎTRE pour oser lui adresser un tel reproche. Il est en effet de la dernière évidence qu'Hahnemann n'a eu qu'un seul but : celui de combler les lacunes que présentait la science dans l'étude des maladies ; il ne s'est pas donné pour but de repousser tout ce qui avait été fait avant lui, mais de le compléter. Prétendre qu'il ne tient nul compte de l'état du pouls, parce qu'il n'en parle pas, c'est assurément franchir les limites d'une critique loyale et scientifique ; car, quel est le médecin qui peut supposer qu'un autre médecin a eu la pensée de se passer des lumières que fournissent les variations du pouls dans presque toutes les maladies ? Or, Hahnemann a surabondamment démontré qu'il était médecin dans toute l'acception du mot, et par cela seul, il interdit à ses adversaires l'outrageante supposition qu'il ait voulu se passer des moyens d'investigation connus et très-justement estimés avant lui.

Est-ce qu'un navigateur qui a découvert une terre ignorée jusqu'à lui, a jamais été blâmé d'en avoir donné la description sans l'accompagner de celle de tout le monde connu ? nullement. Mais on a eu plus d'exigence envers Hahnemann qui a si admirablement réalisé le vœu de Baglivi disant : « Employons sans relâche toute la force de réflexion dont nous sommes capables pour trouver de nouvelles méthodes qui puissent nous permettre de guérir des maladies incurables. » (1)

La méthode hahnemannienne, au sujet de l'étude de chaque cas de maladie, est vraiment ancienne et nouvelle; et, dégagée des entraves que la fausse doctrine de l'immuabilité des maladies avait imposées à toutes celles qui l'ont précédée, elle ne se borne pas à recueillir les généralités que commandent les classifications pathologiques : elle pénètre dans les particularités les plus intimes que présente chaque malade, soit dans l'ordre matériel des organes et dans leur fonctionnalité, soit dans les troubles de la sensibilité et de l'intelligence. Le diagnostic hahnemannien se compose donc de tous les éléments du diagnostic des écoles officielles, auxquels il ajoute ceux qui sont fournis par la partie la plus noble de l'homme. Il va plus loin encore : pour être plus juste et plus exact, à l'étude des troubles pathologiques il joint celle de leurs rapports avec les circonstances de lieux, de temps, de position, etc, etc.

Ainsi, par exemple, deux malades sont dans une crise asthmatique : l'un ne peut garder la position horizontale; il étouffe s'il n'est assis et les jambes pendantes; l'autre, au contraire, étouffe s'il est assis, et il est soulagé étant couché, ayant la tête très-basse ; l'un est soulagé si le vent du nord souffle et si le temps est sec ; l'autre étouffe dans de semblables conditions, et le vent du midi et un temps humide lui procurent un véritable mieux être. Aucune considération anatomico-physiologique ne

(1) Ouvr. cité, p. 257.

peut donner cependant la raison de ces dissemblances frappantes dans une prétendue même maladie. Je pourrais en signaler d'analogues dans toutes les maladies, mais je me bornerai à citer les suivantes, qui sont très-communes, qui accompagnent des souffrances très-vives, et dont la pratique médicale dédaigne presque de s'occuper. Je veux parler de la névralgie ou de la carie dentaire. L'air frais soulage quelquefois, et le plus souvent il aggrave la douleur ; le mouvement de la mastication est, dans certains cas, tout à fait sédatif, mais ordinairement, il exaspère les souffrances ; les aliments chauds sont quelquefois tolérés dans la bouche, ils calment même le malade, et dans d'autres cas, ils sont très-aggravatifs ; il en est souvent de même des aliments froids ; quelquefois, la présence des uns et des autres n'éveille aucune souffrance, tandis qu'en d'autres cas, ils sont intolérables. Tantôt le patient suspend la violence de son tourment par l'immobilité la plus complète, tantôt le repos lui est interdit, et le mouvement dans son appartement fait cesser ses douleurs. Celui-ci souffre plus violemment la nuit; celui-là, au contraire, ne souffre que le jour, etc., etc.

L'observation clinique démontrant tous les jours qu'il n'est pas un phénomène pathologique qui ne soit ainsi modifié par telle ou telle circonstance de position, de temps ou de température, comment concevoir l'aveuglement de la médecine traditionnelle qui a toujours négligé l'étude de ces particularités, au point de vue pratique ?

C'est cependant au mépris d'une observation importante d'Hippocrate, citée plus haut, qu'elle en a agi de la sorte. Cet immortel observateur a dit : « Dans les douleurs de côté, de poitrine ou d'autres parties, il faut observer, quant aux heures, si les malades présentent de grandes différences, parce qu'après avoir été mieux, ils se trouvent de nouveau plus mal sans qu'il y ait faute commise. » La tradition, si avide de puiser dans Hippocrate ses enseignements précieux, a délaissé celui-ci dont la valeur ne saurait être contestée. Le besoin des généralités que lui ont imposé les exigences des classifications, peut seul expliquer cet étrange oubli. La toux, si commune dans presque toutes les maladies graves, est soumise à tant de modifications selon les circonstances, qu'il est par trop surprenant de ne trouver dans la description de ces diverses maladies à peu près aucune mention des variétés infinies que présente ce phénomène important : toute l'attention de l'observateur a été absorbée par l'étude des lésions matérielles qui peuvent en être la cause.

XI. La médecine traditionnelle a oublié cet autre grand précepte d'Hippocrate : « La médecine a bien plus d'une face, et exige une précision de plus d'un genre. Il faut donc se faire une mesure, mais cette mesure, vous ne la trouverez ni dans un poids, ni dans un nombre où vous puissiez apporter et vérifier vos appréciations ; elle réside uniquement dans la sensation du corps. » (1)

Cette citation, dont la haute portée ne peut échapper à personne, exprime une vérité pratique que le génie du vieillard de Cos a très-nettement comprise : *La mesure en médecine réside uniquement dans la sensation du corps*. Il ne lui a pas été donné d'être toujours éclairé par cette vérité ; ses continuateurs l'ont à peu près oubliée, et il était réservé à Hahnemann de la présenter

(1) Ouvr. cité, t. I, p. 589.

dans toute sa valeur clinique. La douleur, ce cri des organes, ainsi que l'a appelée un médecin fameux qui a très-médiocrement cherché à comprendre ce langage, a été étudiée par notre *maître*, comme elle ne l'a jamais été, dans toutes ses modifications infiniment variées. Cette grave omission dans les études pathologiques traditionnelles a tellement frappé l'esprit éminemment pratique d'Hahnemann, qu'il a paru à tous ceux qui n'ont pas sérieusement étudié l'*Organon*, n'avoir reconnu en quelque sorte une valeur séméiotique réelle qu'aux manifestations diverses de la douleur.

Cette critique, aussi peu fondée que d'autres qui lui ont été adressées, s'évanouit en présence de ces paroles par lesquelles Hahnemann commence ses préceptes pour l'examen des malades. « Le malade, dit-il, fait le récit « du développement de ses souffrances; les personnes « qui l'entourent racontent de quoi il se plaint, com- « ment il s'est comporté et ce qu'elles ont remarqué « en lui; le médecin voit, écoute, en un mot *observe* « *avec tous ses sens* ce qu'il y a de changé et d'extraor- « dinaire chez le malade. » Malgré leur concision, ces quelques lignes ne disent-elles pas qu'Hahnemann prescrit l'emploi de tous les moyens d'investigation dont la tradition et les travaux contemporains ont enrichi la science diagnostique ?

Ainsi établi, le diagnostic hahnemannien est véritablement tel que permet de l'obtenir la notion de l'homme. Il est aussi parfait et aussi complet que le comportent tous les moyens d'investigation dont la science médicale dispose ; et si la science a de nouveaux progrès à espérer à ce sujet, ils seront au bénéfice de la méthode diagnostique d'Hahnemann qui ne peut être surpassée par aucune autre, car, je le répète, elle est imposée au médecin par la nature même de l'objet de la médecine, qui est l'homme vivant. La connaissance de l'essence de la vie étant toujours au-dessus de la portée de notre intelligence, nous ne pouvons la connaître, dans l'état de santé comme dans l'état de maladie, que par ses manifestations phénoménales, et en dehors de la voie tracée par Hahnemann, le diagnostic est nécessairement égaré par les illusions de l'hypothèse dont l'histoire de l'art de guérir nous expose les déplorables résultats.

En présence des dernières citations que j'ai faites des livres hippocratiques, il est évident que la tradition s'est éloignée des préceptes qu'elles renferment au sujet de la méthode à suivre pour acquérir la connaissance de l'homme malade. Hahnemann la rappelle, en la complétant par une étude très-assidue des circonstances de température, de temps, de repos ou d'activité du corps etc. etc., et par une appréciation très-rigoureuse des divers caractères de la douleur.

Quelque importante que soit cependant la notion des modifications que la maladie imprime à la sensibilité de l'homme, modifications appelées *douleurs*, il n'est pas toujours possible d'acquérir cette notion et de saisir les divers caractères de celles-ci. Combien de malades, même instruits, ne savent désigner leurs souffrances que par ce seul mot, *je souffre* ! Les esprits sans culture et les enfants sont toujours incapables de définir leurs sensations maladives. Il faut bien, dans ce cas, se passer de la notion du caractère de la douleur et y suppléer par l'appréciation plus rigoureuse des autres phénomènes que l'observation peut recueillir. L'attention se porte fructueusement alors sur l'influence que les circonstances de position, de température, de mouvement et de temps exercent sur la douleur.

XII. Le langage hahnemannien exclut les termes pathologiques dont la signification n'est pas rigoureusement déterminée et qui peuvent d'une manière quelconque prétendre à faire préjuger la notion d'un phénomène morbide : ainsi, le tableau d'un état pathologique ne contiendra jamais des mots tels que ceux-ci, *inflammation*, *irritation* de telle ou telle partie du corps, parce que ces locutions emportent l'idée de la notion de la nature des phénomènes observés. En ce cas, l'homœopathie se borne à décrire très-exactement les divers caractères des phénomènes qui motivent habituellement l'emploi de ces locutions dont le sens est loin d'être arrêté dans l'esprit de ceux qui s'en servent. Ainsi, par exemple, une jeune ouvrière s'est débilitée par un travail trop assidu et trop prolongé dans la nuit ; l'insuffisance du sommeil et de l'alimentation a trouvé un actif concours dans l'habitude du chant qui fait passer sur la monotonie du travail, et la jeune fille en arrive à souffrir de la poitrine, à tousser et même à cracher avec quelques stries de sang : c'est une *irritation* de poitrine qui altère la santé, dit l'école officielle, et les sangsues sont prescrites et bientôt une maladie grave se confirme. Autre exemple : un jeune homme s'est altéré la santé par des pratiques onaniques, et ce fait n'est point rare ; il souffre de la région épigastrique ; la langue est rouge et pointillée ; l'appétit est presque nul ; les digestions sont douloureuses ; etc. L'école officielle désigne cet ensemble de symptômes par le mot *gastrite*, qui signifie *inflammation* ou *sub-inflammation*, ou seulement peut-être *irritation* de la muqueuse de l'estomac ; et aussitôt, les sangsues et les prescriptions débilitantes qui les accompagnent, ne manquent pas au malade dont l'état s'aggrave visiblement sous leur influence. Que de fois n'ai-je pas donné des soins à des jeunes gens dont le marasme, produit par des habitudes vicieuses, s'était gravement accru sous l'influence d'une médication intempestive, mais conforme aux préceptes de l'école, ou plutôt instituée sous l'empire d'une locution pathologique vicieuse !

Il est une foule de mots dont le sens est mobile comme les opinions individuelles : de là vient que, dans le langage des médecins, les mêmes mots se présentent avec des nuances de signification très-regrettables. Chez les malades c'est pis encore, et presque tous préfèrent employer les locutions dites scientifiques. Celui-ci a *une très-grande irritation d'estomac* qui lui cause une faim insatiable ; celui-là a aussi *une très-grande irritation* de l'estomac qui lui enlève l'appétit et ne lui permet pas de supporter l'aliment le plus léger ; celle-ci a *une très grande irritation* qui lui cause une constipation opiniâtre, et le sang de ses règles, toujours attardées, coule à peine ; celle-là a aussi *une très-grande irritation* qui lui cause la diarrhée et des règles trop rapprochées et trop abondantes. Qui oserait contester que, dans ces cas et une foule d'autres analogues, la cause de ces confusions de langage ne soit dans le langage même des médecins ? Ce n'est donc pas sans motifs qu'Hahnemann recommande de n'employer dans la description d'un état maladif que des termes à sens très-précis et qui ne puissent pas présenter la moindre ambiguïté.

IV

Le diagnostic hahnemannien est toujours suffisant pour autoriser l'action actuelle du médecin

XIII. Le relevé de la totalité des symptômes est une opération difficile assurément : dans quel ordre faut-il les recueillir ? Hahnemann a adopté l'ordre anatomique qui a été violemment combattu, même par ses partisans. Ayant moi-même cherché à le remplacer par l'ordre physiologique, je dois avouer que le précepte du *maître* m'a paru préférable.

Au reste, la conduite d'Hahnemann n'est pas absolument nouvelle en cette matière. Je lis dans la préface de Morgagni qu'Alexandre de Tralles, d'après la remarque de Freind, ayant trouvé les maladies décrites par les autres auteurs absolument sans aucun ordre, les classa successivement de la tête aux pieds. Morgagni, dans ses lettres sur le siége des maladies, a imité Alexandre de Tralles. Le fondateur de l'homœopathie a suivi l'exemple de ces deux grands hommes, non pour classer, mais pour étudier les maladies.

La pathologie, n'ayant pour objet que des faits accidentels et contingents, ne peut fournir au médecin un principe invariable qui le guide dans ses recherches cliniques. La physiologie, science véritablement immuable par son objet, n'a cependant pas dévoilé tous ses mystères aux investigations des expérimentateurs ; elle est donc également impuissante à nous conduire sûrement par une bonne voie, dans l'étude des phénomènes que présente chaque malade.

L'anatomie, au contraire, est parfaitement connue et invariable ; l'ordre anatomique est donc certainement le meilleur que le pathologiste puisse suivre pour recueillir les symptômes de chaque maladie ; et comme la notion graphique de nos organes est inséparable de celle de leurs fonctions, il n'est pas douteux que la physiologie ne projette immédiatement ses lumières sur le travail accompli dans l'ordre anatomique, qui, je le répète, présente à l'observateur la base la plus solide et la plus invariable sur laquelle il puisse placer les éléments de son diagnostic.

Quel que soit, d'ailleurs, l'ordre dans lequel ils sont étudiés, les symptômes conservent toute leur signification, pourvu qu'ils soient recueillis avec une rigoureuse exactitude, soit en eux-mêmes, soit surtout par les circonstances qui en accompagnent ou en modifient la manifestation. Je ne saurais trop le répéter, le *mystérieux*, l'*impénétrable* est *surpris*, sinon *compris*, par l'observateur, si celui-ci s'arrête avec attention, selon le précepte d'Hahnemann, à toutes les circonstances d'aggravation ou d'amélioration par le temps, le lieu, la température, l'heure de la journée, le repos, le mouvement, la position, etc, etc.

Ainsi réunis, les symptômes sont de simples matériaux à l'état brut, et c'est par leur appréciation corrélative que le praticien parvient à trouver parmi eux le phénomène *prédominant, caractéristique, extraordinaire* ou *singulier*, qui détermine sa décision thérapeutique, décision qui constitue l'*indication* de telle ou telle autre substance médicamenteuse.

La guérison d'un désordre pathologique quelconque n'est possible, dans des conditions irréprochables, que s'il est combattu par des moyens rigoureusement appropriés. Or, cette appropriation des agents curatifs ne peut être obtenue que par l'appréciation de leurs propriétés pathogénétiques bien connues, et leur comparaison avec les caractères symptômatiques du désordre morbide dont il s'agit; l'ensemble de ces symptômes constitue donc un des éléments essentiels et indispensables à l'application de la loi d'appropriation.

XIV. La notion de l'homme malade, basée sur la totalité des symptômes qu'il présente, recueillis d'après les préceptes d'Hahnemann, est certainement aussi pai faite qu'il est possible de l'obtenir, et elle peut être ac quise aussitôt que la santé cesse d'exister.

Cette méthode d'investigation est donc, à ce dernie point de vue, encore supérieure à celle de l'école tradi tionnelle. Celle-ci, en effet, n'a jamais pu donner u nom à ce qu'elle a appelé l'*état morbide*, et, aussi long temps que dure isolément cette période de la maladie, l notion de celle-ci est impossible. Il faut à l'école tradi tionnelle l'*affection morbide* pour qu'elle puisse dénom mer et classer, connaître, en un mot, l'*entité* qu'il s'a git de combattre et de détruire.

La maladie, selon l'école officielle, est *un désordr notable survenu soit dans la disposition matériell des parties constituantes du corps vivant, soit dans l'ex ercice des fonctions*. Dans le traumatisme seulement, l *désordre notable dans la disposition des parties consti tuantes du corps vivant*, succède immédiatement à l santé ; mais dans la multitude des autres maladies, c *désordre notable* n'existe que plusieurs heures et mêm plusieurs jours après la cessation de la santé, et pendant ce temps, l'école officielle reste dans l'inaction, attendant que le *désordre notable* se produise.

Si, moins égarée par les préoccupations matérialistes, elle avait complétement accepté tous les termes de la définition qu'elle a donnée de la maladie, elle n'aurait pa aussi souvent à regretter son inaction ou sa précipitatio à agir, avant que la maladie *entité* lui soit connue. E effet, le *corps vivant* présente un *désordre notable* aussitôt que sa santé est altérée ; mais que sont pour l'école officielle de simples vertiges, de la céphalalgie, de éblouissements, l'inappétence, les nausées, le brisemen des membres et un mouvement fébrile peu violent ? C n'est point encore *un désordre* assez *notable* pour qu'elle agisse; il faut que l'ennemi se fasse plus fort pour qu'elle daigne l'attaquer.

Dans d'autres circonstances, il y a une grande violence dans le début de la maladie : la fièvre est intense, la céphalalgie très-vive, la soif ardente, les vomissements sont fréquents, etc.; ne dédaignant pas alors de faire la médecine des symptômes, et avant de connaître la maladie, l'école officielle pratique une évacuation sanguine et prescrit les boissons dites rafraîchissantes, ou bien, elle administre des agents perturbateurs ou palliatifs : le tout pouvant être très-regretté ensuite, lorsque le *désordre notable des parties matérielles* du corps sera survenu. Ainsi, des doses palliatives d'opium ou de morphine auront apaisé une douleur vive qui aurait permis de fixer l'attention sur telle ou telle affection grave qui s'est constituée pendant le calme trompeur produit par le narcotique. Une énergique purgation ou d'abondants vomissements ont paru dissiper le désordre violent des voies digestives, mais bientôt on reconnaît que l'affection viscérale a été augmentée par ces opérations thérapeutiques intempestives. Les évacuations sanguines et les délayants ont apaisé la violence d'un mouvement inflammatoire, mais voilà que les signes d'une variole confluente surviennent ; aussitôt une médication absolument inverse est instituée, et, malgré elle, ou plutôt à cause de la première, l'éruption est mauvaise et le malade succombe.

Les exemples se presseraient sous ma plume, si je voulais signaler toutes les occasions où l'école officielle agit trop tardivement et laisse aggraver la maladie, et celles où, agisssant trop tôt, elle a recours à une thérapeutique dont elle est obligée de combattre activement les effets, aussitôt que *la maladie est connue par elle.* Qui compterait les victimes des saignées, des vomitifs, des purgatifs, des bains, des opiacés, etc., employés contre les symptômes du début des maladies ? Qui compterait aussi les victimes de l'inaction médicale dans les premières heures ou les premiers jours des maladies ?

Cette critique ne s'adresse pas aux médecins, mais à l'école officielle dont les principes autorisent parfaitement les fautes graves que je viens de mentionner. Cette école dissimule son impuissance contre la maladie qu'elle ne peut encore classer et dénommer, par la prescription banale d'une tisane quelconque, et en ce cas, elle est sage, mais elle perd un temps précieux. Si, oubliant cette prudente temporisation, elle ne veut point paraître indécise, mais hardie et résolue, elle prescrit d'énergiques moyens contre des symptômes très-accentués en eux-mêmes, mais qui sont communs, au début, aux maladies les plus diverses et même les plus contraires.

Mais, me dira-t-on, entre ces deux termes extrêmes, n'en est-il pas un auquel les praticiens éminents s'arrêtent, et qui ne mérite nullement les reproches que vous adressez aux autres ? Il est incontestable que des médecins d'un sens médical très-droit, et éclairés par une longue expérience, commettent moins de fautes que les autres, mais ils puisent en eux-mêmes leurs fructueuses déterminations, et non dans l'enseignement qu'on leur a officiellement inculqué, et c'est à cet enseignement que j'adresse ma critique. Les praticiens d'élite sont plus gênés qu'ils ne sont éclairés par les préceptes de l'école officielle.

L'homœopathie, au contraire, n'ayant pas à poursuivre la chimérique entité de la maladie, est toujours prête à agir ; les symptômes passés et les symptômes actuels du malade lui suffisent pour autoriser son action aussi légitime qu'efficace, et si l'opération du médecin est irréprochable, le relevé et l'appréciation des symptômes ne peuvent le conduire à une indication qui puisse être nuisible, et qui sera au contraire toujours utile. C'est en intervenant ainsi, dès le début des maladies, que très-souvent l'homœopathie en arrête le développement ou qu'elle en atténue au moins la gravité. Il est bien facile de comprendre, en effet, qu'un désordre pathologique étant survenu, l'action thérapeutique sera d'autant plus puissante contre lui, qu'il sera moins ancien. Je ne veux pas empiéter sur ce que j'ai à dire plus tard sur l'action des médicaments homœopathiques, je me borne ici à établir que la notion de l'état du malade par l'ensemble des symptômes actuels est toujours suffisante pour éclairer l'action du praticien qui n'est ainsi jamais exposé à perdre un temps précieux ou à agir prématurément.

Certains lecteurs, qui auront mal compris ou oublié ce qui a été dit jusqu'ici, diront peut-être : Ou les médicaments homœopathiques ont de l'action, ou ils n'en ont pas : dans la première supposition, ils peuvent être contraires à la maladie en formation, aussi bien que les moyens recommandés par l'enseignement officiel, et dans la seconde, ils ne peuvent servir qu'à masquer l'expectation la plus complète.

Je leur réponds d'abord que leur critique est prématurée, et qu'il ne s'agit ici que de pathologie et nullement de thérapeutique. Cependant, je leur dirai par anticipation que les médicaments homœopathiques, agissant primitivement sur la vitalité, ne peuvent être confondus avec les moyens dont dispose la thérapeutique officielle, qui ne peuvent modifier l'économie vivante que par une action physico-chimique. Ceux-ci atteignent le *composé vivant* par sa partie matérielle; ceux-là, par la force qui fait vivre cette partie organique.

D'autre part, et c'est là surtout le point à noter ici, quel que soit le moment de l'évolution pathologique, l'observateur hahnemannien, s'il en relève exactement tous les symptômes et signes, est certain d'obtenir un diagnostic irréprochable pour traiter la maladie, mais non pour la dénommer et la classer, tandis que le praticien que guide l'enseignement officiel ne peut agir *rationnellement* que lorsqu'il a trouvé le nom de la maladie, et qu'il l'a classée.

Des exemples feront mieux apprécier ce point important. Après un frisson préalable et plus ou moins intense, après avoir éprouvé de l'inappétence et une sensation de brisement dans les membres, avec une vague tristesse et une sorte d'assombrissement dans les idées, un malade éprouve une fièvre ardente, avec une soif vive, de la céphalalgie gravative et des vomissements. Le thérapeute hahnemannien prescrit de l'*aconit*, et l'autre pratique une saignée. Après un laps de temps plus ou moins long, la céphalalgie est plus intense, une tendance au délire se manifeste et les vomissements sont plus fréquents et porracés. Celui-ci revient à une autre évacuation sanguine; il ordonne en outre des boissons délayantes et des applications froides sur le front; celui-là alterne l'*aconit* et la *belladone*.

Après deux ou trois jours d'attente anxieuse et des résultats divers, une éruption varioleuse se montre; aussitôt la pratique officielle se donne à elle-même un véritable démenti par le contraste qui existe entre ses nouvelles prescriptions et les premières, tandis que l'homœopathie poursuit sa voie thérapeutique, n'ayant rien à regretter ni à contredire.

La fièvre intermittente grave, la fièvre typhoïde et bien d'autres maladies, intenses ou légères, peuvent être l'occasion de méprises semblables et tout aussi regrettables, dont j'ai recueilli, dans bien des familles, le souvenir et le récit, accompagnés de larmes et de regrets.

V

Le diagnostic hahnemannien ne peut être surpris et égaré par les constitutions médicales et leurs transitions

XV. Cette importante et heureuse condition où l'individualisation symptômatique place l'homme de l'art, n'est jamais plus précieuse que dans les moments de transition d'une constitution médicale à une autre.

J'ai déjà signalé cette grave question des constitutions médicales, qui a toujours sollicité et toujours obtenu l'attention des grands hommes dont la tradition médicale s'honore. Hahnemann ne l'a point oubliée dans ses méditations, et je proclame qu'il en a d'avance résolu toutes les difficultés par le principe de l'individualisation bien comprise et scrupuleusement pratiquée. Elle seule peut atteindre à l'accomplissement de cet important précepte, par lequel le célèbre Stoll entre en matière : « Celui qui entreprend de décrire les maladies populaires, dit-il, doit rendre compte, non-seulement de l'état des constitutions qui ont régné avec ces maladies, mais encore de celui des constitutions précédentes, qui, ayant obtenu leur plein et entier effet, ont laissé dans le corps une certaine disposition particulière. » (1)

(1) *Méd. prat.* de Stoll, p. 1.

Quelle épidémie, en effet, grande ou petite, quelle constitution médicale saisonnière, pourra soustraire à l'observateur attentif son génie propre et l'immixtion que les constitutions antérieures peuvent avoir avec lui ? Il ne s'agit pas en homœopathie de ramener à quelques caractères généraux les traits constitutifs d'une épidémie ; ce que la tradition a appelé la *constitution médicale inflammatoire* ou *bilieuse*, ou *catarrhale*, est loin d'épuiser toutes les nuances épidémiques que l'observation peut reconnaître par l'appréciation de l'ensemble des symptômes et des rapports respectifs de chacun avec les circonstances multipliées qui peuvent les modifier, soit dans le sens de l'aggravation, soit dans le sens de l'amélioration. Il n'est pas jusqu'aux minimes nuances des constitutions saisonnières qu'il ne soit possible de surprendre dans leurs manifestations les plus insignifiantes en apparence, par la méthode d'investigation préconisée par Hahnemann qui a pu en être considéré comme l'inventeur, quoique la tradition lui ait donné de glorieux modèles à ce sujet.

Puis-je passer sous silence les précieuses observations que Sydenham a faites en cette matière, et qui ne peuvent être obtenues que par une individualisation pathologique sévère ? « Chaque constitution générale, dit-il, produit une fièvre qui lui est propre et qui hors de là ne paraît jamais... Il faut remarquer qu'entre les maladies épidémiques il y en a qui, dans certaines années, sont régulières et vont toujours le même train, mais il en est d'autres qui, quoiqu'elles soient nommées épidémiques, sont néanmoins très-irrégulières, ne gardant aucun type certain, et sont tellement d'un mauvais caractère, tant par rapport à la variété et la différence des symptômes, que par rapport à la manière dont elles se terminent.

Cette grande irrégularité vient de ce que chaque constitution produit des maladies fort différentes de celles qui régnaient dans un autre temps, ce qui a lieu, non-seulement dans les fièvres, mais encore dans la plupart des autres maladies épidémiques.

« Il y a encore une autre chose plus singulière et qui est, pour ainsi dire, un jeu de la nature : c'est que la même maladie, dans la même constitution de l'année, se montre souvent sous des faces très-différentes, dans son commencement, dans sa force et dans son déclin. Cette variété se trouve quelquefois d'une si grande importance qu'elle règle absolument les indications curatives. » (1)

Ces lignes remarquables ne sont que le fruit de l'application du précepte, assez singulièrement conçu d'ailleurs, que donne Hippocrate au sixième livre des *Épidémies* : « Faire, dit-il, le résumé du mode de production, du point de départ, de discours multipliés et d'explorations minutieuses, et reconnaître les concordances des symptômes entre eux, puis derechef les discordances entre ces concordances, enfin les nouvelles concordances dans ces discordances jusqu'à ce que des discordances résulte une concordance seule et unique. » (2)

La doctrine matérialiste passe outre en présence d'un enseignement pareil : la découverte de la lésion lui suffit ; le vitalisme de Montpellier seul le suit avec une attentive soumission, mais son zèle est stérilisé par la fausse doctrine de l'immuabilité des maladies.

XVII. J'ai eu souvent occasion de faire des citations des écrits hippocratiques, dans lesquelles il est démontré que leur auteur est souvent en contradiction avec lui-

(1) Ouvr. cité, p. 6.
(2) Littré, t. v, p. 299.

même. Cela est ainsi, je l'ai dit déjà, parce qu'il y a dans ces œuvres deux enseignements bien distincts, deux voies tracées en sens contraires, l'enseignement de l'observation et celui de la spéculation ; il y a, en un mot, deux hommes dans Hippocrate, Hippocrate observateur et Hippocrate théoricien.

C'est en faisant abstraction complète de ce dernier, qu'un auteur moderne a pu dire : « L'hippocratisme, c'est en définitive l'observation complète de l'homme vivant sain et malade, sous toutes ses faces, dans toutes ses modifications. » (1)

Hippocrate observateur, se recueillant dans la sublimité de son génie pour écouter souffrir la nature humaine, nous a laissé des modèles achevés d'observation clinique ; Hippocrate théoricien, substituant aux opérations légitimes de son entendement les conceptions de son imagination, nous a dévoilé les égarements dans lesquels tombe la raison humaine, lorsqu'elle veut tout expliquer. Les continuateurs les plus éminents d'Hippocrate l'ont suivi dans ces deux voies : les Sdyenham, les Baglivi ont bien observé comme leur maître, mais ils ne sont pas toujours restés fidèles au sage précepte que ce dernier a formulé par ces belles paroles : « Gardons-nous de regarder comme impossible tout ce qui ne peut entrer dans le cercle de nos spéculations, car c'est calomnier la nature de la rendre ainsi responsable des étroites limites de la science. » (2)

Hahnemann a suivi ces grands modèles; mais, à part quelques exceptions sans importance, il ne les a suivis que dans la voie de l'observation, qu'il a débarrassée,

(1) *Traité de thérap.*, par Trousseau et Pidoux, préf. de la 3e partie du 2e volume, édition 1837.

(2) Ouvr. cité, p. 257.

agrandie et arrêtée dans ses limites les plus étendues et en même temps les plus légitimes. N'ayant plus à constituer des *espèces morbides*, qui sont des non-sens, car *l'espèce est la forme arrêtée d'un être naturel qui se conserve, qui se reproduit constamment le même*, il a porté son observation au delà des généralités pathologiques, et il a recueilli les particularités les plus capricieuses et les plus inexplicables des innombrables manifestations de *l'accident maladie*. Que cet accident ait été consécutif à l'action d'une cause individuelle ou d'une cause ayant agi sur un grand nombre d'hommes, il est hors de doute que toutes les maladies sont, à divers degrés, il faut le reconnaître, sous la dépendance des constitutions médicales saisonnières, alors même que celles-ci sont très-peu puissantes. Il n'est pas moins indéniable que la ligne de démarcation de chaque constitution médicale, saisonnière ou épidémique, est loin d'être nette et sans empiétement sur celle qui a précédé et celle qui suivra. C'est ce qui a fait dire à Baglivi : « L'expérience ne prouve-t-elle pas que l'homme a mille moyens d'être malade, que toute maladie est le résultat d'une spécialisation des humeurs, différente pour chaque maladie ? » (1)

Et ailleurs : « C'est une très-grave erreur que cette opinion malheureuse en vertu de laquelle des médecins admettent un assez grand nombre de maladies *primaires*, toujours produites par les mêmes causes et toujours exigeant un traitement semblable. » (2)

Ces vérités, ignorées seulement des médecins qui n'ont nullement conscience de leur mandat dans la société, ont

(1) Ouvr. cité, p. 413.
(2) Baglivi, p. 377.

été proclamées par Hippocrate et tous ses plus digne successeurs; mais elles ont été étouffées par les géné ralités pathologiques auxquelles il fallait se livrer en vu des espèces morbides.

L'individualisation hahnemannienne, au contraire, n pouvant s'obtenir que par l'étude attentive des moindre nuances des phénomènes pathologiques appréciés e eux-mêmes et dans tous leurs rapports avec les circons tances de temps, de position, de température, etc., n peut négliger l'action de la moindre constitution médi cale et de ses empiétements sur celle qui a précédé e celle qui suivra.

XVIII. Il a été dit avant Hahnemann, et avec raison Malheur aux malades qui commencent une épidémie grande ou petite ! L'expérience a démontré en effe que même les grands praticiens, Sydenham lui-mêm l'avoue, ont besoin d'avoir observé quelques malade au début des saisons, avant d'avoir saisi le génie de l constitution régnante. L'individualisation rigoureus affaiblit la portée de cet anathème, car il est peu d circonstances où elle ne puisse, dès le début d'une épidémie ou d'une saison, découvrir les vrais caractères d la maladie.

Les préceptes qu'Hahnemann donne au sujet de l'étude des maladies épidémiques et sporadiques, sont tel qu'il n'est pas possible de méconnaître que le fondateu de l'homœopathie a envisagé la capitale question de constitutions médicales avec toute la profondeur ordinaire de son génie : « Pour ce qui concerne, dit-il, la re « cherche de l'ensemble des symptômes des maladie « épidémiques et sporadiques, il est fort indifférent qu « quelque chose de semblable ait déjà existé ou nor « dans le monde sous tel ou tel nom. La nouveauté o

« le caractère de spécialité d'une affection de ce genre « n'apporte aucune différence ni dans la manière de « l'étudier ni dans celle de la traiter. En effet, on doit « toujours regarder l'image pure de chaque maladie qui « domine actuellement comme une chose nouvelle et « inconnue, et l'étudier à fond, en elle-même, si l'on « veut être véritablement médecin, c'est-à-dire, ne ja-« mais mettre l'hypothèse à la place de l'observation, « et ne jamais regarder un cas donné de maladie comme « connu, soit en totalité, soit même en partie, qu'après « en avoir approfondi avec soin toutes les manifesta-« tions. Cette conduite est d'autant plus nécessaire ici « que toute épidémie régnante est, sous beaucoup de « rapports, un phénomène d'espèce particulière qui, « lorsqu'on l'examine avec attention, se trouve différer « beaucoup des autres épidémies anciennes auxquelles « on avait à tort imposé le même nom. » (1)

La valeur de ces préceptes m'a été confirmée presque toutes les années, notamment par la maladie gastro-intestinale d'été des enfants à la mamelle, maladie qui se ressemble presque toujours et qui chaque année réclame un traitement différent. Or, ces admirables paroles sont suivies d'une restriction inconcevable, démontrant qu'il en est du médecin comme du poëte, et que le sommeil du grand Homère peut atteindre les meilleurs observateurs. En effet, Hahnemann poursuit : « Il « faut cependant excepter les épidémies qui proviennent « d'un miasme toujours semblable à lui-même, la va-« riole, la rougeole, etc. » Ces dernières épidémies sont en vérité tout aussi peu *fixes* que les autres. Le phénomène cutané est sans doute toujours le même, mais

(1) *Org.* parag. 100.

qui ne sait qu'il est accompagné d'autres désordres variant à chaque épidémie, qui le dominent tellement qu'il a été dit par un grand maître dans l'art de guérir que cette maladie doit être traitée *ut si variolæ non essent.*

Hahnemann a failli en un point de pathologie où il lui était le moins permis d'oublier son grand principe de l'individualisation. Les manifestations de la variole, de la rougeole et autres maladies éruptives, sont en effet tout aussi diverses d'une année à l'autre, ou d'une région à une autre, quant aux *prétendues complications* ou *sympathies,* que les plus redoutables maladies saisonnières ou épidémiques ; elles ne se distinguent pas sous ce rapport de la fièvre typhoïde, de la méningite purulente, de la fluxion de poitrine, du croup ou du choléra lui-même qui, dans sa marche rapide et désastreuse, ne laisse pas que de présenter des différences notables quant à la succession de ses symptômes ou quant à leur prééminence.

Voulant être absolument juste envers Hahnemann et ne lui rien passer, je dois dire que ce n'est point là la seule dérogation qu'il ait faite à son admirable doctrine. Au sujet de la *Drosera*, il dit : « Une seule « dose suffit pour la guérison complète de la coqueluche « épidémique. » (1) Cette affirmation n'a pas été sanctionnée par l'expérience, parce que la coqueluche, toujours épidémique, n'est point une maladie *fixe* et *immuable* reparaissant toujours identique à elle-même.

XIX. Ces réserves faites au sujet de la singulière et regrettable exception que je viens de signaler, je ne puis mieux démontrer avec quelle justesse de vue Hahnemann a envisagé la grande question des constitutions

(1) *Mat. méd.* t. II, p. 266.

médicales, qu'en rapportant les lignes suivantes, dont la vérité et l'importance n'échapperont à aucun de ceux qui ont bien observé en médecine : « Il peut arriver, « dit-il, que le médecin qui traite pour la première fois « un homme atteint de maladie épidémique, ne trouve « pas sur-le-champ l'image parfaite de l'affection, attendu « qu'on n'arrive à bien connaître la totalité des symp- « tômes et signes de ces maladies collectives qu'après « en avoir observé plusieurs cas. » (1)

En précisant ainsi la circonstance unique où l'individualisation pathologique peut ne pas donner immédiatement au praticien une notion suffisante de l'homme malade, Hahnemann donne un témoignage éclatant de la sincérité et de la perfection de son observation qui a véritablement embrassé toute la pathologie. Les constitutions médicales ont été de sa part l'objet d'une étude non moins féconde que celle du reste des maladies de l'homme. Les paroles qui suivent celles que je viens de rapporter, prouvent en effet combien il s'est appliqué à connaître les maladies épidémiques dans leurs manifestations collectives, car il ajoute : « Cependant un mé- « decin exercé pourra souvent, dès le premier ou le « second malade, s'approcher tellement du véritable « état des choses qu'il en conçoive une image caracté- « ristique, et que déjà même il ait les moyens de déter- « miner le remède homœopathique auquel on doit recou- « rir pour combattre l'épidémie. » Signaler la difficulté dont il s'agit et donner le moyen certain de la vaincre, c'est démontrer à quiconque a su observer qu'il n'est aucun problème pathologique dont le mode d'investigation d'Hahnemann ne puisse dégager l'inconnue qu'il importe au praticien de connaître.

(1) *Org.* parag. 101.

Il y a environ cinq à six ans, au début de la cons titution médicale actuelle, que j'appellerai *pseudo intermittente* ou *ataxique*, quant à la marche des ma ladies, et *adynamique* au point de vue des caractères e des tendances asthéniques des phénomènes pathologi ques, il s'est présenté chez mes premiers malades un *surimpressionnabilité* de tous les organes, des *préoccu pations morales tristes* au sujet desquelles j'ai été ma renseigné.

Je brave, en écrivant ces lignes, de bien amers sou venirs! mais l'importance de l'enseignement des fait que je vais rapporter est si grand qu'il y aurait faute à ne pas les faire connaître.

Le fils d'un de mes meilleurs amis est atteint de cette fièvre rémittente ataxo-adynamique, avec prédominance de l'action pathologique sur les fonctions abdominales. Mal informé de l'état moral de ce jeune homme, j'établis la médication sur l'ensemble des symptômes, en ne tenant nul compte de ses préoccupations, de ses angoisses au sujet de sa mort, qu'il croyait sans cesse devoir être immédiate.

Les rémissions et les paroxysmes se succédèrent, la maladie s'aggrava, et, hélas ! peu de jours avant son issue fatale, mon propre fils en fut atteint, avec cette différence que les troubles les plus importants me parurent exister dans les organes pectoraux.

Les mêmes rémissions et les mêmes paroxysmes me conduisirent, entre l'espérance et le désespoir, à une désolante réalité. Mais je n'avais pas épuisé le calice de mes épreuves !

Trois jours avant de perdre mon fils unique, sa mère éprouve les premiers symptômes de la même maladie, et, malgré même l'emploi à doses massives et répétées du sulfate de quinine, les rémissions et les paroxysmes poursuivent leur marche aussi insidieuse qu'effrayante. Pendant la rémission que je jugeais devoir être la dernière, faisant taire mon désespoir, je me recueillis autant qu'il me fut possible ; et de tous les renseignements que je réunis au sujet de cette nouvelle forme de maladie que j'observais pour la première fois, sur des malades auprès desquels l'affection avait pu égarer mon attention, je conclus que les caractères de la fièvre, et surtout l'état moral et intellectuel de ceux qu'elle avait frappés, en étaient la manifestation *prédominante* et *caractéristique*.

Quant au choix du médicament que désignait cette nouvelle indication, il me fut impossible de le faire : le trouble et l'affaissement de mon intelligence m'interdisaient un pareil travail. Au retour de mes confrères Denis et Augier, je leur exposai quel était le vrai point de vue auquel mon observation plus complète nous plaçait, et je fis un suppliant appel à leurs souvenirs d'études pathogénétiques, en leur affirmant que je me souvenais d'avoir étudié dans Hahnemann la pathogénésie d'un médicament qui sauverait ma malade bien-aimée, mais je ne pouvais m'en rappeler le nom.

Mon confrère Denis cite quelques médicaments, entre autres l'*arsenic* ; à ce mot, tous mes souvenirs s'élucident et j'ose alors espérer encore.

Nous lisons ensemble la pathogénésie de ce précieux agent, et nous sommes unanimes à en reconnaître la parfaite appropriation au cas dont il s'agit ; mais nous ne le sommes pas au sujet de son administration.

Trois heures seulement nous séparaient du début du prochain accès, que je redoutais avec tant de raison, à cause de ce qui était arrivé chez mes deux premiers malades. Mes confrères, auxquels je me plais à exprimer ici toute ma reconnaissance pour leurs affectueux conseils, craignant que l'action du médicament ne rendît le paroxysme plus grave, à cause de l'heure avancée de la rémission, pensaient qu'il fallait attendre le lendemain pour administrer l'arsenic.

Je leur rappelai alors avec plus de précision quelle avait été la marche de cette insidieuse et nouvelle maladie chez mes trois malades, qu'ils avaient observés moins que moi, et je les sommai de me dire s'ils osaient m'affirmer que le prochain accès ne serait point mortel.

Leur hésitation confirma mes craintes, et je donnai aussitôt, à six heures du soir, deux gouttes d'*arsenic*, 6e dilution ; cette dose fut répétée à huit heures. Le paroxysme reparut comme à l'ordinaire, entre neuf et dix heures, avec un début modifié en mieux ; mais les phénomènes devinrent si graves, de minuit à une heure du matin, que, pendant de longs et bien terribles moments, je restai indécis à savoir s'il fallait faire lever tous mes enfants pour donner à leur mère leurs derniers baisers.

Peu après deux heures sonnées, mes craintes commencèrent à s'apaiser : la respiration devint moins angoissante, la sueur visqueuse et froide me parut se réchauffer, le pouls se releva, les sensations lipothymiques s'éloignèrent et devinrent moins terrifiantes pour la malade, qui enfin prononça quelques paroles d'espérance. S'étant endormie à cinq heures, elle se réveilla à sept ; après ce sommeil, le meilleur et le plus long qu'elle eût goûté depuis neuf jours, la malade fut littéralement guérie, tant le mieux être qu'elle accusa fut sensible. Pour la première fois, elle ne désespéra plus de sa guérison ; ses craintes lugubres et même funèbres n'étaient plus qu'un souvenir.

La continuation de l'*arsenic* amena rapidement la convalescence, qui cependant fut longue et souvent interrompue par les retours de faibles accès.

Peu de jours s'étaient écoulés depuis que mes craintes s'étaient entièrement dissipées au sujet de la santé de la mère, qu'une autre de mes enfants, âgée de huit ans, fut atteinte de la même fièvre. Ce nouveau cas, contre lequel l'*arsenic* ne se montra pas moins puissant, se transforma en fièvre typhoïde grave, mais franche, qui dura quatre septenaires et guérit.

L'action salutaire de ce précieux médicament fut si évidente pour moi que j'ai résisté avec peine aux vifs désirs que j'éprouvais d'aller en proposer l'administration à d'autres malades appartenant à des familles dont je n'étais pas le médecin, et desquelles j'aurais sans doute éloigné le deuil qu'elles ont partagé avec moi.

Le nombre des malades atteints de cette funeste fièvre a été très-grand dans ma clientèle ; je n'en ai plus perdu, parmi ceux que j'ai pu soigner convenablement, et toujours grâce à l'efficacité de l'*arsenic*.

Il m'est, hélas ! bien démontré que j'aurais également sauvé mes deux premiers malades, si j'avais été mieux renseigné au sujet de leurs préoccupations morales lugubres, ou plutôt si mon attention ne s'était pas égarée dans l'observation presque exclusive des phénomènes organiques. Il paraît que Dieu me réservait cette dure leçon pour me faire mieux entrer dans le véritable esprit de la doctrine hahnemannienne, surtout dans l'étude des constitutions médicales.

Je fais des vœux bien ardents pour que nul de mes confrères n'ait jamais à payer aussi chèrement que moi le haut enseignement que contiennent les faits que je viens de rapporter.

Il est si vrai qu'en ce qui regarde l'observation d*constitutions médicales* et des *maladies régnantes*, rie ne permet de préjuger ce qui pourra subvenir, en d'au tres termes, que les *maladies régnantes* à venir peuver être très-distinctes de celles qui ont existé ou existen encore, que Sydenham, ayant donné le fruit de son ex périence pendant une période de quinze ans, termine pa ces paroles remarquables : « Quant aux maladies qu viendront ensuite, elles ne sont connues que de celu à qui rien n'est caché. » (1)

Si les maladies étaient *fixes* et *immuables*, soit dit er passant, ce grand praticien aurait-il tenu ce langage ?

XX. Ceux qui ont eu le bonheur de reconnaître pa la pratique quelle est la rigoureuse exactitude et la féconde vérité de cet enseignement, seront frappés d'étonnement, s'ils le comparent à celui des écoles officielles, qui est toutefois généralement préféré. Ce enseignement est contenu dans les lignes suivantes : « Les épidémies, déjà obscures dans leurs causes, ne le sont pas moins quelquefois dans leur siége ainsi que dans leur nature. Combien de maladies épidémiques où viennent échouer les systèmes les mieux établis et les plus vraisemblables ! elles ne sont pas moins rebelles aux recherches de l'anatomie pathologique, et leur siége échappe également dans nombre de circonstances aux investigations les plus exactes et les mieux entendues »; et plus loin : « Une considération qui doit surtout diriger dans le traitement d'une épidémie, c'est que cette forme peut modifier à tel point la maladie que les règles ordinaires de la thérapeutique ne sauraient plus entièrement guider. » (2)

(1) Ouvr. cité, p. 240.

(2) *Dict. de méd.*, t. XII, p. 140 et 144.

Qui a oublié les mémorables paroles de Sydenham ? « Une chose dont je suis sûr par quantité d'observations très-exactes, c'est que les maladies épidémiques, surtout la fièvre continue, diffèrent tellement l'une de l'autre que la même méthode qui aura sauvé les malades une année, les tuera peut-être l'année suivante ; » et il ajoute : « A moins que je n'y apporte une attention extraordinaire et des précautions infinies, il est à peu près impossible que les deux ou trois premiers malades qui se confient à mes soins ne courent pas les plus grands dangers; mais une fois que j'ai bien pénétré la nature de la maladie, je vais droit à elle et je l'attaque avec confiance. » (1)

Après un tel parallèle, si on réfléchit à la fréquence et à la gravité des épidémies, grandes ou petites, qui peut hésiter entre l'enseignement d'Hahnemann et celui des écoles ? Quelques hommes d'étude, jaloux du bien de leurs semblables, ont prouvé cependant par leur conversion à l'homœopathie, à l'occasion d'une épidémie quelconque observée par eux, que la bienfaisante portée de l'individualisation n'était pas toujours méconnue.

Il est superflu, je pense, d'insister plus longtemps pour démontrer que la notion de l'homme malade par l'ensemble des symptômes et signes pathologiques, est toujours aussi complète que possible et de beaucoup supérieure à celle qu'en donnent les procédés d'investigation des écoles officielles. Cette vérité incontestable, surtout au sujet des maladies épidémiques, ne l'est pas moins pour le reste des maladies qui, à cause de leur fréquence, paraissent avoir révélé leur nature la plus intime, si l'on en croit les écrits publiés sur cette ma-

(1) Sydenham, *OEuvres*, sect. I, chap. II, n° 10.

tère. Elles n'en demeurent pas moins véritablemen inconnues en elles-mêmes, bien qu'on en connaisse l(phénomènes matériels, tels que, par exemple, l'affectio du poumon dans la fluxion de poitrine, la fluxion arti culaire dans le rhumatisme, et la rougeur et le gonfle ment du derme dans l'érysipèle.

CHAPITRE VII

DE L'ÉTIOLOGIE HAHNEMANNIENNE ET DU PRONOSTIC

I

Pronostic hahnemannien

I. Le diagnostic ne peut être irréprochable que si l'étude des causes des maladies éclaire la notion que le médecin doit avoir de l'homme malade. L'étiologie est donc inséparable du diagnostic.

J'ai dû d'abord exposer comment Hahnemann établit son diagnostic ; j'ai dû comparer sa méthode d'investigation diagnostique à celle des écoles officielles ; j'ai dû enfin en démontrer la supériorité à tous égards.

Ce sujet est si capital que, malgré mon désir d'être bref, je n'ai pu, dans le chapitre qui précède, embrasser toute la pathologie telle que la doctrine d'Hahnemann l'enseigne. Je n'ai pas dit un seul mot encore de l'étiologie à laquelle, à cause de son importance, ce chapitre va être consacré.

Mais, outre le diagnostic et l'étiologie, la pathologie comprend encore le pronostic. Cette dernière partie de la pathologie réclame assurément toute l'attention du praticien. Comme la doctrine d'Hahnemann n'en change pas sensiblement les caractères ni le mode de l'établir, je n'aurai pas à en parler longuement. Je vais donc en dire seulement quelques mots, avant de traiter de l'étiologie.

Le jugement que porte le médecin sur ce qui doit arriver, soit au sujet de la succession des caractères des phénomènes qui constituent l'*accident* maladie, soit au sujet de leur durée et de leur terminaison, réclame une connaissance approfondie de l'objet de l'art de guérir et de ses moyens, ou instruments de guérison. L'objet sur lequel s'exerce la pratique de la médecine est l'homme bien portant et malade. Cet être bissubstantiel, qui cesse d'être s'il est scindé dans sa mystérieuse composition, est connu par la physiologie et la pathologie, dont il a été question jusqu'ici. La partie de la médecine qui donne la connaissance des moyens dont doit disposer le praticien est la thérapeutique, dont je m'occuperai en dernier lieu.

C'est donc pour me conformer à l'usage que je parle ici du pronostic; il est assurément absurde en effet de s'en occuper avant de connaître tous les éléments propres à éclairer le jugement qui le constitue; et comment le médecin peut-il formuler son pronostic, s'il n'a apprécié la maladie, d'une part, et d'autre part, l'action qu'il pense pouvoir exercer contre elle par la médication qu'elle réclame ? C'est donc, je le répète, par respect pour l'usage suivi jusqu'ici que je fais mention du pronostic, avant d'avoir traité des moyens que la matière médicale met à la disposition du médecin.

II. Il ne devrait pas en être ainsi en homœopathie, dans laquelle la thérapeutique est surtout indispensable pour compléter les données d'après lesquelles le médecin prononce son jugement sur ce qui doit arriver.

A ce point de vue, le pronostic hahnemannien différera beaucoup du pronostic établi sur l'enseignement traditionnel.

N'ayant nul besoin d'attendre la constitution de la maladie par le trouble prédominant d'une fonction, ou par l'altération du tissu d'un organe, le médecin praticien pourra plus tôt formuler son opinion, s'il ne considère que l'état de son malade, c'est-à-dire, s'il n'envisage que la question pathologique. Mais, ainsi que je l'ai déjà dit, l'intervention de la thérapeutique ne peut pas être écartée en ce moment, et l'appréciation de son efficacité sera un élément important de la conclusion pronostique à laquelle il s'arrêtera.

Le pronostic hahnemannien, basé sur la doctrine de la *mutabilité* de la maladie, perdra de son assurance en ce qui concerne l'évolution probable des phénomènes pathologiques qui pourront se produire ; il paraîtra surtout hésitant, parce qu'il ne dénommera jamais la maladie d'une manière arrêtée, ainsi que la tradition l'a toujours fait.

Ce désavantage est largement compensé par la certitude où est le praticien de ne pouvoir jamais établir une médication qui soit contraire à ce qui doit arriver ; celui-ci ne sera jamais exposé, ainsi que cela arrive souvent lorsqu'on agit selon l'enseignement officiel, à donner successivement des noms pathologiques contradictoires aux phénomènes qui se succèdent chez un même malade, et de passer d'une médication à une médication absolument opposée.

Le pronostic hahnemannien sera toujours plus rassurant que celui des écoles officielles, sur l'issue de la maladie, s'il est basé sur tous les éléments qui doivent concourir à sa formation. Les ressources de la thérapeutique homœopathique, la certitude qui préside à l'institution de ses médications, doivent en effet donner au médecin une plus grande confiance d'obtenir une terminaison favorable de la maladie.

Je n'insiste pas en ce moment sur cette affirmation elle paraîtra certainement fort étrange aux adversaire de l'homœopathie, qui ne comptent pour rien sa thérapeutique. Je ne m'arrête nullement à leurs dénégations et je maintiens mon affirmation, dont je montrerai plu tard les solides fondements, devant reprendre ici la continuation de l'exposé de la pathologie hahnemannienn par l'étude de son étiologie.

II

Des causes sensibles des maladies

III. Ainsi que je l'ai déjà dit, les phénomènes pathologiques doivent être étudiés, non-seulement en eux mêmes, mais encore dans leurs rapports avec les cause qui les produisent, lorsque celles-ci ne se dérobent pa à nos investigations. En ce point, la pathologie d'Hahnemann ne se sépare pas de la tradition quant au principe, mais elle s'en sépare quant à l'application du principe lui-même.

Sans entrer dans les distinctions scolastiques de causes des maladies, je puis dire que, seulement pa exception, l'étiologie des écoles officielles projette directement ses lumières sur la thérapeutique ; elle ne sert le plus souvent qu'à expliquer la corrélation génésique de phénomènes pathologiques ou à préjuger leur nature; en d'autres termes, elle est le plus souvent le prétexte des hypothèses les plus hardies et les plus nuisibles ; elle n'est réellement utile que lorsqu'elle éclaire l'hygiène qui doit toujours veiller au chevet des malades.

En homœopathie, au contraire, l'étiologie domine la thérapeutique. Ainsi, l'abus des alcooliques, des veilles prolongées, l'action de travaux physiques excessifs, le chagrin que cause un amour contrarié, la joie d'un succès inattendu, la commotion morale que produit une frayeur, sont des causes qui peuvent faire naître une même maladie ou du moins portant le même nom. L'école traditionnelle se borne à éloigner la cause, si cela est possible, et sa thérapeutique reste invariablement la même. Elle ignore que des médicaments spéciaux combattent efficacement les mêmes phénomènes pathologiques, selon la cause qui a déterminé leur évolution initiale. La thérapeutique hahnemannienne, éclairée par la loi des semblables et enrichie par l'expérimentation pure, est plus heureuse et plus féconde, et elle trouve au contraire dans toutes ces circonstances étiologiques des indications spéciales aussi précises que salutaires.

C'est seulement dans les accidents chirurgicaux que les écoles officielles agissent véritablement en vue de l'étiologie ; ainsi, un corps étranger quelconque étant introduit dans l'économie vivante, en trouble l'harmonie fonctionnelle : aussitôt, et elles font bien, elles se hâtent d'arrêter les phénomènes morbides par la suppression de la cause. Ce succès, très-légitime d'ailleurs, a été malheureusement le prétexte de bien graves erreurs en médecine. La cause hypothétique d'une maladie admise, on a voulu agir contre celle-ci, comme on l'a fait contre la cause chirurgicale. Les maladies sont-elles attribuées à la pléthore, c'est-à-dire, selon l'école officielle, à une trop grande quantité de sang, aussitôt on saigne, et ce précieux liquide vivant est versé avec autant de zèle qu'on en avait mis à extraire une esquille osseuse. Les maladies sont-elles attribuées à la surabondance de la bile, ou des saburres gastriques, aussitôt les vomitifs et les purgatifs sont mis en usage; les humeurs appellent de même les exutoires. Il en est ainsi dans une multitude de cas, et cela, au grand détriment des pauvres malades; car une bien petite dose de logique suffit pour démontrer l'absurdité d'une pareille pratique.

Comme matières, le sang, la bile et tous les autres liquides de l'économie vivante, entrent, sans contredit, à certains moments, dans la formation de l'*accident-maladie*, mais ces liquides ne sont que des instruments; la maladie existe dans la puissance qui fait mouvoir ces instruments d'une manière anormale, et s'adresser à eux pour arrêter leurs mouvements pathologiques, c'est démontrer qu'on ne comprend pas ce qu'est l'économie vivante, ou du moins qu'on ne la comprend pas autrement que le *positivisme* médical, qui n'admet en nous que de la matière active. En cette hypothèse même, faudrait-il au moins être certain au préalable que la maladie n'est que dans le sang, ou dans la bile, ou enfin dans les humeurs. Une triste expérience démontre chaque jour que telle maladie que l'on avait crue d'abord produite par le sang, résiste aux évacuations sanguines; que telle autre, attribuée à la bile, résiste aux vomitifs, et que les exutoires les plus puissants n'ont pas triomphé d'une autre maladie qui avait paru être véritablement causée et entretenue par les humeurs.

Toutefois, il est des cas où « la vie physique paraît « éteinte, le jeu des organes est empêché, l'action vitale « est suspendue ou oppressée par le désordre matériel », ainsi que le dit Hahnemann (1); en ces cas, il est ra-

(1) *Org.* parag. 67.

tionnel d'agir sur la matière dont les conditions actuelles constituent la cause la plus immédiate du danger qu'il s'agit de conjurer. Ces exceptions, très-clairement signalées par le fondateur de l'homœopathie, sont restées lettres mortes pour ses adversaires et pour la plupart de ses partisans, et comme elles ne sont pas très-rares, l'œuvre du *maître* a été jugée avec une excessive défaveur, parce que ces exceptions portent sur des faits matériels que tout le monde peut apprécier. Elles ont été indiquées, il est vrai, d'une manière sommaire, dans l'*Organon;* mais quel esprit peut être assez privé de puissance de déduction pour ne point concevoir que les *et cætera* d'Hahnemann comprennent tous les phénomènes matériels qui, au début des maladies, ou dans leurs cours, deviennent des causes immédiates de désordres qu'il importe d'arrêter au plus tôt en détruisant leur principe ? (1) Dans ces circonstances, la médication peut rester exclusivement matérialiste, ou devenir successivement ou alternativement dynamiste et matérialiste, et le médecin qui l'institue ainsi est loin de fouler aux pieds le drapeau d'Hahnemann, comme on s'est plu niaisement à le répéter tant de fois, aussitôt que l'on a appris que l'un de ses disciples avait mis en usage une médication matérialiste ou allopathique.

IV. L'ordre de causes que je viens de signaler dans les lignes précèdentes, peut paraître le plus considé-

(1) Une hémorrhagie, interne ou externe, menace d'une manière pressante la vie d'un malade. S'il existe un moyen physique ou chimique qui puisse l'arrêter, il faut incontestablement en user aussitôt, et recourir ensuite, s'il y a lieu, aux agents dynamiques pour prévenir le retour de ce phénomène. Il en sera de même dans certains cas de congestions graves sur les organes importants, tels que le cerveau, le cœur et les poumons, etc.

rable et le plus important aux esprits superficiels inattentifs ; il peut en être ainsi parce qu'il est toujou très difficile de connaître les causes morbides qui agisse sur la partie immatérielle de l'homme et de comprend leur action ; ces causes, à conséquences primitivement in matérielles, sont si peu étudiées que leurs premiers effe matériels sont en général acceptés comme causes. Ains un refroidissement a supprimé la transpiration d'un ma lade ; il y a eu rétrocession du liquide qu'exhalait la peau et cette rétrocession matérielle est acceptée comme l cause de la maladie, tandis qu'elle n'est que l'effet d trouble ou du désordre subi par la puissance qui anim le corps vivant, sous l'influence du refroidissement at mosphérique. Le comment s'est opérée la suppression d la sueur sous l'influence du désordre purement vital, es insaisissable, et l'esprit, avide d'explications, s'arrêt volontiers à celle que lui donne l'action du froid sur u liquide à température élevée.

Que les nombreux partisans de cette transcendant logique veuillent bien expérimenter sur le cadavre d'u individu qu'un accident vient à peine de priver du souffl vital ; qu'ils plongent ce cadavre dans un bain très-chaud et que, le retirant de là, ils l'exposent aussitôt à un température très-basse ; s'ils observent ensuite sur c cadavre des phénomènes de fluxion de poitrine ou d rhumatisme, je leur accorderai volontiers les honneur du triomphe, et je proclamerai qu'il n'y a dans l'homm que de la matière en activité. Il me resterait toutefois quelques doutes encore au sujet de cette *activité* propr à la matière, qui tout à coup s'arrête, sans que l'œil l plus pénétrant et le plus exercé puisse trouver la moindre modification survenue dans l'ordre de ses molécules constitutives. Le microscope lui-même n'a-t-il pas été forcé d'avouer « que l'étude de la disposition extérieure ou intérieure d'un organe, entre autres d'un nerf ou d'un muscle, ne saurait nous permettre de distinguer si ce nerf ou ce muscle est mort ou vivant, puisqu'on retrouve la structure normale dans les parties mortes depuis plusieurs années ? » (1)

Le retour apparent de la vie que l'on provoque sur le cadavre par le galvanisme, ne peut être sérieusement opposé à l'expérience que je propose. Par le galvanisme, il est vrai, on réveille la motilité musculaire ; c'est là incontestablement un acte d'apparence vitale ; mais l'action de cet agent physique se borne exclusivement à ce phénomène, qui d'ailleurs n'arrête nullement la décomposition normale du sujet de l'expérience ; il est donc bien loin de pouvoir y produire une maladie quelconque dont la formation n'est possible qu'avec le concours de la vie. Le galvanisme et tel autre agent qu'on voudra choisir sont égalcment impuissants à produire une maladie sur le cadavre.

Le jour de ce triomphe du matérialisme ne se lèvera donc certainement jamais, et je ne cesserai de dire que néanmoins il fait table rase en médecine de tout ce qu'il importe le plus de connaître et d'observer, en élevant au rang de causes une multitude de phénomènes matériels qui ne sont que des effets. Le sang, la bile, les humeurs, les insectes qui surviennent dans nos liquides, l'albumine, le sucre que contiennent les urines, tout cela devient cause, tandis que les modifications vitales qui font mal circuler le sang ou en modifient les éléments constitutifs, qui altèrent la composition de la bile ou de l'urine, qui font naître des pustules à la peau, etc. etc., sont oubliées

(1) Virchow, *Path. cell.* p. 240.

et passées sous silence. Ces atteintes morbides, subi par la puissance qui nous anime, échappent à la cour vue du matérialisme qui se console au reste de ses insu cès, en montrant avec orgueil et à l'aide du microsco les globules sanguins, la cellule cancéreuse, le sarcop scabiéique, etc, etc.

Le crédit de cette détestable et pernicieuse mépris que je viens de signaler, a son origine dans l'infirmi des esprits, et surtout dans l'impossibilité absolue o nous sommes de connaître les causes morbides en elle mêmes et de nous expliquer leur action sur l'âme hu maine. Peu d'hommes aiment les abstractions, et le plu grand nombre s'égarent, s'ils s'élèvent jusqu'à elles mais cette insurmontable difficulté de connaître les ca ses en elles-mêmes, doit-elle river la médecine à un vic de méthode qui la stérilise en lui faisant prendre pou cause ce qui n'est qu'effet ? nullement : il suffit, pou entrer dans une meilleure voie, d'invoquer ce princip de saine logique, introduit par Hahnemann dans la mé decine, *qu'il est des causes qui ne peuvent être connues e elles-mêmes, mais seulement en leurs effets* ; et alors u grand nombre de faits pathologiques matériels cesseron avec raison d'être considérés comme *causes*, ils seron rangés aussitôt parmi les symptômes des maladies ; il seront mieux étudiés et appréciés avec tout l'ensembl des manifestations pathologiques, qui seul peut révéler notre observation la cause qui les a produits.

Il n'y a en résumé d'autres causes matérielles et sensibles de maladies que dans les violences physiques qu subit le corps de l'homme ; les empoisonnements eux-mêmes ne sont que transitoirement des causes matérielles de maladies, par la présence du poison auquel ils sont dus. Ce n'est aussi que d'une manière tout à fai intercurrente que les liquides et les solides du corps humain deviennent des causes matérielles de maladies, pendant l'évolution de phénomènes pathologiques déterminés antérieurement par des causes immatérielles et inappréciables par les sens. Tel est l'enseignement de l'observation que n'égarent pas les illusions des hypothèses systématiques.

III

Des causes insensibles de nos maladies

V. Dans la doctrine d'Hahnemann, après avoir fait la part légitime aux causes de l'ordre matériel et que les sens peuvent apprécier, l'étiologie s'élève à une catégorie de causes d'un ordre supérieur, que les sens n'atteignent jamais, et que l'intelligence connaît et comprend par la voie de l'induction.

Cet ordre de causes est généralement moins étudié, et cependant, il est bien plus fécond dans la pratique de l'art de guérir que l'ordre des causes matérielles sensibles.

Les causes morbifiques insensibles, que j'appellerai aussi *intelligibles* parce que l'intelligence seule peut les saisir, sont extrinsèques à l'homme ou elles lui sont intrinsèques : les premières sont constituées par les milieux dans lesquels l'homme vit, et les secondes, par les passions de l'homme et par une infection constitutionnelle héréditaire ou acquise.

Dans tous ses rapports avec la nature physique, l'homme trouve des influences nuisibles qui peuvent altérer sa santé, et toutes ces influences sont loin d'être accessibles à nos sens. Qui a saisi comment les climats, les saisons, la constitution spéciale des lieux d'habitation, l'alimentation, et tant d'autres circonstances extrinsèques à l'homme, modifient son économie et le rendent malade ? (1) Qui a pu déterminer l'action primitive des passions nombreuses de l'homme et le concours qu'elles reçoivent des influences extrinsèques ou qu'elles apportent à celles-ci dans la production des maladies ? Et qui oserait prétendre, en présence de tels éléments étiologiques qui se dérobent à la puissance de nos sens, arrêter le nombre et les caractères des accidents morbides que ces éléments peuvent constituer à l'aide des dispositions pathologiques de l'homme, soit acquises, soit héréditaires ?

C'est là ce qui, dans un autre but, a fait dire à Baglivi : « Que l'on y réfléchisse en effet, les mille causes des maladies, la variété des tempéraments, les âges et les sexes divers, le genre de vie, les climats, les constitutions médicales toujours différentes, et produisant chaque fois des influences diverses, tout cela peut amener dans la marche certaine et constante des maladies et de leurs symptômes une perturbation si grande qu'il devient extrêmement difficile de..... » (2)

Personne, je pense, ne laissera passer ces lignes sans y voir la démonstration de la mutabilité des maladies et de la nécessité de l'individualisation pathologique.

Le *mille mali species* de l'antiquité n'apparaît plus comme une hyperbole poétique, si on réfléchit un instant à ce que tant de causes peuvent produire par leur

(1) « L'analyse chimique n'apprend rien sur la nature des miasmes marécageux fébrifiques. » Ces paroles sont de MM. Littré et Robin, dans leur article : *Fièvre intermittente.* Cet aveu en vaut bien deux formulés par d'autres.

(1) Baglivi, p. 13.

action simultanée ou alternativement prédominante. Devant tous les effets possibles des combinaisons innombrales de toutes les causes de nos maladies, n'est ce pas pitié de prétendre,avec les deux ou trois mille noms qu'a ramassés la tradition médicale,embrasser toute la pathologie? (1)

L'intelligence comprend et se démontre l'existence de cet immense champ étiologique, mais les sens n'y peuvent rien découvrir ; ils ne sont aptes qu'à observer les effets, même médiats, de l'action de ces causes de maladie. Faut-il, comme on ne l'a que trop fait dans la tradition médicale, s'arrêter à ces effets ou remonter à leurs causes ? La réponse ne saurait être douteuse pour les esprits droits et rigoureux ; mais alors, il n'y a plus de généralisation admissible en pathologie ; les classifications nosologiques sont tout au plus des aides-mémoire, et l'individualisation d'Hahnemann est seule propre à conduire l'observateur jusqu'à la vérité étiologique ; ce n'est en effet que par l'étude et la connaissance de toutes leurs conséquences que l'esprit de l'homme peut ar-

(1) On lit dans l'*Union* du 9 septembre 1864 : « LE WHIST. — Le nombre des combinaisons qui peuvent se produire au whist est incalculable et dépasse toute conception humaine. Tout ce que le calcul a de plus approximatif à un mathématicien patient, c'est que, supposé que la population entière du globe fût divisée en couples de partenaires, et que ces groupes n'eussent d'autre occupation que de jouer au whist nuit et jour, pendant un espace de sept millions de millions d'années, à raison d'une levée par seconde, il ne se produirait pas deux coups semblables dans tout le cours de cette longue période de temps. »

Je n'ai certainement pas vérifié les calculs de ce patient mathématicien ; mais la conclusion à laquelle ils conduisent, prouve que cinquante-deux cartes peuvent présenter des combinaisons infinies. Il suffit, au reste, d'avoir joué le whist pour le savoir.

Qui oserait limiter à cinquante-deux les causes extrinsèques et intrinsèques de nos maladies ?

river à la connaissance des causes de l'ordre dont il s'agit.

Quelques exemples mettront en évidence ce que je viens de dire. La variole, la fièvre intermittente, la peste et toutes les maladies épidémiques, endémiques ou saisonnières, sont produites par des causes évidemment différentes. L'intelligence ne peut nier la diversité de ces causes, puisqu'elles ont des effets divers. Or, si elle s'arrête à l'étude de la cause de la variole ou de la fièvre intermittente, elle ne peut hésiter longtemps à être convaincue que ces deux causes sont loin d'être toujours identiques à elles-mêmes ; l'une produit, il est vrai, toujours une éruption pustuleuse à la peau, et l'autre, le phénomène d'intermittence ; mais les troubles pathologiques qui accompagnent ces deux phénomènes fixes varient à l'infini, soit dans leur intensité, soit dans leur nombre, soit dans leur succession. Il n'est pas douteux qu'il ne saurait en être ainsi, si la cause de la variole ou de la fièvre intermittente était toujours identique à elle-même. Il ne faut pas dès lors s'arrêter à l'éruption pustuleuse ou à l'intermittence pour connaître la cause des variétés sans nombre de la variole et de la fièvre intermittente.

L'individualisation peut donc seule guider l'observateur dans la voie qui le conduit à la connaissance des causes par l'ensemble de leurs effets respectifs. La multiplicité et la spécialité des causes des maladies, que l'intelligence ne peut se refuser à admettre, démontre donc l'excellence du précepte de l'individualisation.

Le propre de la vérité, qui est assurément la base essentielle de la doctrine d'Hahnemann, est de produire un tout harmonique. Par quelque point qu'on l'étudie, on arrive toujours à découvrir que ses divers aspects se confirment réciproquement. En est-il de même des doctrines de nos écoles officielles sur le fronton desquelles on devrait graver ces paroles : *Tot capita, tot sensus,* en tous points !

VI. Etudier les causes des maladies au point de vue d'une connaissance plus rigoureuse de celles-ci, est assurément un devoir impérieux pour le médecin ; mais ce n'est là qu'une partie des fruits qu'il doit retirer de cette étude. La notion des causes intéresse directement la thérapeutique.

Les maladies les plus considérables par leur gravité et leur nombre, sont certainement celles dont les causes sont inaccessibles aux sens. Défier ceux-ci de pondérer une parole ou un regard qui cause une maladie mortelle, ce serait puéril, tant leur impuissance à ce sujet est radicale et reconnue ; mais cette impuissance n'est-elle pas aussi patente, s'il s'agit des causes de toutes les épidémies ?

Il est donc parfaitement incontestable qu'en dehors des maladies causées par des violences extérieures, il n'y en a aucune qui ne soit l'effet d'une action que l'intelligence peut bien comprendre, mais que les sens sont véritablement impuissants à saisir. Comment pourrait-il donc se faire que la thérapeutique ne pût disposer que de moyens matériels, pondérables et sensibles ? N'y a-t-il donc pas violation flagrante du sens commun à repousser les médicaments dynamisés de l'homœopathie par cela seul que les sens ne peuvent les apprécier.

L'accident maladie, effet d'une cause insaisissable, détermine, à la vérité, en se constituant, des modifications matérielles et sensibles dans le corps de l'homme; mais ce ne sont là que des effets auxquels il peut être quelquefois indispensable d'opposer une action matérielle et sensible : la règle la plus sûre ne peut être que dans la médication qui s'adresse à leur cause par des moyens qui sont insaisissables comme elle dans leur action.

Je crois qu'il me suffirait d'avoir exposé ces généralités étiologiques pour avoir fait comprendre combien, par l'enseignement de l'homœopathie, cette partie de la pathologie est plus fructueusement étudiée qu'elle ne l'a jamais été dans la tradition médicale, pour laquelle l'étiologie n'est le plus souvent qu'une question purement spéculative et rarement une question de pratique.

Il n'a pu en être autrement : le matérialisme plus ou moins avoué, qui a toujours asservi la médecine, lui a-t-il jamais permis de s'élever jusqu'à connaître ce qu'il y a de pratique dans les causes qui ne peuvent être appréciées que par l'intelligence ? Son observation a été assez exacte pour constater la puissance morbifique de la frayeur, de la colère, d'une passion morale quelconque, mais sa doctrine matérialiste n'a pu admettre l'utilité d'un élément aussi antipathique à ses moyens exclusifs, qui sont les sens. Il en est de même de ces influences qu'Hippocrate appelait le *Divinum quid* : l'observation traditionnelle n'a cessé d'en tenir compte, mais quel fruit la pratique de l'art en a-t-elle reçu ? aucun.

Le matérialisme de tous les temps a toujours été au fond semblable à notre *positivisme* moderne, qui affirme contre nous *qu'il n'est pas vrai que les maladies reconnaissent pour cause une force sans matière.* (1) Les positivistes n'ont pu encore saisir la *matière* de la *force* qui donne le choléra, la variole, la méningite, la fièvre jaune, la peste, etc. et moins encore distinguer les diversités de cette matière. La découverte de l'ozone et de son

(1) *Dict. de méd.* art. Homœopathie.

absence dans les pays où règnent certaines épidémies, et cette autre découverte de je ne sais quoi dans l'air paludéen, peuvent nourrir leurs prétentions à trouver de la matière partout où il y a de la force ; mais elles ne leur donne nullement le droit d'affirmer contre nous l'existence de la *matière* qu'ils devraient, *en vertu de leurs propres principes*, nous démontrer par les sens. Sans cette condition, ils se servent de l'*induction* dont ils nous interdisent l'usage. Nous attendons cette démonstration pour nous rendre à leur opinion. J'ose les défier toutefois de trouver de la *matière* dans une parole, dans un regard, qui ont cependant assez de force pour produire quelquefois des maladies mortelles.

S'il existe de telles causes de maladies, et il en existe assurément, est-il possible que, du côté de l'homme qui en reçoit l'action, il n'y ait pas aussi une *force* sans *matière* ? Que devient alors toute la doctrine positiviste avec sa matière organisée qui produit l'âme, et que deviennent toutes les absurdités qui en découlent ?

Le positivisme cependant résiste encore ; il accepte mon défi et il y répond ainsi : Un regard, une parole, ne sont pas des *forces sans matière*, car c'est la *matière organisée* qui *parle* et qui *regarde*; c'est l'air qui, par sa transparence et ses ondulations, permet à une autre *matière organisée* de percevoir l'activité de la première ; il n'y a donc pas de force sans matière.

Cette conclusion est-elle aussi irréfutable que le prétendent ceux qui en font la base d'une doctrine et ne prennent certes pas la peine de se servir de mots propres à en adoucir les âpretés ? Je ne le pense pas, et j'en démontrerai l'inanité par les paroles mêmes du positivisme : « La vie ne s'observe que sur la matière organisée, dit-il, et jamais sur celle qui ne l'est pas. Nous ne pouvons pas faire de substance organisée susceptible de vivre; c'est toujours d'un autre être qui vit ou a vécu qu'elle tire son origine; et cet être, en remontant la série des temps, on ne sait pas d'où il vient, quels sont le mode, la cause, les conditions de sa formation première. » (1)

Telle est l'impasse scientifique dans laquelle le positivisme conduit ses adeptes, à travers la négation de toutes les vérités qui ont toujours constitué le patrimoine inaliénable de l'humanité. Faire table rase de toutes nos croyances de l'ordre métaphysique, établir la science universelle sur la déification de la matière et s'évanouir ensuite dans les ténèbres d'un double aveu d'impuissance et d'ignorance, tel est donc le positivisme auquel on voudrait nous asservir ! Oh ! non, les folies de quelques-uns ne domineront pas toutes les intelligences : puisque le positivisme déclare renoncer *à toute recherche de l'absolu, quelque forme qu'il prenne, soit par rapport à l'origine des choses, soit par rapport à leur fin ou but,* (2) il est certain que peu de voyageurs, engagés dans le chemin de la vie, voudront suivre un pareil guide, qui ne sait d'où il vient ni où il va. Il n'est pas moins certain que peu de médecins accepteront ce guide dans le vaste champ de l'observation, où il est aussi très-important de connaître dans quelle voie on marche, d'où l'on part et où l'on va.

Puisque, *en remontant la suite des temps, il a existé un être dont le mode, la cause et les conditions de formation première sont ignorés du positivisme,* qui ne voit que le positivisme se montre par là même et se recon-

(1) *Dict. de méd.*, art. Matière organisée.
(2) Id. art. Matière positive.

naît impuissant à acquérir jamais l'influence qu'il a la fatuité de prétendre exercer sur toutes les sciences? La science de l'homme, la seule dont j'ai à m'occuper ici, ne peut s'arrêter à cet aveu d'ignorance de la cause qui a préexisté à la *matière organisée*. Cette cause est nécessairement une *force* ou *puissance* : or, cette force est matière ou non. Si elle n'est que matière, elle est essentiellement inerte, incapable de communiquer une vie quelconque ; et si elle n'est pas matière, il y a donc une force *sans matière* qui a pu s'unir à la matière, sans qu'il soit possible de confondre l'un avec l'autre. Le positivisme a conclu qu'il n'y a pas de *force* sans *matière*, parce que la manifestation des *forces* s'opère nécessairement par la *matière*. Cette condition indispensable n'autorise nullement l'absurde principe de la négation des *forces* sans *matière*. Il est vrai, en un mot, qu'il n'y a pas de *force manifestée sans matière*, mais il est faux d'affirmer et d'élever en principe qu'en dehors de leurs manifestations les *forces* n'existent pas.

J'ai constaté combien la physiologie et la pathologie s'élevaient au-dessus des basses régions où le matérialisme aurait la prétention de les retenir ; il en sera de même de l'étiologie. Elle ne sera point bornée par les phénomènes biotiques sensibles : l'intelligence, à défaut des sens, a compris des manifestations de la vie d'un ordre supérieur chez l'homme bien portant et chez l'homme malade ; elle comprend de même comment les causes des maladies exercent leur action sur lui. Le mode et la nature de cette action peuvent nous être inconnus, mais assurément nous pouvons affirmer qu'ils opèrent directement ou indirectement sur la *force* qui est en nous et qui nous fait vivre, car la force a la prééminence sur la matière.

J'ai démontré déjà que cette force coexistante de la matière qui constitue notre corps, est l'âme humaine; celle-ci n'est donc pas l'*ensemble* des *fonctions du cerveau et de la moelle épinière*, ou le résultat de l'activité propre de la matière qui compose ces organes, car la matière n'a nulle activité extrinsèque: mais notre âme est une substance distincte du corps qu'elle s'est formé, auquel Dieu l'a unie, et dont elle se sert pour manifester son activité propre. C'est donc à cette substance spirituelle que s'adresseront, en définitive, le plus souvent d'une manière médiate, et quelquefois immédiate, toutes les causes perturbatrices de la santé de l'homme. Les phénomènes pathologiques consécutifs à leur action, sévèrement étudiés dans leur évolution, ne permettent pas une autre appréciation. Il faut que l'intelligence s'abdique elle-même, pour ne formuler son jugement que sur les éléments exclusivement recueillis par le témoignage *des sens extérieurs*. L'étiologie a des horizons plus vastes; elle a des profondeurs qui ne sont accessibles qu'aux *sens intérieurs* de l'âme, *qu'aux sens de l'esprit*, selon l'expression d'Hippocrate.

C'est ainsi que l'observation sagement interrogée conduit nécessairement à la vérité, et la connaissance de la vérité au sujet des causes des maladies n'est pas moins instructive que celle de tout ce qui se rapporte à notre nature. L'étiologie confirme la psychologie, la physiologie et la pathologie, et elle éclaire surtout la thérapeutique, ainsi que j'aurai occasion de le démontrer plus tard.

Les distinctions scolastiques des causes que nous a léguées la tradition sont sans doute aussi rigoureuses que possible, mais le fameux axiome, *sublatâ causâ tollitur effectus*, de l'antiquité hippocratique, a toujours été appliqué aux causes perceptibles et connues ou supposées telles ; il a même éloigné l'observation de la recherche des causes que j'ai appelées causes intelligibles des maladies, dont la connaissance en elles-mêmes est le plus souvent impossible; mais cette connaissance est toujours à notre portée dans l'étude de leurs effets.

IV

Des causes spéciales des maladies chroniques

VII. Ces généralités sur les deux ordres de causes de nos maladies, les causes inaccessibles aux sens et celles qui tombent sous leur puissance, pourraient paraître suffisantes pour démontrer combien l'étiologie hahnemannienne est plus complète et plus logique que l'étiologie traditionnelle. Celle-ci s'est toujours arrêtée là où s'arrête l'intervention des sens, ou bien, elle s'est contentée de la notion de causes secondes comme causes premières.

Je ne puis toutefois me taire au sujet de la fameuse théorie des maladies chroniques qu'Hahnemann a présentée avec insistance, et qui a été l'un des sujets ou l'un des prétextes le plus malignement exploités contre son œuvre.

Avant d'entrer dans l'appréciation de ce qu'on peut utilement retenir de l'étiologie des maladies chroniques d'Hahnemann, je dois ne point taire un de ses préceptes, en matière étiologique, qui a passé inaperçu et dont j'ai parlé déjà. Si ce précepte n'était faux, il ruinerait toute sa doctrine. Ayant dit avec juste raison qu'il faut toujours regarder « l'image pure de chaque maladie qui « domine actuellement, comme une chose nouvelle et « inconnue et l'étudier à fond, » il poursuit : « Il faut « cependant excepter les épidémies qui proviennent d'un « miasme toujours semblable à lui-même, comme la « variole, la rougeole, etc. » (1)

L'erreur est ici évidente : les prétendus miasmes morbifiques ont sans contredit une puissance spéciale et fixe, parce qu'ils sont sans doute la conséquence d'un concours de causes invariables, ayant une coïncidence de rapports avec l'état actuel de l'économie vivante au moment où celle-ci en reçoit l'action, mais seulement en ce qui concerne le phénomène cutané, puisque les autres sont au contraire très-divers. Qui ignore que le phénomène cutané, (qui a son importance, j'en conviens cependant), ne constitue jamais que la minime partie de la maladie qui l'accompagne ? Qui ne sait également que les diverses épidémies de ces maladies varient elles-mêmes d'un pays à l'autre, par leurs symptômes, par leur durée, et surtout par leur gravité ? Les diverses médications que la tradition a préconisées contre ces maladies, dites éruptives, prouvent au reste surabondamment combien elles sont variables. Mais pourquoi le sont-elles ? c'est assurément parce que les causes qui produisent ce qu'il y a de *fixe* dans ces maladies n'agissent jamais isolément. Le

(1) *Org.* parag. 100.

Cette même défaillance à sa doctrine, je la trouve encore dans les prolégomènes de l'éponge brûlée : « Le gonflement de la « glande thyroïde auquel on donne le nom de goître, dépendant « d'un concours de circonstances qui, à la vérité, nous sont in- « connues pour la plupart, mais semblent néanmoins rester à « peu près les mêmes, constitue par cela seul une maladie « offrant presque constamment un caractère identique, quant à « son essence. » (*Mat. méd.* t. II, p. 284.)

principe de l'individualisation ne les domine pas moins que toutes les autres, en y comprenant même le goître.

J'ai signalé de nouveau ici la contradiction dans laquelle est tombé Hahnemann au sujet de prétendus *miasmes aigus, fixes et invariables*, parce qu'il commet la même contradiction au sujet de prétendus *miasmes morbides chroniques fixes*.

Il peut exister et il existe sans doute des causes de maladies aiguës et chroniques toujours identiques à elles-mêmes; mais une cause de maladies n'est jamais la maladie elle-même.

Ces causes impriment évidemment des caractères spéciaux à leurs effets : c'est là même l'origine véritable de la doctrine de l'*immuabilité* des maladies, et on a ainsi attribué aux accidents morbides un caractère qui peut bien convenir à leurs causes. Dans cette catégorie de causes se rangent sans contredit celles des fièvres éruptives, de la syphilis, etc. Mais ces causes peuvent ne pas agir isolément sur l'homme, et qui peut apprécier la portée de l'immixtion et du concours d'autres causes accidentelles ? Leurs effets, en ce cas, ne seront que partiellement semblables à ceux observés dans d'autres cas. D'autre part, une même cause ne donne lieu à des effets identiques et immuablement les mêmes, qu'à la condition expresse que son action s'exerce dans des conditions toujours identiques. Or, c'est l'homme qui reçoit l'action des causes de ses maladies. Qui osera affirmer que l'homme, cet être si complexe, présente toujours les mêmes conditions à l'action des causes, même les plus fixes, qui peuvent altérer sa santé ?

VIII. Cette vérité rappelée en passant, j'arrive à la théorie des maladies chroniques d'Hahnemann, qui les attribue toutes à trois miasmes : le psorique, le syphilitique et le sycosique.

Je comprends peu la stupéfaction incrédule avec laquelle le monde médical a accueilli cette affirmation qui n'a que le tort de paraître dogmatique, c'est-à-dire, arrêtée et définitive.

Passant sur ce qu'a d'impropre la locution *miasmes morbides chroniques*, je constate qu'Hahnemann avait droit de compter sur un meilleur accueil de cette théorie des maladies chroniques, de la part des médecins, puisqu'elle est évidemment le fruit de l'observation et de la manière de philosopher de toute la tradition médicale. Elle démontre seulement qu'il y a eu un moment où Hahnemann est tombé dans une erreur médicale séculaire, en prétendant connaître en elles-mêmes les causes d'un très-grand nombre de maladies. En outre, en dénommant ces causes et les acceptant comme invariables, Hahnemann a oublié sa propre doctrine, et il a été infidèle à ses propres préceptes. Semblable à Hippocrate, il a délaissé la voie féconde de l'observation pure pour s'égarer dans celle de la théorie, qui est la voie large dans laquelle la tradition a toujours préféré marcher.

Malgré cette intime parenté de la théorie des maladies chroniques avec tous les travaux de ses devanciers et de ses contemporains, Hahnemann n'a pu trouver grâce auprès des médecins. Attribuer tant de maladies diverses à trois principes morbides seulement, c'est inadmissible, s'est-on écrié ! Et cela s'est passé pendant que le monde médical entier s'inclinait devant l'*irritation* comme cause unique de toutes les maladies !

Quelques esprits attardés faisaient mauvais accueil à l'*irritation*, pour s'en tenir à l'opinion de l'illustre Sydenham, qui attribue aussi toutes les maladies chroniques à une cause unique, l'*indigestion des humeurs*, et par suite, à *la dépravation des liquides et la lésion des solides.* (1) Ce grossier matérialisme ne pouvait satisfaire l'éminente intelligence de cet observateur ; aussi fait-il intervenir les *esprits vitaux pour la corruption des humeurs.* (2) Pour quelques autres, les *esprits vitaux* ont été remplacés par le *fluide nerveux*. Toutes ces hypothèses ne valent pas mieux que les *miasmes* d'Hahnemann dont on n'a pas voulu.

Il était évidemment dans les destinées du grand réformateur d'être repoussé par son siècle ; on n'a pas su même comprendre que ce messager de la vérité médicale n'avait pas complétement dissipé de son esprit toutes les ténèbres qui l'avaient enveloppé dans les écoles, et les défaillances de la doctrine des maladies chroniques d'Hahnemann, qui, au fond, ne fait que reproduire des erreurs et des vérités admises par la tradition, ces défaillances n'ont pas été pour elle un passeport valable.

L'erreur a ses instincts, et elle repousse la vérité, alors même que celle-ci ne se présente qu'avec des caractères qui ne sont pas les siens propres. La théorie des maladies chroniques d'Hahnemann ruine en apparence le principe de l'individualisation et consacre en quelque sorte celui de l'*immuabilité* des maladies. Trois principes de maladies, *toujours semblables à eux-mêmes,* ainsi que s'exprime Hahnemann, ne sont-ils pas une base inébranlable sur laquelle peut reposer l'édifice très-inachevé des classifications nosologiques ?

La théorie des maladies chroniques d'Hahnemann a été repoussée, malgré tout ce qu'elle offre malheureusement de commun avec les fausses doctrines des écoles,

(1) Ouvr. cité, p. 462 et 463.
(2) Ouvr. cité, p. 408.

parce qu'au fond elle renferme une grande vérité qui rachète largement les apparences d'erreurs que lui a données le langage du fondateur de l'homœopathie.

IX. Avant d'exposer ce que vaut cette théorie, je crois devoir relever son auteur de la contradiction dans laquelle il est tombé à son sujet. Voici des lignes qui certes ne peuvent laisser aucun doute sur l'unité de doctrine dans l'œuvre d'Hahnemann : « Pour établir ces indications, dit-il, dans chaque maladie chronique qu'il « est appelé à traiter, le médecin homœopathiste ne doit « pas moins s'attacher, comme auparavant, à bien saisir les symptômes appréciables et tout ce qu'ils ont « de particulier ; car il n'est pas plus possible, dans ces « maladies que dans les autres, d'obtenir une véritable « guérison sans individualiser chaque cas particulier « d'une manière rigoureuse et absolue. » (1)

Le précepte est ici trop explicite pour qu'il puisse être permis de penser, malgré l'étrange ténacité d'Hahnemann à proclamer la valeur de sa théorie des maladies chroniques ou *miasmatiques* (terme très-impropre), qu'il ait voulu faire à leur occasion une exception pratique qui ruinerait toute sa doctrine pathologique et thérapeutique. Au reste, en présence de la répulsion que manifeste sans cesse Hahnemann contre les spéculations et contre les hypothèses, n'y aurait-il pas justice à lui octroyer, au sujet de ses *miasmes chroniques*, le bénéfice des paroles par lesquelles il fait précéder sa théorie de la loi homœopathique ? « Comme cette loi thérapeutique « de la nature, dit-il, se manifeste hautement dans tous « les essais purs et dans toutes les expériences sur les « résultats desquels on peut compter, que par consé-

(1) *Org.* parag. 82.

« quent le fait est positif, peu nous importe la théorie « scientifique de la manière dont il a lieu, j'attache peu « de prix aux explications que l'on pourrait essayer « d'en donner. » (1)

Il serait d'autant plus équitable d'en user ainsi envers Hahnemann, que sa théorie des maladies chroniques, dont l'unique défaut est de pécher par les termes, repose sur des faits positifs.

L'observation de la tradition tout entière lui donne hautement raison, et ce n'est point par les mots qui l'expriment qu'il faut la juger, mais par la doctrine qu'elle renferme et que la clinique confirme d'une manière absolue. Quel esprit a été jamais assez insensé pour repousser les travaux d'Hippocrate, parce qu'il attribue toutes les maladies à trois principes morbifiques, la pléthore, les intempéries célestes et les violences extérieures ! (2) Le rôle qu'Hahnemann fait jouer à la psore n'est pas assurément aussi considérable que celui attribué par Hippocrate à la plénitude comme cause très-fréquente des maladies, et la théorie du père de la médecine sur la pléthore a, sans contredit, changé de nom, mais elle subsiste toujours en fait, parce que l'observation clinique l'impose à tout esprit sérieux qui ne prétend pas dominer la nature.

Les crises d'Hippocrate, son humeur peccante surtout, sont-elles autre chose que la constatation des phénomènes qui ont servi de base à la théorie des maladies chroniques d'Hahnemann ? « Ce qui est dans les humeurs, a dit le premier, est instable et se change aisément par la nature et le hasard » (3); et ailleurs : « Ceux

(1) *Org.* parag. 28.
(2) Littré, t. VII, p. 583.
(3) Id. t. IX, p. 241.

qui ont des hémorrhoïdes ne sont pris ni de pleurésie, ni de pneumonie, ni d'ulcère phagédénique, ni de boutons, ni d'ecthyma, ni peut-être de lèpre, ni peut-être d'alphos : le fait est que, guéris intempestivement, beaucoup n'ont pas tardé à être pris de ces affections et d'une manière funeste. » (1)

Et ailleurs encore : « Des ulcérations font éruption quand, le corps étant impur, on se livre aux exercices. » (2)

Quel médecin, digne de ce nom, ne voit pas dans ces lignes d'Hippocrate l'expression rudimentaire de la doctrine des maladies chroniques d'Hahnemann, avec cette différence toutefois que celui-ci a regardé plus haut? il ne s'est pas arrêté aux phénomènes de la matière, il a désigné l'état anormal de la puissance qui la domine dans l'être vivant : il a enfin observé le précepte d'Hippocrate lui-même disant : « Ce qui échappe à la vue du corps est saisi par la vue de l'esprit. » (3)

Qui ne comprend, en un mot, qu'Hahnemann s'est élevé jusqu'au spiritualisme, tandis que le vieillard de Cos s'est arrêté aux phénomènes matériels, sans rechercher la cause vitale ou immatérielle qui les produit ? Ainsi, il se borne à dire : « Il y avait à Athènes un homme couvert de dartres ; cet homme alla se faire guérir dans l'île de Mélos, où il y avait des bains chauds. Les dartres disparurent en effet ; mais quelque temps après, il se déclara une hydropisie dont il mourut. » (4) Il dit encore : « Chez les gens atteints de folie, l'ap-

(1) Littré, t. v, p. 501.
(2) Id. t. v, p. 323.
(3) Id. t. vi, p. 21.
(4) Id. t. vi, p. 21.

parition de varices ou d'hémorrhoïdes enlève la maladie. » (1)

Les lignes suivantes d'Hippocrate se rapprochent cependant davantage de l'idée d'Hahnemann : « Des ulcérations font éruption, dit-il, quand le corps étant impur, on se livre aux exercices. » Cette impureté du corps, qui ne peut être que l'impureté du *corps vivant*, se traduisant par des ulcérations, est-ce autre chose que le *miasme psorique* d'Hahnemann ? Hippocrate confirme ici, je le répète, sa propre parole : « Ce qui échappe à la vue du corps est saisi par la vue de l'esprit. »

X. S'il est donc vrai, et l'observation hippocratique a été confirmée en ce point au delà de toute évidence et d'une manière non interrompue par toute la tradition, s'il est vrai, dis-je, que *ce qui est dans les humeurs est instable et se change aisément ;* s'il est vrai qu'une *infirmité*, et il en existe un grand nombre, *préserve de maladies graves ; s'il est dangereux de guérir* ces infirmités ; s'il est vrai encore que *le corps soit quelquefois impur*, il est hors de toute contestation que la doctrine des maladies chroniques d'Hahnemann est fondée sur des lois qui ont elles-mêmes leur démonstration dans les faits recueillis par l'observation de tous les siècles.

Il serait oiseux de rappeler sommairement ici la multitude de phénomènes pathologiques qui sont salutaires, pendant le cours de certaines maladies, pour l'entretien d'un état de santé relativement bon ; il ne le serait pas moins d'énumérer les transmutations nombreuses et infiniment variées des formes pathologiques que prennent certaines dispositions constitutionnelles acquises ou héréditaires. Est-il même nécessaire que je mentionne les

(1) Aphoris, sect. 6e, 21.

besoins morbides de certaines natures et l'efficacité re lative des exutoires pour faire taire temporairement ce besoins morbides ? Tout cela est de notoriété publiqu en médecine. Eh ! bien, je le demande, tout cela n'est-pas la preuve surabondante qu'il existe quelquefois dan l'homme des dispositions qui excluent l'état de sant parfaite, et constituent en lui une sorte de préparation l'accès facile de la maladie, ou une condition de durée d la maladie existante ?

Pourquoi ne citerai-je pas ici les nombreuses et dé solantes récidives, après de brillantes opérations faite dans les meilleures conditions, de certaines maladies or ganiques ? L'anatomie pathologique du cancer, par exem ple, et de toutes ses variétés, est connue avec une tell perfection micrographique, qu'il paraît inadmissibl qu'elle puisse faire de nouveaux progrès ; et cependant tous les jours, on voit reparaître cette cruelle maladie, alors que l'on avait la certitude que la tumeur hétéroplastique avait été entièrement enlevée par le bistouri. Est-ce que ces fréquentes affections devraient leur origine et leur accroissement, ainsi que leur reproduction, à un principe, à une cause générale et constitutionnelle que l'instrument ne peut pas atteindre ? La tradition médicale a répondu à cette question, en admettant le vice cancéreux que le microscope n'a point vu encore. Son existence n'est niée par personne, et cette cause inconnue générale, est-ce autre chose qu'un analogue au moins de la psore d'Hahnemann ?

Fidèle à ce précepte de l'antiquité, *proindè causas quisque et effectus, non res estimet*, il faut donc apprécier les effets et les causes, non les choses en elles-mêmes (1). Hahnemann, appliquant cette règle à l'étude

(1) *Pline*, t. X, p. 33.

de la pathologie, ne s'est pas borné à constater l'existence de ces *dispositions morbides*, il a voulu remonter à leurs causes et en connaître les effets. Ayant compulsé les annales de la science, il a recueilli les innombrables observations qui démontrent que la rétrocession de la gale et d'autres exanthèmes cutanés, a pour conséquence l'apparition prochaine ou éloignée des maladies les plus diverses et les plus graves ; il a été constaté en même temps que très-souvent la cessation de celle-ci a été l'effet de la réapparition des exanthèmes rétrocédés. D'autre part, ayant soigneusement apprécié les faits rapportés par les observateurs, il s'est convaincu que très-souvent la gale était transformée en divers autres phénomènes morbides cutanés, et il a été amené ainsi à considérer la gale comme étant le principe d'un grand nombre de maladies. Par la même voie, il est arrivé à admettre les maladies syphilitiques et les maladies sycosiques, et il a établi sa doctrine des maladies chroniques sur l'existence des trois *miasmes morbides* : le *psorique*, le *syphilitique* et le *sycosique*.

Un fait, quelle que soit sa valeur en sa qualité de fait isolé, en acquiert une bien plus grande s'il peut entrer dans un ordre de faits nombreux et bien constatés, accomplis en vertu d'une sorte de loi de la nature. Ainsi, l'apparition d'une dartre sur la face dorsale de mon poignet droit, à la suite de l'inoculation de la gale que je m'étais pratiquée, environ quinze jours avant, sur le poignet gauche, est un fait expérimental qui se range de lui-même parmi tous ceux que la tradition a recueillis, et qui ont servi de base à la doctrine d'Hahnemann. Que ceux qui doutent de sa valeur fassent comme moi, et s'ils observent ensuite, ainsi que je l'ai observé moi-même, qu'à peu près toutes les maladies chroniques peuvent se manifester à la suite de la répercussion d'une dartre, auront-ils le droit de repousser la doctrine des maladies chroniques d'Hahnemann ?

XI. Je le répète, cette doctrine est d'une vérité incontestable ; elle repose sur des faits nombreux de tous les temps et de tous les lieux, et elle n'est répréhensible qu'à cause des termes qui l'expriment. Il faut reconnaître, toutefois, pour justifier Hahnemann de la portée de quelques-unes de ses expressions tendant à lui faire attribuer la pensée d'avoir *pénétré la nature* des maladies chroniques, qu'il a en réalité rattaché ce vaste groupe de maladies à la *psore*, à la *syphilis* et à la *sycose*, seulement parce qu'il a constaté que la gale, la syphilis et les végétations étaient le plus souvent leur point initial.

Les mots *miasmes morbides* qu'il emploie ne peuvent être unis ensemble, puisqu'il n'y a rien de commun entre les idées qu'ils expriment ; en second lieu, la délimitation absolue à trois *principes* ou *vices morbides*, est-elle légitime ? Le cancer, la lithiase, la goutte, la tuberculose et autres états morbides, peuvent-ils rigoureusement être rangés comme dépendant exclusivement des trois principes morbides hahnemanniens ? Bien hardi serait celui qui oserait formuler une réponse négative ou affirmative. C'est parce que le fondateur de l'homœopathie a osé donner une opinion affirmative absolue que sa doctrine a été repoussée. Il est bon de constater toutefois qu'aucun de ses critiques n'a pu citer un seul fait contre cette même doctrine, à l'exception cependant de ceux qui regardent les maladies de la peau, comme étant purement locales et produites par des parasites.

Cette école offre néanmoins de singulières contradictions qui aboutissent à la confirmation de la doctrine d'Hahnemann. Ainsi, l'un d'eux, le dermathologiste Devergie, a écrit ces lignes : « Nous ne sommes plus au temps où les mots *virus dartreux* satisfaisaient suffisamment l'esprit pour constituer la seule et unique cause de toutes les maladies cutanées, espèce de Protée qui pouvait se montrer sous mille formes différentes » ; et plus loin : « Cependant, il faut le dire, les maladies de la peau sont héréditaires. » (1)

L'hérédité, ce fait mystérieux, qui n'a été révoqué en doute par personne, est admis par Hippocrate lui-même, qui dit : « La maladie sacrée naît, comme les autres maladies, par l'hérédité ; si, en effet, d'un phlegmatique naît un phlegmatique, d'un bilieux un bilieux, d'un phthisique un phthisique, d'un individu à rate malade un individu à rate malade, où est l'obstacle que la maladie dont le père ou la mère a été affecté n'affecte aussi quelques-uns des enfants ? » (2)

Les sceptiques rationalistes de nos jours sont forcés de consigner aussi le fait de l'hérédité. Le professeur Louis a fait exception ; il s'est élevé contre l'unanimité traditionnelle de la croyance à l'hérédité des maladies ; il la rangeait, comme on sait, parmi les préjugés. Il a été l'inventeur de la *méthode numérique*, qui consiste à établir *numériquement* les résultats de l'observation médicale ; il n'est donc pas surprenant qu'il ait nié le fait de l'hérédité, qui, d'un côté, se dérobe à la science des *nombres*, et qui, d'autre part, ne peut pas être bien étudié sur les individus qui peuplent les hôpitaux, mais seulement dans la famille. Cette exception, unique peut-être, et non justifiée, suffit-elle pour infirmer la doctrine de l'hérédité des maladies ? Je ne le pense pas, et cette

(1) *Journal de méd. et chirurg. prat.* année 1847, p. 79.
(2) Littré, t. VI, p. 365.

doctrine confirme pleinement la doctrine des maladies chroniques d'Hahnemann.

Celle-ci, au reste, a paru n'exciter une répulsion générale qu'à cause du rôle immense donné par Hahnemann au *vice psorique ;* mais la cause réelle en est certainement tout entière dans la répugnance qu'on a pour le principe même de cette doctrine. Et quel est ce principe ? c'est qu'un *vice* invisible, immatériel, qui, par conséquent, se dérobe aux sens, alors même qu'ils sont armés d'instruments ou aidés par des réactifs, peut exister dans l'économie humaine à l'état latent, à l'état de puissance inactive, et cela pendant des années ; et que ce *vice* peut entrer ensuite en action selon certaines circonstances, et donner lieu à des maladies diverses déterminées dans leurs modes par les causes secondes.

Voilà le vrai motif qui a fait repousser la doctrine des maladies chroniques d'Hahnemann. Peut-il en exister d'autres dans un temps où le *positivisme* médical a été poussé jusqu'à l'absurde ?

Le fait de l'hérédité, qui n'est, à vrai dire, nié par personne, ne demande pas moins d'abnégation au rationalisme omnipotent de nos sceptiques, que la doctrine des maladies chroniques d'Hahnemann. Cette gracieuse jeune fille, pleine de santé, porte le principe d'une maladie mortelle, et, dans peu d'années, la tuberculisation la ravira à l'affection des siens ; ce jeune homme, si souple et si agile dans ses mouvements, porte le principe de la goutte, et, dans trente ans, la locomotion lui sera presque interdite. Ce fait, hélas ! trop commun, n'est ni plus ni moins que la preuve irréfutable de la vérité de la doctrine d'Hahnemann.

A côté de la question de l'hérédité, ne dois-je pas au moins mentionner celle des diathèses ? Ce mot, généralement employé pour *indiquer une condition inconnue* ou *une disposition aux productions hétéromorphes*, est, de tous les temps, dans la science médicale. Quelle peut être sa portée doctrinale ? Une *condition inconnue*, une *disposition* de l'économie vivante, n'est-ce pas là la reconnaissance d'un principe de maladie qui atteindrait la force vitale elle-même ? Et le mot *cachexie*, prononcé par Hippocrate, n'exprime-t-il pas l'activité de ce principe insaisissable par les sens et qui domine la vie et la porte aux désordres pathologiques ?

Ces vérités d'observation, représentées par les mots *hérédité, diathèses, cachexies*, sont aussi vieilles que la science. Le positivisme ne pouvait les repousser sans se séparer complétement de la tradition ; elles sont cependant très-gênantes pour lui ; et rien n'est curieux et en même temps instructif comme de le voir aux prises avec elles : « D'après la propriété, dit-il, qu'ont les substances organiques de transmettre d'une manière lente, mais continue, leur état moléculaire propre aux substances avec lesquelles elles sont en contact, il est évident que toutes les parties qui naîtront par suite du développement de cette première molécule génératrice, seront modifiées en bien ou en mal, selon l'état qu'elle avait elle-même. » (1)

Cette étonnante *propriété*, admise sans façon par le positivisme, est-elle commune aux substances organiques vivantes et aux substances organiques mortes ? Il ne s'agit sans doute que des premières ; mais alors, est-ce la molécule ou la vie qui l'anime qui jouit de la propriété en question ? Dans le doute, quelle peut être la matérialité du principe goutteux ou cancéreux, d'une

(1) Ouvr. cité, art. Hérédité.

molécule génératrice provenant surtout d'un sujet qui ne sera goutteux ou cancéreux que dans quinze ou vingt ans ? Là est toute la difficulté que le positivisme croit avoir résolue, sans s'inquiéter qu'il l'a fait par une hypothèse tout aussi indémontrable que l'existence des principes morbides à l'état latent.

Ce sommeil, cette inaction d'un *principe*, d'un *vice*, d'un *miasme*, peu importe le nom, pendant de longues années, transmissible de génération en génération, révolte l'orgueil de la raison qui prétend se soumettre toutes choses. La raison plus humble, plus raisonnable, qui sait qu'il est des choses au-dessus d'elle, se borne à en constater l'existence et à en étudier les lois; c'est là ce qu'a fait Hahnemann au sujet des maladies chroniques. Le temps et les travaux des imitateurs d'Hahnemann pourront seuls nous apprendre s'il a eu tort ou raison de n'admettre que trois principes des maladies chroniques.

Je ne saurais trop le redire, Hahnemann ayant formellement prescrit de traiter les maladies chroniques d'après leur individualisation symptômatique, quelle importance peut-il rester à la détermination théorique de leur cause immatérielle ? Dans ces maladies surtout, il recommande de s'enquérir soigneusement des antécédents du malade et de ceux de sa famille, d'apprécier tous les symptômes et leur corrélation. Y a-t-il lieu de supposer alors qu'il y ait un intérêt quelconque à établir théoriquement quels peuvent être les principes des nombreuses maladies chroniques ? Quelle lumière sera projetée sur la thérapeutique de la goutte ou de la lithiase, si jamais on parvient, ce qui n'est pas probable, à déterminer avec certitude que leur cause est spéciale et non un mode du vice syphilitique ou psorique ? La doctrine d'Hahnemann n'est pas là ; mais seulement, j'en réitère l'affirmation, dans ce principe qu'il peut exister dans l'homme une puissance morbide à l'état d'inaction, à l'état latent et toujours insaisissable, mais transmissible. Cette doctrine a d'ailleurs, dans la tradition, des précédents d'un autre ordre que ceux que j'ai signalés déjà, qui auraient dû en rendre l'adoption facile dans la science.

XII. Dans tous les temps, la rage a été transmise du chien à l'homme, et toujours il a été constaté que le virus rabiéique avait une incubation plus ou moins longue. Qui a jamais pu, pendant ce temps d'incubation, quelquefois très-considérable, saisir d'une manière quelconque le virus redoutable ? qui en a jamais apprécié la quantité nécessaire à l'infection rabiéique ?

N'en est-il pas ainsi du virus syphilitique, même dans son infection primitive ? Ne s'écoulerait-il qu'un seul jour entre son inoculation et le premier trouble de la santé, qu'il y aurait à demander ce que pèse et ce que devient pendant ce temps le virus dévastateur. Mais la syphiliographie présente à l'observation des faits multipliés à l'infini où l'incubation du virus a persisté de nombreuses années pendant la durée desquelles nul phénomène spécial n'en a manifesté l'existence. Hunter a écrit : « Le virus syphilitique échappe entièrement à notre vue » (1); et plus loin : « Nous ne connaissons pas le poison vénérien lui-même : nous ne connaissons que les effets qu'il produit sur le corps humain. » (2)

La syphiliographie attend, et elle l'attendra long-

(1) *Traité de la malad. vénér.*, par Hunter, édit. 1862, préf. page 3.

(2) Id. p. 21.

temps encore, l'observateur qui puisse déclarer fausses ces affirmations du savant syphiliographe anglais.

La syphilis à l'état latent n'est niée par personne ; quoique l'école matérialiste se donne les airs de la reléguer parmi les spéculations inadmissibles, elle ne la relègue ainsi que dans ses livres, car elle n'en prescrit pas moins le traitement spécifique, avec un plein succès, lorsqu'après une très-ancienne infection vénérienne, surviennent des accidents syphilitiques. Hélas ! elle s'égare dans de graves erreurs thérapeutiques, lorsque ces accidents ne présentent aucun caractère spécial de la syphilis, dont l'état latent n'a pas même été soupçonné.

« Je savais, a dit Baglivi, que le principe impur de la syphilis pouvait infecter l'économie pendant trente ans et davantage, laissant à l'homme la trompeuse apparence de la santé, reparaissant de temps à autre sous la forme d'une maladie quelconque, et jetant ainsi les médecins dans de honteuses erreurs. » (1)

« Le virus vénérien, a dit de son côté Zimmermann, peut longtemps circuler dans les veines d'une mère sans se manifester par des signes ou des symptômes déterminés ; mais les enfants, etc. » (2) ; et il ajoute quelques lignes après : « La disposition héréditaire aux maladies du corps et de l'esprit est quelquefois d'une activité singulière et se perpétue dans plusieurs générations, se cache même pendant nombre d'années et se manifeste tout à coup. »

Nous lisons dans un remarquable mémoire d'un professeur de Montpellier : « Les éléments pathologiques qui s'offrent les premiers sont les affections des maladies spécifiques. Il existe certainement dans chacune

(1) Ouvr. cité.

(2) *De l'Expérience*, t. III, p. 140.

de ces maladies un état morbide, cause commune de toutes les manifestations variables qu'elle peut présenter, qui relie entre elles ces manifestations et leur imprime un cachet spécial. »

« A quoi ont abouti les efforts tentés pour analyser les affections cancéreuse, syphilitique, varioleuse, vaccinale, rubéoleuse, etc. ? Quand, arrivé par la pensée, on veut s'élever plus haut, on rencontre immédiatement la force vitale, avec laquelle elles se confondent, dont elles sont de véritables capacités morbides, qu'il faut admettre empiriquement sans prétendre les expliquer. » (1)

Ce n'est que par les termes que la doctrine d'Hahnemann diffère de celle de Montpellier sur ce sujet important.

Une élégante plume médicale d'Avignon vient de produire un remarquable livre sur cette question capitale, et les *Métamorphoses de la syphilis* du docteur Yvaren contribueront, je l'espère, à dissiper les ténèbres dont le scepticisme médical avait enveloppé cette doctrine véritablement pratique de la *syphilis larvée.*

Or, je le demande, de quel droit s'élève-t-on contre la doctrine des maladies chroniques d'Hahnemann, lorsqu'elle est ainsi démontrée vraie par les graves travaux de ses devanciers et par des travaux contemporains que l'Académie accueille, avec une très-légitime faveur sans doute, mais qu'elle aurait dû repousser, car ils ne sont que la démonstration de la doctrine des maladies chroniques d'Hahnemann, impitoyablement condamnée par cette savante compagnie ?

Il est donc un fait indéniable et qui s'impose souverainement à la science, savoir : qu'une cause de maladie

(1) *Montpellier médical*, t. v, p. 290.

non cognoscible en elle-même, mais seulement par ses effets, peut exister, pendant un temps plus ou moins long, dans notre économie vivante, à l'état de puissance sans action, c'est-à-dire, en laissant à l'homme qui en est le support tous les attributs de la santé. Cette cause pathologique inactive peut même être transmise par la génération.

La science médicale, qui n'*insulte* pas la nature, selon l'expression de Baglivi, en lui imposant les étroites limites de notre intelligence, s'incline devant ce fait que l'observation lui présente, quelque inexplicable qu'il soit; elle l'accepte et elle se constitue sur son enseignement, en dehors duquel il ne peut pas y avoir de science en médecine vraiment digne de ce nom.

V

De la nature des causes des maladies et des conséquences de l'étiologie

XIII. L'existence non contestable du *virus syphilitique, reparaissant de temps en temps sous la forme d'une maladie quelconque, et laissant à l'homme la trompeuse apparence de la santé pendant trente ans et davantage*, est un mystère de la pathologie humaine qui peut très-bien ne pas être le seul du même ordre et qui confond les prétentions audacieuses du rationalisme médical. La science, en effet, lui en présente bien d'autres encore, et c'est parce qu'Hahnemann les a signalés et démontrés que son œuvre a soulevé d'aussi implacables antipathies.

Hunter a dit : « Le virus purulent, en tant que corps étranger seulement, ne produit aucun changement dans la constitution ; tous les effets qu'il détermine dépendent entièrement de sa qualité spécifique comme poison. » (1) Cette assertion matérialiste est un témoignage dans la question de la nature du vice syphilitique et de toutes les causes des maladies : je n'ai garde de la laisser dans l'oubli.

Réservant en ce moment toute mon attention à la doctrine ainsi affirmée par Hunter au sujet du poison vénérien qui serait toujours dans une propriété spécifique du pus virulent, doctrine admise par nos syphiliographes modernes, je me demande ce qui se passe dans les cas signalés par Baglivi, Zimmermann, Astruc et autres, qui ont écrit sur la syphilis larvée. L'existence de causes matérielles de maladie, dans l'économie vivante, pendant le temps plus ou moins long qui s'écoule entre l'inoculation du pus virulent et la manifestation du poison syphilitique, est au moins une étrange hypothèse de la part de savants qui, ne concevant rien sans la matière, attribuent à celle-ci une inactivité pareille. A l'état primitif de la maladie, cette incubation peut être moins choquante ; mais si l'infection est devenue larvée, et s'il faut octroyer au pus virulent, qui circule pendant vingt ou trente ans dans notre économie, un brevet d'innocuité pendant tout ce laps de temps, l'hypothèse cesse d'être seulement étrange, elle devient évidemment absurde, surtout sous la plume des observateurs pour lesquels la matière est le dernier terme de la science. Une semblable hypothèse est non-seulement contraire à toutes les notions qui nous viennent des sens, mais elle l'est aussi à celles que l'intelligence possède sans le concours immédiat des sens.

(1) Ouvr. cité, p. 628.

Qu'y a-t-il donc alors dans le composé vivant ? u *virus*, un *vice*, un *principe* ou une *cause* morbide exis tant à l'état latent et distinct du tout vivant. Cette sup position choque également le sens commun. Le vice d cancer, des tubercules, de la dartre, de la folie, de l goutte, transmis aux enfants ou aux petits-enfants, étan distinct du tout vivant, est une hypothèse aussi insou tenable que le serait celle d'un pus virulent spécial pou chacune de ces maladies. Néanmoins, les faits qui n permettent pas de révoquer en doute cette transmissio héréditaire sont innombrables et authentiques ; ils en combrent les annales de la science, et chaque jour e produit de nouveaux dans la pratique des observateur sérieux.

Si pour la transmission des maladies héréditaires c'était une condition rigoureusement indispensable qu la goutte, le cancer, la tuberculose, par exemple, fussen à l'état de développement complet chez le père ou l mère, pour qu'ils fussent transmissibles aux enfants, si dis-je, cette condition seule était nécessaire à leur transmission, il y aurait place dans l'explication de ce phénomène à une hypothèse plus ou moins conforme à cell des matérialistes, et par suite cette transmission pourrait servir d'argument à la doctrine de l'*immuabilité* de maladies. Mais il n'en est rien ; chaque jour l'observation présente aux méditations des médecins des fait irrécusables qui démontrent qu'une maladie a été trans mise aux enfants bien longtemps avant qu'elle existâ chez les parents.

J'ai observé une famille dont j'ai connu personnellement trois générations : la première, composée de deu frères et deux sœurs, a présenté quatre cas de cataract à un âge avancé ; le père, d'après ce qui m'a été rapporté, était mort âgé et aveugle. Des deux garçons cataractés, l'un a laissé deux fils qui sont morts peu âgés et non cataractés; l'autre, deux filles, dont l'une, qui vit encore, n'est point cataractée. Des deux sœurs cataractées, l'une a laissé cinq enfants, trois garçons et deux filles; de quarante à cinquante ans, deux garçons et une fille ont été cataractés, tandis que leur mère ne l'avait été qu'à quatre-vingts ans environ. La génération actuelle ne présente encore aucun cas de cette maladie héréditaire.

Il est superflu de dire qu'aucun d'eux n'était cataracté lorsqu'ils ont transmis à leurs enfants cette fâcheuse disposition à l'opacité cristalline. Ne suis-je pas en droit de dire que, le plus souvent, les enfants sont conçus avant que la maladie héréditaire existe chez leurs parents ? Et que de fois la maladie syphilitique elle-même est transmise sans qu'elle soit apparente et sensible ! Ces faits, je le sais, sont niés par le plus grand nombre, non parce qu'ils ne présentent pas tous les caractères d'une sévère observation, mais parce qu'ils ruinent la doctrine matérialiste en crédit.

Dans tous ces cas, que se passe-t-il, je le répète, dans le composé vivant ? Puisqu'il est évidemment absurde de supposer qu'une matière à propriétés puissantes et spéciales puisse ainsi exister et circuler dans notre économie pendant un temps plus ou moins long, sans que rien en manifeste la présence; puisqu'il est également absurde de supposer qu'un *vice*, un *virus*, un *principe*, sans matière et dans la torpeur pendant un certain temps, soit *distinct* du *tout vivant*, il n'y a qu'à rappeler l'admirable mot de Baglivi : « Il y a quelque chose de mystérieux dans toutes les maladies. »

XIV. En résumé, la théorie des maladies chroniques

d'Hahnemann peut ne point paraître inattaquable dar ses termes, mais elle repose sur une doctrine que l'ob servation des siècles confirme hautement. En compu sant les annales de la science, on rencontre partout, sous la plume des observateurs les plus éminents, de faits qui témoignent des transformations diverses de l gale, des conséquences fâcheuses de leur suppressio intempestive, et des solutions salutaires que leur réap parition cutanée détermine dans le cours d'un très-gran nombre de maladies.

La même observation, aussi riche de faits, existe a sujet de la cause, inconnue en elle-même, de la syphi lis ; mais parmi les effets de cette cause, il en est d deux ordres bien distincts : les uns affectent l'économi vivante et déterminent, en formant des ulcérations dan certains tissus, une véritable perte de matière organisée les autres, au contraire, en formant des végétations provoquent véritablement une exubérance de cette ma tière organisée. D'autre part, le médicament en quelqu sorte spécifique qui guérit les premiers n'imprime qu'un palliation fugace aux derniers.

Hahnemann est-il donc bien loin de la vérité, en at tribuant toutes les maladies chroniques à trois principe morbides ? Que ceux qui le pensent se livrent à l'expé rimentation et à l'observation, dont l'enseignement es seul compétent en pareille matière. Les négations san preuves ne sont de nulle valeur, quelle que soit la bou che qui les prononce.

Si je passe de l'examen de l'ordre des causes dont j viens de parler, à celui de toutes les causes des maladie non traumatiques, ne suis-je pas en droit de formule la même conclusion ? Les fièvres éruptives, les autre maladies épidémiques, et même les maladies individuelle isolées ne font certainement pas une exception ; elles débutent toujours par un *désaccord de la force vitale*, selon l'expression d'Hahnemann, expression vicieuse sans doute, ainsi que j'ai eu occasion de le dire, mais qui suffit pour faire comprendre que les maladies, au début, sont toutes immatérielles et *non distinctes du tout vivant*.

Cette notion acquise par l'induction, et qui est si importante dans l'art de guérir, est reléguée, je le sais, par le positivisme, dans les aspirations vers l'absolu, à la recherche duquel cette prétendue doctrine déclare renoncer. C'est là, à mon sens, une raison pour que je doive la signaler à l'attention de tous ceux qui sont jaloux du progrès de l'art le plus bienfaisant pour l'humanité. Le positivisme est moderne par son nom seulement, et il s'est toujours imposé à la science médicale par ses astucieuses promesses de simplification, comme s'il était possible de créer à cette science un objet de fantaisie. L'homme-machine, l'homme-creuset, etc., que le matérialisme a successivement présenté aux méditations des médecins, comme objet de leur science, a pu les séduire ; mais l'homme bissubstantiel et unipersonnel est seul l'OBJET de la science médicale, et lui seul, embrassé par notre étude dans toutes les manifestations de son activité vivante, peut nous conduire à une saine et efficace pratique de l'art de guérir.

Niant que la cause primordiale du plus grand nombre des maladies puisse être immatérielle, le matérialisme a cru remonter à leur origine en s'arrêtant aux premiers désordres matériels que les sens ont pu constater, et partant d'un point aussi faux, c'est-à-dire, prenant un effet pour une cause, il a dû toujours recueillir les fruits d'une aussi fausse logique. Ce qui lui a épargné le discrédit qu'il mérite, c'est d'être toujours à la hau teur des intelligences à courtes portées, et d'être quel quefois et transitoirement utile, lorsque les effets, pr par lui comme causes, sont réellement devenus des cau ses secondes. C'est dans ces cas, qu'après une saigné qui a soulagé un malade, des saignées successives de viennent très-nuisibles ; que des vomitifs ou des purga tifs opèrent de la même manière : ils paraissent d'abor avoir sauvé le malade, et cependant, malgré ces soula gements, ou plutôt à cause de ces soulagements succes sifs qui ne sont obtenus qu'à la faveur d'une action thé rapeutique dirigée contre un effet et non contre la caus de la maladie, le malade va de mal en pis et finit pa succomber.

XV. Envisagée ainsi qu'elle doit l'être, l'étiologi n'éclaire pas seulement la pathologie, elle illumine auss les voies de la thérapeutique. Je ne veux pas empiéte ici sur ce que j'ai à dire plus loin au sujet de cette par tie capitale de la science médicale, mais je tiens à signa ler la connexion intime qui existe entre la thérapeuti que et l'étiologie, en d'autres termes, l'influence que l notion de la nature des causes des maladies doit exerce sur la nature des moyens qui doivent les guérir.

Si les sens les plus subtils, si les instruments le plus perfectionnés n'ont jamais pu apprécier en eux-mê mes le virus syphilitique, le virus rabiéique, le mias me de la peste, du choléra, de la fièvre jaune, la caus enfin de toutes les épidémies, à plus forte raison seront ils impuissants à voir et à peser une frayeur, une joi excessive, une passion quelconque, l'influence d'un re gard ou d'une parole, causes fréquentes de maladies gra ves. L'immatérialité de toutes ces causes les rendrai nulles et sans effet, si l'homme vivant n'était que ma tière. Nous ne percevons donc l'action de ces causes qu par la substance immatérielle qui entre dans la composition de notre être, notre corps remplissant, en cette occasion comme en tant d'autres, entre notre âme et le monde extérieur, une sorte d'office analogue à celui du porte-voix ou à celui d'un fil télégraphique, entre deux personnes qui se parlent à des distances trop éloignées.

S'il en est ainsi, et il ne peut en être autrement, quelle singulière aberration a pu égarer la thérapeutique au point de lui faire rechercher ses moyens d'action contre les maladies, presque exclusivement dans le poids et la masse des substances médicamenteuses ? Je me borne ici à cette simple demande, me réservant d'examiner en son lieu une question si pleine d'intérêt.

L'homme tombe souvent dans une étrange contradiction dans l'étude des sciences, comme en toutes choses : mais c'est au sujet de la science médicale que cette contradiction est surtout évidente. Le mystérieux l'attire et lui fait peur ; son esprit croit le repousser le plus souvent, et pour l'éviter, il s'impose des erreurs qu'il accepte avec affection, puisqu'elles sont son œuvre, mais qui substituent seulement le mystérieux absurde au mystérieux raisonnable. Ainsi, l'homme bissubstantiel est très-incompréhensible pour moi, (1) mais il l'est beaucoup moins que l'homme produit par l'activité propre de la matière. La maladie causée par une émotion morale quelconque, est au-dessus de la portée de ma raison, mais elle ne la choque pas autant qu'une lésion organique produite primitivement par la même cause. L'existence de Dieu dans le premier cas, et dans le se-

(1) Si nous ne voyons pas dans le fond de l'âme ce qui lui fait comme demander naturellement d'être unie à un corps, et surtout leur union, il ne faut pas s'en étonner, puisque nous connaissons si peu le fond des substances (Bossuet).

cond, l'existence de l'âme humaine, viennent à l'aide de ma raison, qui ne peut au contraire trouver le moindre appui dans l'existence du Dieu-matière ou dans l'activité de la matière organisée. Si la physiologie et la pathologie bissubstantialistes sont plus à la portée de la raison humaine, pourquoi n'en serait-il pas ainsi de la thérapeutique ?

En effet, dans la doctrine d'Hahnemann, l'étiologie bien comprise éclaire le praticien pour le choix et la dose de l'agent curateur qu'il doit prescrire : elle lui permet encore de combattre les maladies avant qu'elles soient confirmées, en détruisant ou en atténuant leur principe dynamique, et même leurs causes extrinsèques à l'homme. C'est ainsi que, depuis Hahnemann, toutes les écoles ont accepté la belladone comme moyen prophylactique, dans les épidémies de scarlatine lisse. Combien plus grands seraient les bienfaits de la prophylaxie, si elle était pratiquée contre toutes les maladies dont la doctrine d'Hahnemann permet de combattre les causes !

La prophylaxie des maladies n'est point une pratique qui soit absolument neuve et due à l'homœopathie, comme l'ont cru quelques-uns de ses partisans trop prévenus. Dans tous les temps, ce précepte :

Principiis obsta, serò medicina paratur,

a été, de la part des médecins, la cause de pratiques diverses, louables, sinon efficaces. On a saigné, on a purgé, par précaution, et de même on a appliqué des cautères et autres exutoires, pour prévenir certaines maladies. Les théories matérialistes qui ont inspiré ces pratiques et déterminé le choix des moyens, ont nécessairement amoindri la valeur de la prophylaxie, dont les bienfaits sont incalculables, si elle est envisagée au point de vue du bissubstantialisme et de l'étiologie, étudiée en harmonie avec cette doctrine.

XVI. L'étude sérieusement inductive, vraie et complète des causes de nos maladies, celles exceptées qui sont la suite d'une action physico-chimique, cette étude, dis-je, a un double résultat : elle domine et éclaire la pathologie et la thérapeutique, et en même temps, elle dévoile toutes les erreurs qui altèrent la notion que nous devons avoir de l'homme ; elle donne enfin à notre intelligence une habitude pratique de n'étudier qu'en leurs effets les causes mystérieuses qu'il ne lui a pas été donné de connaître en elles-mêmes. L'esprit médical a surtout besoin de s'habituer à s'incliner devant l'incompréhensible, tant sont fréquentes les circonstances que lui présente la science de l'homme, dans lesquelles il ne peut connaître que des effets qu'il doit rattacher à leur cause incompréhensible, à laquelle le conduit toujours une sage et persévérante induction.

L'homme doit-il se plaindre de rencontrer aussi souvent, dans la voie de la science, des *mystères* qui lui démontrent qu'il ne domine pas toutes choses par sa raison ? je ne le pense pas : puisque la science est parvenue, par exemple, par l'étude et l'observation, à connaître, en ses effets, la syphilis larvée et à vaincre ce mystérieux et redoutable ennemi, né de nos vices, (et il en est de même de toutes les autres causes de maladies), il nous est prouvé que la Providence ne nous a pas rendu nécessaire la notion en elles-mêmes de certaines causes. Nous recevons, par cette salutaire humiliation de notre raison, une leçon qui nous permet de résoudre avec un plus heureux succès une multitude de problèmes scientifiques restés insolubles jusqu'à ce jour, et notre esprit, ainsi habitué à ne pas franchir les limites légitimes de sa puissance, acceptera, sans se révolter, de mystères d'un ordre supérieur qui l'intéressent certainement bien davantage.

Signaler une pareille conséquence de l'homœopathie (et cette conséquence est nécessaire, nul esprit droit ne peut l'écarter), n'est-ce pas signaler, par ces temps de scepticisme universel, la principale cause de l'ostracisme haineux dont l'œuvre d'Hahnemann et ses partisans sont frappés ? L'erreur, ai-je dit, a aussi ses instincts de conservation, et, sous quelque forme que la vérité se produise, on condense d'abord les ténèbres autour d'elle afin d'en altérer les caractères. Si cette première révolte échoue, l'erreur appelle à elle toutes les puissances dont elle peut disposer. Qui ne sait que l'organisation du corps médical lui permet de nous opposer une résistance qui peut encore longtemps éloigner le triomphe de la vérité médicale ; car, sont-ils nombreux les hommes qui ne craignent pas de se déclarer les disciples d'Hahnemann, étant certains que ce titre leur interdit absolument l'accès même de la plus minime fonction médicale officielle, étant certains aussi que ce titre sera au jugement du plus grand nombre, synonyme de *charlatan*? Combien sont nombreux, au contraire, aujourd'hui comme au temps de Harvey, ceux qui, laissant tomber sur l'homœopathie leur superbe dédain, préfèrent s'écrier, du haut de leur position officielle : *Malo cum Galeno errare quàm cum Harveyo essé circulator*. je préfère me tromper avec Galien que me déclarer partisan de la circulation découverte par Harvey !

TROISIÈME PARTIE

THÉRAPEUTIQUE

CHAPITRE VIII

DES ÉLÉMENTS DE LA THÉRAPEUTIQUE

I

Des indications

I. Le but immédiat de la thérapeutique est la guérison ou le soulagement des maladies de l'homme ; l'importance de cette partie de la science médicale est donc incontestable. Sans la thérapeutique, la médecine n'est qu'un sujet stérile de recherches et d'observations, propres tout au plus à satisfaire la curiosité des esprits inoccupés ; sans elle, la médecine est semblable à un arbre de pur agrément qui ne porte aucun fruit utile, ou à un édifice qui n'a pas reçu son couronnement. A vrai dire, la médecine n'existe qu'à cause de la thérapeutique.

Puisque tel est le but de cette partie capitale de la médecine, son objet propre ne peut être que dans le traitement des maladies. Or, le traitement des maladies de l'homme est une sorte de problème dont l'inconnue est leur guérison. Quelles peuvent donc être les données de ce problème ?

La connaissance de ce qu'il y a à guérir chez le malade en constitue évidemment la première donnée ; la connaissance du médicament en est la seconde, et la troisième ne peut être qu'une loi réglant les rapports qui doivent exister entre le désordre à réparer et les propriétés de la substance propre à procurer ce résultat.

La pathologie a sans nul doute complétement préparé à la thérapeutique la première donnée du problème, que celle-ci a la mission de résoudre, mais elle ne l'a pas arrêtée dans les termes définitifs qui doivent l'exprimer: la thérapeutique seule détermine et précise les *indications*, et c'est par celles-ci que le praticien résume son appréciation des phénomènes pathologiques qu'il a observés.

L'établissement des *indications*, la connaissance des propriétés des *médicaments* et celle de la *loi* en vertu de laquelle ceux-ci doivent être administrés aux malades, constituent donc la thérapeutique.

Le haut intérêt qui s'attache à chacune de ces parties de la science médicale m'impose l'obligation de leur consacrer une étude aussi complète qu'il me sera possible de la faire. J'aurai le soin de signaler surtout les inappréciables réformes que leur imprime la doctrine hahnemannienne, par la notion de la vraie loi thérapeutique, par l'expérimentation des médicaments sur l'homme en santé et par l'exposition comparative des indications établies selon l'enseignement des écoles officielles ou selon l'enseignement de l'homœopathie.

A cause de l'importance des divers éléments de la thérapeutique, je consacrerai à chacun d'eux un chapitre spécial, et je commence par celui des indications.

II. Je dois dire d'abord que le mot *indication* n'exprime pas une idée identique dans la médecine traditionnelle et dans l'homœopathie. On a dit jusques à Hahnemann : Il est indiqué de saigner, de purger, de faire vomir, de faire suer, etc, c'est-à-dire, de provoquer chez le malade une action fonctionnelle anormale dans laquelle son économie vivante est en quelque sorte primitivement passive. Il est incontestable, en effet, qu'à l'exception du cas où l'expectation est jugée utile, la science traditionnelle fait violence à la nature malade ; sont encore exceptés quelques cas où, renonçant à son dogmatisme doctrinal, elle agit empiriquement.

Il est possible que quelquefois une hémorrhagie par le nez, ou par une autre voie, soit instante au moment où l'évacuation sanguine artificielle est pratiquée ; il est également possible que des vomissements, de la diarrhée ou de la diaphorèse, soient dans les tendances de la nature chez le malade auquel un vomitif, un purgatif ou un sudorifique est administré. Dans tous ces cas et autres analogues, la violence qui est faite à l'économie vivante est moins grande que lorsqu'il s'agit de produire une action fonctionnelle absolument opposée aux dispositions pathologiques à combattre ; mais il n'en est pas moins vrai, dans l'une et l'autre circonstance, que l'accomplissement de l'*indication* a pour but de dominer les troubles morbides qui existent chez le malade.

Les théories hypothétiques précèdent toujours et déterminent les *indications*, dans l'enseignement des écoles officielles, et c'est même cette puissante cause d'erreurs qui a donné aux écoles régnantes la prétentieuse dénomination d'école, de médecine rationnelle. Ainsi, selon que domine l'hypothèse du sec ou de l'humide, du froid ou du chaud, de l'irritation ou du relâchement, de la plénitude ou de la vacuité, etc, il y a indication d'humecter ou de dessécher, de réchauffer ou de refroidir, de calmer ou d'exciter, d'évacuer ou de remplir le malade, et cela s'appelle faire de la médecine rationnelle ! Rabaisser l'homme au point d'en faire un simple instrument de physique, a toujours été la conception qui a préparé l'importante opération médicale qui se résume dans l'*indication*. Faut-il s'étonner que celle-ci conduise à un acte matériel en opposition avec les actes de l'économie vivante atteinte par la maladie ?

Il n'en est pas ainsi en homœopathie : le mot *indication* détermine, dans son langage, l'emploi d'un agent capable de produire une modification vitale qui soit aussi semblable que possible avec celle que la maladie a fait naître ; de telle sorte qu'au lieu de faire violence à la nature malade, on en aide les tendances au contraire par l'action thérapeutique.

Dans les deux écoles, le but de l'*indication* est de rechercher les éléments qui peuvent conduire le praticien à la connaissance des moyens propres à guérir les maladies, en d'autres termes, à lui faire découvrir les conditions qui, soit du côté des maladies, soit du côté des médicaments, permettent à ceux-ci d'être appropriés contre celles-là. Dans l'enseignement de la tradition et dans celui des écoles officielles, ces conditions, du côté des maladies, ont été placées par hypothèse dans de prétendues modifications matérielles de l'économie vivante, ou dans des altérations réellement constatées et qui sont supposées être la cause de la maladie, et les phénomènes dynamiques de celle-ci restent complétement sans importance.

La doctrine hahnemannienne, au contraire, trouve les éléments des indications dans l'ensemble des symptômes et signes des maladies, et elle accorde aux phénomènes dynamiques plus de valeur qu'aux phénomènes matériels, en recherchant surtout les caractères de ceux-ci dans les modifications vitales qui les ont précédés et dans celles qui les accompagnent. Cette opération n'est parfaite que si elle se dérobe aux séductions des hypothèses, et si elle n'accepte que ce qui relève d'une observation rigoureuse, ainsi que j'ai eu déjà occasion de le dire au sujet du procédé hahnemannien pour l'étude de chaque cas pathologique.

Je n'ai pas à discuter ici la supériorité de l'un ou de l'autre de ces procédés; cet intéressant sujet reviendra de lui-même lorsque je comparerai la valeur relative des deux lois thérapeutiques : je me borne à signaler dès maintenant l'opposition manifeste qui existe dans la manière de concevoir et d'exercer la médecine, selon que le praticien accepte la réforme hahnemannienne ou qu'il la repousse pour suivre les errements matérialistes de la tradition.

Il est évident encore que le mot *indication*, dans le langage de l'enseignement officiel, commande une action matérielle, tandis que, dans celui de l'homœopathie, il exclut au contraire l'intervention de la matière et ne désigne que les propriétés dynamiques des médicaments comme instruments thérapeutiques. Ce sujet sera amplement traité au chapitre de la posologie homœopathique.

Mais, si je m'interdis ici d'anticiper sur ce que j'ai à dire plus loin, je ne dois pas négliger de signaler la corrélation intime qui existe entre les doctrines pathologiques et les *indications*. Peut-il en être autrement ? Celles-ci ne sont-elles pas les conclusions pratiques de c les-là ? Les *indications* sont, en effet, le trait d'uni entre la science médicale et l'art de guérir. En tou choses les doctrines dominent et coordonnent les act Or, les doctrines médicales traditionnelles étant en dé nitive toutes matérialistes, elles doivent nécessaireme imprimer à la thérapeutique, ou à l'art de guérir, u impulsion exclusivement matérialiste. La conception h pothétique qui ouvre la voie pour arriver à l'*indicatio* assimilant l'homme à un instrument de physique, l'*i dication* est nécessairement matérialiste dans son but dans ses moyens.

Je crois avoir surabondamment prouvé que l'erre a toujours dominé les doctrines pathologiques dans la tr dition médicale, il est donc logique que les *indicatio* soient aussi sous sa domination. Il ne suffit pas seul ment d'énoncer cette appréciation critique, je dois la l gitimer par des preuves, et je ne puis en trouver de pl concluantes que celles que me fournit la tradition ell même.

III. On a dit, dans tous les temps, que les médeci ne s'accordaient sur aucun point de leur science. Ce r proche n'est assurément pas mérité, leurs plaintes a sujet de la thérapeutique étant aussi constantes qu'una nimes. A ce cri de prudent découragement de l'immor tel Hippocrate, *experientia fallax*, un écho a répond et le temps et l'espace en ont accru la puissance et l retentissement.

Il n'y a certainement pas lieu à équivoquer au suje de la portée de cette affligeante parole du père de l médecine : *L'expérience est trompeuse*. Son premie aphorisme, en effet, est ainsi conçu : *La vie est courte l'art est long, l'occasion fugitive, l'expérience trompeu se, le jugement difficile.* Ces vérités n'ont jamais cessé d'être d'une actualité accusatrice contre la thérapeutique.

Nul motif n'eût porté Hippocrate à constater que la vie du médecin est courte, s'il avait été convaincu, si l'observation et l'expérience lui avaient démontré que les maladies reparaissent toujours identiques à elles-mêmes ; s'il avait reconnu que les propriétés des médicaments employés par lui, se révélaient toujours par les mêmes effets ; enfin, s'il avait bien connu une loi qui dût régler le choix de tel ou tel médicament contre telle ou telle maladie *fixe* et *immuable*. Si la science avait été constituée à ce degré de perfection, Hippocrate n'aurait eu également aucune raison de dire : *L'art est long* et *l'expérience trompeuse* ; son génie prodigieux ne s'arrête à cette décourageante conclusion que parce qu'il n'a pu constituer la science dans ses véritables termes.

Après avoir cité le début du fameux livre des aphorismes, il n'est pas sans intérêt d'en rappeler ici la conclusion pratique ; le dernier aphorisme est ainsi conçu : « Ce que les médicaments ne guérissent pas, le fer le guérit ; ce que le fer ne guérit pas, le feu le guérit ; ce que le feu ne guérit pas doit être regardé comme incurable. » Ces lignes, admirablement concises, délimitent le champ de la thérapeutique active et précisent l'ordre dans lequel ses moyens doivent être employés.

Il est indubitable que les médicaments sont les agents auxquels l'homme a eu d'abord recours pour obtenir la guérison de ses maladies. Galien l'affirme ainsi d'une manière très-explicite : « La médecine, dit-il, employait très-spécialement les simples. » (1) L'intervention du

(1) *Galien*, sect. IV.

fer et du feu, c'est-à-dire, la thérapeutique chirurgicale, n'a été que la conséquence de l'impuissance constatée de la thérapeutique pharmaceutique.

Cette dernière, la seule dont j'ai à m'occuper ici, malgré l'abondance de ses moyens (*toute la matière médicale*), a été si modeste dans les manifestations de sa valeur clinique, que sa rivale a empiété largement sur ses domaines. Il est en effet une foule de maladies qui ne sont combattues par les procédés chirurgicaux, ou, à leur défaut, simplement par l'hygiène et l'expectation, que parce que la thérapeutique médicinale a trompé les espérances que l'on avait fondées sur elle.

Qui peut nier que ce fâcheux résultat, évident dès le berceau de la science médicale, ne soit la conséquence nécessaire des doctrines qui l'ont dominée ? Les *indications* thérapeutiques sont d'autant plus difficiles que l'homme malade est plus exactement étudié et connu dans sa nature bissubstantielle ; et elles le sont d'autant moins que la nature spirituelle de l'homme est laissée de côté. Or, le matérialisme ayant toujours asservi la médecine d'une manière plus ou moins avouée et plus ou moins absolue, les *indications* devant utiliser les *propriétés* et les *vertus* des simples, ont été plus ou moins négligées et inconnues ; elles ont été trouvées trop difficiles, et elles ont été remplacées par d'autres indications qui admettaient même le fer et le feu. A la suite d'une violente émotion, par exemple, un sujet, d'une constitution très-pléthorique, éprouve de la céphalalgie, de la fièvre ; l'*indication* est ici évidente, il faut calmer l'hérétisme vasculaire. Le praticien qui connaît les propriétés admirables de l'*aconit* se garde bien de penser à la saignée, à laquelle aura recours celui qui les ignore. Un malade constate que sa vue s'affaiblit ;

son médecin reconnaît le début de la cataracte ; s'il sait ce que peuvent faire la *pulsatille* ou d'autres médicaments, pour en arrêter les progrès, il se gardera bien de torturer son malade par des vésicatoires ou d'autres médications analogues, etc.

Loin de moi la pensée de proscrire ces derniers moyens d'une manière absolue : il est, hélas ! des cas qui réclament impérieusement leur emploi. Ce que je proscris, c'est l'abus incessant qui en a été fait, et qui s'accroît de jour en jour, lorsque, le plus souvent, ils seraient très-utilement remplacés par des médicaments, si ceux-ci étaient mieux connus et administrés plus à propos.

Ainsi que j'aurai occasion de le démontrer plus tard, les simples, les médicaments n'ont été utilisés en médecine qu'en vue des doctrines matérialistes ; le hasard seul a fait connaître les *vertus dynamiques* de quelques-uns d'entre eux ; les seuls services qu'ils ont rendus ont été demandés en général à leurs propriétés physico-chimiques.

C'est là, je le répète, un effet nécessaire de l'action des doctrines qui ont constamment dominé la médecine ; on a toujours désiré chercher le plus utile, et on s'est toujours contenté du plus commode, à cause de la notion matérialiste de l'homme dont on a été toujours satisfait. Hippocrate n'a pu transmettre l'enseignement de son admirable observation, à cause de l'altération qu'elle a reçue de son rationalisme matérialiste, et il en est arrivé à laisser dans l'incertitude si la part de la thérapeutique médicinale était plus grande que celle de la thérapeutique par le fer et le feu.

Il est bien digne de remarque qu'en toutes choses, lorsque l'homme s'éloigne de la vérité, il substitue aux moyens doux et salutaires que la Providence a mis à s disposition pour le plus heureux accomplissement de s destinée, des moyens d'un résultat douteux et d'un usag le plus souvent douloureux. Les passions, qui sont l'exei cice faux ou exagéré de l'une ou de plusieurs de no facultés, ne nous conduisent-elles pas, à travers mill douleurs, à une fin que nous pourrions atteindre mieu: et plus heureusement ? La science médicale a imit l'homme voué à ses passions : elle n'a pas connu soi objet avec *vérité ;* elle a à peine arrêté son attention su sa substance spirituelle, et elle s'est *passionnée* dans le: recherches au sujet de sa substance matérielle ; les *indications* thérapeutiques sont devenues pour elle plus faciles, mais moins certaines et plus douloureuses à satisfaire.

IV. La tradition médicale, malgré ses efforts incessants, n'a pas relevé l'art de guérir des conditions dans lesquelles l'a laissé Hippocrate. « Si on examine les choses comme il faut, dit Sydenham, on verra clairement que ce qui manque le plus à la médecine n'est pas de savoir les moyens de remplir telle ou telle indication, mais de savoir précisément quelle est cette indication qu'il s'agit de remplir. » (1) Ces paroles ne sont dictées à cet illustre praticien qu'en vue des actions thérapeutiques les plus matérielles, celles qui font violence à la nature malade, car il ajoute : « Le moindre garçon apothicaire m'apprendra dans un demi-quart d'heure les remèdes dont je dois me servir pour faire vomir, ou pour purger, pour faire suer ou pour rafraîchir un malade ; au lieu que, pour m'apprendre, avec la même certitude, quand et dans quel cas je dois employer tel ou tel re-

(1) Ouvr. cité, p. 498.

mède dans les différentes maladies, il faudra être entièrement versé dans la pratique de la médecine. »

Si la thérapeutique, n'étant qu'une sorte de statique humaine, embarrasse à ce point ce grand observateur, qu'en serait-il advenu, si elle avait été pour lui ce qu'elle doit être presque toujours, une question de dynamique médicale ? Avec combien plus de raison il eût affirmé qu'il est très-aisé de proposer des moyens de guérison ; mais qu'en proposer qui aient réellement le succès qu'on promet, c'est ce qui paraît être d'une toute autre difficulté ! » (1)

Écoutons aussi Baglivi sur cet important sujet ; il copie simplement son modèle, en accentuant toutefois plus amèrement ses plaintes : « La base véritable de la pratique, dit-il, ce sont les indications ; celles-ci une fois trouvées, les médicaments s'offrent d'eux-mêmes ; le dernier garçon apothicaire sait parfaitement que la rhubarbe purge, qu'on fait suer avec l'antimoine, uriner avec le cloporte, etc. ; mais savoir quand il faut exciter la sueur, etc., comment il est bon de le faire, voilà ce qui exige des méditations profondes et une longue expérience. »

L'auteur continue en ces termes : « S'il y a en médecine quelque chose qui eût plus spécialement besoin de réformes, ce sont certainement les indications fondées toutes sur de trompeuses hypothèses. Les indications ne sont plus aujourd'hui que la vaine image des théories les plus vaines. » (2) Il paraît difficile que le sévère et judicieux Baglivi puisse juger la science médicale avec plus de rigueur ; cependant, substituant au

(1) Ouvr. cité, préf. p. XIX.
(2) Ouvr. cité, p. 410.

mot *hypothèses* celui de *théories*, il ajoute : « Quant aux théories, si les ressources qu'elles nous offrent peuvent enfler un instant l'espérance de l'homme, ce n'est pas pour longtemps : notre siècle a vu naître l'une sur l'autre d'admirables découvertes en anatomie comme en physiologie ; où est le médecin qui osera dire que son siècle a découvert en même temps des indications curatives plus solides ? On se disputait autrefois sur les causes des maladies et les indications thérapeutiques ; où est le médecin qui osera dire qu'on s'accorde mieux depuis ces belles découvertes ? »

Malgré cette juste appréciation des théories et des hypothèses, le célèbre professeur de Rome conclut ainsi qu'il suit : « Perdus comme nous le sommes au milieu d'un océan d'incertitudes et de ténèbres, tâchons de nous faire une théorie sûre et fidèle, qui nous fournisse tout naturellement les indications les plus solides. » (1)

Un siècle et demi à peine nous sépare de cet illustre observateur ; bien des découvertes, de moindre importance toutefois que celles qu'il a saluées, ont été depuis cette époque le prétexte de nouvelles espérances ; la chimie et le microscope ont dévoilé bien des conditions normales et anormales des parties matérielles du corps de l'homme ; de nouvelles hypothèses ont remplacé les anciennes, mais je suis en droit d'emprunter le langage de Baglivi ; et sans craindre une réponse qui accepte mon défi, je puis aujourd'hui m'écrier avec lui : « On se disputait autrefois sur les causes des maladies et des indications thérapeutiques ; où est le médecin qui osera dire qu'on s'accorde mieux depuis ces belles découvertes ? »

(1) Ouvr. cité, p. 416 et 417.

Si je ne craignais de grossir outre mesure cet écrit, je multiplierais les citations des ouvrages contemporains qui prouvent jusqu'à la dernière évidence qu'aujourd'hui comme au temps de Baglivi, de Sydenham et même d'Hippocrate, l'enseignement officiel en est à regretter la *brièveté de la vie et la longueur de l'art, et qu'il reconnaît encore que l'expérience est trompeuse.* Un tel résultat ne suffit-il pas à convaincre tout esprit droit de la stérilité de cet enseignement et de l'erreur des doctrines sur lesquelles il est fondé ?

V. J'ai dit que le mot *indication* comportait dans le langage traditionnel l'idée d'une action matérielle et violente à exercer sur l'économie vivante troublée par la maladie. Pour démontrer cette proposition, je n'ai qu'à exposer quels sont les éléments sur lesquels s'établissent les indications thérapeutiques, en vertu des principes professés dans les écoles officielles.

Quelle que soit l'époque à laquelle on s'arrête, le dogmatisme médical, se fondant sur la connaissance présumée de l'essence des maladies et des médicaments, a toujours fait de la question thérapeutique une question de *statique*, ou de *chimie*, ou de *mécanique*. Çà et là, la médecine, devenant empirique, est entrée par hasard dans la thérapeutique dynamique, qui est la vraie thérapeutique ; ce sont là de rares exceptions dues à l'initiative de quelques esprits hardis; mais il demeure incontestable que l'économie vivante a toujours été envisagée par les praticiens dogmatiques comme une *machine* ou comme un *creuset* de laboratoire de chimie.

La vacuité et la réplétion, le froid et le chaud, étant, d'après Hippocrate, la cause de presque toutes les maladies, ces qualités déterminent, selon lui, toutes les indications : « Évacuer, dit-il, ou remplir, échauffer ou refroidir, ou d'une façon quelconque troubler le corps avec excès ou subitement, est chose dangereuse. » (1) Cet aphorisme réprouve l'excès, mais il consacre l'usage d'actions thérapeutiques exclusivement physiques. Les quatre humeurs, le sang, la pituite, la bile jaune et noire, créant dans l'homme la santé et la maladie, ne peuvent aussi, si leurs qualités ou leurs proportions s'altèrent, réclamer qu'une intervention physique.

Cette doctrine des indications, fondée par le père de la médecine, a traversé tous les siècles sans la moindre altération quant au fond; le règne des quatre humeurs élémentaires comme sources des indications, a été à peine troublé par le *strictum* et le *laxum* de Thémison. Au reste, relâcher et resserrer sont aussi des opérations de l'ordre physique; l'*acide* et l'*alcali* ou l'iatrochimisme, ont aussi compté de nombreux partisans; mais ce ne sont là que des modes de la doctrine hippocratique au sujet des indications.

Toutes les erreurs hypothétiques de l'étiologie selon la tradition, revivent nécessairement dans la pensée du praticien au moment où il prend sa détermination, et elles impriment à l'art de guérir leurs propres caractères de matérialité, ainsi qu'elles l'ont fait pour la pathologie. Leur crédit, ainsi que je l'ai dit déjà, est très-puissant auprès des esprits étrangers à la science médicale véritable, car ces idées de *plénitude*, de *vacuité*, d'*échauffement*, de *tension*, d'*acidité* ou d'*alcalinité*, etc., sont reçues par eux avec une grande avidité et une non moins grande sécurité. Ils n'ont, ces pauvres esprits, nulle préoccupation au sujet de la *puissance*, de la *force* qui anime le corps, et qui, aussi longtemps qu'elle n'est

(1) Aphor. II, 51.

pas troublée par une cause morbide, n'y laisse se produire ni *vacuité*, ni *plénitude*, ni *acidité*, etc. Mais les médecins, eux qui ont le devoir de méditer sans cesse les opérations normales et anormales de l'*économie vivante*, sont-ils excusables de s'arrêter aux modifications physiques que l'état de maladie y fait naître?

L'anatomo-pathologisme moderne n'a au fond rien changé à la doctrine hippocratique des indications elle, l'a matérialisée d'une manière plus manifeste : les lésions des tissus, les altérations des liquides ne peuvent en effet ne porter qu'à des indications évidemment matérialistes. Est-ce à dire, toutefois, que les médecins aient toujours eu exclusivement en vue le *corps* des malades, et qu'ils ne se soient jamais préoccupés de la *force* qui l'anime? Nullement. L'École qui s'est toujours donné pour palladium le grand nom d'Hippocrate, a toujours été vigilante à épier les actes de la *nature médicatrice*, de la *force vitale* ou du *principe vital*; mais cette célèbre École elle-même a toujours établi ses indications, comme les écoles matérialistes, sur des éléments d'un ordre physique. L'École de Montpellier n'a jamais été pratiquement vitaliste, alors même que ses vues spéculatives l'ont été. Il en a été ainsi dans le système de la *sthénie* et de l'*asthénie*, d'après lequel toutes les maladies auraient pour cause un *excès* ou un *défaut* de force vitale.

L'auteur du système qui attribue toutes les maladies à l'*excitement* ou à la *débilité*, n'a que les apparences d'un médecin dynamiste; ses propres paroles permettent de le juger ainsi. « La chaleur, dit Brown, irrite, augmente le ton des fibres musculaires, par conséquent aussi leur compacité, engendre des maladies sthéniques et supprime la transpiration; le froid débilite d'une manière directe en soustrayant les irritations. » Les indications, d'après le novateur écossais, conduisaient sa thérapeutique exclusivement dans le choix des moyens qui élèvent ou abaissent l'irritabilité dont le fondement est dans l'organisation. Herdmann, le plus profond apologiste de Brown, en arrive à prétendre que les *sensations* et les *idées* sont les suites de l'organisation. Ce trait suffit, je pense, pour me permettre de confondre le brownisme avec toutes les autres nuances du matérialisme au point de vue des *indications*.

II

Des éléments des indications

VI. Au sujet de la distinction à établir parmi les hypothèses qui doivent précéder la détermination des indications, le grand Sydenham conclut ainsi : « Certes, si j'avais commencé par raisonner, au lieu de commencer par observer, j'aurais bâti en l'air, et j'aurais été aussi imprudent que celui qui voudrait placer le toît d'un édifice avant d'en avoir jeté les fondements. » (1)

Son digne émule, Baglivi, dit au même sujet : « Quel doit être, en tout ceci, le rôle de la raison, cette raison si fastueusement exaltée par les médecins ? Son rôle est de se mettre au service de l'empirisme, pourvu qu'on entende par ce mot l'empirisme studieux et instruit, l'empirisme imprégné d'observations et dirigé lui-même par le flambeau de l'intelligence. Quant aux théories, si les ressources qu'elles nous offrent peuvent enfler un instant l'espérance de l'homme, ce n'est pas pour longtemps. » (2)

(1) Ouvr. cité, p. 499.
(2) Ouvr. cité, p. 16.

C'est sous l'autorité de ces mémorables maximes que je vais exposer quels sont les éléments des indications dans l'art de guérir, éclairé et réformé par la doctrine hahnemannienne. Les deux illustres observateurs que je viens de citer, ont en quelque sorte prévu et deviné cette réforme que les fausses doctrines contemporaines ne leur ont pas permis d'opérer eux-mêmes, et à laquelle ils seraient néanmoins arrivés, Baglivi surtout, s'ils avaient eu le temps d'apprécier au flambeau de leurs observations l'héritage médical que leur avait légué la tradition. Admirateurs et imitateurs d'Hippocrate, ils ont, comme lui, patiemment et savamment observé, et comme lui, hélas ! ils ont, d'autre part, payé un large tribut aux hypothèses gratuites qu'ils ont condamnées. Mais si Baglivi n'avait pas été trop prématurément ravi à la science (1), n'aurait-il pas secoué le joug du passé, lui qui a écrit ces lignes qu'Hahnemann semble lui avoir empruntées ? « Résumons-nous, dit-il, les indications les plus sûres, dans tous les cas, sont celles qui se déduisent des symptômes actuels les plus graves, des symptômes dominants, car ce sont eux qui sont l'expression la plus vraie du caractère d'une maladie et de sa gravité... Il faut le redire enfin, s'il y a au monde un moyen qui permette de trouver sûrement et rapidement des indications curatives, c'est la longue expérience, c'est l'observation répétée des maladies sous le point de vue de leur caractère principal et des mille formes qu'elles peuvent revêtir quand elles viennent et quand elles s'en vont. » (2)

Ai-je besoin, après ces paroles, de répéter celles du

(1) Baglivi est mort à l'âge de 38 ans.
(2) Ouvr. cité, p. 419.

fondateur de l'homœopathie au sujet de l'ensemble des symptômes qui, selon lui, est la seule base de solides indications, et surtout de redire que, dans cet ensemble de symptômes, il faut choisir les symptômes *prédominants, singuliers* et *caractéristiques*, comme devant déterminer sûrement l'*indication* à satisfaire ? La tradition dans Baglivi, qui lui-même en traduit le véritable enseignement, l'enseignement né de l'observation clinique, n'est-elle pas, en ce point capital, reproduite littéralement par le langage de notre maître ? Il n'est donc permis qu'à l'ignorance ou à la mauvaise foi de prétendre que l'homœopathie n'a aucun lien avec la tradition médicale. Certains esprits jugeront peut-être que je reviens trop souvent sur les attaques imméritées dont l'œuvre d'Hahnemann a été l'objet : mais comment se taire en présence d'une injustice scientifique flagrante comme celle que j'ai si souvent occasion de relever ? On prétend que l'homœopathie n'est qu'une absurde *nouveauté*, et j'en trouve tous les préceptes fondamentaux au moins ébauchés par la tradition !

VII. Dans l'ensemble des symptômes recueillis auprès d'un malade, il en est qui peuvent être parfaitement appréciés dans leur génésie et leurs corrélations, et d'autres qui ne doivent être que signalés et constatés ; leur totalité néanmoins constitue la maladie à guérir et présente à l'attention du médecin les éléments de l'indication à laquelle il doit satisfaire. Les symptômes appréciables, ceux que la raison comprend et explique, sont-ils exclusivement destinés à servir de base à l'indication ? ou bien faut-il réserver ce rôle capital à ceux que la raison ne peut tenter de comprendre, sans s'exposer à s'égarer dans les hypothèses ? La réponse à cette double question est d'une importance que nul esprit ne saurait contester ; elle détermine la sécurité et l'efficacité de l'art de guérir. La raison, si *fastueusement exaltée par les médecins*, bien loin de résoudre cette question, ne leur a pas permis encore de la poser ; la raison s'est toujours réservé une omnipotence absolue, rejetant au dernier plan, comme inutiles, les phénomènes pathologiques qu'elle ne pouvait comprendre, ou se livrant, à leur sujet, aux explications les plus hasardées et les moins sûres. Les symptômes matériels bien explicables, ou supposés tels à l'aide des théories hypothétiques, sont devenus, ainsi que je l'ai dit, les éléments des indications à l'exclusion de tous les autres.

Toutefois, il est de la dernière évidence que, dans toutes les maladies, il existe un très-petit nombre de symptômes que l'esprit puisse sagement tenter d'expliquer, et un plus grand nombre qui se dérobent à sa compréhension. Il y a témérité et faute incontestable à ne pas recueillir et à ne pas étudier les uns et les autres, à titre d'éléments des indications.

L'homœopathie a pour la première fois proclamé le principe de la nécessité de tenir compte de l'universalité des symptômes comme éléments des indications. L'empirisme avait, avant elle, combattu le dogmatisme qui ne procède que par l'interprétation vraie ou fausse des phénomènes pathologiques ; mais privé d'une direction doctrinale affirmative, l'empirisme n'a pu s'élever au principe de l'adoption de la totalité des symptômes comme source unique des indications. A ce point de vue, il existe entre l'enseignement traditionnel et la doctrine d'Hahnemann toute la distance qui les sépare au sujet du diagnostic et de l'étiologie.

La désignation du nom d'une maladie, emportant

l'idée de la notion de la nature des phénomènes pathologiques, notion présumée qui seule autorise ce nom, qui est lui-même, selon l'enseignement officiel, l'expression synthétique du diagnostic, cette désignation du nom, dis-je, résume tous les éléments des indications. L'étiologie elle-même est le plus souvent renfermée dans la compréhension du nom. Ainsi, la dénomination *fièvre inflammatoire* signifie un état particulier du sang dit *inflammation*, qui constitue la cause et la maladie elle-même ; cette autre dénomination, *fièvre putride*, signifie également un état particulier de toutes les humeurs, lequel est la maladie et en est en même temps la cause. Pour les localisateurs, les noms *cérébrite*, *hépatite*, etc., fixent en tous temps et en tous lieux l'intelligence du médecin sur l'organe affecté, lui en déterminent le mode d'être malade, et arrêtent, en quelque sorte, les éléments des indications.

Assurément ce sont là des opérations faciles et commodes et qui simplifient singulièrement la théorie de l'art de guérir ; il est même bien à regretter que la nature de l'homme ne les autorise pas et que l'expérience en infirme si souvent la valeur.

L'homœopathie arrive par des voies plus sûres à la solution de l'importante question des éléments des indications. La totalité des symptômes est relevée par elle, chacun d'eux est ensuite apprécié en lui-même et dans ses rapports avec tous les autres.

Dans cette opération, le médecin, éclairé par la connaissance qu'il a de l'homme physiologique, ne franchit jamais les limites que lui impose cette connaissance, c'est-à-dire, il impose à sa raison la réserve que commande la nature impénétrable de l'homme. Il rationalise, parmi les phénomènes observés, ceux qui peuvent l'être sans l'intervention de l'hypothèse, et il constate seulement l'existence de ceux que la raison ne peut comprendre. Ainsi, par exemple, dans la sciatique, il s'explique le siége de la souffrance, mais il se borne à constater que la douleur est aggravée ou soulagée par le repos ou par l'exercice. Il observe que telle position est favorable ou nuisible à l'asthmatique, mais le plus souvent il ne peut raisonnablement s'expliquer ces singularités. Il comprend la succession des trois stades d'un accès de fièvre intermittente, mais il ne peut rationaliser la succession des accès, séparés l'un de l'autre par le retour fallacieux de la santé qui ne paraît troublée que par la fatigue causée par l'accès qui a précédé l'apyrexie. Enfin, et ce sera le dernier exemple, il comprend l'abolition plus ou moins complète des fonctions cérébrales après un traumatisme encéphalique, mais il constate seulement l'existence des vomissements qui accompagnent le plus souvent cette lésion.

Ce qui distingue surtout l'appréciation des symptômes, selon la doctrine d'Hahnemann, en vue de l'établissement des indications, c'est la prééminence qui est accordée aux phénomènes pathologiques immatériels. Cette prééminence leur est due à cause de la nature bissubstantielle de l'homme. En effet, l'âme étant la puissance informant le corps, les modifications pathologiques matérielles lui sont subordonnées, et les modifications anormales de l'intelligence et de la sensibilité dans les maladies, ne peuvent être séparées des désordres matériels qui surviennent en même temps qu'elles ou après elles. Plusieurs malades paraissent atteints de la même maladie ; l'altération des fonctions, la lésion des tissus sont identiques chez les uns et les autres ; mais les sensations, les manifestations de la douleur, sont différentes, ainsi que les perturbations intellectuelles e morales ; leur maladie respective diffère donc certainement de celle des autres, bien que les symptômes matériels eussent permis de les confondre.

En résumé, ce ne sont ni les phénomènes compris par le médecin ni ceux seulement dont il est forcé de ne constater que l'existence, qui constituent pour lui les éléments des indications ; c'est dans la somme des uns et des autres, dans leur totalité, que le praticien découvre sûrement les symptômes *frappants, singuliers, caractéristiques*, qui déterminent les indications.

Est-il nécessaire d'affirmer de nouveau que le procédé hahnemannien, dans l'établissement des indications, est supérieur et plus rationnel que celui qui a toujours été suivi par la tradition tout entière et par l'enseignement doctrinal des écoles officielles ? N'est-il pas évident que rien n'est inutile dans les manifestations pathologiques, et qu'il y a une incroyable témérité à prétendre, dans la pratique de l'art de guérir, que tels ou tels phénomènes n'ont point de valeur, par cela seul que notre raison ne les comprend pas ? Discourir élégamment sur l'*irritation*, sur les *humeurs*, sur la *bile*, le *phlegme*, le *sang*, etc., dont il y a indication de combattre les funestes effets, c'est réduire la science médicale aux plus vulgaires proportions ; car pour se livrer à ces fantaisies de l'imagination, il faut oublier que le *sang*, la *bile*, les *humeurs*, etc., ne sont que de la matière mise en activité par le principe immatériel de la vie qui est en nous, et que les désordres de cette matière sont dominés par ce principe de la vie désordonné lui-même avant la matière. Que notre imagination se taise, et notre entendement s'élèvera à la hauteur de la question ; notre raison acceptera comme expression de la maladie à combattre, non tels ou tels phénomènes matériels, mais la totalité des symptômes, en conservant aux troubles immatériels leur prééminence naturelle, et nuls d'entre eux, à l'exclusion des autres, ne deviendront les éléments des indications. De même que l'état de santé, c'est-à-dire l'harmonie dans l'union des substances qui composent l'homme, se traduit à notre admiration par l'ensemble des phénomènes immatériels et matériels normaux dont l'homme est capable, ainsi la maladie s'exprime à notre attention par les perturbations survenues dans ces deux ordres de phénomènes.

VIII. Quoique l'expérience ait déjà largement démontré la supériorité pratique du procédé hahnemannien pour l'établissement des indications, je comprends que je ne puis invoquer ici son autorité; je dois exclusivement m'adresser à la logique pour combattre l'abus qu'on a fait des explications et des théories; en d'autres termes, c'est par la raison qu'il me faut démontrer que la tradition médicale a abusé de la raison, et que, par la confiance illimitée qu'elle lui a accordée, elle s'est égarée au point d'en méconnaître la véritable puissance.

La science médicale, quoique née d'abord de l'art de guérir, a dû ensuite le précéder et en préparer les voies et les moyens. On comprend que la première s'égare dans les hypothèses ; mais devant recevoir sa confirmation ou sa contradiction dans la pratique de l'art, il est difficile d'admettre qu'elle ait pu persister dans ses erreurs, en présence des résultats obtenus au lit des malades. Ainsi, laissant en suspens tout jugement au sujet de la vérité présumée ou démontrée de cette opinion qui consiste à reconnaître les *quatre humeurs*, ou les *acides*, ou les *alcalins*, comme causes des maladies, il s'agit de constater quelles ont été les conséquences pratiques (ces diverses hypothèses, acceptées et délaissées tour tour comme éléments infaillibles des indications. I raison a outrepassé sa portée, en se satisfaisant d'ur hypothèse ; elle a failli à sa droiture, en prenant poi base de son jugement une prétention aussi hardie qu celle de comprendre la cause intime des maladies, (elle est devenue coupable en persistant à instituer un médication sur des éléments irrévocablement jugés pa une funeste pratique.

Mais j'ai dit que je ne devais ici combattre que par l raisonnement le mode de procéder de la tradition dan l'institution des indications ; je dois donc laisser de côt les arguments que l'expérience des siècles a amoncelé elle-même contre son enseignement à ce sujet.

Quel que soit le lambeau de vérité doctrinale qui gui de le praticien, serait-il matérialiste positiviste, celui-c est forcé de reconnaître que l'homme est composé d(*matière* et d'une *force*. Que le praticien pense que l: *force* préexiste à la *matière*, ou que la *matière*, par un(*force* qui lui est propre, forme l'économie vivante, j(n'ai plus à m'en occuper ; je lui laisse le droit même d(reculer les bornes de l'absurde à ce sujet, mais il demeure incontestable, même pour lui, que, dans l'homme vivant, cette force et cette matière sont indivisibles el qu'elles ne font qu'un.

Or, il n'est pas moins incontestable que toutes les maladies, excepté les maladies par causes matérielles directes, sont dues à l'action de causes qui n'ont rien de matériel, dont la matérialité du moins n'a jamais été constatée. Il est vrai au même degré que les premiers phénomènes de toutes les maladies consistent en diverses sensations auxquelles la *matière*, qui compose l'homme vivant, reste parfaitement étrangère, et que ces sensations, qui ne sont pas toutes la maladie, accompagnent les troubles matériels qui surviennent après elles, ou sont remplacées par d'autres sensations de même nature, de l'existence desquelles les changements survenus dans la matière ne peuvent nullement donner raison.

L'appréciation rigoureusement vraie de cet ensemble de phénomènes ne permet pas de n'en retenir qu'une partie comme éléments des indications. Puisque la *force* et la *matière*, composant l'homme vivant, ne font qu'un, les perturbations survenues dans les manifestations vitales de la *force*, ont au moins droit d'être placées au même rang que les phénomènes matériels ; la raison commande même de leur donner la prééminence, puisque ce sont celles qui ont commencé la scène pathologique, et, en second lieu, parce qu'en général, les causes des maladies agissent d'abord sur la *force*. (1) Ne tenir

(1) Quelques exemples feront mieux apprécier la vérité de ce que je viens d'avancer : une jeune fille a surpris un regard ou un serrement de main qui lui a donné la douloureuse conviction qu'elle devait renoncer au bonheur auquel elle avait rêvé, et une maladie mortelle est la suite de cette impression morale et intime. — Un passant voit tout à coup un couvreur qui, à dix pas de lui, se fracasse le crâne sur le pavé: la sensation douloureuse que cet accident lui cause, détermine une congestion cérébrale à laquelle il succombe peu de jours après. — Un jeune garçon de la campagne se rend tout joyeux, le matin, à l'école de son village : tout à coup, au détour d'un chemin, un gros chien est devant lui ; son imagination lui donne les allures d'un chien enragé ; cependant, l'animal passe à côté de l'enfant, même sans s'apercevoir de sa présence, et il est déjà fort éloigné de l'écolier que les battements de cœur de celui-ci ne sont pas encore apaisés. Peu de jours après, une maladie sérieuse se déclare chez cet enfant, et les parents s'en alarment avec raison, car une encéphalite est venue mettre un terme à ses jeunes années.

compte que des phénomènes matériels et sensibles, c'est donc agir contrairement à la raison : les indications établies sur un aussi faux rationalisme sont nécessairement mauvaises. Les écoles officielles n'ont jamais procédé d'une autre manière : les phénomènes matériels que les sens peuvent constater, ont toujours été pour elles les seuls éléments des indications. La *douleur*, mot vague employé pour désigner toutes les sensations pathologiques, est un phénomène que les sens de l'observateur ne peuvent apprécier et en faveur duquel cependant les écoles officielles ont dérogé à leur pratique ordinaire ; mais c'est pour l'étouffer par les préparations narcotiques, et non pour la guérir.

Au point de vue même de l'hypothèse que, dans l'économie vivante, la *matière* dirige tout par une *force* qui lui est propre, la conduite de la tradition, dans l'établissement des indications, n'est nullement raisonnable, car, puisque *force* et *matière* ne font qu'*un tout* indivisible, l'art est nécessairement condamné à l'inaction dans le début de toutes les maladies et pendant toute la durée de bien des maladies, alors que le regard scrutateur ne peut découvrir la moindre modification pathologique

Dans ces divers cas, et d'autres analogues qui ne sont pas de rares exceptions, quelle a pu être la *matérialité* du phénomène pathologique initial ? Il a été évidemment immatériel ; d'autres de même nature en ont été l'effet, et ont altéré les fonctions dont le trouble a déterminé l'altération des liquides, et ensuite la lésion des solides.

C'est toujours à la lumière de l'enseignement de l'étiologie qu'il faut étudier le problème pathologique, et surtout il ne faut pas perdre de vue que la cause pathogénique, agissant sur le *composé vivant*, passe nécessairement par le corps, mais que ce passage est toujours physiologique, sauf dans la transmission. La scène pathologique ne commence qu'après la *perception* par la force vitale de l'action pathogénique.

de la matière. La science médicale qui conduit à un art pratique aussi restreint, ne peut être qu'une science écourtée elle-même, ne satisfaisant ni la raison qui en apprécie la constitution, ni les besoins de l'humanité qui en attend la guérison de toutes les maladies.

Mais, m'objectera-t-on, il n'est pas vrai que l'enseignement officiel prescrive toujours l'expectation, lorsqu'il ne saisit pas la matérialité des maladies. Hélas ! personne ne l'ignore, et la sage réserve des vieux praticiens fait bonne justice de ces médications perturbatrices et aventureuses que l'empirisme recommande en pareil cas. L'histoire de la médecine est là, du reste, pour témoigner de leur valeur et de leur crédit. Ainsi donc, soit que les indications aient pour éléments exclusifs les phénomènes pathologiques matériels, soit qu'elles aient pour but de modifier la matière non altérée encore par la maladie, ou du moins, dont l'altération n'a pu être constatée, afin d'atteindre indirectement les sensations morbides, elles ne sont point établies d'une manière qui satisfasse la raison du praticien, même du praticien matérialiste. La sensibilité, si diversement troublée dans les maladies, et qui, selon Littré et Robin eux-mêmes, n'est pas une propriété *mécanique*, ni *physique*, ni *chimique*, peut-elle ne pas être un chef d'indications au moins égal à celui de la matérialité de certains phénomènes morbides ? Une pareille supposition répugne évidemment à la raison. Les innombrables modifications de cette éminente fonction dans les maladies, peuvent-elles n'avoir aucune signification pratique ?

Ce que je viens de dire au sujet de la sensibilité est en tous points applicable à toutes les autres fonctions ou facultés de l'homme qui ne sont ni *mécaniques*, ni *physiques*, ni *chimiques*, et que l'accident maladie n'épargne certes pas. Les désordres extrêmement multipliés qu'elles peuvent présenter sans matérialité aucune, ne sont-ils que des phénomènes avec lesquels les indications ne peuvent avoir que des rapports indirects ? la science médicale officielle l'a cru et le croit ainsi; mais la raison se révolte en présence d'une opinion qui ne s'arrête, à vrai dire, qu'aux manifestations les plus grossières de la vie.

Le corps social est parfaitement comparable au corps vivant de l'homme, et, comme celui-ci, il est, hélas ! bien souvent atteint par la maladie ; a-t-il même jamais connu l'état de parfaite santé ? Que dirions-nous des médecins de ce grand malade, s'ils ne s'occupaient que des conditions matérielles que réclame chaque molécule sociale, ou chaque organe social, la famille, le village, le bourg, la cité, etc ? Le clergé et la magistrature, qui sont au corps social ce que l'axe cérébro-spinal est au corps de l'homme, c'est-à-dire, les organes par lesquels se manifestent à tous les vérités-principes qui sont l'âme du corps social, le clergé et la magistrature, dis-je, ne doivent-ils pas y distribuer les forces vitales sociales, l'amour de Dieu, l'amour de l'homme, l'amour du droit et de la justice ? Ceux qui ont mission de veiller à la santé du corps social ne doivent-ils pas soigneusement s'assurer avant tout que ces importantes fonctions s'accomplissent régulièrement ? La satisfaction des besoins matériels de tous les organes sociaux, de toutes les molécules sociales ne constitueront jamais les éléments exclusifs des indications pour le rétablissement de la santé du corps social ; celui-ci réclame d'abord l'action de ses forces vitales, et ses médecins ont le devoir surtout d'établir leurs indications réformatrices en vue d'en assurer l'harmonieuse et normale distribution ; ils méconnaissent les prescriptions de la raison, s'ils se conduisent autrement.

IX. La doctrine des indications, telle qu'elle a été inventée par Hippocrate et basée sur la connaissance des causes prochaines et occultes, a ouvert une voie dans laquelle les hypothèses ont pris une importance funeste aux progrès de l'art de guérir ; elles en ont exclu en quelque sorte le véritable esprit d'observation, qui est le premier titre de la gloire impérissable du père de la médecine. C'est cette doctrine qui a rempli la science des innombrables systèmes fondés sur les humeurs élémentaires, sur l'essence des maladies, etc., et qui lui a valu dans l'antiquité cette critique de Celse, qui disait : *Morbos autem non eloquentiâ, sed remediis curari* (1) ; et dans un temps plus rapproché de nous, celle de Sydenham, qui pensait que l'art de guérir était devenu *ars garriendi et confabulandi.*

La doctrine des écoles ouvertement matérialistes a au moins racheté, je dois en convenir, ses nombreuses imperfections par des services réels rendus à la science : c'est elle qui a fait multiplier les recherches et les observations sur les altérations pathologiques des liquides et des solides du corps humain ; c'est à elle que nous devons l'anatomie pathologique, dont l'importante valeur n'est contestable pour personne. Un tel résultat a nécessairement porté tous les esprits vers la doctrine des indications matérialistes, et ce mouvement n'est regrettable que parce qu'il a été exagéré et qu'il a fait complétement oublier que l'homme n'est pas seulement de la matière.

La doctrine d'Hahnemann n'admet point parmi les

(1) Kurt-Sprengel, t. II, p. 481.

éléments des indications, la notion des causes occultes, celle de l'essence des maladies, des humeurs élémentaires, etc., conceptions hypothétiques dont l'expérience a permis d'apprécier la stérilisante influence sur la pratique de l'art de guérir ; mais elle se garde d'en exclure la connaissance des désordres pathologiques matériels, en la subordonnant toutefois à celle des troubles immatériels survenus dans la sensibilité et les diverses facultés de l'intelligence. La vérité du principe de l'unité bissubstantielle, qui domine la physiologie et la pathologie hahnemanniennes, ne s'obscurcit pas au sujet de la thérapeutique ; la mystérieuse union de l'âme et du corps de l'homme ne se révèle ni au physiologiste ni au thérapeute, mais elle leur enseigne la voie sûre de l'observation rigoureuse de tous les phénomènes biotiques normaux et anormaux, en subordonnant toujours la *matière* à la *puissance* qui l'anime.

La doctrine bissubstantialiste d'Hahnemann a donc étendu le champ dans lequel le praticien peut et doit rechercher les éléments des indications thérapeutiques. Jusqu'à lui, les troubles sensibles des fonctions et les altérations matérielles du corps constituaient l'ensemble exclusif des phénomènes et méritaient, à ce point de vue, l'attention du clinicien. Il n'en est pas ainsi en homœopathie : la substance qui nous anime en santé comme en maladie, présente, elle aussi, dans ce dernier état, des modifications pathologiques diverses dont l'appréciation est le premier élément des indications thérapeutiques. Ainsi que j'ai eu occasion de le dire, l'état du moral, de l'intelligence, de la sensibilité, et les divers modes de leurs troubles nombreux, ont la prééminence sur les désordres physiques du corps, et ils la conservent dans le jugement que doit porter le médecin sur l'état maladif qu'il se propose de guérir.

Cette addition nécessaire que fait l'homœopathie aux éléments traditionnels qui servaient à arrêter les indications thérapeutiques, rend cette opération plus complexe et plus difficile. Ce résultat serait déplorable, s'il ne présentait une importante compensation qui consiste dans la précision plus rigoureuse qu'acquiert l'indication par l'appréciation sévère et bissubstantialiste de l'homme malade.

Enfin, si je me suis bien fait comprendre au sujet de l'étiologie hahnemannienne, personne ne peut douter que l'indissoluble corrélation qui existe nécessairement entre les causes pathogéniques et leurs effets pathologiques, n'imprime à ceux-ci des caractères spéciaux qui peuvent ne pas être appréciables dans telle ou telle période de l'évolution de la maladie, mais qui le sont certainement dans l'une d'elles. Deux enfants, par exemple, sont atteints de fièvre cérébrale, l'un à la suite d'une chute, l'autre à la suite d'une frayeur. Après des phénomènes généraux bien distincts, les deux malades tomberont dans un état morbide à peu près identique; je dis à peu près identique, quoiqu'un observateur attentif dût distinguer des nuances, soit dans les caractères des symptômes, soit dans la succession de ceux-ci. Toutefois l'école officielle donne le même nom à ces deux maladies, et elle les traite identiquement, parce que les éléments des indications sont dans la *fluxion* et l'*inflammation* encéphaliques. Dans les deux cas, la diversité des causes est sans valeur pour l'école officielle au sujet de la détermination des indications. Il n'en est pas ainsi pour l'école hahnemannienne, qui y trouve un élément plus complet et nouveau d'indications thérapeutiques spéciales.

Par ces additions capitales, l'homœopathie multiplie

assurément les données du problème thérapeutique; est-ce à l'avantage de l'art de guérir ? la réponse ne saurait être douteuse; car, pour l'heureuse solution d'un problème quelconque, il ne s'agit pas de s'arrêter au nombre de ses données, mais il faut qu'elles soient telles que le comporte la nature du sujet; or, nul ne peut contester que le moral, l'intelligence et la sensibilité de l'homme ne soient du domaine pathologique par la même raison qu'ils sont du domaine physiologique : les écarter des éléments des indications, c'était simplifier la question, mais en la rendant plus obscure; les ramener, ainsi que cela doit être, dans ces éléments et à leur rang prééminent, c'est compliquer la question, en apparence seulement, et en rendre la solution plus facile et plus précise.

Je suis en droit d'affirmer qu'il en est ainsi au sujet de la corrélation qui existe nécessairement entre les effets pathologiques et leur cause productrice.

C'est ici le moment de rappeler combien est absurde l'opinion qui veut interdire à la médecine pratique les notions métaphysiques sur la nature de l'homme, sous prétexte qu'elles lui sont ou inutiles ou dangereuses. La tradition, qui a négligé ces notions, ou qui s'est toujours égarée dans leur recherche, s'est constamment posé le problème d'une manière fausse et incomplète, soit qu'elle ait relégué l'âme humaine parmi les conceptions d'un prétendu mysticisme dont elle devait s'éloigner avec soin, soit qu'elle en ait nié l'existence à la faveur de l'hypothèse de la *matière organisée* et *pensante*. Dans l'un et l'autre cas, elle a toujours arrêté les éléments des indications aux phénomènes matériels des maladies, négligeant les phénomènes immatériels qui les dominent dans les mêmes conditions que les *forces*, en toutes choses, dominent la matière.

Dans l'ordre physique et dans l'ordre vital, les forces ne peuvent être connues en elles-mêmes, mais seulement par leurs effets : les forces physiques se traduisent à notre observation par des phénomènes exclusivement physiques, et si notre observation est complète, nous en acquérons une entière connaissance par les phénomènes qu'elles produisent. Il n'en est pas ainsi dans l'ordre vital, où la force qui domine la matière donne lieu à des effets physiques et vitaux, dans l'état de santé ainsi que dans l'état de maladie. Si l'observateur n'étudie simultanément les uns et les autres, il n'acquiert qu'une connaissance tronquée des phénomènes de la vie, et, la physiologie et la pathologie étant réduites à leurs phénomènes physiques, la thérapeutique n'est plus qu'une question physico-chimique, ainsi que je l'ai dit déjà. C'est là la faute qui a été commise par la tradition médicale, et qu'Hahnemann a su éviter.

Cette accusation, portée contre le *matérialisme*, peut paraître injuste si elle s'étend au *vitalisme* et à l'*animisme* : ces deux doctrines en effet raisonnent en physiologie et en pathologie d'une manière qui les distingue essentiellement du matérialisme ; mais l'art de guérir qu'elles dominent est-il bien différent de l'art de guérir matérialiste ? Cette différence, je ne l'ai trouvée que dans les théories.

Les indications sont conçues et satisfaites par le *matérialiste*, comme si l'*homme vivant* était un mécanisme ou un creuset de chimie ; elles sont conçues et satisfaites par les *vitalistes*, comme si l'*homme vivant* était un organisme comparable ou semblable à l'organisme d'un animal quelconque non raisonnable, et si j'ose dire que l'animiste établit ses indications d'une manière supérieure, je puis affirmer qu'elles sont également satisfaites, comme s'il s'agissait d'un cheval, d'une vache ou d'un chien, chez lesquels il existe une âme sans doute, mais d'une nature très-inférieure à celle de l'âme humaine.

III

De la Diététique

X. Avant de remplir les indications qu'il a reconnues, le praticien doit placer le malade dans les meilleures conditions possibles, en éloignant de lui ce qui peut nuire, permettant ce qui est inoffensif et prescrivant ce qui peut être utile.

L'hygiène, si éminemment nécessaire à l'homme pour conserver sa santé, l'est surtout pour en favoriser le retour, lorsque la maladie est venue l'altérer. Cette branche de la science médicale n'est donc jamais plus précieuse que lorsqu'elle concourt à la guérison des maladies ; son intervention est de tous les instants, mais elle est réclamée surtout au moment où l'action des agents thérapeutiques qui vont être administrés aux malades, pourrait être détruite ou troublée par des influences contraires.

La diététique, ou l'hygiène des malades, a paru si importante à certains esprits dégoûtes par les mécomptes que leur a fait subir leur confiance en la matière médicale, qu'ils ont à peu près complétement délaissé celle-ci, pour ne recourir qu'aux prescriptions hygiéniques Cette manière d'agir, suivie surtout par les praticiens âgés et répandus de l'ancienne école, est le plus souvent préférable à celle des jeunes médecins que l'expérience n'a pas encore désillusionnés au sujet des difficultés toujours renaissantes de la pratique de l'art de guérir. La prodigalité de ceux-ci dans la dispensation des médicaments, n'est pas le seul trait qui distingue leur pratique de celle de leurs devanciers, si avares des agents de la matière médicale ; leurs succès sont en rapport inverse de leur activité polypharmacique, jusqu'à ce que les leçons de chaque jour leur aient appris à mieux observer les malades et à mieux juger les promesses des livres. Heureux sont ceux qui terminent rapidement cette éducation médicale si nécessaire au bien des malades, et que plusieurs ne terminent jamais !

La valeur de la diététique a pu être exagérée par les uns et trop méconnue par les autres, selon que la matière médicale a reçu de leur part une confiance plus ou moins grande et plus ou moins légitime, mais elle n'a jamais été niée par personne. Il est en effet parfaitement reconnu que l'hygiène est intimement unie à la thérapeutique, dans le but évident d'éloigner des malades l'action des causes qui ont donné lieu à l'évolution de leur maladie, ou de celles qui pourraient concourir avec les premières causes pathogéniques à aggraver ou à entretenir seulement les perturbations déjà produites.

La diététique a un autre but non moins important : c'est celui de préserver les malades de l'influence des causes qui pourraient neutraliser, diminuer ou seulement troubler l'action du traitement qui leur est administré. A ce dernier point de vue, la doctrine hahnemannienne a élevé la diététique à un degré important qu'elle n'avait jamais atteint avant le fondateur de l'homœopathie.

XI. Il est si vrai que la diététique homœopathique excelle sur celle de la tradition, que les succès incontestables de l'homœopathie sont exclusivement attribués par ses adversaires à l'influence salutaire du régime que nous ordonnons à nos malades.

Je signale ce témoignage, que personne ne peut récuser, tant il est communément donné à la diététique homœopathique, non parce qu'il exprime la vérité au sujet des guérisons obtenues par les disciples d'Hahnemann, mais parce qu'il est un hommage rendu par nos adversaires aux préceptes hygiéniques du fondateur de l'homœopathie.

Quels sont donc ces préceptes si gracieusement accueillis par les médecins qui ont été en général si injustes envers notre *maître* ?

Ces préceptes n'ont certes nullement l'importance qu'on a voulu leur donner ; et la valeur du régime homœopathique n'a été ainsi exagérée que dans le but évident de nier l'action de la médication hahnemannienne. Il est donc nécessaire d'énoncer ces préceptes d'une manière précise, afin que les intelligences droites ne puissent être égarées sur un point aussi capital.

« Comme il est nécessaire, dit Hahnemann, dans la « pratique homœopathique, que les doses soient très- « faibles, on conçoit aisément qu'il faut écarter du ré- « gime et du genre de vie des malades tout ce qui « pourrait exercer sur eux une influence médicinale « quelconque, afin que l'effet de doses si exiguës ne soit « éteint, surpassé ou troublé par aucun stimulant étran- « ger. » (1)

Hahnemann énumère ensuite les principales substances qu'il juge propres à troubler l'action des doses des médicaments.

Il faut convenir que ses préceptes d'écarter du régime et du genre de vie des malades tout ce qui pourrait nuire à l'action des médicaments qui leur sont prescrits,

(1) *Org.* parag. 259.

est un précepte excellent dont la portée et la valeur n'ont nul besoin de démonstration ; il a une supériorité incontestable et incontestée sur tout ce qui avait été écrit sur l'hygiène des malades ; mais son importance est-elle aussi grande que celle qui lui a été attribuée par les adversaires les moins malveillants de l'homœopathie ? évidemment non; car, je le répète, ce n'est que pour affirmer la nullité d'action de la médication homœopathique que nos détracteurs exaltent la diététique hahnemannienne au-delà de ses mérites, expliquant par sa prétendue efficacité les guérisons indéniables que notre école ne cesse de produire.

La bonne foi, si l'ignorance ne l'aveugle, peut-elle s'égarer à ce point ? Il est sans doute très-utile aux malades qu'ils ne soient plus soumis à l'action des causes qui ont altéré leur santé et qu'ils soient privés des substances qui pourraient nuire à l'efficacité du traitement qui leur est administré; mais y a-t-il dans cette double circonstance des éléments de guérison de certaines maladies, telles que celles qui sont chaque jour dissipées par la médication homœopathique, dans un délai d'une brièveté inconnue aux partisans de l'expectation pure et simple ? non ; et, je ne puis trop le redire, l'ignorance peut seule prétendre que le régime de l'homœopathie soit la cause unique de ses succès.

XII. La diététique d'Hahnemann, la seule partie de son œuvre qui ait trouvé grâce auprès de ses adversaires, est cependant celle qui appelle le plus la critique et qui a le plus grand besoin d'être réformée. Je m'attends à ce que cette proposition excite au moins de l'étonnement : je vais en démontrer la vérité, et j'espère dissiper tous les doutes à ce sujet.

Si les rigueurs du régime hahnemannien sont prises

à la lettre, la pratique de l'homœopathie est d'une impossibilité absolue auprès du plus grand nombre des malades : celui qui est alité pourra être privé des infusions de thé, de tilleul, de mélisse, etc, des parfums qui servaient peut-être journellement à sa toilette ; mais comment le priver de l'action de ce qui s'exhale de ses propres déjections ou des influences odorantes dont l'air peut être chargé, ou de celles que lui apportent les personnes qui l'entourent ? Eh quoi ! son salut dépendrait d'une fleur oubliée dans le vêtement d'une sœur ou d'une mère, ou bien de ce qu'un fumeur passerait sous la croisée, ouverte pour la ventilation de son appartement ! Mais à ce propos, la ventilation de l'appartement des malades pourrait-elle être permise, dans la belle saison surtout où l'air est toujours embaumé par le parfum des fleurs ?

Le traitement des malades non alités rencontrerait des obstacles bien plus nombreux et bien plus difficiles à éviter. S'il est possible d'exclure de l'alimentation les condiments capables de neutraliser ou d'altérer l'action des doses homœopathiques, il n'est certainement pas facile de soustraire les malades à l'action des mille et une influences perturbatrices qui les entourent, soit chez eux, soit dans leurs travaux ou dans leurs promenades. La pratique de l'homœopathie serait donc hérissée de difficultés sans nombre qui la rendraient à peu près impossible ; la rigueur des conseils des médecins, le zèle et l'attention des malades, ne parviendraient jamais à préserver les médicaments pris par ceux-ci de l'intervention active de l'exhalaison d'un égout, par exemple, ou des parfums d'un bouquet.

Une médication qui se produirait dans des conditions pareilles est condamnée d'avance ; elle est d'une impossibilité patente, puisqu'elle est annihilée dans ses moyens par une foule de circonstances auxquelles il est inutile de chercher à soustraire les malades.

L'homœopathie a été pratiquée par son inventeur et ses premiers disciples avec une très-grande rigueur de diététique, et elle a été repoussée par beaucoup de malades, à cause des privations qu'elle imposait, et par bien des médecins, à cause de l'inanité de ses médicaments mal dissimulée par la sévérité de son régime. Il faut le reconnaître, les uns et les autres ont eu quelque apparence de raison d'agir ainsi ; mais l'expérience et l'examen attentif et réfléchi des préceptes diététiques de Hahnemann démontrent au contraire que les uns et les autres ont été induits en erreur.

Ainsi *l'abus du sel* est interdit par Hahnemann : donc, *l'usage* en est permis par lui, quoiqu'il reconnaisse à cette substance des propriétés médicinales très-importantes. Ce simple fait suffit à prouver que l'habitude et sa puissance incontestable sont reconnues par le fondateur de l'homœopathie. Pourquoi n'a-t-il donc pas coordonné ses prescriptions diététiques en vue de cette notion féconde ? En effet, une fois admise la nullité d'action des substances même les plus médicinales sur notre économie, quand l'usage en est habituel, le régime homœopathique devient on ne peut plus simple et il ne diffère plus de celui qui a toujours été recommandé par les praticiens de mérite. Ce régime consiste à interdire aux malades les substances qui peuvent être médicinales et dont ils n'usent pas habituellement, et à leur permettre au contraire toutes celles que l'habitude leur a rendues complétement inactives au point de vue des propriétés médicinales dont elles jouissent.

Tel est assurément l'enseignement d'Hahnemann,

mais il faut le trouver par la réflexion ; il est loin d'être exposé avec cette concise simplicité, et il paraît même ne tenir nul compte de la puissance de l'habitude ; c'est là un reproche contre lequel Hahnemann ne peut pas être défendu. Interdire le thé, le café, le tabac, le vin, etc., à des malades qui en usent modérément depuis longtemps, ce n'est ni rationnel ni médical ; ce serait oublier ce célèbre et important aphorisme d'Hippocrate : « Les choses auxquelles on est habitué depuis longtemps, lors même qu'elles sont moins bonnes que les choses inaccoutumées, nuisent moins d'ordinaire. » (1)

L'expérience a surabondamment prouvé en effet que l'usage des substances les plus actives sur l'économie vivante, si celle-ci est habituée à leur action, ne trouble aucunement l'action de la médication hahnemannienne. Les effets médicinaux de l'oignon, de l'ail même, chez les campagnards qui en mangent journellement, sont complétement nuls, et ils n'altèrent point ceux des doses homœopathiques. Il en est de ces médicaments et de tant d'autres admis dans nos aliments, comme du sel de cuisine et du vin : leur usage est inoffensif, leur abus seul troublerait ou détruirait l'action du traitement homœopathique. Il est donc bien à regretter qu'Hahnemann n'ait point posé la question dans ces termes ; sa rigoureuse diététique n'eût point entravé la diffusion de l'homœopathie, et elle n'aurait pas été le prétexte, accepté par nos adversaires, de nier des guérisons éclatantes qui ont été opérées par la pratique de sa doctrine.

L'examen et la réflexion dégagent donc des paroles du grand réformateur les exagérations et les rigueurs

(1) Littré, t. IV, p. 485.

qui en obscurcissent ou en altèrent le sens et la portée. Si on s'arrête à la lettre, ses préceptes diététiques paraissent avoir banni du régime des malades une très-grande quantité de substances à l'influence desquelles il est à peu près impossible de les soustraire ; mais si on va à l'esprit qui a dicté ces préceptes, on verra qu'ils sont dominés par une notion éminemment médicale et puisée dans l'observation, à savoir que l'habitude d'user des substances les plus médicinales en rend l'usage inoffensif; leur abus seul est proscrit.

Une autre cause des rigueurs diététiques d'Hahnemann est la crainte où il est que l'exiguité des médicaments dynamisés qu'il conseille ne soit annihilée par les influences médicinales de toutes les substances dont il proscrit l'emploi simultané.

Cette crainte est basée sur une exagération dont l'expérience de chaque jour démontre l'évidence. Quel est le praticien qui n'a été souvent appelé auprès de malades que l'allopathie venait de gorger de drogues, et des plus actives? Et combien de fois, malgré la présence de ces diverses substances médicinales dans l'économie de leurs nouveaux malades, ces praticiens ont vu les médicaments dynamisés produire les effets les plus rapides et les plus salutaires !

CHAPITRE IX

DES LOIS DE LA THÉRAPEUTIQUE

I

De la loi : Contraria contrariis curantur

I. Il est dans les tendances naturelles de l'esprit de l'homme de rechercher les lois des faits qu'il observe, d'abord, afin d'en concevoir la production, et, en second lieu, dans le but de pouvoir les réaliser de nouveau, selon ses désirs ou l'exigence de ses besoins. A ce double point de vue, les faits médicaux ont dû singulièrement solliciter les investigations des médecins; aussi voyons-nous, dès le berceau de la science médicale, deux lois thérapeutiques énoncées par Hippocrate.

Ce ne peut être que sur l'enseignement d'observations nombreuses et recueillies, comme il savait le faire, que le père de la médecine a pu nous léguer ces paroles aphoristiques: *Contraria contrariis curantur*, et, *similia similibus curantur*. Tel a été le jugement porté par ses successeurs; et la tradition tout entière a reçu ces affirmations comme exprimant deux lois de thérapeutique propres à la guider dans l'art difficile de guérir les maladies qui affligent l'humanité.

Ce qui frappe d'abord en méditant ces lois, c'est qu'elles semblent évidemment contraires l'une à l'autre;

et ce qui plonge dans le découragement, c'est qu'on recherche vainement dans Hippocrate et ses successeurs la mention précise des circonstances qui réclament l'application de l'une ou de l'autre de ces lois. Ni l'une ni l'autre, si elles ont une valeur quelconque, ne peut être une loi générale, car elles s'excluent réciproquement ; il faut donc savoir laquelle doit être acceptée plutôt que l'autre, et dans quelles occasions l'une est préférable à l'autre.

La tradition, cependant, a évidemment fait un choix entre ces deux lois ; le *contraria contrariis* a prévalu, et le *similia similibus* n'a paru être rappelé de loin en loin, dans le cours des siècles, que pour être soustrait aux rigueurs de la prescription. Hahnemann a vengé cette loi de cet oubli, en la proclamant la loi la plus générale de la thérapeutique et réservant l'application de la loi opposée à des faits rares et exceptionnels.

Il est du plus haut intérêt de rechercher de quel côté est la vérité, si elle est du côté d'Hahnemann ou du côté de la tradition. La sûreté de la thérapeutique dépend de l'excellence de la loi qui dirige la dispensation de ses moyens. Or, les plaintes que la tradition n'a cessé d'exprimer au sujet de l'instabilité et de l'incertitude des indications, ne témoignent pas en faveur de la loi qui a joui de sa prédilection constante. Il y a donc lieu d'apprécier avec une très-grande rigueur le mérite respectif des deux lois hippocratiques, car il est temps que la thérapeutique ait ses préceptes précis et formels. Ce n'est certes point par ces qualités que se distinguent ceux que nous trouvons dans la tradition ; je citerai comme type le suivant, que j'emprunte au célèbre Stoll : « Celui-là exercera la médecine, dit cet éminent praticien, qui saisira avec sagacité les occasions d'administrer les remèdes et qui comptera beaucoup plus sur l'à-propos c l'indication que sur une certaine vertu spécifique d médicaments. »

La sagacité de saisir les occasions et l'à-propos d indications, voilà de grandes paroles, mais que no apprennent-elles ? Où sont les règles de cet à-propos i voqué au prix même du sacrifice de la *vertu spécifiq des médicaments?* Quelle loi peut diriger notre jugemer pour qu'il saisisse les occasions? Il y a pour nous un in périeux devoir de la rechercher.

II. Hippocrate formule diverses fois le précepte d traiter les maladies par les contraires et dit dans u aphorisme célèbre : « Les maladies qui proviennent d plénitude sont guéries par évacuation ; celles qui pro viennent de vacuité, par réplétion, et, en général, le contraires par les contraires. » (1)

Ces paroles sont répétées dans le livre de la *Natur de l'homme* : « Il faut encore être instruit que les ma ladies, dues à la plénitude, se guérissent par l'évacua tion ; dues à l'évacuation, par la plénitude ; dues à l'exe cice, par le repos ; dues à l'oisiveté, par l'exercice. » (2

La même pensée est à peu près exprimée dans le li vre de la *Maladie sacrée* : « Le mal prospère et s'ac croît par ce qui lui est habituel, mais se consume et s détruit par ce qui lui est contraire. » (3)

Nous lisons encore dans le livre des *lieux dan l'homme* : « La douleur se produit et par le froid et pa le chaud, et par l'excès et par le défaut. Elle se produi chez ceux qui ont éprouvé un refroidissement, par le ré chauffement ; chez ceux qui ont éprouvé un réchauffe

(1) Littré, t. IV, p. 477.
(2) Id, t. VI, p. 53.
(3) Id. t. VI, p. 397.

ment, par le refroidissement; elle se produit chez les personnes de constitution froide, par le chaud; de constitution chaude, par le froid; de constitution sèche, par l'humide; de constitution humide, par le sec; car les douleurs surviennent toutes les fois qu'il y a changement et corruption de nature; les douleurs se guérissent par les contraires. » (1)

Enfin, la loi des contraires est plus longuement énoncée au *livre des vents*; nous y lisons : « Un de ces points où l'on s'égare est la question de savoir quelle peut être la cause des maladies et quelles sont l'origine et la source des maux qui affligent le corps. En effet, si l'on connaissait la cause de la maladie, on serait en état d'administrer ce qui est utile, prenant dans les contraires l'indication des remèdes. De fait, cette indication est toute naturelle : par exemple, la faim est maladie, car on appelle maladie ce qui afflige l'homme. Quel est le remède de la faim, ce qui la calme? Or, cela, c'est l'aliment; donc, il faut guérir l'un par l'autre. Ainsi encore la soif est guérie par la boisson; l'évacuation, par la plénitude; la fatigue de l'exercice, par le repos; la fatigue du repos, par l'exercice; bref, les contraires sont les remèdes des contraires. » (2)

Tels sont les textes que la tradition a acceptés, dans ses préférences pour la loi des contraires, sans prendre le soin de les rendre plus puissants par les faits cliniques, et sans s'être donné la moindre peine pour savoir s'ils sont conformes à ce que la saine raison la plus vulgaire a le droit d'exiger en matière aussi grave.

III. En méditant ces diverses citations, qui ne sont

(1) Littré, t. VI, p. 336.
(2) Id. t. VI, p. 93.

que la reproduction littérale, mais un peu expliquée de l'aphorisme que j'ai d'abord rapporté, l'esprit est assailli d'incertitudes et se pose une multitude de questions. Il se demande d'abord si, dans ce précepte, itérativement exprimé par Hippocrate, de traiter les *contraires par les contraires*, il s'agit des *contraires* des maladies ou des *contraires* de leurs causes. Cette première question vaut certes bien la peine d'être résolue, et ce ne sera pas des paroles du père de la médecine qu'il sera possible de faire sortir cette solution désirée. Ces paroles ne contiennent en effet que des exemples des causes de maladies la plénitude, la vacuité, le froid, le chaud, etc., n'ont jamais été que des causes de maladies, ces circonstances pathogéniques n'ayant jamais pris place dans un cadre nosologique quelconque.

Mais si la loi traditionnelle des *contraires* n'a d'autre portée que de dominer les médications à instituer en vue des causes des maladies, elle est d'une bien petite importance ; car nul pathologiste, nul observateur n'ignore que plusieurs causes peuvent concourir à la production d'une même maladie. Un malade est atteint d'une fluxion de poitrine, ou d'un rhumatisme à la suite d'un refroidissement ; le refroidissement est assurément la cause déterminante de l'une et de l'autre maladie ; mais il y a eu des causes prédisposantes qui, dans un cas, ont fait éclater une fluxion de poitrine, et dans l'autre un rhumatisme. Un trop copieux repas est suivi, chez un individu, d'une congestion cérébrale, et chez un autre, d'une maladie gastro-intestinale ; la plénitude de l'estomac est la cause déterminante de ces deux maladies, mais des causes prédisposantes ont produit chez l'un et l'autre une maladie différente. Ces deux exemples suffisent pour démontrer que la pathologie entière est sous la dépendance simultanée de causes diverses.

En vue de quel ordre de causes faudra-t-il appliquer la loi des contraires ? Nouvelle source d'incertitudes et même d'impossibilités, car s'il a été possible de trouver le *contraire* de la plénitude, du chaud, du froid, etc., il n'en sera pas ainsi de la frayeur, de la joie, du chagrin prolongé, etc., qui fréquemment sont causes de maladies. Ne peut-il pas y avoir du reste opposition de nature entre les causes prédisposantes et les causes déterminantes, et comment, en ce cas, concilier leur contraire respectif ?

Là ne s'arrêtent pas les restrictions qui doivent être apportées à la valeur pratique de la loi des contraires, en ne s'en servant même qu'en vue des causes pathogéniques. S'il est quelques maladies qui permettent à l'observateur de constater qu'elles sont survenues à la suite de l'action de telle ou telle cause, combien est plus grand le nombre de celles qui éclatent sans qu'il soit possible d'en connaître la cause ! et alors sera nul le concours du *contraria contrariis* pour aider le praticien dans l'établissement des indications. Les grandes et petites épidémies, les endémies, les maladies saisonnières, seront donc traitées sans loi thérapeutique.

Au reste, la répétition fréquente d'un même fait pathologique permet quelquefois d'assigner une cause à certaines maladies. Ainsi, l'existence à peu près certaine de la fièvre intermittente dans le voisinage des marais, a permis à la science d'admettre que les émanations paludéennes étaient la cause de cette fièvre, c'est un point de doctrine étiologique parfaitement incontesté. Eh bien ! je le demande, quel est le contraire de ces émanations, au même titre que le froid l'est du chaud, la plénitude de la vacuité ? Nul médecin ne le saura. La valeur du *contraria contrariis* est donc d'une nullité évidente en présence de certaines causes, même connues.

Si cette loi doit régir, non-seulement les causes des maladies, mais les maladies elles-mêmes, ainsi que l'a cru la tradition, l'esprit cherche en second lieu quel peut être le *contraire* d'une maladie quelconque, d'une fluxion de poitrine, d'un érysipèle, d'un rhumatisme, par exemple. Il ne le trouve pas. Dans l'ordre moral, la libéralité est le *contraire* de l'avarice, le courage de la lâcheté, l'honnêteté de la perversité, etc. ; dans l'ordre physique, le sec est le *contraire* de l'humide, le froid du chaud, le blanc du noir ; mais il ne s'agit là que de l'opposition de qualités isolées. Dans l'ordre pathologique, nous n'avons que des phénomènes très-complexes dont il est impossible de trouver le contraire ; l'état de maladie, s'il n'est résumé par hypothèse dans un seul de ses symptômes, ne peut donc avoir son contraire.

D'ailleurs, la maladie est une véritable négation ; son contraire ne peut être que dans une affirmation, et cette affirmation, c'est la santé. La fameuse loi de la tradition médicale n'exprime donc, à ce point de vue, que cette naïve vérité, que la maladie est guérie par ce qui donne la santé ; elle n'a donc pas la moindre valeur pour guider le praticien dans le choix des substances qui peuvent guérir la maladie, car elle ne peut déterminer quels sont les rapports qui doivent exister entre la négation *maladie* et les moyens capables d'y substituer l'affirmation *santé*. Mais telle n'a pas été certainement l'appréciation d'Hippocrate et de toute la tradition au sujet de la loi des contraires ; on lui a accordé une très-haute valeur pratique, et c'est là ce qui explique son règne à peu près exclusif dans tous les âges de la science médicale. Quels sont donc les motifs de cette inexplicable méprise ?

IV. Les erreurs pathologiques d'Hippocrate et de la tradition ont seules soutenu la faveur de la loi *contraria contrariis* comme loi générale de la thérapeutique, et les hypothèses ont toujours été indispensables à son application. Ces paroles d'Hippocrate prouvent ce que j'avance : « La plénitude, la vacuité, sont guéries par l'évacuation et la réplétion ; le sec, par l'humide ; le froid, par le chaud, etc. »

Que valent, je le demande, pour l'esprit le moins prévenu, ces hypothèses de plénitude, de vacuité, de sécheresse, d'humidité et de tant d'autres de même valeur, que le praticien est forcé d'imaginer avant d'accepter la loi des contraires ? Est-ce avec d'aussi futiles conceptions que l'honnêteté du praticien doit procéder à l'acte important de guérir son semblable ? J'ai déjà dit, et à diverses reprises, ce qu'ont pensé des hypothèses, comme obstacles aux progrès de l'art de guérir, tous les grands hommes dont la tradition médicale s'honore, Hippocrate à leur tête. Je ne reviendrai donc pas sur ce sujet, mais je constate et j'affirme que l'hypothèse est absolument indispensable à l'application de la loi *contraria contrariis*.

D'autre part, la doctrine pathologique traditionnelle, entièrement livrée à un faux rationalisme, a pu seule soutenir le crédit du *contraria contrariis*. En effet, ce n'est que par la conception matérialiste d'un *acte morbide* quelconque que l'esprit peut se permettre d'en trouver le contraire.

L'*état morbide* se dérobe souverainement à toute tentative de chercher son contraire. Quel esprit osera seulement imaginer le contraire de l'*acte* morbide apoplectique ou pneumonique, ou bien de l'hérédité goutteuse ou tuberculeuse ? Il faudrait qu'il pût concevoir ces divers *actes* pathologiques pour qu'il pût tenter d'en concevoir et connaître le *contraire*.

Ce n'est donc que parce qu'elle a scindé le problème pathologique, parce qu'elle n'a pas connu complétement l'homme malade, que la tradition a conservé comme loi thérapeutique générale le *contraria contrariis*. Celle-ci n'a pu être invoquée que parce que l'*acte* pathologique lui-même a été apprécié seulement par une seule ou par quelques-unes de ses manifestations : ainsi, on a saigné l'apoplectique et le pneumonique, parce qu'on n'a vu que la congestion cérébrale ou pneumonique ; on a purgé ou fait vomir d'autres malades, parce qu'on n'a vu que l'embarras des voies gastriques ou intestinales. En un mot, l'application du *contraria contrariis* a toujours été précédée de la localisation de la maladie dans l'une ou plusieurs de ses manifestations matérielles ; cette loi n'a eu donc tout le crédit dont elle a joui dans la tradition médicale que parce que celle-ci a été matérialiste.

Tout esprit qui ne se laisse pas égarer par les illusions du philosophisme ne peut donc accepter le *contraria contrariis* que comme une loi très-exceptionnelle de la thérapeutique. Je dirai plus loin quels sont les cas particuliers de son application, et comment la doctrine hahnemannienne les précise.

V. Je ne pense pas qu'on puisse contester ce que je viens d'avancer, c'est-à-dire que la loi des contraires a toujours été celle de la tradition, parce que celle-ci a toujours été matérialiste. Cette vérité serait-elle niée, le *contraria contrariis* n'en serait pas moins peu acceptable ; il suffit, pour le prouver, de rappeler les raisons qu'Hippocrate nous donne de sa valeur.

Le vieillard de Cos dit en effet : « Un des points où l'on s'égare est la question de savoir quelle peut être la cause des maladies et quelles sont l'origine et la source des maux qui affligent le corps. En effet, si l'on connaissait la cause de la maladie, on serait en état d'administrer ce qui est utile, prenant dans les contraires l'indication des remèdes. De fait, cette médication est toute naturelle ; par exemple, la faim est maladie, car on appelle maladie ce qui afflige l'homme. Quel est le remède de la faim, ce qui la calme? or, cela, c'est l'aliment ; donc, il faut guérir l'un par l'autre. Ainsi encore, la soif est apaisée par la boisson ; la plénitude est guérie par l'évacuation ; l'évacuation, par la plénitude ; la fatigue de l'exercice, par le repos ; la fatigue du repos, par l'exercice ; bref, les contraires sont les remèdes des contraires. »

J'ai cité de nouveau ces lignes du *livre des vents*, parce que l'auteur y explique une vérité importante et une double et grossière erreur qui a exercé, dans tous les âges, une funeste influence sur l'art de guérir.

Dans la première partie de cette citation, est affirmée d'une manière absolue la doctrine de la corrélation intime qui existe entre l'étiologie des maladies et leur traitement. Rappelant ici ce que j'ai dit déjà à ce sujet, je me borne à constater la sanction de ce principe par les paroles hippocratiques, ne croyant pas devoir rappeler l'abus qui en a été fait, ainsi que je l'ai démontré.

La double erreur que j'ai à mentionner a été certainement relevée déjà par le lecteur. Hippocrate assimile la faim, la soif, sensations rigoureusement physiologiques, à des maladies, et l'aliment et la boisson à des remèdes. Il est inconcevable qu'un sophisme de cette évidence ait cependant étayé la loi thérapeutique de la tradition, sans atténuer le moins du monde son crédit.

L'assimilation de la faim et de la soif à la maladie, et de l'aliment et de la boisson aux remèdes, n'est pas seulement une insulte à la logique ; en fait, elle est une très-grossière erreur, si elle est invoquée à l'appui de la loi des contraires. En effet, qui osera soutenir que l'aliment est le contraire de la faim ? personne évidemment, car il n'y a que la satiété qui soit le contraire de la faim, qu'il s'agisse des aliments ou de la boisson.

Le repos et l'exercice, considérés tour à tour comme causes de maladies et comme remèdes, autorisent la même critique ; le repos n'est point le contraire de la fatigue causée par l'exercice, ni l'exercice le contraire de la fatigue causée par le repos.

Ne m'arrêtant pas davantage sur l'appréciation de la valeur de ces exemples qui sont de l'ordre physiologique, et qu'Hippocrate place au rang des phénomènes pathologiques, j'affirme qu'ils ne peuvent être acceptés comme preuves de la loi des contraires ; car, je le répète, l'aliment et la boisson ne sont nullement les contraires de la faim et de la soif. En auraient-ils été appelés les contraires par la raison qu'ils les calment et les font cesser ? c'est là sans nul doute la pensée de l'auteur du *livre des vents* ; en ce cas, il aurait pu rédiger son aphorisme ainsi qu'il suit : *Les maladies sont guéries par les remèdes qui les guérissent*, et en ce sens, tout remède qui guérit une maladie quelconque en est le contraire.

Cette conclusion, qui me paraît très-légitime, réduit à sa valeur réelle la fameuse loi *contraria contrariis* ; elle n'est en vérité que la naïve affirmation de ce qui n'a jamais été nié par personne. Mais telle n'est pas l'humble signification que dans tous les temps lui ont donnée ses fauteurs ; la tradition ne l'a certainement portée jusqu'à nous qu'en lui donnant l'importance d'une loi propre à régler d'avance les rapports qui doivent exister entre la maladie à guérir et le médicament jouissant des propriétés aptes à procurer cette guérison. Une aussi palpable erreur n'a été possible qu'à une condition ; je l'ai déjà fait connaître : il faut nécessairement que la pathologie ait toujours été enveloppée des ténèbres du matérialisme pour que le crédit du *contraria contrariis* se soit maintenu ; il faut qu'on ait pu raisonner de l'homme comme on raisonne d'une machine. Celle-ci a-t-elle les frottements âpres et secs ? un corps gras qui lui donne des qualités contraires est appliqué, et la machine est guérie. Un bras de levier est-il devenu faible ? il faut le remplacer par son contraire, etc., etc.

Telle est la voie que l'intelligence humaine a suivie pour donner à la thérapeutique la loi des contraires ; ce n'est qu'en se niant elle-même qu'elle a pu généraliser l'intervention médicale d'une loi qui, de sa nature, ne domine et ne règle que des rapports matériels et est essentiellement impropre à dominer et régler directement des rapports de l'ordre immatériel et dynamique.

L'origine de cette loi repose, en résumé, sur un sophisme flagrant, l'assimilation de sensations et d'actes physiologiques à des actes morbides ; son intervention dans la thérapeutique n'est possible qu'à la condition expresse qu'elle soit précédée par des hypothèses pathologiques, et ces hypothèses ne peuvent être que des conceptions matérielles, ou la supposition de qualités qui appartiennent exclusivement à la matière ; en faut-il davantage pour expliquer l'état regrettable dans lequel cette loi a laissé la thérapeutique ? Son seul mérite, c'est celui d'être en parfaite corrélation avec la pathologie traditionnelle, basée sur les hypothèses et sur une observation incomplète de l'homme.

VI. Toutefois, Hippocrate ajoute que *prendre dans les contraires l'indication des remèdes est une médecine toute naturelle.*

En réfléchissant sur cette affirmation, on ne comprend pas comment la tradition a pu lui donner toute l'extension que chacun sait ; car, en ce point, le grand observateur de l'antiquité paraît n'avoir nullement entendu parler des *contraires* des maladies, mais seulement des contraires de leur cause : *si l'on connaissait*, a-t-il dit, *la cause de la maladie, on serait en état d'administrer ce qui est utile*. Est-ce clair et précis ? La privation de l'aliment et de la boisson est la cause de la faim et de la soif; le contraire, c'est-à-dire l'usage de l'aliment et de la boisson, guérit la faim et la soif ; l'exercice fatigue ; sa privation, c'est-à-dire le repos, dissipe ou guérit cette fatigue. Le *contraria contrariis* n'est donc, à ce point de vue, qu'une simple formule d'hygiène, un précepte, naturel sans doute, mais bien banal, qui aurait pu être exprimé plus clairement par ces mots : faites cesser l'action des causes des maladies lorsque cela est possible.

Il eût été indispensable de dire *lorsque cela est possible*, car quelle est la cause des épidémies, grandes et petites, du choléra, de la variole, de la fièvre intermittente, etc., dont il n'est jamais possible de faire cesser l'action, la cause elle-même restant inconnue ?

Il existe un autre ordre de maladies dues à des causes dont l'effet persiste malgré la cessation de leur action sur l'homme. Ainsi, la colère, la joie, la frayeur, la jalousie, ont eu leur rapide durée d'action ; comment opposer à leurs effets la médication du *contraria contra-*

riis, signifiant simplement qu'il faut faire cesser l'action des causes des maladies ? Réduite à ce modeste rôle, la loi *contraria contrariis* n'a plus qu'une sphère très-étroite dans le vaste champ de la pathologie humaine.

Mais, d'autre part, l'auteur *du livre des vents* a certainement attribué à cette loi toute l'importance que lui a accordée la tradition, car, outre les exemples de la faim et de la soif, de l'exercice et du repos qu'il a proposés pour en prouver l'excellence, il en a donné d'autres qui seraient évidemment capables d'élever le *contraria contrariis* au rang d'une loi, s'ils étaient tirés d'une saine observation médicale.

Ces exemples, les voici : « La plénitude est guérie par l'évacuation ; l'évacuation, par la plénitude. »

Ces affirmations séduisent par leur apparente vérité; mais si l'esprit veut seulement en définir les termes, s'il se pose cette question, plénitude de quoi ? aussitôt toutes les hypothèses imaginables surgissent d'elles-mêmes : le sang, la bile jaune, la bile noire, le phlegme et tant d'autres éléments se présentent pour rendre compte de la plénitude et de la vacuité supposées ; c'est là véritablement le sens et la portée qu'Hippocrate et la tradition ont attribués au *contraria contrariis*.

Voici, en effet, ce que je lis sur ce sujet dans un commentateur du dix-septième siècle : « La santé consistant dans une symétrie et égalité des premières et secondes qualités, s'il arrive un notable excès des unes et des autres, et que le tempérament, auparavant égal, décline au chaud, au froid, à l'humide ou au sec ; que les pores, qui étaient médiocrement ouverts, se relâchent ou se ferment trop ; que les vaisseaux soient trop pleins ou trop vides, et que de ces excès arrive une maladie, il faut, pour parvenir au rétablissement de ces désordres, qu'un excès soit combattu par un autre, à savoir le froid par le chaud, l'humide par le sec, l'évacuation par la plénitude et ainsi du reste, comme il faut supposer, avec Hippocrate, lequel nous donne pour exemple ces deux dernières. » (1)

Désireux de rendre à chacun et à chaque âge de la tradition la justice que ses travaux méritent, je ne puis ne pas citer le passage suivant du savant et moderne commentateur d'Hippocrate, M. Littré, qui dit : « L'hypénantiose, ou le principe *contraria contrariis curantur*, a été soumis par W. Becker à un examen que je reproduis en partie : « Nous croyons pouvoir soutenir, dit-il, que ce principe ne repose pas sur une expérience pure de toute hypothèse, que l'origine en est dans la manière mécanico-chimique dont on s'est représenté la vie, et qu'ainsi, il tombe avec cette représentation. » Suivent les exemples et les preuves qui en sont déduites à l'appui de ce qui vient d'être énoncé ; et enfin, Becker conclut ainsi : « Si donc le *contraria contrariis* n'est pas fondé sur l'expérience pure, s'il ne prend une apparence de vérité qu'aux yeux de ceux qui méconnaissent le vrai rapport entre la maladie et la guérison, comment se fait-il que, non-seulement ce principe ait été universellement reconnu par la médecine des anciens jusqu'à Paracelse, mais encore que, malgré la réfutation victorieuse des réformateurs du temps passé, il ait repris de nos jours une autorité si générale ? Nous croyons trouver la raison de ce fait dans la liaison nécessaire que l'hypénantiose a, comme principe thérapeutique, avec la manière mécanique et chimique dont on se repré-

(1) *Aph. du grand Hippocrate*, par le Dr Michel de Lony, édit. 1645, page 121.

sente les objets, dans la physiologie et la pathologie. » (1)

Ayant eu occasion de citer à diverses reprises des paroles de Littré, qui le placent au premier rang parmi les promoteurs du positivisme, j'ai recueilli celles qu'on vient de lire avec une sorte d'empressement mêlé de satisfaction. Le moderne commentateur d'Hippocrate, en acceptant l'opinion de Becker sur la cause du crédit du *contraria contrariis*, se sépare de l'auteur des amplifications positivistes du Dictionnaire de Nysten. En effet, les paroles de Becker, en présence de l'état précaire où le *contraria contrariis* a plongé l'art de guérir, expriment une condamnation formelle de la manière mécanico-chimique dont on *se représente les objets, dans la physiologie et la pathologie*.

Ai-je eu tort d'avancer que *l'indication*, selon la *tradition* et le *contraria contrariis*, devait toujours être précédée de la conception hypothétique de la maladie, ou de la supposition des qualités hypothétiques appartenant à la matière, et que la thérapeutique avait toujours été une question de *statique* ou de *chimie* ? Les écoles contemporaines continuent à marcher dans cette voie d'erreur et localisent les maladies dans l'altération des solides et des liquides, ne tenant nullement compte de la modification pathologique subie par la *puissance de la vie*, sans laquelle nul liquide et nul solide ne peut s'altérer dans l'économie vivante : c'est à ce prix qu'il a été fait et qu'il se fait tous les jours de la thérapeutique en vertu du *contraria contrariis*.

La tradition médicale n'est point excusable d'avoir ainsi persévéré avec obstination dans cette pratique si désastreuse dont Hippocrate, du reste, signale tous les

(1) Littré, t. IV, p. 420.

dangers : « Un de ces points où l'on s'égare, a-t-il dit, est la question de savoir quelle peut être la cause des maladies. »

Ces sages paroles auraient dû modérer l'acharnement opiniâtre avec lequel la tradition s'est obstinée à fonder sa thérapeutique sur le *contraria contrariis*, en arrivant par l'hypothèse à la connaissance des causes présumées des maladies.

En résumé, cette loi, qui a régné en souveraine pendant tous les âges de l'art de guérir, est une sorte de non-sens, ou l'expression d'une vérité banale, ou un simple précepte d'hygiène, ou enfin une loi exclusivement propre à la pathologie et à la thérapeutique matérialistes.

Elle est une sorte de non-sens, parce que de ce qu'il est possible de connaître le *contraire* de quelques causes de maladies, il ne s'ensuit nullement qu'il soit possible de trouver le *contraire* d'une maladie quelconque.

Elle exprime une vérité banale, si elle signifie seulement que le remède qui guérit une maladie en est le *contraire* et que, par ce motif, il faut traiter les maladies par les *contraires*.

Elle est un simple précepte hygiénique, si elle signifie qu'il faut faire cesser l'action des causes des maladies toutes les fois que cela est possible.

Enfin, cette loi ne peut être la loi générale de la médecine, parce qu'elle est essentiellement impuissante à dominer les rapports immatériels qui existent entre les maladies et les propriétés des médicaments propres à les guérir.

Cette dernière affirmation sera plus amplement démontrée par ce qu'il me reste à dire au sujet de la matière médicale.

Ces conclusions négatives au sujet de la valeur du *contraria contrariis* n'étonneront personne, pour peu qu'on veuille étudier l'origine de cette prétendue loi générale de la thérapeutique. Elle ne naît pas de l'observation pure, mais de la conception hypothétique d'actes morbides quelconques. Ainsi que je l'ai dit déjà à diverses reprises, il y a dans la collection hippocratique deux enseignements bien distincts : celui de l'observateur et celui du théoricien ; celui du vrai philosophe et celui du philosophiste ; celui d'une intelligence éminente et prudente, qui sait s'arrêter à temps dans l'étude des phénomènes de la vie, et celui d'une imagination trop hardie qui prétend pénétrer les mystères de la vie ; en un mot, il y a l'enseignement d'un rationalisme de bon aloi, qui accepte humblement les lumières que l'observation lui apporte, et l'enseignement d'un rationalisme faux et orgueilleux qui veut dominer l'observation. Ce dernier, voulant se rendre compte de tout, a nécessairement repoussé ce qu'il n'a pu comprendre ; il s'est mutilé lui-même et il s'est arrêté au matérialisme. Il a donc formulé sa loi, qui est : *Contraria contrariis curantur*.

II

De la loi : Similia similibus curantur

VII. Malgré le dédain immérité de la tradition médicale pour la loi *similia similibus*, nous la trouvons plus explicitement exprimée dans les écrits hippocratiques que celle qui lui a été préférée, et dont je viens d'esquisser les caractères négatifs les plus saillants.

Aussitôt après les lignes extraites du livre *des lieux dans l'homme*, que j'ai rapportées plus haut, à propos du *contraria contrariis*, Hippocrate ajoute : « La maladi est produite par les semblables, et par les semblable que l'on fait prendre le patient revient de la maladie la santé ; ainsi, ce qui produit la strangurie qui n'est pas enlève la strangurie qui est ; la toux, comme la strangu rie, est causée et enlevée par les mêmes choses,...... la fièvre est supprimée par ce qui la produit et produit par ce qui la supprime ; si à un homme qui vomit o donne de l'eau en abondance, on le débarrasse, avec le vomissements, de ce qui le fait vomir ; de la sorte, vo mir enlève le vomissement. » (1)

Hippocrate conclut ainsi de tout ce qu'il vient de di re : « Ainsi, de deux façons contraires, la santé se réta blit, et s'il en était de même dans tous les cas, la chos serait entendue, et l'on traiterait tantôt par les contrai res, suivant la nature et l'origine de la maladie, tantô par les semblables, suivant encore la nature et l'origin de la maladie. La cause de ce défaut de règles est le dé faut du corps. »

Est-il nécessaire de signaler aux réflexions des méde cins la phrase qui termine cette dernière citation : *La cause de ce défaut de règle est le défaut du corps ?* Qu ne voit dans ces paroles l'expression d'une opinion fon dée sur une observation inexacte et insuffisante ? Accu ser le corps de l'homme vivant d'être la cause du défau de règles pour traiter ses maladies, n'est-ce pas recon naître que l'on ne possède pas la connaissance de ces rè gles ? Ce sera toujours pour la tradition médicale un su jet de honte de n'avoir pas répudié cet aveu du père d la médecine, et de n'avoir pas élevé son observation à u degré de perfection qui eût pu lui permettre d'arrête

(1) Littré, t. VI, p. 335 et 337.

les règles dont Hippocrate constate l'absence, pour l'adoption de l'une ou de l'autre loi thérapeutique.

On recherche vainement en effet, dans le cours des âges de la science médicale, les efforts tentés dans le but de relever l'objet de l'art de guérir de cette singulière imputation de l'antiquité, imputation qu'un faux rationalisme a pu seul formuler et conserver. En médecine d'ailleurs, l'homme n'a jamais été connu tel qu'il est ; la connaissance en a toujours été altérée par les doctrines matérialistes qui ont dominé cette science ; voilà pourquoi le *défaut de règles* dans l'emploi des deux lois thérapeutiques a été attribuée *au défaut du corps de l'homme*.

Je reviens au texte lui-même qui manifeste la pensée d'Hippocrate sur la loi des semblables, et je constate d'abord qu'il n'exprime aucune préférence pour l'une ou pour l'autre des deux lois thérapeutiques qu'il a énoncées. Les exemples produits pour l'affirmation de l'une d'elles constituent tous les éléments du jugement à porter sur leur valeur respective. J'ai exposé déjà que le *contraria contrariis* n'avait reçu l'appui que d'exemples non acceptables ; des actes physiologiques ou des actes morbides hypothétiques, telles sont les preuves invoquées pour démontrer la vérité de cette première loi.

Il n'en est certes pas ainsi de la loi *similia similibus*. Ici le grand Hippocrate ne cherche pas même à prouver par des exemples ; il affirme que CE QUI PRODUIT LA STRANGURIE QUI N'EST PAS, ENLÈVE LA STRANGURIE QUI EST ; QUE LA TOUX, COMME LA STRANGURIE, EST CAUSÉE ET ENLEVÉE PAR LES MÊMES CHOSES ; ET ENFIN, QUE LA FIÈVRE EST SUPPRIMÉE PAR CE QUI LA PRODUIT, ET PRODUITE PAR CE QUI LA SUPPRIME.

Etait-il possible qu'Hippocrate, avec sa concision si

justement admirée, pût formuler plus explicitement la loi des *semblables* et en mieux préciser les conditions pratiques ? Ici, il n'y a pas de phénomènes physiologiques, tels que la faim, la soif, le repos et l'exercice, invoqués à son appui ; les mots à signification vague, tels que plénitude et vacuité, ne peuvent égarer le jugement : CE QUI PRODUIT LA STRANGURIE QUI N'EST PAS, ENLÈVE LA STRANGURIE QUI EST ; LA FIÈVRE EST SUPPRIMÉE PAR CE QUI LA PRODUIT. Ces affirmations sont absolues; elles ne peuvent être démontrées fausses que par l'expérience, parce qu'elles sont assurément le fruit de l'expérience. Le rationalisme est resté complétement étranger aux éléments qui ont permis à Hippocrate de léguer cette loi à la postérité ; voilà pourquoi le rationalisme est essentiellement incompétent pour l'attaquer et demeure impuissant à la combattre. La tradition a-t-elle cherché à en amoindrir la valeur par l'enseignement de l'observation ? On ne trouve nulle part les conclusions d'un semblable travail ; elle n'a ni accepté, ni combattu la loi des *semblables*. De temps en temps, à de longues distances, elle l'a rappelée pour mémoire; mais, à vrai dire, elle l'a complétement délaissée dans l'oubli. Cette loi est donc restée exempte d'attaques et de confirmation expérimentale sérieuse, jusqu'au fondateur de l'homœopathie, ainsi que je l'ai dit dans mon introduction.

VIII. En lisant simplement les paroles par lesquelles Hippocrate nous a transmis cette grande loi thérapeutique, il y a lieu de s'étonner de l'indifférence qu'elle a rencontrée dans le monde médical, auprès duquel les écrits du père de la médecine ont toujours joui cependant d'une très-haute estime. Ces propositions, CE QUI PRODUIT LA STRANGURIE QUI N'EST PAS, L'ENLÈVE LA OU ELLE EST ; LA FIÈVRE EST SUPPRIMÉE PAR CE QUI LA PRO-

DUIT, renferment un enseignement capable d'élever la médecine à un éminent degré de perfection pratique ; elles déterminent quelle voie cette science devait suivre pour découvrir des remèdes efficaces contre les divers maux qui affligent l'humanité. Dire : LA FIÈVRE EST SUPPRIMÉE PAR CE QUI LA PRODUIT, n'est-ce pas affirmer que l'expérimentation des médicaments sur l'homme en santé est une méthode certaine pour découvrir leurs propriétés curatives ? Est-il possible d'imaginer, malgré sa brièveté, une phrase plus explicite que celle-là et d'un sens plus clair, pour fixer l'attention de tous les médecins sur le fait capital de la science médicale, qui est la connaissance des vertus salutaires des substances que la Providence a répandues autour de nous ? je ne le pense pas ; et si aujourd'hui, un professeur, de haute renommée et faisant école, voulait introduire dans la science l'expérimentation des médicaments sur l'homme en santé, il ne l'indiquerait pas d'une manière plus nettement déterminée. Voulez-vous guérir, dirait-il, les diverses et nombreuses variétés de fièvre ? cherchez par l'expérimentation quelles substances ont la propriété de les produire ; et ce conseil s'étendrait à toutes les maladies et à tous les médicaments.

Et on n'aurait pas répété, tout le long des âges, que la connaissance des propriétés des médicaments n'a jamais eu d'autre origine que le HASARD ; et la thérapeutique, arrachée par l'expérimentation pure à l'humiliante condition de recevoir les dons de l'aveugle et avare hasard, se serait sans cesse enrichie de conquêtes nouvelles. Dieu seul peut connaître combien de maux eussent été épargnés à l'humanité !

Il est d'autant plus surprenant que la tradition n'ait pas compris la portée de l'enseignement scientifiquement pratique, contenu dans les paroles hippocratiques, que les phénomènes pathologiques, *strangurie, toux, vomissement et fièvre*, signalés comme curables par ce qui les produit, sont certainement trop disparates entre eux, pour ne pas penser que l'auteur les a choisis afin de faire comprendre que la loi de leur curabilité est celle d'un très-grand nombre de faits pathologiques. Cette appréciation est d'ailleurs autorisée par les lignes suivantes. Hippocrate dit, dans son livre de la *maladie sucrée* : « La plupart des maladies sont curables par les mêmes influences qui les font naître. » (1) Je le répète, l'esprit ne peut comprendre que de telles affirmations aient été laissées dans l'oubli.

IX. Diverses causes ont détourné la tradition de l'application de la loi des *semblables*, et par suite, de l'expérimentation des médicaments sur l'homme en santé. Lorsque je traiterai de cette méthode certaine de constituer la matière médicale sur des bases inébranlables, je démontrerai que cette expérimentation ne peut avoir de l'importance qu'à la triple condition expresse que la pathologie soit bissubstantialiste, que les maladies ne soient pas acceptées comme une sorte d'êtres *fixes* et *immuables*, et que la thérapeutique soit dominée par la loi *similia similibus curantur*.

Cette loi a été énoncée par Hippocrate sans aucune explication des faits thérapeutiques desquels sa connaissance résulte. La *strangurie*, la *toux*, le *vomissement*, la *fièvre*, sont les phénomènes pathologiques cités par lui. Il ne lui en a pas fallu davantage pour formuler le *contraria contrariis*; mais, dans ce dernier cas, il établit par le raisonnement les rapports de contrariété qu

(1) Littré, t. VI, p. 395.

existent entre les accidents morbides et les moyens qu'il présente comme propres à les guérir. J'ai prouvé qu'Hippocrate n'avait pas été heureux dans cette entreprise; n'importe, il a ouvert une voie commode à parcourir, et en flattant surtout la faiblesse de notre nature et notre ambition constante à nous rendre raison de toutes choses. L'enfant demande des explications sur tout ce qui le frappe, et il accepte même quelquefois celles qu'il ne peut comprendre : sous ce rapport, il est bien des hommes qui sont toujours enfants, et qui ne veulent jamais laisser un phénomène sans une explication bonne ou mauvaise.

Les médecins ont toujours payé un large tribut à cette infirmité de notre nature, ne s'apercevant pas que le plus souvent, leur prétendue *compréhension* des phénomènes expliqués par eux, n'était représentée que par un puéril assemblage de mots n'expliquant absolument rien. Ainsi, admettant un instant que l'exemple de la *faim* et de l'*aliment*, donné par Hippocrate, soit tout à fait irréprochable, je dis qu'il est tout aussi inexplicable que celui de la *strangurie* guérie par ce qui donne la *strangurie*. Celui-ci étonne la raison et la trouve à peu près sans ressources d'explication ; mais l'autre, à cause de sa répétition incessante, n'étonne nullement la raison, et celle-ci s'évertue à en donner des explications qui aboutissent en définitive à dire tout simplement que la *faim* est guérie par *l'aliment*, comme la *strangurie* l'est par le *strangurifère*. Dans le premier cas, des hypothèses à *prouver* sont acceptées comme des propositions démontrées, et elles suffisent à certains esprits, de même que des explications données à l'enfant qui ne les a pas comprises, satisfont le plus souvent sa curiosité trop ambitieuse. Dans cette opération intellectuelle, désastreuse pour le progrès des sciences, et surtout de la médecine, l'illusion vient de ce que *l'imagination* prend la place de *l'entendement* : on s'imagine que le malade a les fibres *tendues* ou *relâchées*, qu'il est dans un état de *plénitude* ou de *vacuité*, de *sécheresse* ou d'*humidité*, de *froid* ou de *chaud*; et aussitôt on croit *comprendre* son état maladif dont on trouve le contraire à la faveur d'une illusion pareille, au sujet des agents thérapeutiques. Cette double erreur est d'autant plus facile à commettre que l'imperfection du langage humain n'offre d'autres ressources aux malades, pour exprimer leurs sensations insolites, que de les comparer à des sensations analogues causées accidentellement par les agents extérieurs.

Il est une autre cause qui a éloigné la tradition médicale de l'application de la loi des semblables, et qui a beaucoup d'analogie avec celle que je viens de signaler. L'homme ne se défend pas toujours avec assez de vigilance contre une disposition qui le porte à substituer l'intervention de ses sens dans des questions que leur nature place dans le domaine de son intelligence. Celle-ci, à la vérité, a le plus souvent besoin de recevoir des sens les éléments de son appréciation ; ce besoin est incessant dans l'observation médicale, mais elle n'en reçoit jamais que des données insuffisantes pour former son jugement ; et si elle accepte, sans les élaborer, les rapports que lui font les sens, elle s'arrête sur le chemin de la vérité. La chimie a permis à l'observateur de constater chez l'anémique une diminution de la quantité normale de fer dans le sang, ou la présence du sucre ou de l'albumine dans les urines : ce sont là des faits pathologiques que les sens affirment, mais les sens sont essentiellement impuissants à connaître l'état vital qui a précédé et produit ces faits.

S'élever par ses effets à la notion de l'état vital qui préexiste à tous les phénomènes pathologiques sensibles, c'est se mettre au-dessus des sens, c'est renoncer aux explications dont l'homme est trop avide, et aux raisonnements faux, mais séduisants, qui ont la prétention de faire *comprendre* la production des maladies, leur guérison, et les propriétés des médicaments par lesquels on l'obtient.

Quel malade n'est ravi de savoir que les ravages du *sang*, de la *bile*, des *humeurs*, de l'*irritation*, etc,, etc. sont la cause de l'altération de sa santé ? il est plus ravi encore de voir couler son *sang* ou d'évacuer de la *bile*, etc ! Cette satisfaction a son origine dans la soumission absolue de l'intelligence au témoignage des sens.

Ces romans pathologico-thérapeutiques ne sont pas possibles avec la loi des semblables : « LA STRANGURIE ET LA FIÈVRE SONT GUÉRIES PAR CE QUI LES PRODUIT, » et nulle interprétation du phénomène n'en accompagne l'énoncé. Ce laconisme ne donne évidemment nulle prise à l'insatiable avidité d'explication de l'esprit humain ; il ne flatte nullement notre penchant à nous laisser aller aux théories formées exclusivement sur les phénomènes observés par les sens. Le paysan comme le grand seigneur, en Russie, font frictionner avec de la neige leurs membres congelés ; et l'un et l'autre recourent à cette action thérapeutique du froid contre l'action du froid, sans y être conduits par la moindre conception théorique : ils obéissent à la puissance d'un fait souvent répété, mais jamais compris en lui-même.

Hippocrate toutefois explique l'action curative de l'eau bue en abondance par celui qui vomit, de même Hahnemann propose, en déclarant ne pas y tenir, une explication du *similia similibus*, et en ces derniers temps, le professeur Trousseau a *inventé la médication substi-tutive*; mais ces tentatives elles-mêmes démontrent que cette loi de la nature se dérobe à notre compréhension, et qu'elle impose un silence absolu à notre imagination trop portée à nous égarer par ses fictions sur la cause et la nature du mal et sur les propriétés des médicaments.

Je pense donc être en droit d'affirmer qu'une des causes du discrédit du *similia similibus*, est dans l'absence de satisfaction qu'elle a donnée à la disposition naturelle et regrettable de l'esprit humain, toujours porté à se contenter d'explications peu rigoureuses au sujet des questions les plus graves. Ce résultat a été d'autant plus certain que le *contraria contrariis* a largement flatté ce défaut de notre nature.

X. Après tout ce que j'ai dit jusqu'ici, ai-je besoin de signaler comment les diverses doctrines pathologiques que la tradition nous a transmises, ont été un obstacle incessant à l'adoption du *similia similibus* ? Les paroles de l'expérimentateur Becker, que j'ai rapportées plus haut, paroles citées et acceptées par Littré lui-même, disent nettement que le succès du *contraria contrariis* a été dans ce fait, qu'on s'est tout représenté, en physiologie et en pathologie, *d'une manière mécanique et chimique*. Ce qui a fait la fortune de cette dernière loi, a dû nécessairement ruiner la première, et, en résumé, je puis hautement affirmer que le matérialisme a toujours été et est encore de nos jours le principal et même le seul adversaire de la loi *similia similibus curantur*.

Le matérialisme, triomphant ainsi à travers les âges, n'a pu jamais envelopper complétement de ses ténèbres les manifestations du *similia similibus*; les livres hippocratiques eux-mêmes, qui paraissent réservés à la démonstration de l'excellence du principe *contraria con-*

trariis, renferment encore bien des lignes qui auraient dû au moins commander l'examen de la valeur respective des deux lois thérapeutiques.

Cette antique affirmation, *ubi dolor, ibi fluxus*, que l'observation n'a jamais infirmée, n'aurait-elle pas été comprise par la tradition ? Elle démontre toutefois que les fluxions pathologiques, ou, en d'autres termes, que les altérations mécanico-chimiques ne sont que des effets de troubles vitaux et immatériels qui se traduisent par la douleur et qui précèdent les lésions. La célèbre École de Montpellier a cependant toujours distingué l'état morbide de l'acte morbide qui en est la conséquence ; pourquoi, hélas ! n'a-t-elle pas élevé ses vues thérapeutiques jusqu'à la hauteur de son observation pathologique ? Elle eût bientôt compris que le *contraire* d'un *état morbide* n'est pas susceptible d'être trouvé, et elle en eût sans doute recherché le *semblable*. Cette autre maxime d'Hippocrate *quò natura ducit, cò ducendum est*, n'aurait-elle pas dû protéger aussi contre l'oubli le *similia similibus*, dont elle est véritablement la confirmation ?

La puissante et sagace observation des hippocratiques a constaté elle-même l'existence de deux principes opposés de thérapeutique et a posé les termes de leur débat ; je lis au livre *des lieux dans l'homme* : « Il n'est pas possible d'apprendre vite la médecine ; la raison, c'est qu'aucune doctrine ne peut y devenir fixe comme dans le reste... La médecine ne fait pas toujours la même chose à cet instant et l'instant d'après, et elle agit d'une façon opposée à elle-même chez le même individu, et ces actions sont elles-mêmes opposées l'une à l'autre... en sorte que les resserrants exercent la même action que les évacuants, et les évacuants que les resserrants. » (1) Ces paroles servent d'introduction à l'énonciation des deux lois *contraria* et *similia*, et elles n'autorisent certainement pas la préférence que la tradition a accordée à la première.

Je lis encore dans le même traité : « Les échauffements seront traités par les boissons et les potages, de manière à résoudre la fièvre par un médicament rafraîchissant, le cammoron, ou tout autre semblable ; si les rafraîchissants ne réussissent pas, usez, aussitôt après, des échauffants. » (2) Ce singulier précepte est communément mis en pratique de nos jours, et même par des praticiens réputés.

Dans le livre deuxième du *régime*, Hippocrate dit aussi : « La menthe échauffe, est diurétique et arrête les vomissements » ; et quelques lignes plus loin : « La menthe est rafraîchissante. » (3)

L'ensemble de la thérapeutique des livres hippocratiques est, je le reconnais, exclusivement dominé par le *contraria contrariis* ; cependant, il est possible d'y rencontrer des faits qui, à divers degrés, sont la confirmation de la loi opposée. Dans le traité des *articulations*, il est dit : « Il importe de garantir du froid toutes les brûlures pour les traiter convenablement. » (4)

L'hellébore blanc, qui est souvent conseillé par Hippocrate comme vomitif, est cependant administré par lui contre le choléra lui-même. « A Athènes, dit-il, un homme fut pris de choléra ; il rendait par le haut et par le bas, il souffrait ; ni le vomissement ni les selles ne pouvaient être arrêtés ; la voix s'était éteinte ; les yeux

(1) Littré, t. VI, p. 331 et 333.
(2) Id. p. 321.
(3) Id. p. 561.
(4) Id. t. IV, p. 113.

étaient ternes et caves ; il y avait des spasmes, provenant du ventre ; semblablement de l'intestin provenait le hoquet ; les évacuations alvines étaient beaucoup plus abondantes que les vomissements. Ce malade but de l'hellébore par-dessus l'eau de lentille... les selles et les vomissements s'arrêtèrent. » (1)

Hippocrate, qui savait que la mandragore peut produire le *délire*, la prescrit *aux gens tristes, malades et qui veulent s'étrangler* (2). Nos modernes, sans se douter qu'ils faisaient de l'homœopathie, ont utilisé cette notion, car, disent MM. Littré et Robin, « dans ces derniers temps, on s'est servi avec un certain succès de la mandragore contre l'aliénation mentale. » (3)

XI. Il est bien surprenant toutefois qu'Hippocrate ayant dit : « Ce qui produit la strangurie qui n'est pas, enlève la strangurie qui est », et qui a si soigneusement noté les effets stranguriques de la cantharide, dont il usait souvent, ne nous ait point laissé d'observation clinique comme type des faits sur lesquels est basée son affirmation aphoristique. La même réflexion peut être faite au sujet de Galien et de Dioscoride, parmi les anciens, qui tous deux usaient souvent de la cantharide, même à l'intérieur, comme Hippocrate, dont ils n'ignoraient aucune parole. Je reconnais donc que l'antiquité médicale n'a que très-faiblement recommandé, par des guérisons obtenues par elle, la grande loi *similia similibus*, énoncée toutefois en termes plus précis et aussi itératifs que l'a été la loi des contraires.

Il paraît même que la connaissance de la loi *similia similibus* avait franchi les limites du sanctuaire de la

(1) Littré, t. v, p. 211.
(2) Id. t. vi, p. 329.
(3) *Dict.* art. *Mandragore.*

science médicale. Pline, le naturaliste, cite un fait d'observation qui n'a pas été soumis, que je sache, à de nouvelles expérimentations et qui confirme le *similia similibus*. Aujourd'hui, où on inocule tant de virus, je suis surpris que l'assertion de Pline n'ait pas été le sujet de nombreux essais ; elle a pour objet cependant une maladie redoutée à bien juste titre. Pline dit : « *Est limus salivæ sub linguâ rabiosi canis qui, datus in potu, fieri hydrophobos non patitur* ; il y a sous la langue d'un chien enragé un limon formé par sa salive, qui, pris en boisson, préserve de la rage. » (1)

La singulière nomenclature des moyens indiqués par Pline pour préserver de la rage ou pour la guérir, peut avoir couvert son assertion de discrédit ; mais la comparant à tant d'autres qui ont été émises en des matières analogues et qui ont été confirmées par de nouvelles expériences, je ne puis que regretter la lacune que je signale. Le vaccin inoculé à l'homme, l'inoculation des brebis, si salutaire dans les épidémies de la clavelée, sont bien propres à encourager les expérimentateurs au sujet de l'affirmation de Pline, qui, si elle était confirmée par des faits bien observés, outre qu'elle démontrerait la loi des semblables, constituerait un puissant moyen de préservation contre une maladie bien redoutable.

N'est-ce point aussi sous l'impression de la vérité du *similia similibus* que le même auteur nous a transmis les réflexions suivantes, au sujet des propriétés de l'aconit ? Pline dit en effet : « Les observations des anciens ont converti ce poison même en un spécifique salutaire à l'espèce humaine. Telle est sa nature, qu'il tue l'homme, à moins qu'il ne trouve dans l'homme quelque être

(1) *Hist. nat. de Pline*, édit. de 1777, liv. XXIX, p. 96.

étranger à détruire ; alors c'est cet étranger qu'il attaque exclusivement comme un rival avec lequel il aimerait à se mesurer. Tout se termine enfin à ce combat de venin à venin, lorsqu'il rencontre un autre poison dans le corps de l'homme ; et c'est une chose admirable sans doute que deux principes, également pernicieux ou mortels par eux-mêmes, se détruisent ainsi l'un l'autre dans l'homme pour opérer son salut : *Mirumque, exitialia per se ambo cùm sint, duo venena commoriuntur ut homo supersit.* »

A propos de l'aconit, qui, d'après Pline, aurait été expérimenté par les anciens, je ne puis taire ma surprise de n'avoir trouvé qu'une seule mention de ce puissant remède dans les œuvres hippocratiques. C'est dans le passage que j'ai cité plus haut du traité des *lieux dans l'homme* : l'aconit y est désigné sous le nom de *cammaron* ; et Dioscoride l'appelle *cammoron pardalianches* ; il n'y a donc pas lieu de douter qu'il ne s'agisse véritablement de l'aconit dans les lignes d'Hippocrate, qui, chose remarquable, le prescrit pour *résoudre la fièvre.*

Quoique l'antiquité ne nous ait laissé aucune observation explicitement confirmative de la loi des semblables, il n'est pas douteux que cette loi ne soit l'expression d'un enseignement clinique important. L'esprit de l'homme n'invente pas une aussi étrange proposition que celle-ci : « Ce qui produit la strangurie qui n'est pas, enlève la strangurie qui est » ; il la formule au contraire lorsque, dompté par des faits nombreux, il fait taire sa propre révolte et il leur donne son assentiment. Les paroles citées plus haut, qui précèdent l'énoncé des deux lois hippocratiques, démontrent surabondamment que leur auteur a été dominé par la puissance des faits qu'il a recueillis, à ce point, qu'il laisse dans la plus complète incertitude le choix à faire entre ces deux lois opposées, et, s'il paraît préférer le *contraria contrariis*, c'est seulement parce qu'il lui donne le premier rang; car il reconnaît qu'il ne peut y avoir de doctrine fixe en médecine, parce que deux lois opposées la dominent.

Le *similia similibus*, j'en conviens, paraît devoir rencontrer dans notre esprit une sorte d'opposition naturelle : il nous répugne, en effet, d'admettre qu'un mal soit guéri par ce qui peut le produire ; c'est cette impression qui a contribué aussi à éloigner de l'application de cette loi. Mais qui n'a éprouvé une semblable impression, en entendant dire : *Les électricités de même nature se repoussent ?* et cependant l'expérience a soumis notre esprit, et nous admettons cette vérité de physique, malgré la répulsion qu'elle a rencontrée en nous. Qui n'a été étrangement surpris de cet axiome de mathématique : *Moins multiplié par moins donne plus ?* et c'est là néanmoins un axiome incontesté. Un dernier exemple d'un autre genre est dans cette proposition des grammairiens : *Deux négations valent une affirmation*. Ne nous répugne-t-il pas en effet d'admettre qu'on affirme une chose en paraissant la nier deux fois ?

Ces trois lois d'un ordre différent sont très-analogues à la loi *similia similibus*, au point de vue de l'accueil que leur fait notre intelligence. L'expérience des faits dont elles résultent a pu seule les faire admettre. Pourquoi la tradition médicale n'a-t-elle pas renouvelé ces faits au sujet de la loi thérapeutique par excellence?

De loin en loin, des observateurs signalent avec étonnement des faits que le hasard leur a permis de recueillir et qui leur rappellent la loi *similia similibus*. Je remplirais des volumes de citations semblables à la suivante, que je prends au hasard parmi toutes celles qu'il est possible de recueillir dans les annales de la science. « J'observe à ce sujet, dit Barthez, que j'ai vu plus d'une fois l'abus des anti-scorbutiques, même médiocrement actifs, produire des symptômes de scorbut, chez des sujets qui auparavant ne paraissaient point y être disposés. » (1)

Hahnemann cite quelques auteurs qui, d'une manière plus ou moins expresse, confirment la loi des semblables; il termine ainsi la brève énumération qu'il en a faite : « De tous les médecins, celui dont la conviction « se trouve exprimée de la manière la plus formelle, « est le Danois Stahl, qui parle en ces termes : « La règle admise en médecine de traiter les maladies par des remèdes contraires ou opposés aux effets qu'ils produisent, est complétement fausse et absurde. Je suis persuadé, au contraire, que les maladies cèdent aux agents qui déterminent une affection semblable, les brûlures, par l'ardeur d'un foyer dont on rapproche la partie; les congélations, par l'application de la neige et de l'eau froide; les inflammations et les contusions, par les spiritueux. C'est ainsi que j'ai réussi à faire disparaître la disposition aux aigreurs par de très-petites doses d'acide sulfurique, dans des cas où l'on avait inutilement administré une multitude de poudres absorbantes. » (2)

Les plus remarquables preuves de la vérité de la loi *similia similibus* sont fournies par la vaccine et par la belladone, comme préservatifs, la première de la variole, la seconde de la scarlatine lisse. Malgré de très-vives oppositions, ces deux découvertes ont acquis droit de

(1) Ouvr. cité, t. I, p. 242.
(2) *Org.* page 104.

cité dans la science officielle, et elles n'ont pas provoqué la moindre expérience sur la valeur de la loi dont elles sont une si éclatante confirmation.

Cette négligence serait plus concevable, si le *similia similibus* n'avait pas été précédé de cette importante affirmation : « Ce qui produit la strangurie qui n'est pas, enlève la strangurie qui est. » Ces paroles sont, en effet, ainsi que je l'ai dit déjà, un précepte formel, et elles contiennent, non-seulement l'énonciation de la loi, mais elles désignent les moyens et le mode expérimental qui la confirment. Il n'était donc nullement difficile de vaincre, par une rigoureuse expérimentation, la répugnance de notre esprit à l'accepter comme une véritable loi de la nature.

III

Appréciation de la valeur respective des deux lois de la thérapeutique (*)

XII. Serait-il vraiment impossible, comme l'a dit Hippocrate, qu'une doctrine fixe ne pût exister en médecine, au sujet de ses lois thérapeutiques ? La tradition l'a cru sur la parole du vieillard de Cos. Mais Hahnemann a fait appel de ce jugement, et ses travaux ont

(*) Le lecteur, ayant lu toutes les citations que je viens de faire des *Œuvres d'Hippocrate*, traduites par LITTRÉ, au sujet des deux lois de la thérapeutique, ne sera pas peu surpris d'apprendre que ce même LITTRÉ a écrit, en collaboration avec le Dr Robin, dans le *Dictionnaire de médecine*, au mot Homœopathie : « L'axiome des partisans de cette méthode est : *Similia similibus curantur*, contrairement à l'axiome d'Hippocrate : *Contraria contrariis curantur.* » Ce CONTRAIREMENT est un acte de *bonne foi* que je ne saurais trop signaler pour faire ap-

heureusement démontré que la tradition et son glorieux chef se sont trompés.

Au lieu d'admettre que *la cause du défaut de règles*, à l'occasion de l'intervention de l'une ou de l'autre loi thérapeutique, *est le défaut du corps*, Hahnemann a mieux étudié l'homme que ne l'ont fait l'antiquité et la tradition, et il a légué à la postérité une doctrine fixe pour l'emploi des deux lois thérapeutiques. C'est là son vrai titre de gloire.

Ayant établi la physiologie et la pathologie sur le principe de la bissubstantialité unipersonnelle de l'homme, le fondateur de l'homœopathie n'a pu ne point reconnaître ce grand principe comme la base de la thérapeutique; ou plutôt, ainsi que je l'ai dit dès le début de cet écrit, ayant d'abord rigoureusement étudié le fait pathologique et thérapeutique, et s'étant démontré que toute guérison était la preuve du bissubstantialisme unipersonnel de l'homme, il a constitué la science médicale entière d'une manière inattaquable, puisqu'il l'a fondée sur la notion parfaite de son sujet, qui est l'homme.

La voie expérimentale suivie par Hahnemann n'a pu laisser pénétrer l'erreur dans son œuvre. En effet, il a constaté que les substances médicinales produisaient sur l'homme en santé des troubles dans *toutes* ses fonctions, et qu'elles étaient aptes à guérir ces mêmes troubles

précier l'*impartialité* de l'accueil qui a été fait à l'homœopathie.

Littré, qui admet avec Becker que le succès, ou mieux la vogue dont le *contraria contrariis curantur* a joui, ne tient qu'aux vues matérialistes des médecins, pouvait-il ne pas accréditer cette loi du nom d'Hippocrate ? D'autre part, pouvait-il ne pas laisser penser que le *similia similibus curantur*, loi opposée au matérialisme, était d'une origine toute récente, et peut-être formulée pour la première fois par Hahnemann lui-même ?

sur l'homme malade ; il s'est convaincu, en un mot, que les paroles d'Hippocrate ne nous avaient pas été léguées en vain, et qu'il était vrai que *ce qui produit la strangurie, la fièvre, la toux là où elles ne sont pas, les guérit là où elles sont*, et qu'il en était de même de toutes les perturbations pathologiques et de tous les médicaments, dans les limites toutefois de ses vastes travaux.

Après avoir ainsi étudié, par ses diverses manifestations, l'admirable et mystérieuse unité de l'homme, Hahnemann a compris que des deux substances essentiellement distinctes qui le composent, l'*esprit* et la *matière*, c'est tantôt l'une et tantôt l'autre qui domine, dans l'état de maladie. De l'observation de ce fait incontestable, il a conclu que deux lois distinctes entre elles, comme l'*esprit* l'est de la *matière*, devaient régir la thérapeutique ; il les a trouvées dans la tradition, ainsi que je l'ai dit déjà.

Mais ce n'est que transitoirement que la matière asservit la puissance qui en est la forme : le *tout vivant*, appelé homme, conserve à peu près toujours la prééminence naturelle qui a été donnée à son *âme* sur la *matière* composant son *corps*, et c'est seulement par exception que, parmi les troubles pathologiques innombrables dont il est le sujet, les désordres de la *matière* sont un obstacle invincible à l'action de l'*âme*.

Ai-je besoin d'affirmer de nouveau l'excellence de cette doctrine et de démontrer qu'elle résulte de la parfaite connaissance de la nature de l'homme ? Le lecteur n'a pas oublié quels ont été les travaux et les recherches du matérialisme pour en arriver à nier l'âme humaine, et à prouver que toutes ses facultés sont dues à l'exercice de prétendues propriétés de la matière. Les vagues affirmations, dénuées de preuves, que le positivisme formule en faisant connaître la signification des mots, *propriétés vitales, matière organisée, principes immédiats, éléments, molécule,* etc., ces affirmations, dis-je, dissimulent mal son impuissance absolue à découvrir le début de la vie dans la matière par la matière. Je constate et je signale ce résultat négatif comme une nouvelle preuve, dont tous les esprits droits apprécieront la valeur, de l'existence de l'âme humaine comme principe de la vie de l'homme.

Ce n'est point là, je le répète, une notion médicale purement spéculative, elle a les rapports les plus intimes avec l'art de guérir ; car, si la vie est due à l'activité propre de la matière, l'art de guérir est véritablement sous la dépendance exclusive de la loi *contraria contrariis,* et son but unique sera de modifier la quantité et la qualité de la matière. C'est là, du reste, la voie dans laquelle la tradition a fidèlement contenu la pratique médicale de tous les âges. Les résultats obtenus par elle disent hautement quelle est la portée du matérialisme comme doctrine médicale, et il faut savoir gré à celui-ci de s'être dévoilé aussi franchement qu'il l'a fait dans ces derniers temps.

Qui ne lira avec reconnaissance les lignes que MM. Littré et Robin ont écrites au sujet de la nutrition ? « Toutes les autres propriétés, disent-ils, supposent la *nutrition,* tandis qu'elle ne suppose aucune propriété vitale... Elle ne dépend que des propriétés d'ordre inorganique des éléments. » (1) Chacun peut apprécier ce que valent ces assertions qui choquent le sens commun, mais qui ont le mérite de faire descendre la physiologie

(1) Ouvr. cité, mot : NUTRITION.

au niveau de la thérapeutique traditionnelle, basée sur la loi *contraria contrariis*.

Les jugements portés contre elle, même par ses défenseurs, et l'absurdité des principes physiologiques auxquels elle conduit, démontrent surabondamment combien Hahnemann a eu raison d'affirmer que, dans l'état de maladie de l'homme, son âme conserve à peu près toujours la prééminence sur son *corps*, et que ce n'est que transitoirement que les désordres de la matière composant celui-ci, sont un obstacle à l'activité prédominante de l'âme.

Cette seconde observation, tout aussi inattaquable que la première, a conduit Hahnemann à admettre comme loi normale de la thérapeutique la loi *similia similibus*, et comme loi exceptionnelle, la loi *contraria contrariis*. Il est avec la tradition médicale, en reconnaissant ces deux lois, mais il s'en sépare, en donnant la prééminence à la première.

Est-il nécessaire, après tout ce que j'ai dit et démontré jusqu'ici, de signaler cette divergence comme une preuve de l'excellence de l'œuvre du fondateur de l'homœopathie ? N'ai-je pas surabondamment prouvé que la pathologie traditionnelle a toujours été matérialiste, que la loi *contraria contrariis* ne peut régler que des rapports matériels entre la maladie et le médicament ? Nos adversaires eux-mêmes, Becker et Littré, cités plus haut, reconnaissent que le succès de cette loi vient de ce « qu'on s'est tout représenté, en physiologie et en pathologie, d'une manière mécanico-chimique. » Est-il besoin de rappeler l'impuissance absolue de la tradition à *fixer* la pathologie, et de redire quel a été l'état précaire de sa thérapeutique ? Faut-il invoquer les témoignages les plus illustres des temps passés et ceux de notre époque contre la science médicale qui a toujours été appelée, par les meilleurs esprits, une *science conjecturale ?*

Hahnemann a donc opéré une réforme radicale dans la science médicale tout entière : ce qui était l'exception est devenu la règle, et la règle est devenue l'exception. Le règne exclusif du matérialisme, en médecine, n'a eu que des conséquences déplorables ; celui du spiritualisme pur conduirait à une sorte de pratique contemplative sans action ; mais le bissubstantialisme hahnemannien, conforme à la nature de l'homme, satisfait la raison humaine et suffit à élever la thérapeutique au plus haut degré possible de certitude et d'efficacité.

XIII. La démonstration, qui a été faite par les partisans même du *contraria contrariis*, des nécessités matérielles qu'impose son emploi, me dispense assurément de revenir sur ce sujet ; cependant, il importe que je prouve par des exemples quelle est la véritable sphère thérapeutique de cette loi ; je fixerai en même temps les limites de la sphère de la loi des semblables.

Une écharde de bois est entrée dans les chairs ; la tête d'un os est sortie de la cavité articulaire qui la contenait ; la continuité d'un os long ou tout autre a éprouvé une solution ; dans tous ces cas et d'autres semblables, le praticien doit, en vertu de la loi des contraires, extraire le corps étranger, replacer dans la cavité articulaire la tête de l'os qui en était sortie, et rapprocher les fragments de l'os fracturé, en lui redonnant la ligne physiologique que la fracture lui avait fait perdre. Dans le premier cas, l'homme de l'art s'adresse à la cause elle-même, et dans les deux autres, à l'effet immédiat de la cause traumatique.

Il devra se conduire de la même manière, s'il s'agit

d'un poison qu'il fera rejeter par un émétique, ou d'un *infarctus* fécal qu'il fera cesser au moyen de la curette ; là, il attaquera la cause elle-même, et ici, l'effet des causes antérieures, soit que son instrument soit immédiatement tenu et guidé par sa main, soit que l'instrument médicamenteux dont il se sert soit abandonné dans l'économie. Il est inutile, je pense, de multiplier ces exemples : tout médecin, dès qu'il est un peu versé dans les études cliniques, soit que dans le cours des maladies complexes, il survienne des phénomènes matériels qui peuvent être un obstacle à l'activité efficace de la vitalité, aidée même par l'action d'un médicament dynamique, soit que ces phénomènes se produisent au début ou pendant l'évolution d'une maladie, tout médecin, dis-je, sait qu'il est avantageux de les combattre matériellement.

Voilà, en vérité, la portée incontestable de la loi des contraires commandant toujours une action matérielle contre des actions matérielles opposées, et agissant tantôt sur la cause elle-même, et tantôt sur ses effets plus ou moins immédiats. Cette thérapeutique, parfaitement conforme à la raison, donne les meilleurs résultats.

Mais l'homme de l'art n'ignore pas que cette action matérielle, accomplie en vertu de la loi des contraires, ne suffit presque jamais au rétablissement immédiat de la santé du malade. Des phénomènes d'un autre ordre se sont produits ; des sympathies vitales ont été éveillées, et elles persistent le plus souvent avec plus ou moins de gravité, malgré la cessation de la cause ou de ses premiers effets qui ont été enlevés. Cette vérité d'observation est confirmée tous les jours, et elle démontre que la sphère de la loi des contraires ne s'étend pas au delà de la matière qui compose le corps de l'homme.

La tradition n'en a pas moins voulu diriger ses mêmes moyens de guérison des maladies dites chirurgicales, contre les maladies dites médicales; le succès de sa logique, obéissant à la loi des contraires dans le premier cas, lui a fait espérer un résultat pareil dans le second : elle a voulu, en un mot, traiter les désordres de la *puissance de la vie* par la même méthode qui lui avait été utile et efficace pour traiter les désordres de *l'instrument de la vie.* Si quelque esprit pouvait penser que la *force* et son *instrument* sont de même nature, l'expérience médicale est là pour le convaincre de son erreur : l'état si précaire de l'art de guérir s'élève contre cette confusion qui blesse la raison humaine.

Il faut reconnaître cependant que les maladies chirurgicales, celles qui réclament l'application de la loi des contraires, ne le sont que passagèrement : de même les maladies médicales, celles qui sont constituées par les désordres de la vie et réclament l'application de la loi thérapeutique opposée à la première, présentent quelquefois des conditions qui les rangent transitoirement parmi les maladies de l'ordre matériel. Ce n'est pas un des moindres titres de gloire d'Hahnemann d'avoir le premier signalé ce point important de pratique médicale.

XIV. Quoique j'aie cité deux fois les paroles d'Hahnemann à ce sujet, je ne puis m'empêcher de les citer encore; elles ont été trop oubliées par les amis et les ennemis de l'homœopathie, j'allais dire par Hahnemann lui-même, pour que je puisse être blâmé de les rappeler souvent.

Ayant proclamé la loi *similia similibus* comme la loi normale de la thérapeutique, Hahnemann dit : « Ce « n'est que dans des cas extrêmement pressants où le

« danger que la vie court et l'imminence de la mort ne « laisseraient point le temps d'agir à un médicament « homœopathique, et n'admettraient ni des heures, ni « parfois même des minutes de délai, dans des maladies « survenues tout à coup chez des hommes auparavant « bien portants, comme les asphyxies, la fulguration, « la suffocation, la congélation, la submersion, etc., « qu'il est permis et convenable de commencer au moins « par ranimer l'irritabilité et la sensibilité à l'aide de « palliatifs, tels que de légères commotions électriques, « des lavements de café fort, des odeurs excitantes, « l'action progressive de la chaleur, etc. Dès que la « vie physique est ranimée, le jeu des organes qui l'en- « tretiennent reprend son cours régulier, parce qu'il « n'y avait pas ici maladie, mais seulement suspension « ou oppression de la force, qui d'ailleurs se trouvait « par elle-même dans l'état de santé. Ici se rangent « encore divers antidotes dans les empoisonnements « subits ; les alcalis contre les acides minéraux ; le foie « de soufre contre les poisons métalliques ; le café, le « camphre et l'ipécacuana contre les empoisonnements « par l'opium, etc. » (1)

Si les partisans de l'homœopathie avaient pris la peine de méditer ces lignes, ils se seraient épargné les singulières dissensions que chacun de nous connaît, au sujet de tel ou tel moyen de la thérapeutique traditionnelle ; ils n'auraient pas privé quelquefois leurs malades de secours efficaces qui leur ont été refusés, parce que leur emploi aurait pu être considéré comme un signe de désertion du camp-hahnemannien.

Si, de leur côté, les adversaires de l'homœopathie

(1) *Org.* page 6.

avaient daigné lire ce paragraphe important de l'*Organon* d'Hahnemann, ils n'auraient pas fait à la doctrine de ce livre trop peu connu, la scandaleuse opposition continuée encore de nos jours, et qui ne tend à rien moins qu'à discréditer la noble profession de médecin. Ils auraient su qu'il n'est pas vrai que les phénomènes pathologiques les plus matériels sont toujours combattus par nous avec des globules infinitésimaux, ainsi qu'ils l'affirment contre nous avec une opiniâtreté égale à leur ignorance. On aurait compris toute l'ineptie de cette question, qui m'a été faite quelquefois, si je saignerais un malade frappé d'apoplexie foudroyante, ou si je lui appliquerais les révulsifs cutanés usités dans ces cas extrêmes.

Que les partisans et les adversaires de l'homœopathie ne cessent donc de s'appliquer à l'envi à bien comprendre le passage que je viens de remettre sous leurs yeux; qu'ils se rappellent surtout que, dans le cours de toute maladie, aiguë ou chronique, externe ou interne, curable ou incurable, il peut survenir, et il survient quelquefois en effet, des phénomènes qui prouvent qu'il y a *oppression de la force vitale;* que le *jeu des organes qui entretiennent la vie physique ne peut reprendre son cours régulier,* à cause de certains obstacles matériels, et que l'ensemble de cette maladie est sous la dépendance de ce phénomène pour un temps plus ou moins long. Que les bissubstantialistes ne limitent pas en deçà de la vérité la justesse de cette observation et que les matérialistes ne l'étendent pas à toute la pathologie; l'exagération dans un sens comme dans l'autre ménage au praticien de bien regrettables mécomptes. Il n'y a que des connaissances profondes en anatomie, en physiologie et en pathologie qui puissent les lui épargner.

Je reconnais volontiers que les paroles d'Hahnemann que je viens de rappeler, auraient pu être plus explicites : le sujet grave auquel elles touchent réclamait une affirmation expresse et formelle ; mais ne suffit-il pas qu'elles énoncent le principe que leur auteur avait en vue ? Ce principe n'est-il pas clairement exprimé ? Les exemples qui sont donnés à sa sanction peuvent, il est vrai, paraître insuffisants et tant soit peu restrictifs ; mais faut-il exiger du promoteur véritable de la loi des semblables une très-grande rigueur à prouver une exception qu'il devait se borner à indiquer ? Ne savait-il pas qu'il s'adressait à des médecins, et, en disant : « *Lorsqu'il y a oppression de la force vitale,* il faut appliquer la loi *contraria contrariis,* » n'avait-il pas le droit de croire qu'il devrait être compris ?

Si Hippocrate et ses continuateurs ont cru pouvoir dire, au sujet du choix de l'une des deux lois de la thérapeutique, « qu'aucune doctrine ne peut être fixe et que le défaut de règles est dans le défaut du corps, » c'est qu'ils n'ont pas eu égard aux deux substances, de nature essentiellement différente, qui composent l'homme ; c'est qu'ils ont borné leur sphère thérapeutique directe aux désordres corporels.

Je ne me dissimule pas toutefois qu'il est concevable que l'action physico-chimique, exercée sur les *organes* de l'homme malade, puisse modifier indirectement la *puissance* qui les anime ; c'est même ainsi que toutes les guérisons sont produites dans l'application de la loi *contraria contrariis.* Il est même certain que l'impression de tout médicament, même dynamique, est d'abord reçue par le corps qui est l'instrument nécessaire pour mettre l'âme en rapport avec le monde extérieur, et celui-ci en rapport avec l'âme humaine ; et il est permis de rappeler à ce sujet la maxime des philosophes : *Nihil est in intellectu, quod non priùs fuerit in sensu*, maxime contestée s'il s'agit de toutes nos idées, mais rigoureusement incontestable s'il s'agit de l'action des médicaments, en tant qu'ils impressionnent les facultés vitales de l'âme humaine.

Dans l'application de la loi *contraria contrariis*, l'action matérielle du médicament doit être énergique et localisée sur un organe ou un appareil organique ; dans l'application de la loi *similia similibus*, au contraire, cette action est bornée à son impression perçue par la sensibilité. L'effet vésicant de la cantharide, par exemple, intéresse les téguments sur lesquels elle est appliquée; mais sa propriété strangurifère est perçue uniquement par la sensibilité générale. L'action stupéfiante de la belladone ou de l'atropine ne se manifeste que si la substance est appliquée sur les tissus à stupéfier ; mais l'iris est modifiée par elle, quelle que soit la voie qui l'introduise dans l'économie vivante. Il en est ainsi de tous les médicaments au sujet de leurs propriétés électives, dont il sera question plus tard.

Dans l'application du *contraria contrariis*, les guérisons sont plus longues, moins certaines et plus douloureuses à obtenir ; elles sont suivies de convalescences constituant presque toujours un simple changement de maladie.

Ainsi, dans la fluxion de poitrine, des saignées répétées enlèvent à l'activité vitale les matériaux dont elle se servirait pour altérer le tissu des poumons, mais elles plongent le malade dans une sorte d'état anémique qui réclame ensuite une médication opposée à la première. C'est par des succès aussi chèrement obtenus que la médecine traditionnelle a conservé quelque crédit.

Mais souvent le sang continue d'affluer, malgré les saignées, sur un organe affecté. Les évacuants de la bile, du phlegme, des glaires, etc., ne sont-ils pas le plus souvent impuissants à arrêter les désordres que la prétendue présence de ces liquides cause chez les malades ?

Il est bien plus rationnel d'agir sur la *force* qui nous anime, lorsqu'elle domine la matière, et sur celle-ci lorsque celle-là est opprimée par elle ; et je ne saurais trop signaler le service rendu par Hahnemann à la science médicale, en précisant ainsi les circonstances qui réclament l'application de l'une ou de l'autre loi thérapeutique.

XV. Mais, me dira-t-on probablement, c'est en vérité à la faveur d'une conception hypothétique et matérialiste que la loi *contraria contrariis* reçoit ses plus fréquentes et ses plus utiles applications, et c'est ainsi seulement que la médecine peut être pratiquée d'une manière *rationnelle*. Il est impossible au contraire de concevoir comment, par la loi *similia similibus*, le praticien peut prétendre à porter l'action des médicaments sur la *force* qui nous anime, en santé comme en maladie; en un mot, le médecin peut se rendre compte de ses actes, en agissant sur la *matière* qui constitue notre corps, en vertu de la loi *contraria contrariis*, et il ne le pourra jamais en prétendant modifier la *vitalité*, en vertu de la loi *similia similibus*.

Ces objections, les seules qui puissent être dirigées contre l'application de la loi des semblables, sont plus spécieuses que fondées.

J'ai déjà eu occasion de dire qu'avant de réformer l'art de guérir, la doctrine d'Hahnemann réformait la science médicale elle-même, en la soumettant à une logique plus rigoureuse dans l'appréciation et la coordination des faits qui la constituent. Je réitère cette affirmation, et je réponds aux objections qui me sont adressées.

Je reconnais en premier lieu que l'expérience a véritablement prouvé que la lancette et la sangsue vident les vaisseaux sanguins des malades ; que les évacuants, les purgatifs, les diurétiques, les narcotiques, etc., produisent le plus ordinairement l'effet qu'on en attend ; celui-ci fait vomir, l'autre purge, celui-là augmente les sécrétions urinaires, etc. etc. ; mais telle n'est pas la question. La science sait-elle d'une manière précise quelles sont les *indications* de l'administration de ces divers moyens ? J'ai démontré par les plus graves autorités qu'elle n'en sait rien.

D'autre part, l'expérience a appris que l'on a saigné, purgé, fait vomir, etc., les malades toutes les fois que les praticiens ont cru utile de le faire, mais elle est loin d'avoir confirmé leur pratique ; elle a donné à ce sujet un enseignement peu favorable aux moyens que la raison avait fastueusement préconisés. Quelques malades ont guéri parce qu'ils ont été saignés, purgés, etc, et un plus grand nombre ont guéri parce qu'ils n'ont été ni purgés ni saignés. S'il n'en était ainsi, la thérapeutique des écoles officielles n'en serait plus à ses hésitations, à ses incertitudes et à ses décourageantes innovations de médication mille fois éprouvées déjà et condamnées par l'expérience.

La loi *contraria contrariis* a donc pu satisfaire les exigences du rationalisme, qui se contente d'une seule condition, celle de se rendre raison de tout, même au prix de dire que le *défaut de règles*, dans l'application des deux lois thérapeutiques, est dans le DÉFAUT *du corps de l'homme* ; mais le *contraria contrariis* n'a certainement pas satisfait les exigences de la thérapeutique des innombrables maladies dont l'humanité est tributaire. Parmi elles, le plus petit nombre dépend des désordres de la *matière*, et c'est seulement à leur guérison que la loi des contraires a pu conduire sûrement.

Le rationalisme s'élève contre la loi *similia similibus*, parce que, dit-il, la raison ne conçoit pas comment elle pourra atteindre la *force* de la vie au désordre de laquelle sont dues les plus nombreuses maladies.

En cette question, il importe peu que la raison conçoive ou ne conçoive pas comment il est possible d'arriver au résultat désiré, la guérison des maladies : il lui suffit de connaître la voie et les moyens qui peuvent la lui faire obtenir, non par accident et par hasard, mais d'une manière constante.

En affirmant que CE QUI DONNE LA FIÈVRE, LA TOUX, LA STRANGURIE, LA OU ELLES NE SONT PAS, LES GUÉRIT LA OU ELLES SONT, Hippocrate n'a nullement cherché à expliquer et comprendre ce fait expérimental ; il l'a énoncé purement et simplement. Si ce fait est répété pour le plus grand nombre des phénomènes pathologiques par les diverses substances médicinales dont l'homme est entouré, (et Hahnemann a démontré qu'il en était ainsi), la comparaison qu'il reste à faire entre les faits régis par le *contraria contrariis* et ceux qui le sont par le *similia similibus*, résout la question. Or, il a été reconnu hautement que la première loi est celle des faits matériels de l'économie vivante ; la seconde, qui est essentiellement distincte de la première, comme *l'esprit* l'est de la *matière*, car celle-ci est divisible et l'esprit ne l'est pas, ne peut être que la loi des actes vitaux. Il est dans la nature de la raison de l'homme de pouvoir connaître les faits *matériels*; mais la compréhension des actes *vitaux* dépasse sa portée, car, s'il n'en était ainsi, l'homme se comprendrait lui-même, c'est-à-dire, il serait plus grand que lui-même, ce qui est évidemment absurde ; il ne peut être à la fois lui-même et un autre être au-dessus de lui-même.

J'aurai, au reste, plus d'une fois l'occasion de revenir sur cette question, au sujet des médicaments dynamisés ; mais je ne puis dès à présent ne pas exprimer le regret qu'Hahnemann n'ait pas imité Hippocrate, et ne se soit pas borné à énoncer purement et simplement la loi des semblables. Notre MAÎTRE a cru devoir se l'expliquer par une hypothèse, et il a ainsi failli à son propre précepte de rejeter toute hypothèse. Il a commis cette faute grave, avec des circonstances très-atténuantes, il est vrai, mais dont on ne lui a nullement tenu compte.

« Peu nous importe, dit-il, la théorie scientifique de « la manière dont ce fait a lieu, (la loi des semblables). « J'attache peu de prix aux explications que l'on pour- « rait essayer d'en donner. Cependant celle qui suit me « semble être la plus vraisemblable. » (1) Suit sa théorie de la *production*, par le médicament, d'une maladie *artificielle*, plus forte que la maladie *naturelle*, de la *substitution* de l'une à l'autre, et enfin, du *triomphe* de la force vitale sur la maladie artificielle.

Il ne serait point facile d'apprécier les obstacles de toutes sortes que cette théorie a opposés à la propagation de la doctrine d'Hahnemann : elle lui a fait perdre d'abord les bénéfices de son origine, et elle l'a livrée aux caprices du rationalisme, tandis que l'observation et l'expérience ont seules le droit de la juger. D'autre part, les malades ne sont-ils pas en droit de redouter une médication qui doit d'abord *aggraver* leur maladie,

(1) *Org.* parag. 28.

et les médecins n'oublient-ils pas souvent l'évolution naturelle des maladies, égarés qu'ils sont par la prétendue *aggravation* homœopathique ? Ce phénomène, lorsqu'il survient après l'administration d'un médicament, n'est-il pas au contraire l'indice que celui-ci n'a pas encore arrêté le mouvement pathologique ? Pour mon compte, je crois qu'il en est ainsi, et depuis longtemps je ne redoute plus aucunement l'*aggravation* dite homœopathique : la réflexion, l'observation et l'expérience ont complétement dissipé la terreur qu'elle m'inspirait, sur la parole du maître.

Hahnemann, en effet, malgré *le peu de prix qu'il attachait* à l'explication qu'on pourrait donner de la loi des semblables, accepte pleinement sa théorie à ce sujet, et toutes les faiblesses de l'*Organon* n'ont pas d'autre source. Il parle sans cesse de la maladie à produire par le médicament et de l'aggravation qui suit l'administration de celui-ci ; c'est même là une des raisons qu'il donne de la nécessité de n'user des médicaments qu'à très-faible dose. On n'a donc pas été très-injuste envers lui, en oubliant les réserves qu'il avait faites avant d'exposer sa théorie entièrement hypothétique, et qui ne prétend à rien moins qu'à *expliquer le mode d'agir* des remèdes sur le composé vivant.

Je démontrerai plus loin combien cette prétention est peu fondée, et combien elle a nui à la diffusion de l'homœopathie et aux progrès de sa pratique.

La conclusion de tout ce qui précède est celle-ci : il est vrai que l'homme ne conçoit pas comment il peut arriver à modifier d'une manière quelconque, par des agents d'une autre nature, le *principe*, la *puissance* qui le fait *vivre*. Toutefois, cette *force de vie* est comme toutes les *forces* : si elle ne peut être comprise en elle-même, elle peut l'être par ses effets. Or, l'homme en état de santé manifeste sa FORCE de vie par une série de phénomènes bien connus ; si une substance médicinale lui est administrée et si son état de santé en est altéré, il est manifeste que la substance médicinale a modifié sa *force* de vie. Ce fait, soit qu'il ait été produit par des médicaments dynamisés ou par des médicaments donnés à l'état brut et massif, ce fait, dis-je, n'est pas compréhensible en lui-même, malgré les prétentions contraires du rationalisme; mais il peut être constaté par ses effets, et cela suffit. Le hasard, peut-être, a ensuite permis d'observer que la modification produite par cette substance, constituant un état anormal et maladif, a été guérie, chez un malade, par cette même substance qui l'avait produite sur l'homme bien portant. La science a recueilli ce fait, qui, répété d'une manière constante, a porté l'antiquité à l'exprimer par la formule *similia similibus curantur*, formule qui est donc devenue un axiome thérapeutique expérimental.

En l'acceptant, la raison n'abdique aucun de ses droits, elle se relève au contraire en s'inclinant sous l'enseignement de l'observation et de l'expérience. La pratique de l'art de guérir devient on ne peut plus *rationnelle*, si elle est conforme à la loi *similia similibus* toutes les fois que le *principe* de la vie domine la matière qu'il anime, et, en reconnaissant, par exception, la valeur du *contraria contrariis*, lorsque la *matière* opprime le *principe* de la vie.

Il ne suffit pas, en effet, de décerner le titre de *médecine rationnelle* à telle ou telle doctrine thérapeutique pour qu'elle le soit : il faut que cette doctrine satisfasse rigoureusement les exigences légitimes de la raison. Tout ce que j'ai dit jusqu'à présent et de la pathologie et de la thérapeutique, telles que la loi *contraria contrariis* les commande, démontre que la pratique de l'art de guérir n'a été souvent que *raisonneuse* et rarement *rationnelle,* cette dernière qualification conservant sa signification naturelle.

XVI. Outre les deux lois véritables de la thérapeutique, il en existe en quelque sorte une troisième : celle qui consiste à opposer aux désordres pathologiques une action qui n'ait avec eux aucun rapport de *similitude* ou de *contrariété*. Ce n'est point, à proprement parler, une loi, mais une dérogation plus ou moins directe aux précédentes, qui a autorisé la pratique médicale à entrer dans la voie dont je vais dire quelques mots.

Duobus laboribus, simul obortis, vehementior obscurat alterum, a dit Hippocrate. Cette grande vérité d'observation clinique a porté les médecins à chercher à imiter la nature. La *dérivation* et la *révulsion* sont les deux méthodes thérapeutiques nées de cette imitation.

Lorsque l'état morbide s'est constitué, lorsque des désordres matériels sont appréciables ou présumés tels, dans un point de l'économie vivante, créer, près ou loin de ce prétendu siége de la maladie, un travail pathologique artificiel, a paru être un procédé thérapeutique *très-rationnel.*

Ces deux modes de médication, qu'une subtilité souvent insaisissable permet à peine de distinguer, dérivent évidemment des deux lois de la thérapeutique. Combattre un mal par un autre mal, c'est en effet reconnaître le *similia similibus*, et *dériver* ou *révulser* une fluxion d'une nature quelconque, c'est agir évidemment en vertu du *contraria contrariis*.

Ne serait-il pas raisonnable de n'user cependant de telles pratiques qu'avec une excessive réserve ? Je reconnais qu'il est des circonstances, très-rares sans doute, dans lesquelles la médication révulsive, transitoirement acceptée, est préférable à toute autre. Lorsqu'un organe important est gravement menacé, ou lorsque le médecin, par son ignorance ou par l'état imparfait de la science, ne connaît pas le moyen direct et dynamique de secourir cet organe, il est rationnel de *dériver* ou de *révulser* la fluxion inquiétante dont il est le siége. Cette conduite, tenue par les praticiens habiles et autorisée par la *raison* en pareils cas, a procuré du reste à l'art de guérir une large part du crédit dont jouit la médecine officielle.

Mais la dérivation et la révulsion ne sont pas toujours assez puissantes pour triompher de la maladie ; elles ne l'attaquent, à proprement parler, que dans sa manifestation matérielle ; de là naissent de nombreux insuccès. D'autre part, elles ne sont opérées que par des déperditions ou des perturbations : les déperditions, le danger immédiat passé, font souvent regretter le sang qui a été versé par la lancette et les sangsues, ou permettent de constater l'épuisement que de longues suppurations ont provoqué. Les médicaments par lesquels ont été opérés les perturbations ont répondu à l'attente du médecin par leur action physico-chimique, mais leurs propriétés dynamiques ont fait naître dans l'économie vivante des troubles de plus d'un genre. En vérité, les médications révulsives et dérivatrices ont l'incontestable mérite de satisfaire d'abord la raison des malades et de procurer presque toujours un succès immédiat ; mais combien de fois ce succès n'est-il que passager ! et lorsqu'il est définitif, il est accompagné de convalescences longues et difficiles.

Ce n'est pas ici le lieu de parler des propriétés dynamiques des médicaments qui laissent chez les malades, après leur action physico-chimique, d'indéfinissables souffrances ; qu'il me suffise de répéter que le sang évacué, les suppurations sollicitées en vue de révulser ou de dériver les maladies, sont souvent la cause de nouvelles maladies plus longues et plus graves que celles qu'il s'agissait de combattre.

Il est donc très-rationnel de ne recourir à ces médications que dans des cas extrêmement rares, lorsqu'il y a *oppression de la force vitale*, selon l'expression d'Hahnemann.

XVII. J'ai exposé combien la tradition avait mutilé son observation pour arriver à conclure à la *fixité* des maladies; j'ai dit qu'elle avait dû négliger les manifestations pathologiques immatérielles et réserver son attention à peu près exclusivement aux désordres des organes, afin de faire entrer les maladies dans tel ou tel cadre nosologique ; j'ai signalé l'embarras constant que les diverses constitutions médicales ont apporté à ce stérile et regrettable travail. Cette perte de temps et de travaux n'a été qu'un long sacrifice imposé à la médecine par la loi *contraria contrariis*, dont j'ai dit avec raison que son seul mérite, comme loi générale de la thérapeutique, est d'être en parfaite corrélation avec la pathologie traditionnelle.

Si le *similia similibus* eût été préféré au *contraria contrariis*, quel motif eût porté la tradition à considérer les maladies comme des sortes d'êtres *essentiels* et *incommutables* ? Aucun assurément, car, elle eût aussitôt compris la nature accidentelle de toutes les maladies, par leurs manifestations diverses et immatérielles dont la loi thérapeutique adoptée par elle lui aurait imposé le devoir de tenir un compte très-rigoureux. La maladie, n'étant pas une sorte d'être *immuable* et *fixe*, n'eût pas été donnée à la science médicale comme son véritable OBJET, et cette science, ne considérant plus la maladie comme *distincte du tout vivant*, se fût constituée depuis longtemps sur des principes invariables. Au lieu de généraliser toujours, ainsi qu'elle l'a fait, pour satisfaire les conditions de tel ou tel cadre nosologique, elle eût au contraire individualisé sans cesse, et elle serait restée dans toute la vérité de son observation clinique; elle eût refusé aux noms pathologiques l'importance qu'ils ont usurpée, et ceux-ci seraient restés de simples artifices de langage pour désigner des accidents dont l'étude reste à faire dans tous ses détails. Enfin, si la tradition eût inscrit sur sa bannière la loi *similia similibus*, la médecine proprement dite ne se fût pas amoindrie peu à peu sous les envahissements incessants de la chirurgie, et celle-ci, s'arrêtant aux limites de son véritable domaine, n'eût jamais compromis sa valeur par des hardiesses dont le seul mérite est de faire briller l'habileté de l'opérateur.

C'est par l'intelligence de la portée pratique des deux lois de la thérapeutique que disparaîtra, dans le corps médical, dans la science comme dans la pratique, cette division doctrinale de spiritualistes et de matérialistes exclusifs. Les uns et les autres comprendront, par l'appréciation sagement réfléchie des faits que domine chacune de ces deux lois, que la science de l'homme est comparable à une sphère dont une partie est le domaine de l'âme humaine, et l'autre partie, le domaine de la matière qui compose son corps. Cette sphère de la science de l'homme est-elle divisible en deux hémisphères parfaitement égaux ? C'est en ce point seulement que les opinions pourront varier; mais l'étude de la physiologie, de la pathologie et de la thérapeutique, faite sans prévention systématique, ne peut manquer d'assigner un plus vaste domaine aux faits qui s'accomplissent sous la dépendance de l'âme humaine, et l'art de guérir sera ainsi plus souvent dirigé par le *similia similibus* que par le *contraria contrariis*. L'observation plus complète prouvera aux médecins que le *défaut de règles*, pour l'emploi de ces deux lois, n'est point dans le *défaut du corps* de l'homme, et l'accord désirable qui se fera parmi eux pour le bien de l'humanité, sera dû aux travaux immortels d'Hahnemann.

XVIII. Il est incontestable assurément que la loi des semblables est la loi qui régit les faits dynamiques de la vie, et que la loi des contraires en régit les faits de l'ordre matériel et physico-chimique. Cependant, il faut reconnaître que l'une et l'autre, par une exception, ou plutôt par une extension qui efface l'opposition paraissant exister entre elles, empiètent quelquefois et réciproquement sur l'ordre de faits qui leur sont respectivement interdits en apparence. Ainsi, l'excitant diffusible qui par l'olfaction dissipe une lipothymie, exerce une action dynamique en vertu de la loi des contraires, et les frictions avec de la neige sur une partie congelée, agissent physiquement. Ces faits, rares d'ailleurs, sont moins propres à infirmer ce que j'ai dit sur la portée des deux lois de la thérapeutique, qu'à démontrer que, dans la création, tout s'enchaîne harmonieusement, et que d'un phénomène d'un ordre inférieur au premier phénomène de l'ordre supérieur, la transition est insensible. Ces faits prouvent encore l'indissoluble unité bissubstantielle du composé vivant.

Ces applications, véritablement exceptionnelles, des deux lois de la thérapeutique, réclament une appréciation très-réfléchie et très-rigoureuse, sous peine d'égarer l'art de guérir de la manière la plus funeste, en laissant notre intelligence leur accorder un caractère de normalité générale qu'elles n'ont pas. C'est malheureusement ce qui est arrivé en faveur du *contraria contrariis*, dans la tradition médicale, et ce que MM. Trousseau et Pidoux ont tenté d'accréditer, en faveur du *similia similibus*, par leur *médication substitutive*.

Laissant à ces auteurs le triomphe de leur plagiat trop apparent, je rappelle qu'ils ont dit que *la loi des semblables ne se soutient par aucun côté*, et je constate aussitôt l'influence fâcheuse qu'a eue leur témérité de vouloir transporter dans l'ordre des faits physico-chimiques le domaine de la loi des semblables. Cette grossière méprise les a frappés d'impuissance, eux et leurs imitateurs, pour comprendre la haute valeur de la loi des semblables, dont ils ont pris une application exceptionnelle pour une application normale. Et n'est-ce pas par suite de cette première et fondamentale erreur que ces acerbes écrivains ont critiqué Hahnemann et son œuvre d'une manière si humiliante, pour eux seulement, car leurs expressions et leurs formules extra-scientifiques contre notre maître et sa doctrine, retombent sur leurs propres auteurs ?

Pour atténuer la portée de leur méfait scientifique et excuser l'âpreté de leur langage, pourraient-ils être admis à exciper de la dérogation formelle que fait Hahnemann à l'esprit de sa doctrine, en prétendant que « le « remède, choisi d'après la similitude des symptômes, « engendre une affection artificielle semblable à la maladie naturelle, mais un peu plus forte, affection qui « se substituera à la maladie naturelle qui est toujours

« plus faible ? » (1) je ne le pense pas. Cette regrettable théorie, tout hypothétique, du maître, à laquelle d'ailleurs il déclare *attacher peu de prix*, et d'autres passages qui paraissent altérer l'unité de sa réforme, n'autorisent personne, et moins encore des Professeurs de Faculté, à accumuler contre lui des épithètes qui ne doivent jamais tomber d'une plume qui se respecte. Auraient-ils agi de la sorte et avili ainsi l'*Organon* et son auteur, afin de détourner tous les regards du véritable berceau de leur trop chère *médication substitutive* ? Réponde qui voudra à cette question; pour mon compte, je me borne à la poser.

(1) *Org.* parag. 29.

CHAPITRE X

DE LA MATIÈRE MÉDICALE

I

Objet et utilité de la matière médicale

I. L'homme, dans l'état de santé, a besoin d'aliments, c'est-à-dire, de substances propres à réparer les pertes qu'il fait par son incessante activité organique. Dans l'état de maladie, il lui faut des médicaments, ou des substances capables de modifier sa nature bissubstantielle. Par la fonction de l'assimilation, l'économie vivante s'approprie et élève, comme éléments de sa propre nature, les aliments dont elle se nourrit, sans qu'il soit porté la moindre atteinte à son mode normal d'être. Elle ne peut au contraire recevoir l'action d'un médicament et conserver en même temps son intégrité naturelle.

L'école matérialiste affecte de désigner par le mot *matière* l'aliment et le médicament. Elle définit le premier : *Toutes les matières, quelle qu'en soit la nature, qui servent habituellement ou sont susceptibles de servir à la nutrition.* (1) Les mêmes auteurs disent du médicament : *La notion de médicament s'applique, à proprement parler, à toute matière qui, n'ayant pas la facul-*

(1) *Dict. de méd.*, mot : ALIMENT.

té de nourrir comme aliment réparateur, a celle de modifier en plus ou en moins, ou d'une manière spéciale, les actions organiques. (1) Au reste, le mot *substance* est lui-même détourné de son vrai sens, par le positivisme de MM. Littré et Robin, qui le définissent ainsi : *Matière dont un corps est formé, et en vertu de laquelle il a des propriétés particulières.* (2)

Dans toutes les sciences, en médecine surtout, il importe d'éviter la confusion dans les termes, si on ne veut se livrer à des discussions essentiellement stériles, et même préjudiciables à la vérité que l'on défend. Le langage matérialiste, qui malheureusement est seul admis dans nos écoles, ne peut évidemment être celui de l'homœopathie qui repose sur une doctrine éminemment opposée au matérialisme : c'est pour cela qu'au début de ce chapitre, j'ai cru devoir, pour éviter tout malentendu, arrêter l'attention du lecteur sur la signification véritable des mots *substance, aliment* et *médicament.*

Le mot *substance*, fait de SUB, *sous*, et de STARE, *être*, est ainsi défini par la vraie philosophie : *Être qui subsiste par lui-même, à la différence de l'accident, qui ne subsiste qu'autant qu'il est adhérent à un sujet. Cet être, ce dessous, ce soutien des modes, des qualités, des phénomènes, est révélé par la raison.* (3)

Cette définition du mot *substance* fera aisément comprendre pourquoi le matérialisme a voulu lui en substituer une autre, puisque sa raison n'admet que ce qui lui est démontré par les sens. Son impuissance à saisir

(1) *Dict. de méd.*, mot : MÉDICAMENT.

(2) Id. mot : SUBSTANCE.

(3) *Dict.* de Bescherelle, mot : SUBSTANCE. — J'aurais pu invoquer d'autres autorités plus compétentes dans cette grave question, mais celle de Bescherelle m'a paru bien suffisante.

par les sens l'*être* de quoi que ce soit, devait-elle cependant le conduire à la négation de ce *dessous*, ce *soutien* des modes et des qualités des corps ? évidemment non ; car, si les corps ne sont que de la *matière*, visible et tangible, ils ne doivent différer les uns des autres que par la quantité des molécules qui les composent, à moins que le matérialisme ne fournisse la preuve que la matière n'est pas *une*, mais *diverse*, et numériquement aussi *diverse* qu'il y a de corps dans la nature.

La chimie, que les doctrines matérialistes invoquent à tort et à raison, prouve que les éléments matériels des corps, affectant nos sens, se réduisent à un très-petit nombre, et que les corps les plus divers sont constitués par des éléments à peu près identiques. Ainsi, parmi les végétaux, il en est qui sont des aliments pour l'homme, et qui ressemblent chimiquement à d'autres qui sont pour lui de très-énergiques poisons. Il est donc bien certain que les corps si nombreux de la nature ne sont pas seulement de la matière visible et tangible, et qu'ils se distinguent les uns des autres par un élément insaisissable et intangible, qui est leur *être*. Les sens sont impuissants à en constater l'existence, cela est vrai; mais la raison ne peut se refuser à la proclamer, sans se renier elle-même.

Les corps isomères qui ont une composition élémentaire identique, et dont pourtant *les propriétés physiques et chimiques diffèrent essentiellement*, (1) prouvent surabondament qu'ils ne se comportent ainsi qu'à cause de leur *substance* respective et spéciale à chacun d'eux. Cette explication est certes bien raisonnable, et du moins supérieure à celle qu'en donnent les positivistes. Je la

(1) Littré et Robin, (Isomère).

reproduis : *Ce phénomène tient à un arrangement moléculaire différent*. Démontrez-le donc, et surtout n'oubliez pas de donner la raison de cette *différence d'arrangement moléculaire*. Si le doute pouvait arrêter quelque esprit dans la décision qu'il doit prendre au sujet de cette grave question, je l'engage à admirer avec quelle précision la chimie est parvenue à séparer les uns des autres les éléments matériels visibles et tangibles des corps organisés, et à constater en même temps son impuissance à reconstituer ceux qu'elle a divisés par son analyse. Cette science nous dit très-bien quels sont les éléments visibles et tangibles qui forment le grain de froment, quelle est leur proportion respective ; mais elle est essentiellement impuissante à refaire ce grain de froment, même avec sa propre *matière* que les sens apprécient, parce que la *substance* en est inconnue et insaisissable.

L'alchimie des siècles passés s'est épuisée en vains efforts pour fabriquer le métal précieux que le nouveau monde nous donne depuis en grande abondance : nous sommes aussi tributaires de l'autre hémisphère pour d'autres substances plus précieuses que l'or. L'*opium*, le *quinquina*, l'*ipécacuanha*, nous viennent d'au delà des mers, et cependant les éléments qui constituent les modes de ces végétaux, abondent au milieu de nous. La *quinine*, en effet, d'après MM. Pelletier et Dumas, est formée de 75 de carbone, de 8,45 d'azote, de 6,66 d'hydrogène et de 10,45 d'oxygène. La *morphine*, d'après Orfila, est formée de 72,02 de carbone, de 5,53 d'azote, de 7,61 d'hydrogène et de 14,84 d'oxygène. L'*émétine*, d'après MM. Pelletier et Dumas, est formée de 64,57 de carbone, de 4,00 d'azote, de 7,77 d'hydrogène et de 22,95 d'oxygène.

Je me borne à cette analyse des alcaloïdes que la chimie retire des trois substances médicinales que je viens de nommer : le *quinquina*, l'*opium* et l'*ipecacuanha*. Si, dans ces alcaloïdes, il n'y a pas autre chose que du carbone, de l'azote, de l'hydrogène et de l'oxygène, variant dans leur quantité respective, pourquoi ne fait-on pas, au moins une fois, de la *quinine* avec la *morphine* ou *l'émétine*, ou bien, pourquoi n'en fait-on pas tout simplement avec le carbone, l'azote, l'hydrogène et l'oxygène, dont certes nous ne manquons pas dans notre hémisphère ? Cette production pourrait ne pas être lucrative au point de vue commercial, mais, au point de vue philosophique, elle serait certainement d'un très-grand prix. C'est seulement sous la protection de cette sorte de création que le matérialisme peut affirmer avec assurance que le *quinquina*, l'*opium* et l'*ipécacuanha* ne sont que de la matière appréciable par les sens et variant dans la quantité de ses éléments constitutifs. Si le positivisme veut qu'il soit accordé quelque crédit à sa définition, rapportée plus haut, du mot *substance*, il est tenu de produire telle substance médicamenteuse qu'il voudra, mais formée de toutes pièces par lui-même et qui soit semblable à celle que nous donne la nature.

Le monde scientifique attend, (et il l'attendra longtemps encore), cette démonstration, par la synthèse chimique, de la non-existence de la substance, ce mot conservant le sens que lui a donné toujours la saine philosophie. Les combinaisons, actions et réactions, que la chimie opère dans le règne inorganique, ne sont obtenues par elle qu'en vertu de la notion des lois de l'*affinité* qui régit ces corps ; or, qu'est-ce que cette force appelée *affinité*, dont on n'a pu découvrir jusqu'ici la nature essentielle, si ce n'est l'action régulière que certaines substances minérales exercent sur d'autres substances du même ordre ? L'observation du savant a pu saisir un certain nombre de ces actions réciproques de substances minérales ; il reconstitue des corps qu'il a préalablement décomposés, mais il n'exerce cette puissance de synthèse que dans les limites qui lui sont assignées par les lois de l'*affinité*, c'est-à-dire, par la nature de certaines substances minérales.

La plus remarquable opération de la chimie, en ce genre, est sans contredit la fabrication artificielle du bleu d'outremer par M. Chevalier. On a constaté que le *lapis-lazuli* devait sa belle couleur bleue à du sulfure d'aluminium, en d'autres termes, on a compris les conditions matérielles de l'accident qui donnait au *lapis-lazuli* cette belle couleur bleue, et on a fabriqué un bleu d'outremer qui *rivalise* avec celui du *lapis-lazuli*. Ce résultat est admirable sans doute ; mais la science est restée impuissante à faire de toutes pièces la *lazulite* elle-même, que sa rareté rend si précieuse. La chimie a seulement compris, par l'observation, quelles étaient les circonstances dans lesquelles la substance du soufre et celle de l'aluminium avaient de l'affinité l'une pour l'autre, et le bleu d'outremer factice a été trouvé. Elle a fait ainsi un corps nouveau, qui serait appelé un alliage, s'il s'agissait de l'union de deux métaux; mais en réalité, elle n'a rien reconstitué proprement parler.

II. Cette haute question, éminemment philosophique, de la substance des corps, pourra paraître déplacée dans ce livre ; cependant elle a des rapports immédiats avec la thérapeutique, et par conséquent avec la matière médicale.

L'observation attentive de l'action des médicaments sur l'homme prouve qu'ils exercent sur son économie vivante deux ordres de phénomènes bien différents : les uns sont de l'ordre physico-chimique, les autres sont de l'ordre vital. Ainsi, l'application sur la peau de la poudre des mouches cantharides produit une vésication qui est évidemment un effet physico-chimique ; mais ce médicament éveille dans les fonctions génito-urinaires une modification spéciale qui en est un effet vital. Une friction avec l'onguent mercuriel, sur une région quelconque des téguments, n'y produit aucun effet apparent ; mais, par l'absorption, il va exciter d'une manière spéciale les glandes salivaires, et c'est là certainement une action élective et vitale du mercure. Les turions d'asperges qui viennent d'être mangés, et dont l'assimilation n'a pu encore introduire les éléments matériels dans le torrent de la circulation, vont aussitôt communiquer aux urines une sorte d'odeur de corne brûlée que ce seul aliment produit ; c'est là sans nul doute encore le résultat d'une action élective et vitale de ce végétal si recherché par les gourmets.

Ces deux ordres de phénomènes, évidemment bien distincts, sont dus assurément à des principes d'action, bien distincts aussi, qui sont dans les médicaments. N'en est-il pas de même, au reste, pour les aliments ? ce serait nier l'évidence que de prétendre le contraire, car la faim et la soif sont apaisées, bien avant que l'assimilation ait pu porter aux organes les éléments matériels et réparateurs dont la faim et la soif exprimaient le besoin.

Quelle peut être la cause de cette double action des corps sur notre nature? La saine et vraie philosophie nous répond que les êtres sont composés d'un élément se dérobant à la puissance des sens, qui spécialise chaque corps et lui donne sa propre nature, et d'autres éléments qui expriment à nos sens ses modes et ses qualités physiques. Ces éléments, variables dans leur quantité respective, sont communs à tous les corps.

C'est à l'élément, insaisissable par les sens, à *l'être* des corps, à ce *soutien*, à ce *dessous* de leurs modes, qu'est dû très-probablement, pour les minéraux, ce que les chimistes appellent la force d'*affinité*, et les physiciens, la force de *cohésion*; c'est à ce même élément que sont dus ce que toutes les langues ont appelé la *vertu* des médicaments et le *venin* des poisons. C'est là ce que le grand Haller a exprimé en disant : *Latet immensa virium diversitas in iis ipsis plantis, quarum facies externas dudum novimus ; animas quasi et quodcumque cœlestius habent nondùm perspeximus.* (1)

Dans les ouvrages littéraires ou scientifiques que découvrent nos sens ? nulle différence : que l'ouvrage soit sérieux ou gai, qu'il soit bon ou mauvais, bien ou mal fait, le papier et les caractères typographiques en formeront toujours et exclusivement les éléments appréciés par les sens, et les principes et les doctrines en seront l'élément substantiel. Cette comparaison me paraît, mieux que toute autre, faire comprendre la distinction qu'il importe de faire au sujet de la nature des médicaments.

Je lis dans Barthez, au sujet des poisons : « Les poisons sont des substances qui, étant appliquées même en petite quantité au corps vivant, y produisent des effets mortels ou extrêmement graves, sans opérer directement une destruction ou corruption physique des organes. » (2) Il existe donc des substances qui ont la puissance de détruire la vie, avant d'avoir altéré le corps de l'hom-

(1) Cité par Hahnemann, note du parag. 118.
(2) *De la Science de l'homme*, t. II, p. 193.

me, et ce fait est incontestable, car il est de notoriété médicale commune. Il en est de même d'un grand nombre de médicaments qui, donnés à des doses salutaires et convenables, produisent leur action vitale, sans exercer la moindre action physico-chimique appréciable sur le corps vivant.

N'était-ce pas indispensable, au début de ce chapitre, de fixer l'attention de chacun sur l'important sujet dont je viens de dire quelques mots ? La confusion qui règne sur ce point dans tous les traités de matière médicale, ne me permettait pas de taire les précieux enseignements de la doctrine d'Hahnemann qui embrasse toutes les branches de la science médicale et leur apporte une radicale réforme.

Le choix que le fondateur de l'homœopathie impose de faire, selon l'occurrence des accidents pathologiques à combattre, entre la loi *similia similibus* et la loi *contraria contrariis*, impose en même temps le même choix à faire entre l'action vitale et l'action physico-chimique du médicament. Dans une véritable science, toutes les parties concordent entre elles, et c'est là le spectacle satisfaisant que nous offre l'homœopathie.

Il serait en effet absurde de vouloir appliquer la loi *contraria contrariis* et se servir dans la thérapeutique de l'action vitale des médicaments ; de même, ce serait se préparer de déplorables mécomptes que de vouloir instituer une médication par le *similia similibus*, en n'utilisant que l'action physico-chimique des médicaments. (1)

C'est la regrettable confusion de toutes ces choses si

(1) Cette médication ne serait que la *médication substitutive* de MM. Trousseau et Pidoux.

importantes, qui explique la répulsion du corps médical pour l'homœopathie, ou du moins, la répulsion de quelques-uns de ses membres qui ont voulu l'expérimenter de bonne foi. J'en connais, pour mon compte, plusieurs : il est un confrère, d'un savoir et d'une honorabilité incontestables, dont la surprise fut très-grande en apprenant que l'ipécacuanha dynamisé ne faisait pas vomir. Il venait de me demander sérieusement combien il fallait en donner de globules pour faire vomir un adulte ! et c'était avec bonne foi que ces paroles m'étaient adressées. Quelle ignorance ! et combien d'adhérents cette ignorance nous a fait perdre ! Si l'esprit doctrinal hahnemannien ne domine en même temps la physiologie, la pathologie, la thérapeutique et la matière médicale, nulle expérience privée ou publique ne pourra être favorable à la cause que je défends.

En parlant de la cause que je défends, j'entends parler de la cause de l'humanité, qui attend de la science le soulagement ou la guérison des maux qui l'accablent. Les plus nobles efforts, les plus savantes recherches ne cessent, je le sais, de poursuivre ce but ; mais en appréciant les fruits que nous ont donnés les travaux du passé et ceux de notre siècle, n'est-il pas surprenant de constater que l'art de guérir en est encore, hélas ! au balbutiement de son enfance ? Un aussi déplorable résultat démontre évidemment combien est fausse la voie dans laquelle la science n'a cessé de marcher. Je l'ai prouvé ; la fausse notion de la nature de l'homme a produit la doctrine erronée de l'immutabilité des maladies ; celles-ci, afin qu'il en fût établi une classification stable et invariable, n'ont été étudiées que dans leurs phénomènes les plus matériels ; la thérapeutique n'a trouvé les éléments de ses indications que d'après la conception mécanico-chimique des maladies, et la matière médicale a dû dès lors ne rechercher dans les médicaments que leur action physico-chimique.

III. Ce résumé et cet exposé critiques de la marche et de la situation de la science médicale traditionnelle, sont vrais en tous points, à part quelques faits exceptionnels qui sont acceptés comme tels, et qui font disparate dans l'ensemble de la science.

Il est surprenant toutefois qu'il en soit ainsi, et il n'est pas inopportun de signaler l'enseignement que contiennent ces faits exceptionnels et disparates que présente la tradition médicale. Ils sont de deux ordres : la célèbre École de Montpellier revendique les premiers, et l'École empirique ceux du dernier ordre. L'un des plus illustres représentants du vitalisme, Barthez, dont j'ai cité déjà quelques lignes au sujet de l'action des poisons sur l'économie vivante, a écrit ces paroles : « Les remèdes altérants, lorsqu'ils sont appliqués à des quantités proportionnelles des humeurs, ont sans doute des effets physiques nécessaires. Mais lorsqu'étant employés en des quantités peu considérables, comme ils le sont communément, ils déterminent en peu de temps de semblables effets dans la masse entière des humeurs, ce ne peut être que par l'intervention des affections du principe vital. » (1) Barthez présente ensuite sa théorie des effets singulièrement prompts et étendus qu'ont, sur les humeurs du corps vivant, de petites quantités de remèdes astringents, résolutifs, antiphlogistiques et antiseptiques, et il ajoute : « Ces effets ne peuvent être imputés à l'action menstruelle des parties de ces médicaments résorbées dans la masse du sang, ni à leur action fer-

(1) *Hist. de la méd.* par Kurt-Sprengel, t. v, p. 369.

mentative. » Barthez cite, entre autres, Hoffmann, « qui a remarqué qu'il n'est pas possible que la masse des humeurs soit pénétrée et imbue dans tous ses points par quelques grains de nitre, qui suffisent quelquefois pour diminuer manifestement la chaleur et la soif. » Le même auteur cite encore une expérience fort curieuse que Schulze a faite le premier, que Bénéfeld a répétée et dont on n'a pu donner d'explication plausible. « Schulze dit qu'ayant ouvert l'artère crurale d'un chien vivant, pendant que le sang jaillissait avec la plus grande force, on versa dans la gueule de ce chien une ou deux gouttes de la liqueur styptique de Dippel, et que, dans l'instant même, le sang cessa de couler, et forma un caillot qui boucha l'ouverture de cette artère. » (1)

Samuel Murgrave a émis une opinion identique : « Tous les médicaments agissent, d'après cet auteur, sur le système nerveux, ce que démontre l'efficacité dont ils jouissent à des doses trop faibles pour altérer immédiatement le mélange des humeurs. » (2)

Par ces citations, qu'il serait superflu de multiplier, il est suffisamment démontré que l'antique Faculté et ceux qui ont suivi ses enseignements professent que les médicaments n'agissent point seulement par leurs qualités physico-chimiques c'est-à-dire par leurs éléments appréciables par les sens : elle reconnaît donc, implicitement au moins, qu'il existe en eux autre chose que les éléments visibles et tangibles.

Cet aveu est encore démontré par la notion des propriétés électives des médicaments, qui n'avaient pas échappé à la sagace observation des illustres praticiens

(1) Ouvr. cité, t. I, p. 243.
(2) Ouvr. cité, t. I, p. 201.

formés à l'enseignement de Montpellier. Barthez dit en effet : « Il est des affinités spécifiques très-connues, qu'ont avec diverses parties internes du corps certains médicaments appliqués à l'extérieur : comme le mercure, les cantharides, l'huile de tabac, etc. » Ces affinités sont inexplicables, si les corps médicamenteux ne sont que de la matière sensible, car leur substance propre est seule apte à les produire. Toutes les écoles, au reste, ont admis ces affinités spéciales, quoique ces affinités expriment souvent un démenti formel donné à leurs doctrines : ces écoles n'ont cessé néanmoins de regretter que le nombre en ait toujours été aussi restreint.

La connaissance de quelques rares spécifiques a donné en effet à toutes les hautes intelligences médicales l'émulation d'en découvrir d'autres encore, mais les méthodes et les indications du rationalisme, relevé même par la doctrine vitaliste, n'ont conduit à aucune découverte fructueuse.

L'École empirique, dédaignant ces méthodes et ces indications, a guéri, ou combattu seulement, une foule de maladies avec des remèdes qu'elle a fastueusement appelés des spécifiques. Or, je le demande, comment agissent les spécifiques ? n'est-ce point par leur action dynamique, ainsi que s'exprime Cullen dans sa *Matière médicale* ?

Si la vertu des médicaments n'était pas de l'ordre dynamique, en serions-nous encore à nous demander le comment de leur action sur l'économie vivante ? D'autre part, si l'économie vivante n'était que de la matière, nous poserions-nous également la même question ?

Ecoutons Baglivi qui dit à ce sujet : « Pour compléter enfin l'histoire des maladies, il resterait encore un dernier sujet de recherches : le mode d'action des remèdes; mais c'est là une chose pleine de ténèbres et fort au-dessus des sens. » (1) Ces paroles sont aussi vraies de nos jours qu'elles l'étaient au temps de cet illustre et minutieux observateur. Il pensait que toutes les branches de la philosophie naturelle et expérimentale touchaient à cette question; toutes ces sciences ont fait d'incontestables progrès ; le creuset et le microscope sont à l'œuvre, et cependant Baglivi dirait encore avec vérité que « ce sujet est fort au-dessus des sens, » et il ajouterait sans doute: *Fort au-dessus de la compréhension de l'intellect*, s'il distinguait la puissance dynamique des médicaments de leurs propriétés physico-chimiques.

Il est bien fâcheux, je le répète, qu'Hahnemann se soit laissé aller à vouloir expliquer l'action dynamique des médicaments par la *production d'une maladie dynamique artificielle plus forte que la maladie dynamique naturelle*. Cette opinion, purement hypothétique, qu'il a émise à propos de la théorie qu'il imagine pour expliquer la loi des semblables, est néanmoins professée par lui comme une vérité d'observation. C'est là la faute capitale du fondateur de l'homœopathie : sa grande réforme, exclusivement expérimentale, n'a qu'à perdre au contact des hypothèses. D'ailleurs, qui a jamais observé cette *maladie artificielle*, par le *mercure* contre la syphilis, par le *quinquina* contre la fièvre pernicieuse, par la *noix vomique* contre l'étranglement herniaire, par l'*arsenic* contre l'angine gangréneuse, etc. etc., si ces médicaments ne sont pas administrés avec abus ?

Hahnemann *a déclaré n'attacher aucun prix à sa*

(1) Ouvr. cité, p. 432.

théorie : je suis largement de son avis, et aussitôt s'évanouissent dans mon esprit toutes les répugnances qu'y avaient fait naître ses affirmations reposant sur cette théorie et que l'observation est loin de confirmer.

L'action physico-chimique des médicaments peut se comprendre ; mais leur action dynamique n'est point dans le même cas ; les propriétés de la matière expliquent la première, et rien, si ce n'est le fait expérimental, ne peut confirmer la seconde.

Je ne me dissimule pas que je ne puis désigner et caractériser par un mot ce qui, dans les médicaments, leur donne telle ou telle vertu ; je n'ai certes pas la pensée de vouloir renouveler ici les discussions au sujet de la valeur philosophique des mots *matière* et *substance*. Il me suffit, je crois, d'énoncer le fait expérimental et de dire : Les médicaments agissent sur l'économie vivante de deux manières bien distinctes, physico-chimiquement et vitalement ; ils ont des effets que les sens apprécient et d'autres que les sens ne peuvent apprécier ; l'observation et l'expérience s'accordent à démontrer en effet la vérité de cette double action possible, sinon nécessaire, de toutes les substances médicamenteuses.

C'est à ce sujet même qu'il est bon de signaler des faits très-multipliés d'observation, qui prouvent que non-seulement les médicaments et les poisons ont un élément spécial d'action sur la vie, indépendamment de leur matière visible et tangible, mais encore que la vie des divers êtres animés a aussi quelque chose qui leur est individuellement spécial, malgré l'identité de leurs tissus et de leurs organes.

Tout le monde sait que le persil est le poison végétal par excellence des perroquets ; l'if, celui du cheval ; les amendes amères, celui des chiens et de diverses espèces d'oiseaux. Les chèvres se nourrissent de ciguë et de tithymale ; le chameau, d'euphorbe cuite ; le cochon, de jusquiame et les cailles s'engraissent avec de l'hellébore. (1) Ces diverses substances sont tour à tour aliments et poisons : elles ne diffèrent pas entre elles cependant par leur matière constitutive, de telle sorte qu'il soit possible de s'expliquer l'opposition de leurs effets, selon qu'elle exercent leur action spéciale sur tels ou tels animaux. Ceux-ci même ne diffèrent pas assez entre eux pour qu'il soit possible également de dé-

(1) Ces affirmations expérimentales appartiennent à Barthez ; je les trouve dans son livre de la *Science de l'homme*. Comment des faits de cette nature n'ont-ils pas éclairé suffisamment les hautes intelligences qui ont voulu réunir et confondre dans un même règne tous les êtres vivants, de telle sorte que l'homme ne soit pour le physiologiste et le pathologiste ni plus ni moins qu'un animal ? En effet, le principe de la vie de l'homme qui est empoisonnée par la ciguë, ne peut être de la même nature que le principe de la vie de la chèvre qui se nourrit de cette plante. L'amande amère n'est que désagréable à l'homme, et elle empoisonne le chien ; le principe de la vie de cet animal n'est donc pas le même que celui de la vie de son maître. Confondre tous les êtres animés parce qu'ils *vivent*, est donc une lourde faute dont témoignent les observations les plus authentiques, même en pathologie. La variole, la syphilis, ne sont pas inoculables à certains animaux. Le sang du mouton charbonneux, inoculé à des chiens, à des oiseaux, ne leur communique nullement la maladie charbonneuse qui se déclare en pareille circonstance sur d'autres animaux.

Les expériences sur les animaux, pour éclairer l'anatomie, la physiologie ou la pathologie et la thérapeutique humaines, ne sont certes pas sans valeur ; mais elles sont loin d'avoir celle qu'on leur accorde en général. La science médicale humaine, n'a en fait, *dans ce qu'elle a de plus important*, rien de commun avec la science médicale vétérinaire : le vitalisme de Montpellier a eu pour conséquence nécessaire de les confondre, mais l'observation rigoureuse et complète de toutes les manifestations biotiques, normales et anormales des êtres animés, relève la science médicale humaine de cette dégradante confusion.

montrer la diversité des effets qu'ils éprouvent à la suite de l'ingestion de ces substances.

Les annales de la science sont remplies du détail de singularités plus inexplicables encore par le matérialisme : elles sont trop nombreuses, en ce qui regarde l'espèce humaine, pour qu'il soit utile de les rapporter. Je citerai seulement trois sujets que j'ai connus : l'un a toujours éprouvé une atteinte de migraine, s'il s'est trouvé dans un appartement où était, même à son insu, le plus petit bouquet de violettes; l'autre, un accès d'asthme, s'il y avait près de lui de la farine de lin; le dernier, homme des champs, habitué aux aliments grossiers, éprouvait de véritables phénomènes d'empoisonnement, si ses aliments contenaient de l'ail, même en si petite quantité qu'il ne pût être averti de sa présence, car il s'abstenait toujours de tous ceux dans lesquels l'ail se révélait par l'odeur et la saveur.

Cet ordre de faits bien compris établit d'une manière irréfutable, d'abord, que du côté des êtres animés, il y a autre chose qu'une agrégation de molécules matérielles obéissant aux lois générales de la matière, et en second lieu, du côté des médicaments, que la force spéciale de chacun d'eux est véritablement due à un élément dynamique que les sens ne peuvent apprécier. Toutefois, cette force, à laquelle obéissent leurs molécules constitutives, n'enlève pas à celles-ci leurs propriétés physiques, appréciables au contraire par les sens.

Pour donner une conception plus exacte du fait que je viens d'établir, c'est-à-dire, de l'existence simultanée, dans les médicaments, d'un élément matériel, pondérable et appréciable par les sens, et d'un élément dynamique, impondérable et inappréciable par les sens, je les comparerai à la pierre-aimant, parce que, dans celle-ci la propriété dynamique est tellement apparente et se démontre si facilement par ses effets, qu'il est impossible de la révoquer en doute. Or, cette force magnétique n'est appréciable que par ses effets ; nul procédé d'investigation n'eût permis d'en constater la présence dans la pierre-aimant, si des expériences, fortuites d'abord et volontaires ensuite, n'en avaient démontré l'existence. Quelles raisons peut-on opposer pour affaiblir la valeur de cette comparaison ? évidemment aucune. La propriété dynamique de l'aimant se manifeste par des effets sensibles ; celle des médicaments se manifeste par des effets non moins sensibles ; tous les observateurs ont constaté que les médicaments peuvent arrêter ou modifier les dégénérations des solides et des fluides du corps vivant par la modification nouvelle qu'ils donnent aux forces vitales ; et s'ils agissent sur les forces vitales, reconnues par le positivisme lui-même, ils ne peuvent le faire que parce qu'ils possèdent une force ; ils n'opèrent donc pas toujours physico-chimiquement.

En résumé, la raison conçoit parfaitement, ainsi que le constate l'étymologie du mot substance, qu'au-dessous des accidents des corps médicamenteux, il existe une force spéciale à chacun qui leur donne leur nature propre, et l'expérience et l'observation démontrent la vérité de cette conception de la raison.

IV. Cette introduction, que j'ai abrégée autant qu'il m'a été possible, m'a paru indispensable au sujet traité dans ce chapitre. Quel est en effet l'objet de la matière médicale ? c'est évidemment la connaissance des propriétés des médicaments ; or, ces propriétés, malgré les travaux incessants des âges passés, sont encore très-peu connues et toujours remises en question. Quelles causes ont pu ainsi stériliser de si longs et de si persévérants efforts ? j'en ai signalé déjà quelques-unes qui tiennent à la pathologie traditionnelle ; mais la cause principale de l'absence de tout progrès dans la connaissance des propriétés des médicaments est, sans contredit, la confusion qui a toujours été faite des deux ordres bien distincts de leurs effets dynamiques et physico-chimiques. Cette première erreur a eu pour conséquence immédiate de laisser dans une grande incertitude la question de savoir à quelle dose il convenait d'administrer les médicaments, de telle sorte que, le plus souvent, si le praticien veut obtenir des effets dynamiques et vitaux, ceux-ci sont altérés par les effets physico-chimiques, et réciproquement.

Cette déplorable situation, mal définie dans sa cause, mais généralement bien appréciée dans ses effets, a conduit les praticiens sages et habiles à une très-grande réserve dans l'usage des médicaments, et les malades sensés, à une excessive crainte au sujet de leur utilité pratique. Les trésors incalculables que la Providence nous a donnés pour nous guérir, sont ainsi restés infructueux. Ils ne l'ont pas été assez, hélas ! car l'inexpérience téméraire ne les a que trop exploités, et la somme du mal qu'ils ont fait à l'homme est, sans nul doute, supérieure à celle du bien qu'il en a retirée.

Écoutons Baglivi sur ce sujet : « On n'en finirait pas si on voulait passer en revue les innombrables accidents déterminés chez les malades par l'usage des remèdes, et cela parce que les auteurs n'ont pas développé comme ils le devaient les moyens et les règles de leur administration. » (1)

A quelques pages de là, cet auteur ajoute :

(1) Ouvr. cité, p. 426.

« Il y a des médecins, et malheureusement il y en a beaucoup, qui entassent l'un sur l'autre les médicaments de toute sorte, parce que, disent-ils, dans la quantité il doit toujours s'en trouver un qui puisse étouffer la maladie. Il y en a d'autres qui établissent dans l'application des remèdes une graduation qui peut paraître d'abord assez spécieuse, mais qui n'existe guère dans la nature ; ils fixent la place de chacun d'eux ; les uns sont forts, les autres sont faibles ; c'est toujours par les plus légers qu'ils commencent, sauf à en venir graduellement aux plus énergiques, si la maladie continue de marcher » (1). Et plus loin, Baglivi ajoute : « Combattons de tout notre pouvoir, et éteignons, s'il est possible, ce préjugé des malades qui ne veulent pas croire que l'on puisse bien guérir sans prendre beaucoup de remèdes, ou des remèdes puissants, et qui ne veulent accorder aucune vertu à des médicaments simples ou peu coûteux. Stupide ignorance !... Que le médecin épargne donc à l'homme cet amas de médicaments, et que la crédulité vulgaire se l'épargne à elle-même. » (2)

Si j'avais moi-même tracé ces lignes, j'aurais été probablement taxé d'exagération, et cependant j'aurais pu, sans blesser la vérité, assombrir davantage encore ce triste tableau, car de nos jours, la polypharmacie exerce des ravages incroyables ; elle semble vouloir se venger par ses excès actuels de l'ostracisme dont elle a été frappée, au début de ce siècle, par la doctrine physiologique de Broussais. Le matérialisme devenant chaque jour plus puissant en médecine, la thérapeutique tombe dans l'iatro-chimie des siècles passés ; la guérison des mala-

(1) Ouvr. cité, p. 429.
(2) Id. p. 431.

dies est devenue plus que jamais une opération de physico-chimie, et les médicaments sont versés à pleines mains dans l'économie vivante, sous le prétexte qu'elle manque de fer ou d'autres principes analogues, sans la moindre préoccupation au sujet des phénomènes dynamiques et vitaux que tant de drogues peuvent y faire naître.

Parmi les conséquences inévitables des fausses doctrines qui égarent la thérapeutique, il faut donc ranger l'ignorance à peu près complète des propriétés des médicaments, l'ignorance des doses auxquelles il convient de les administrer pour en obtenir les effets complexes qu'ils sont aptes à produire, et surtout l'ignorance de la pharmaco-dynamie.

Ce mot et la partie importante de la matière médicale qu'il désigne, sont véritablement de la création du fondateur de l'homœopathie. « Les substances médici-
« nales, dit-il, ne manifestent pas, à beaucoup près, la
« totalité des forces cachées en elles, lorsqu'on les
« prend à l'état grossier, ou telles que la nature nous
« les offre. » (1)

Avant Hahnemann, les propriétés dynamiques des médicaments n'avaient jamais été étudiées, à proprement parler ; quelques-unes ont été connues sans être recherchées ; mais elles n'ont jamais été appréciées et distinguées suffisamment des propriétés reconnaissables par les sens (2).

Hahnemann n'a point recherché quel pouvait être l'élément des substances médicamenteuses qui produit sur l'économie vivante des effets que leur nature sous-

(1) *Org.* parag. 128.

(2) Pour la justification de cette affirmation, voyez la page 472.

trait à la puissance des sens. Ayant affirmé que les « substances médicinales ne sont pas des matières mor- « tes dans le sens vulgaire qu'on attache à ce mot, que « leur véritable essence est dynamique » (1), il s'est contenté, ne pouvant la connaître en elle-même, de l'étudier dans ses effets. Sans perdre son temps à rechercher si le calorique, l'électricité, ou si tel autre fluide qu'on voudra, est la cause, par exemple, que le délire déterminé par l'*aconit* n'est pas identique au délire de la *belladone*, et celui-ci au délire de la *jusquiame*, et celui de la *jusquiame* à celui du *datura*, etc., il a minutieusement décrit ces divers délires, et il a ainsi enrichi la matière médicale de la pharmaco-dynamie intellectuelle de ces diverses substances. Il a, par ce travail ingrat, mais très-important, constaté les mêmes propriétés d'un grand nombre de substances sur toute l'économie vivante, et il a ainsi véritablement constitué, en partie du moins, la matière médicale qui n'existait nullement avant lui.

L'objet de la matière médicale est la connaissance de toutes les propriétés des médicaments sur tout l'être vivant; leurs effets immédiats, appréciables par les sens, ne constituent qu'un point imperceptible dans le vaste horizon qu'ouvre à l'observateur l'étude de l'action des médicaments sur l'homme, et ce n'est presque que sur ce point, c'est-à-dire, sur leur action physico-chimique, que la tradition s'est obstinée à porter ses regards. Déterminer quelle préparation des médicaments est préférable et quelles sont les doses auxquelles il convient le mieux de les administrer pour obtenir tel ou tel ordre d'effets, est encore l'objet de la matière médicale, et à ce double point de vue, l'œuvre d'Hahnemann conserve

(1) *Mat. méd.* t. 1, p. 80.

l'immense supériorité que j'ai signalée dès le début de ce livre.

Dire quel est l'objet de la matière médicale, n'est-ce pas en démontrer l'utilité ? Pour la relever du discrédit dans lequel l'ignorance l'a laissée tomber, j'emprunte les paroles de Baglivi : « Rien ne sert de prendre des airs belliqueux pour marcher contre la mort ; rien ne sert de marcher contre la maladie avec le bruyant cortége des discussions et de la dialectique ; il n'y a que les remèdes qui guérissent ; et là même où la science fléchit, les remèdes suffisent encore pour soutenir la chute et sauver la majesté de la science. » (1)

II

De la matière médicale, avant les travaux d'Hahnemann, et de l'expérimentation des médicaments sur l'homme sain

V. J'ai écrit ce qui suit, il y a environ trente ans, dans ma thèse pour le doctorat : « Pour m'épargner de parler au long sur la matière médicale allopathique qui a précédé ces temps modernes, je vais citer un passage d'un auteur dont l'autorité ne peut être suspectée. Bichat a dit : « Il n'y a point eu en matière médicale de systèmes généraux ; mais cette science a été tour à tour influencée par ceux qui ont dominé en médecine ; chacun a reflué sur elle, si je puis m'exprimer ainsi. De là le vague, l'incertitude qu'elle nous présente aujourd'hui. Incohérent assemblage d'opinions elles-mêmes incohérentes, elle est peut-être de toutes les sciences

(1) Ouvr. cité, p. 430.

physiologiques celle où se peignent le mieux les travers de l'esprit humain ; que dis-je ? ce n'est point une science pour un esprit méthodique, c'est un ensemble informe d'idées inexactes, d'observations souvent puériles, de moyens illusoires, de formules aussi bizarrement conçues que fastidieusement assemblées. On dit que la pratique de la médecine est rebutante ; je dis plus, elle n'est pas, sous certains rapports, celle d'un esprit raisonnable, quand on en puise les principes dans la plupart de nos matières médicales. » (1)

Je me borne aujourd'hui encore à cette citation, pour faire comprendre combien la réforme hahnemannienne était indispensable à la dignité de la science et à l'efficacité de l'art. Le grand nom de Bichat donne à ses jugements sur la matière médicale une valeur que nul jugement contraire ne peut atténuer ; au reste, il n'en existe aucun sur ce sujet qui ne soit une amère critique de la matière médicale. Peu de mois avant sa mort, le professeur Trousseau a signé avec son collaborateur la préface de la huitième édition de leur *Traité de matière médicale*. Je lis dans cette préface les lignes suivantes : « L'ouvrage dont nous offrons au public la huitième édition a paru pour la première fois il y a plus de trente ans... La matière médicale existait à peine ; elle expiait ses abus... les traités spéciaux n'avaient rien de médical, etc. » (2)

Il n'y a donc pas de doute possible au sujet de l'état de la matière médicale dans les premières années de ce siècle, et surtout avant les travaux d'Hahnemann.

Personne n'ignore que Trousseau et Pidoux, auteurs

(1) *Anat. génér.* t. I, p. XLVI.
(2) Id. t. I, préface.

d'un livre en grande vogue, n'ont jamais laissé échapper une seule occasion de porter sur l'homœopathie et ses partisans les jugements les plus hostiles, et cependant ces mêmes auteurs ont écrit, dans l'*Introduction* de leur ouvrage, le passage suivant, digne de la plus grande attention : « L'homœopathie a été de quelque utilité à la pharmacologie ; sous son influence, des sociétés allemandes se sont formées pour la révision de la matière médicale ; tous les médicaments ont été essayés sur l'homme sain par des médecins qui, se choisissant eux-mêmes pour sujets de leurs expériences, n'ont pas toujours su, il est vrai, éviter les illusions systématiques, mais qui, doués de beaucoup de patience et d'attention, et n'opérant jamais qu'avec des substances simples, ont constitué une matière médicale pure, d'où sont sorties beaucoup de notions très-précieuses sur les propriétés dynamiques des médicaments et sur une foule de particularités de leur action que nous ignorons trop en France. Cette ignorance fait que nous ne connaissons des agents thérapeutiques que leurs propriétés générales les plus grossières. » (1)

Ces citations d'un ouvrage si haut placé dans l'estime de la science officielle, sont vraiment précieuses pour nous. Elles contiennent des aveux qui sont la reconnaissance implicite de toute la réforme d'Hahnemann.

L'étrange crédit de cette publication démontre bien les misères de l'enseignement officiel, car ses auteurs laissent échapper cet aveu : « Si la thérapeutique et la matière médicale sont à notre époque dans le chaos d'une transition, cet ouvrage peut-il ne pas réfléchir l'état de la science ? » (2)

(1) *Traité de thérap.* Introd. p. LXVI.
(2) *Traité de thérap.* p. CI.

MM. Trousseau et Pidoux, au sein de l'école matérialiste de Paris, reconnaissent d'abord que les médicaments ont des *propriétés dynamiques* et des *propriétés générales grossières* ; en second lieu, ils affirment que « c'est sous l'influence de l'homœopathie que la matière médicale pure s'est constituée, par l'expérimentation des médicaments sur l'homme sain. »

Ces auteurs ont trop souvent et trop énergiquement flétri l'homœopathie et ses représentants pour que leurs déclarations qui nous sont favorables n'aient pas un très-grand prix : l'évidence de la vérité les a subjugués à leur insu, et notre école, ayant pris acte de leurs solennelles paroles, n'a qu'à en déduire les conséquences.

Que devons-nous penser alors de l'origine que ces auteurs veulent donner à l'expérimentation des médicaments sur l'homme sain, dans la préface de la dernière édition de leur traité de thérapeutique et de matière médicale ? En 1847, ils impriment que c'est sous l'influence de l'homœopathie qu'est née la matière médicale pure, et en 1868 ils disent : « Les erreurs de la doctrine physiologique et celles des anatomo-pathologistes venus après elle, appelaient une discussion continuelle... Deux études parallèles sortirent de cette situation : celle de l'action pathogénétique des médicaments et celle de leur action thérapeutique comparées. » Personne n'ignore que l'*étude de l'action pathogénétique des médicaments* n'est autre chose que la *matière médicale pure* d'Hahnemann. Ce changement d'expressions et le silence gardé au sujet de l'homœopathie dans cette dernière édition, n'ont évidemment d'autre but que celui d'égarer l'opinion, et constituent un véritable déni de justice.

Est-ce en matière légère que ce déni de justice est consommé ? nullement ; ceux qui le commettent se chargent de le démontrer. Nous lisons encore en effet dans leur récente préface : « La meilleure part de ce que nous savons en thérapeutique nous vient de l'art, de l'empirisme, des tâtonnements de l'expérience clinique. » C'est bien ; voilà votre bilan thérapeutique ; vous étiez des empiriques et vous alliez en tâtonnant. Cette affirmation n'étonne personne ; médecins et malades l'avaient au moins hautement formulée avant vous.

Mais voici l'expérimentation des médicaments sur l'homme sain qu'on n'appelle plus étude pathogénétique, mais étude physiologique des médicaments, et nos auteurs s'écrient : « Que nous cherchions à connaître les médicaments physiologiquement ou par la science, non-seulement cela est possible, mais cela est nécessaire. La science doit donc venir au secours de l'art, l'éclairer, le perfectionner et lui donner de plus en plus conscience de lui-même. » (1)

C'est donc bien entendu ; l'étude physiologique ou pathogénétique des médicaments, ou la *matière médicale pure*, obtenue par l'expérimentation des médicaments sur l'homme sain, c'est « la science qui vient au secours de l'art, l'éclaire, le perfectionne et lui donne de plus en plus conscience de lui-même » ; et l'art, qu'était-il avant cette science nouvelle ? Il était *empirique* et *tâtonnant*.

De telles paroles, écrites par des adversaires de l'œuvre d'Hahnemann, en démontrent si évidemmeut la valeur qu'il est superflu d'insister sur ce point ;

(1) Trousseau et Pidoux, édit. 1868, p. IX.

elles démontrent encore combien la médecine officielle avait besoin de cette grande réforme, car l'art de guérir était, avant elle, *empirique* et *tâtonnant*. Et ceux qui ont porté ce double jugement, faisant la part légitimement due à l'homœopathie et à la médecine officielle, ces écrivains que leur haute position scientifique devait protéger contre la passion qui s'aveugle, même en présence de l'évidence, n'ont pas craint de dire que les « erreurs de la doctrine physiologique et celles des anatomo-pathologistes ont créé une situation d'où est sortie l'étude physiologique des médicaments ! »

Cette gratuite injustice serait bien facile à dévoiler, alors même que l'édition de 1847 ne dût pas nous en épargner la peine ; car quels rapports y a-t-il entre les erreurs de l'école physiologique et celles des anatomo-pathologistes, et l'étude de l'action des médicaments sur l'homme en santé ? Il n'y en a évidemment aucun, et l'injustice de parti pris commise contre l'œuvre d'Hahnemann n'est, en définitive, qu'une lourde maladresse, digne de couronner toutes les tirades académiques contre l'homœopathie, tirades que chacun connaît.

J'ai démontré par deux témoignages irrécusables qui me dispensent d'en chercher d'autres, tant ils sont importants, celui de Bichat et le témoignage de MM. Trousseau et Pidoux, que la matière médicale n'existait pas en quelque sorte avant l'expérimentation des médicaments sur l'homme sain. L'école officielle accepte cette méthode en en cachant l'origine ; elle l'appelle la science venant au secours de l'art qui est *empirique et tâtonnant*, et c'est à cette expérimentation qu'elle reconnaît devoir de *très-précieuses notions sur les propriétés dynamiques* des médicaments. Il n'est certainement pas sans intérêt de rechercher quels résultats la science officielle peut retirer de ces *très-précieuses notions*.

Continuera-t-elle, pour les utiliser, à prescrire des mélanges de cinq ou six médicaments ? évidemment non, car les *propriétés dynamiques* connues et manifestées par l'expérimentation d'une seule substance, seraient certainement troublées les unes par les autres, et leur résultante ne pourrait être qu'une inconnue. L'École officielle est donc forcée, pour mettre à profit ces *très-précieuses notions*, de renoncer à ses mélanges pharmaceutiques et à son art de formuler.

Cherchera-t-on à faire l'application de ces *précieuses notions*, en vertu de la loi des contraires ? cela est impossible, car le délire causé par la *belladone* ou par la *jusquiame*, par exemple, de quel phénomène cérébral serait-il jugé être le contraire ? les douleurs articulaires, causées par la *pulsatille*, ou celles causées par la *bryone*, de quelle arthrite seront-elles les contraires ? les vomissements physiologiques de l'ipécacuanha ou de l'émétique, de quels symptômes gastriques seront-ils les contraires ? Il n'y a donc pas possibilité de mettre à profit les *très-précieuses notions des propriétés dynamiques* des médicaments, en suivant la loi *contraria contrariis*. Et, si elle ne veut rester à leur sujet dans une stérile contemplation, l'école officielle est contrainte de renoncer à sa loi fondamentale.

Mieux avisée et acceptant ce divorce forcé, consentira-t-elle à se laisser guider par la loi *similia similibus* ? mais alors, par ses doses massives et si souvent répétées, elle provoquera la manifestation des *propriétés les plus grossières* des médicaments, et celles-ci nuiront le plus souvent à l'efficacité des propriétés dynamiques. L'École officielle est donc tenue encore à renoncer à ses excès pharmaceutiques, si elle ne veut convertir en objet de luxe scientifique ses « très-précieuses notions des propriétés dynamiques des médicaments. »

L'art de guérir ayant été ainsi transformé par ces *très-précieuses notions*, la science médicale officielle pourra-t-elle rester ce qu'elle est, c'est-à-dire, matérialiste? assurément non, car elle serait en complet et constant désaccord avec l'art, et elle ne pourrait plus « venir à son secours, ni l'éclairer, ni le perfectionner, ni lui donner de plus en plus conscience de lui-même. »

En effet, pour féconder par l'art de guérir les « très-précieuses notions des propriétés dynamiques des médicaments », la science ne peut plus baser ses indications sur une conception mécanico-chimique de la maladie; elle est contrainte de tenir compte surtout des désordres vitaux que celle-ci présente et qui précèdent toujours les désordres matériels; il lui est dès lors impossible de classer les maladies et de les regarder comme des êtres *essentiels* et *fixes*, et celles-ci ne sont plus que des accidents dans la vie de l'homme, qui seul est l'OBJET de la science médicale. Enfin, le dynamisme médicamenteux, corrélatif au dynamisme humain, portera naturellement la science à mieux étudier la nature de l'homme, et si la logique ne fait pas défaut à la science, c'est-à-dire, si la science reste elle-même, elle proclamera le bissubstantialisme unipersonnel de l'homme. Elle ne pourra s'aveugler plus longtemps par ce sophisme étrange qui, parce que la *matière* est indispensable à la manifestation phénoménique des *forces*, considère celles-ci comme les conséquences de l'arrangement moléculaire de la matière.

Personne n'a effacé, je pense, de ses souvenirs de jeunesse la fable du cordonnier et de son singe : celui-ci, ayant vu souvent son maître se raser, et restant seul un jour au logis, voulut l'imiter , et il se coupa le cou. Les « très-précieuses notions des propriétés dynamiques des médicaments » me rappellent le rasoir du cordonnier de la fable ; le jour où la science officielle voudra se servir de ces *très-précieuses notions*, elle se tuera inévitablement.

VI. L'expérimentation des médicaments sur l'homme en santé, expérimentation que Trousseau proclame non-seulement possible, mais nécessaire, est-elle, oui ou non, la méthode inventée par Hahnemann pour donner à la matière médicale une base certaine et propre à la soustraire aux éléments d'erreurs qui l'avaient altérée jusqu'à lui ? La controverse à ce sujet n'est même pas possible. Dans l'antiquité, on a expérimenté les médicaments sur les animaux; on a continué à le faire dans tous les temps ; on a recueilli en outre les phénomènes médicamenteux physiologiques que la toxicologie humaine a permis de constater ; mais on n'a jamais, avant Hahnemann, cherché par l'expérimentation pure à constituer la matière médicale. La raison en est facile à trouver : le *similia similibus* étant toujours resté dans l'oubli, la matière médicale obtenue par voie d'expérimentation physiologique, eût été une œuvre purement oiseuse et de simple curiosité. Les *desiderata* de la médecine ont toujours été si nombreux que l'activité des intelligences a été éloignée constamment de ce travail de patience et plein de périls. Ce n'est pas « sous l'influence de l'homoeopathie que l'expérimentation pure a commencé » ; mais l'homoeopathie a commencé par l'expérimentation pure ; sans celle-ci, l'homoeopathie n'aurait pu exister, car elle en est un élément constitutif essentiel.

La justice commande donc d'attribuer à Hahnemann

la précieuse méthode de l'expérimentation pure des médicaments sur l'homme sain, et on chercherait vainement dans la tradition un auteur qui l'ait établie d'une manière aussi explicite que lui : « Il n'y a pas de moyen « plus sûr et plus naturel, dit-il, pour trouver infailli- « blement les effets propres des médicaments sur « l'homme, que de les essayer séparément les uns des « autres, et à des doses modérées, sur des *personnes* « *saines*, et de noter les changements, les symptômes « et les signes qui résultent de leur action primitive, « surtout sur l'état physique et sur le moral, c'est-à- « dire, les éléments de maladie que ces substances sont « capables de produire. » (1)

Pour apprécier la valeur de cette expérimentation, il faut s'arrêter au précepte suivant : « Lorsque la per- « sonne qui se soumet à l'expérience éprouve une in- « commodité quelconque de la part du médicament, il « est utile, nécessaire même, pour la détermination « exacte du symptôme, qu'elle prenne successivement « diverses positions et observe les changements qui « s'ensuivent. Ainsi, elle examinera si, par les mouve- « ments imprimés à la partie souffrante, par la marche « dans la chambre ou en plein air, par la station sur « ses jambes, par la situation assise ou couchée, le « symptôme augmente, diminue ou se dissipe, et s'il « revient ou non en reprenant la même position ; s'il « change en buvant ou mangeant, en parlant, tous- « sant, éternuant ou remplissant une autre fonction « quelconque du corps. Elle doit remarquer également « à quelle heure du jour ou de la nuit il se montre « de préférence. Toutes ces particularités dévoilent ce

(1) *Org.* parag. 108.

« qu'il y a de propre et de caractéristique dans chaque « symptôme. » (1)

Le résultat d'une semblable expérimentation pourrait être attribué à des dispositions du sujet et non à la puissance morbigène du médicament ; aussi le fondateur de l'homœopathie ne s'y arrête-t-il pas: « Ce n'est que par « des observations multipliées, dit il encore, sur un « grand nombre de sujets des deux sexes, convenable- « ment choisis et pris dans toutes les constitutions, « qu'on parvient à connaître d'une manière à peu près « complète l'ensemble de tous les éléments morbides « qu'un médicament a le pouvoir de produire. On n'a « la certitude d'être au courant des symptômes qu'un « agent médicinal peut provoquer, c'est-à-dire des fa- « cultés pures qu'il possède pour modifier et altérer la « santé de l'homme, que quand les personnes qui en font « une seconde fois l'essai remarquent peu de nouveaux « accidents auxquels il donne naissance, et observent « presque toujours les mêmes symptômes seulement « qui avaient été aperçus par d'autres avant elles. » (2)

Je passe sous silence, à cause de leur longueur, les prescriptions hygiéniques de toute nature faites aux personnes qui se livrent à l'expérimentation pure : que ceux qui doutent encore de la rigoureuse précision qu'Hahnemann a mise dans ce travail, veuillent bien en prendre connaissance, et ils adresseront ensuite à leur auteur toutes les critiques qu'ils jugeront fondées; ou mieux encore, ils répèteront, dans les mêmes conditions, toutes les expériences d'Hahnemann, et alors seulement, ils auront acquis le droit d'attaquer sa matière médicale pure.

(1) *Org.* parag. 134.
(2) Id. parag. 135.

Pour mon compte, je déclare qu'en présence de ce monument impérissable, mon admiration s'accroît chaque jour, et ma reconnaissance pour celui qui l'a élevé, dépasse toutes limites, lorsque j'apprécie auprès des malades les nombreux trésors qu'il renferme. Combien l'art de guérir, pratiqué avec les moyens que lui donne la matière médicale pure, est loin d'être *empirique* et *tâtonnant !*

La longue expérience que j'ai acquise de l'excellence de la matière médicale pure d'Hahnemann et des travaux qui l'ont enrichie, ne me permet qu'une seule observation, tendant à les perfectionner : il est à regretter que les expérimentations diverses qui lui ont servi de base, n'aient pas été multipliées dans des régions différentes, dans des pays de plaine et dans des pays montagneux ; il importerait surtout qu'il fût fait minutieusement mention de la constitution médicale qui règne dans chaque région où s'accomplissent les expérimentations pures.

Il est superflu, je pense, d'insister sur l'opportunité de revoir la matière médicale, dans ces nouvelles conditions qui éclaireraient sans nul doute la grave question des doses des médicaments et donneraient à leur physionomie pathogénétique une plus grande vérité.

Chaque médicament a en soi et d'une manière essentielle, c'est-à-dire, immuable, telles ou telles propriétés; mais celles-ci ne se manifestent que d'une manière relative au sujet qui en reçoit l'action. Or, l'expérience a largement démontré que les lieux et toutes les circonstances qui y sont afférentes, modifient la nature de l'homme ; il n'y a donc pas à douter qu'il ne fût très-bon de répéter, dans un grand nombre de lieux, les expérimentations pures du même médicament ; ce n'est même que par cette extension de l'œuvre commencée par Hahnemann que les médecins de chaque contrée parviendront à posséder une matière médicale pure irréprochable.

J'ai signalé également l'opportunité qu'il y aurait à décrire très-exactement la constitution médicale régnante dans chaque région où se feraient des expérimentations pures : cette condition est indispensable en effet, car, quoique l'expérimentation ne soit faite que par des personnes qui jouissent de leur santé, il est incontestable qu'elles sont toutes plus ou moins modifiées par tout ce qui a donné lieu à la constitution médicale actuelle. Qui n'a constaté, pendant une épidémie cholérique, par exemple, que, sans atteindre tout le monde d'une manière pathologique évidente, son influence n'ait été sensiblement ressentie par chacun à des degrés plus ou moins prononcés ? Les constitutions saisonnières sont plus ou moins propres à impressionner aussi les personnes qui les subissent.

VII. Malgré cette importante lacune que présente l'énumération faite par Hahnemann de toutes les conditions dans lesquelles doivent se faire les expérimentations pures, je ne persiste pas moins à attribuer à Hahnemann le mérite de l'invention de cette précieuse méthode de constituer la matière médicale pure. Les auteurs qui l'avaient indiquée avant lui, sans la mettre en pratique, et même sans énoncer les diverses conditions dans lesquelles elle doit être utilisée, n'ont qu'un mérite purement historique. Voici à ce sujet ce que je lis dans Hahnemann lui-même : « Aucun médecin, à ma connaissance, autre que le grand et immortel Haller, n'a, « dans le cours de vingt-cinq siècles, soupçonné cette « méthode si naturelle, si absolument nécessaire et si

« uniquement vraie, d'observer les effets purs et pro-
« pres de chaque médicament, pour conclure de là
« quelles sont les maladies qu'il serait apte à guérir.
« Haller seul, avant moi, a compris la nécessité de sui-
« vre cette marche : *Nempè in corpore sano medela ten-
« tanda est, sine peregrinâ ullâ miscelâ ; odoreque et
« sapore ejus exploratis, exigua illius dosis ingerenda
« est, et ad omnes quo indè contingunt affectiones, quis
« pulsus, quis calor, quæ respiratio, quænam excre-
« tiones, attendendum : indè ad ductum phænomeno-
« rum in sano obviorum, transeas ad experimenta in
« corpore ægroto*, etc. Mais nul médecin n'a profité de
« ce précieux avis, personne même n'y a fait atten-
« tion. » (1)

Hahnemann est dans l'erreur, en ce qui concerne cette dernière affirmation : Mathiole a expérimenté l'aconit sur des condamnés ; Murray donne aussi le conseil d'expérimenter les médicaments sur l'homme. (2) Mais, si l'idée de cette expérimentation physiologique des médicaments, sans en faire l'application et sans en faire connaître les conditions rigoureuses, doit ravir à Hahnemann la gloire de cette précieuse découverte, cette gloire doit assurément revenir à Hippocrate.

Les mémorables paroles que j'ai citées déjà, CE QUI DONNE LA STRANGURIE LA OU ELLE N'EST PAS, L'ENLÈVE LA OU ELLE EST ; CE QUI PRODUIT LA FIÈVRE LA OU ELLE N'EST PAS, L'ENLÈVE LA OU ELLE EST, etc., donnent au père de la médecine le droit incontestable d'ête cité à la tête des inventeurs de l'expérimentation physiologique des médicaments. La formule par laquelle il a légué cette

(1) *Org.* note du parag. 108.
(2) *Comment. de l'Org.* par le Dr Léon Simon, père, p. 4.

vérité ne dit pas explicitement qu'il a expérimenté les médicaments sur l'homme sain, mais elle n'en confirme pas moins le précepte de découvrir les propriétés curatives des médicaments par la connaissance de leurs propriétés nosogéniques. Que ce précepte fécond de constituer la matière médicale ait été la conséquence de faits nombreux observés chez les malades sur lesquels des médicaments ont fait naître des symptômes étrangers à leur maladie, ou des faits toxicologiques accidentels, ou qu'il résulte d'une expérimentation physiologique directe, il n'en existe pas moins dans toute sa valeur, et l'origine de l'expérimentation pure, qui est la base de la doctrine d'Hahnemann, est véritablement dans l'observation de l'immortelle école d'Hippocrate.

Que les nombreux détracteurs de l'homœopathie, sous le prétexte qu'elle n'est qu'une étrange nouveauté, se taisent donc ; ou plutôt, qu'ils cessent d'ignorer ce qu'ils devraient être honteux d'apprendre de nous. Les vérités et les erreurs de la tradition médicale forment le patrimoine commun de tous les médecins : aux mêmes titres que nos adversaires, nous avons le droit de puiser dans ses trésors. Est-ce parce que nous avons eu la main plus heureuse qu'eux qu'ils font peser sur nous l'ostracisme haineux dont leur position officielle leur permet de nous frapper ? Eh quoi ! l'un de vos plus grands maîtres, après nous avoir poursuivis de toute la force de son éloquence et de son crédit, arrivé près de la tombe, efface d'un trait de plume tous ses sarcasmes et ses injures, en proclamant que l'expérimentation physiologique des médicaments *est la science venant éclairer l'art qui était empirique et tâtonnant*, et vous nous traitez encore comme des parias de la science ! Quel renversement de rôles, grand Dieu ! Mais les paroles que le Professeur Trousseau a écrites quelques mois avant sa mort, resteront ; la préface de la récente édition de sont raité de thérapeutique demeurera dans l'histoire, parce qu'elle délimite rigoureusement le droit et les titres des deux camps du corps médical. Vous qui traitez l'homœopathie du haut de votre grandeur officielle, vous n'avez su prendre dans les trésors de la tradition que ce qu'il vous a fallu pour en arriver à un art de guérir *empirique* et *tâtonnant*, et nous, nous y avons pris l'expérimentation des médicaments sur l'homme sain, l'expérimentation physiologique qui est la science *venant au secours* de votre art pour l'*éclairer et le perfectionner*.

Le dédain, la répulsion et l'injure ne nous ont jamais été épargnés ; mais que peuvent d'aussi pitoyables armes sur des hommes que l'excellence de leur doctrine soutient ? Aujourd'hui que le jour de la justice pour nous paraît s'approcher, une joie nouvelle s'ajoute à celle que nous avons toujours éprouvée en combattant pour la vérité : celle d'espérer que bientôt l'erreur cessera d'aveugler le plus grand nombre de nos frères dans la science, et que bientôt l'humanité ne sera plus livrée à un art de guérir *empirique et tâtonnant*.

III

De la matière médicale pure d'Hahnemann

VIII. L'admiration n'exclut pas la critique ; et les plus éminentes qualités d'une œuvre ne rachètent jamais ses imperfections. Ces deux principes me guideront dans l'appréciation que je vais faire des diverses pathogénésies qui nous ont été léguées par notre MAÎTRE.

L'ensemble de tous les phénomènes qu'une substance médicale peut faire naître sur l'homme en santé, substance expérimentée dans les conditions précisées par Hahnemann, a reçu le nom de pathogénésie. Celles que cet infatigable expérimentateur nous a laissées, sont-elles irréprochables, et leur réunion, formant ce que nous appelons la matière médicale pure, constitue-t-elle un livre auquel la postérité n'aura rien à ajouter et dont elle n'aura rien à retrancher ? je suis loin de le penser.

D'abord, tous les médicaments expérimentés par Hahnemann ne l'ont pas tous été au même degré, et quelques pathogénésies sont très-incomplètes ; mais les principaux médicaments qu'il a parfaitement étudiés, auraient, je crois, leur pathogénésie aussi irréprochable que possible, si leur expérimentation avait été faite dans diverses régions et en vue des constitutions médicales plus ou moins étendues.

Cette critique me paraissant avoir de l'importance, j'ai besoin de la préciser plus que je ne l'ai fait.

S'il est vrai, et cela ne peut être douteux pour personne, que les *accidents maladies* subissent des modifications selon les lieux où ils se produisent, il doit être vrai aussi que les individus qui habitent ces lieux, bien que n'étant pas malades, subissent aussi les influences des milieux dans lesquels ils vivent; et, s'il y a des constitutions médicales pathologiques, il y a certainement aussi des constitutions médicales hygiéniques. Par exemple, puisque les habitants de la rive droite d'un fleuve n'ont pas le même accent que ceux de la rive gauche, ceux du versant nord d'une montagne n'ont pas le même accent que ceux du versant opposé, n'est-il pas à peu près certain que le même médicament ne les modifiera pas d'une manière identique ? Au reste, cette conclusion paraît d'autant plus légitime que les maladies et leur traitement varient le plus souvent dans les imperceptibles diversités de lieux que je viens de mentionner, ainsi que Zimmermann en a fait l'observation. Je crois donc être fondé à dire que la pathogénésie d'un médicament ne sera vraiment complète que lorsqu'il aura été expérimenté dans les lieux les plus différents, en diverses saisons et avec l'indication précise des constitutions médicales régnantes de chacun de ces lieux, pendant les expérimentations. Cette dernière condition paraît surtout importante pour éclairer la question des doses auxquelles les médicaments doivent être administrés, soit dans les expérimentations physiologiques, soit en thérapeutique.

Jugée à ces divers points de vue, la matière médicale pure d'Hahnemann est loin d'être parfaite, car les conditions que je viens de signaler n'ont jamais été prises en considération dans ces expérimentations et dans celles de tous les continuateurs de son œuvre. (1)

Ces observations critiques ainsi formulées, en existe-t-il d'autres qui puissent être sérieusement adressées

(1) Parmi les pathogénésies qui ont été publiées par les disciples du *maître*, il en est qui ont rendu de véritables services; mais il en est qui ont été faites surtout sur des animaux ; et conclure de pareilles expérimentations à des applications thérapeutiques sur l'homme, c'est évidemment contraire au principe essentiel de la doctrine d'Hahnemann. Ainsi, je lis à la page 154 du manuel de Jahr, à la pathogénésie du *brome* : « Dans les expériences faites sur les mammifères rongeurs, la toux ne s'étant jamais déclarée, le Dr Héring conclut de là qu'il ne faut administrer le brome ni contre le croup ni contre la toux des *personnes dont la position des dents aurait de la similitude avec celle des mammifères rongeurs.* » Et ce sont des médecins qui ont médité les œuvres d'Hahnemann qui confondent ainsi l'homme et la bête !

aux précieuses pathogénésies de l'école homœopathique, qui lui ont suffi pour conquérir dans le monde, par les nombreuses et brillantes guérisons qu'elle y a opérées, le haut rang qu'elle y occupe, malgré les obstacles de toute nature qu'elle a rencontrés ? J'affirme qu'il n'en existe pas : je vais toutefois passer en revue les principales objections que j'ai entendu faire contre elle.

IX. Certains lecteurs, ayant compulsé les volumineuses pathogénésies de quelques médicaments, semblables à l'enfant qui ne sait pas rompre l'enveloppe du marron, ont rejeté la matière médicale pure, prétendant qu'il ne peut y avoir rien de bon dans un tel fouillis de phénomènes, et que, d'ailleurs, le contraire serait-il vrai, jamais le praticien ne pourra utiliser un semblable travail, à cause de l'impossibilité de retenir par la mémoire d'aussi nombreux symptômes.

Je conviens volontiers qu'il est très-difficile de se servir fructueusement de la matière médicale pure ; mais le mot *difficulté* n'a jamais été synonyme du mot *impossibilité*. Où rencontrera-t-on un enfant qui ne convienne qu'il est très-difficile d'apprendre à lire ? et cependant, par le travail et l'assiduité, l'écolier y arrivera. L'alphabet, par les combinaisons infinies de ses lettres, exprimera pour son intelligence tout ce qu'elle pourra comprendre et même imaginer. La matière médicale pure est un vaste alphabet dont l'étude assidue et réfléchie permet au médecin de découvrir le remède efficace de la plupart des maux qu'il est appelé à guérir. J'admets sans contestation qu'il est un grand nombre de lettres qui pourraient être retranchées de cet alphabet, et que leur présence gêne singulièrement l'opération de celui qui veut s'en servir ; mais l'étude et l'usage permettent bientôt d'assigner à ces lettres leur valeur respective ou commune.

Il est vrai en effet qu'il est bien des symptômes de la matière médicale qui devraient en disparaître, ou plutôt, qui pourraient être réduits en un plus petit nombre, sans altérer la physionomie pathogénétique d'un médicament ; il est vrai aussi que l'ordre dans lequel sont présentés les symptômes de chaque médicament est peu propre à soulager la mémoire de celui qui les étudie. Cette double réforme sera accomplie, il y a lieu de l'espérer ; mais quelle prudence et quelle attention ne faut-il pas apporter dans ce travail ! C'est sans danger assurément que des symptômes trop peu distincts les uns des autres soient contractés les uns dans les autres ; mais combien n'en est-il pas qui paraissent être sans valeur, tant ils sont étranges, et qui, un jour ou l'autre, sont reproduits chez un malade et permettent ainsi de le guérir très-sûrement !

Il est un grand nombre de symptômes de cette nature que j'aurais volontiers retranchés de la matière médicale, pendant les premières années de mes études homœopathiques, et combien d'entre eux ont été confirmés, par mon expérience, dans leur haute valeur ! Ainsi, le symptôme 310me, du quinquina, *sensibilité exagérée, presque douloureuse, de la peau du corps entier, même dans le creux des mains*, semble n'avoir aucune importance, et cependant, c'est là un des phénomènes les plus caractéristiques de sa précieuse pathogénésie arthritique. Les symptômes de la région anale, causés par la fève de Saint-Ignace, paraissent surchargés de détails bien superflus, et néanmoins ce sont eux qui m'ont permis si souvent de guérir avec cette substance et sans opération de très-douloureuses fissures à l'anus. Quoi de plus surabondant de symptômes, inutiles en apparence, que la pathogénésie pelvi-fémorale de la belladone, et ce sont ces symptômes variés qui permettent de discerner les cas de caco-symphisie (1) dans lesquels elle est ordinairement si efficace !

Je n'en finirais pas, si je voulais énumérer tout ce qu'une étude superficielle de la matière médicale porterait à en retrancher ; mais l'expérience clinique restitue à de prétendues inutilités leur légitime importance. Lorsque le temps, qui est employé aujourd'hui à de stériles discussions, sera mis au service de la matière médicale, l'œuvre d'Hahnemann pourra devenir moins accablante pour la mémoire des médecins ; mais sa connaissance n'en demeurera pas moins une tâche très-difficile. Alors, je l'espère, l'usage permettra aux praticiens d'imiter les avocats qui ne donnent jamais un conseil important sans consulter leurs auteurs. Au début de ma carrière, je n'arrivais jamais auprès d'un malade sans mon Manuel de matière médicale ; mais cette habitude paraissant ridicule, je dus la quitter. Il est à désirer pour tous, médecins et malades, qu'elle revive et qu'elle soit acceptée comme une indispensable nécessité ; le code et ses nombreux commentaires ne sont rien à côté des milliers de symptômes distincts que l'homme de l'art est en devoir de connaître. Pourquoi, je le répète, la médecine n'aurait-elle pas le privilége qui est accordé à la jurisprudence ?

La difficulté de posséder la matière médicale pure et

(1) Les praticiens seront surpris de cette dénomination pathologique. Elle désigne cependant un ordre de phénomènes qui n'ont pas été suffisamment étudiés, dans la pathologie des symphises pelviennes. J'ai recueilli de précieuses observations sur cet intéressant sujet, dont l'exposé formera, j'espère, un chapitre très-intéressant du traité de médecine pratique que je me propose de publier plus tard.

de s'en servir efficacement ne peut donc être un argument contre elle; le temps et de nouveaux travaux la rendront sans doute moins aride et plus accessible à l'étude; mais, je le répète, elle sera toujours pour le médecin une tâche aussi laborieuse à poursuivre qu'indispensable à remplir.

X. On a objecté encore contre la matière médicale pure que nul médicament ne pouvait faire naître sur l'homme bien portant une série de symptômes représentant exactement une maladie déterminée, et que, par conséquent, on y chercherait vainement le semblable de cette maladie.

Sur son énoncé, cette objection paraît avoir quelque valeur ; mais si, par la réflexion, on se démontre que ce qu'on a appelé une maladie déterminée n'existe que par l'artifice des nosologistes ; que les phénomènes d'invasion de toutes les maladies sont presque les mêmes ; qu'en un mot, c'est un choix de symptômes, parmi un grand nombre d'autres passés sous silence, qui reçoit un nom nosologique, on est convaincu déjà que la pathogénésie médicamenteuse est parfaitement comparable à la pathogénie des causes naturelles des maladies.

D'autre part, l'expérimentation sur l'homme sain n'est poursuivie, en général, que jusqu'à la production de troubles dans la sensibilité et dans les fonctions ; la prudence et le salut des expérimentateurs ne permettant pas de la pousser jusqu'à l'altération des tissus. Nulle pathogénésie, excepté celles qui sont complétées par la toxicologie, n'est donc rigoureusement comparable à une maladie quelconque du cadre nosologique, puisque la nosologie ne nomme et ne classe, à proprement parler, les maladies, que lorsque des lésions de tissus réelles ou présumées le lui permettent.

Au reste, sans revenir sur tout ce que j'ai eu occasion de dire déjà au sujet des vices de la science nosologique, je me borne à constater que l'*essentialité* des maladies, fût-elle une vérité, la matière médicale n'en serait pas moins, telle qu'elle est, très-utile pour les combattre, à moins que la loi *similia similibus* ne fût fausse. En effet, les troubles généraux et ceux plus spéciaux de telles ou telles fonctions qui ont été obtenus par l'expérimentation d'un médicament sur l'homme en état de santé, ont en puissance et pour conséquence nécessaire une altération déterminée de tels ou tels tissus. Cette même altération, observée chez un malade et ayant reçu un nom nosologique quelconque, a été nécessairement précédée de troubles généraux identiques à ceux auxquels s'est arrêtée l'expérimentation pure. Ce médicament, quoique n'ayant pas produit l'altération dont il s'agit, était apte à la produire : il est donc apte à la guérir.

Les causes nosogéniques ordinaires agissent comme les médicaments pour altérer la santé de l'homme : d'abord, par une action dynamique inappréciable par les sens, elles modifient la puissance de la vie, et dès cet instant, la santé cesse d'exister : des effets sont la conséquence de cette première impression morbifère, et des effets secondaires et tertiaires des premiers finissent par constituer un ensemble de phénomènes pathologiques auquel on donne un nom. Il est certain que l'expérimentation pure n'a jamais été continuée au point de produire de semblables désordres, et c'est donc bien en vain qu'on y chercherait le portrait d'une maladie confirmée. Ainsi, la pathogénésie de tel médicament qu'on voudra nommer, à moins qu'elle n'ait été complétée par des accidents toxicologiques, ne peut offrir que le semblable des phénomènes d'invasion d'une maladie quelconque. Cette circonstance n'atténue nullement la valeur de la matière médicale, car des phénomènes semblables dynamiques, causés par un médicament, auraient certainement les mêmes conséquences sur les tissus de l'économie vivante, que des phénomènes semblables déterminés par une cause nosogénique ordinaire. Un médicament, et l'expérience le prouve chaque jour au clinicien habile, est donc indiqué et il est efficace contre des désordres matériels de l'organisme vivant, pourvu qu'il ait provoqué, par l'expérimentation pure, des phénomènes dynamiques semblables à ceux qui précèdent les désordres organiques qu'il s'agit de guérir. Prétendre que la pathogénésie d'un médicament, alors qu'elle n'a pas été portée jusqu'à la production de phénomènes matériels, ne peut être utile contre un état pathologique qui les présente, est donc évidemment une erreur.

XI. Une dernière objection, qui est souvent formulée contre l'utilité pratique de la matière médicale créée par Hahnemann, est la suivante : On retrouve, dit-on, à peu près tous les mêmes symptômes dans la pathogénésie de tous les médicaments ; comment donc les distinguer les uns des autres et faire un choix parmi eux ?

Il est vrai qu'il est beaucoup de symptômes qui sont produits par un grand nombre de médicaments : le vertige, le vomissement et bien d'autres phénomènes pathogénétiques, sont dans ce cas. Mais de ce que tous les arbres d'une forêt ont des racines, un tronc, des branches et des feuilles, s'ensuit-il que ces arbres sont tous semblables ? évidemment non ; et l'objection faite à la matière médicale, objection qui a son prétexte dans la similitude d'un grand nombre de phénomènes produits par les médicaments, est en tous points comparable à l'opinion qui confondrait tous les arbres d'une forêt parce qu'ils ont tous des parties semblables. Quoi de plus facile à confondre que les moutons qui composent un nombreux troupeau ? et cependant, un berger émérite, j'en ai connu de pareils, les reconnaît tous, et il ne prend jamais l'un pour l'autre.

Il n'est pas douteux qu'un regard distrait, jeté rapidement sur les arbres d'une forêt ou sur un troupeau, ne peut saisir les caractères différentiels qui en distinguent les individus ; mais il n'en est pas ainsi lorsqu'une étude attentive et soutenue, ne s'arrêtant pas à ce que ces êtres ont de commun, arrive à découvrir les moindres traits qui sont particuliers à chacun d'eux. Ces comparaisons permettent d'apprécier la valeur de l'objection qui est communément faite à la matière médicale d'Hahnemann : chacun veut se donner le mérite de l'avoir étudiée, mais le plus grand nombre n'accorde que des instants rapides à cette étude, et le livre est rejeté, sous le prétexte que tous les médicaments présentent à peu près les mêmes symptômes.

Cette prétendue ressemblance de la pathogénésie de tous les médicaments, qui suffit à des esprits superficiels pour en dédaigner l'étude, est précisément, au contraire, ce qui la recommande aux esprits sérieux. En effet, comment agissent les causes ordinaires des maladies sur l'économie vivante ? les causes les plus diverses produisent une foule de phénomènes identiques ; il en est un grand nombre qui sont à peu près communs à toutes les maladies, et celles-ci sont quelquefois si peu distinctes les unes des autres, que des médecins d'un mérite renommé ne s'accordent pas à leur sujet. Qu'est-ce qui rend les cadres nosologiques si peu stables, si ce n'est les points de ressemblance que présentent les maladies?

Combien d'entre elles paraissent semblables les unes aux autres, qui réclament un traitement différent ! Les épidémies, les maladies saisonnières, que le même nom confond, sont identiques le plus souvent par leurs caractères généraux, et elles ne cèdent pas cependant à la même médication.

Puisque les causes ordinaires de nos maladies altèrent la santé de l'homme d'une manière très-diverse, et qu'en même temps les maladies, même les plus opposées, présentent des phénomènes communs, surtout dans leur période dite d'incubation, n'est-il pas rationnel de supposer qu'il doit en être ainsi de l'action des médicaments expérimentés sur l'homme sain ? L'expérience démontre en effet qu'ils produisent tous un certain nombre de phénomènes identiques; mais elle démontre encore que l'individualité pathogénétique de chacun d'eux est nettement accusée par des particularités incontestables.

XII. Ces caractères de la matière médicale d'Hahnemann, qui auraient dû en recommander l'étude, l'ont au contraire dépréciée aux yeux du plus grand nombre. Quelles peuvent être les causes de cet étrange et regrettable résultat ? Elles sont nombreuses; les principales sont la fausse direction donnée aux études dans les écoles, et, (il m'en coûte d'écrire ce mot accusateur), la paresse.

On ne saurait trop louer le zèle avec lequel sont dirigées les investigations les plus assidues pour arriver à la connaissance des symptômes morbides : la pathologie en un mot est perfectionnée chaque jour, et si les phénomènes dynamiques ou vitaux qui se manifestent toujours dans les maladies, avaient été étudiés au même degré que leurs phénomènes matériels, il est incontestable que la pathologie ne serait plus susceptible de progrès, sauf dans quelques détails. Ces travaux sont louables assurément à tous égards, mais convient-il qu'ils absorbent à peu près toute l'activité de l'étudiant et du médecin ? On semble le croire dans nos écoles ; les modifications les plus microscopiques, dans nos solides et nos liquides, sont considérées comme des découvertes importantes, et les plus éminentes facultés et le temps le plus précieux sont ainsi consacrés à la recherche et à la connaissance des innombrables modifications que peut subir la matière composant notre corps. On se promet, par les recherches moléculaires, de dévoiler les mystères de la vie et des maladies. Ces folles espérances égarent l'observation clinique et l'expérimentation : ces deux uniques moyens de perfectionner l'art par la science et la science par l'art, sont ainsi amoindris, et le dédain le plus superbe prend en pitié tous les travaux qui n'ont pas la matière pour objet. La matière médicale d'Hahnemann, qui expose surtout l'action dynamique des médicaments sur l'économie vivante, ne peut donc prétendre à attirer l'attention et à être l'objet d'une étude approfondie telle qu'il convient de la lui consacrer.

La fausse direction qui est ainsi donnée à l'activité intellectuelle des médecins, est suivie d'autant plus volontiers que la matière médicale d'Hahnemann est certainement d'une étude aussi aride que difficile. Il est même impossible d'en retirer au profit des malades tous les trésors thérapeutiques qu'elle renferme, sans le secours d'un guide-mémoire dont l'usage, hélas ! n'est pas dans les coutumes médicales. Espérons que médecins et malades s'accorderont à reconnaître qu'il est utile pour tous qu'il n'en soit plus ainsi.

Cette heureuse innovation de recourir au livre que le praticien aura toujours avec lui, sera certainement admise lorsque tout le monde sera convaincu qu'il ne suffit pas de savoir que la belladone, par exemple, est un stupéfiant et un anti-spasmodique, que le quinquina est tonique et fébrifuge, pour obtenir de l'emploi de ces deux précieux agents tout le bien qu'ils sont susceptibles de produire : les trois mille symptômes environ que leur attribue Hahnemann pourront sans doute se réduire à un nombre moins grand, mais ils seront toujours trop considérables, même pour la mémoire la plus heureuse. Qu'en serait-il si nous réunissions tous les médicaments expérimentés par Hahnemann et tous ceux qui méritent de l'être et qui le seront certainement par la postérité ?

Il n'y a pas évidemment d'homme au monde qui puisse prétendre à posséder parfaitement la matière médicale pure, même restreinte comme elle l'est aujourd'hui, et s'en servir sans l'aide d'un guide-mémoire ; et cette partie capitale de la science médicale, sans laquelle tout le reste n'est rien au lit des malades, n'est encore, je puis le dire, qu'à ses débuts. Hahnemann nous a laissé des pathogénésies aussi complètes qu'il lui a été possible de les faire, de quelques médicaments seulement, mais que de substances héroïques sont encore à étudier ! Qui n'a la confiance que la multitude des maux qui frappent sans cesse l'humanité n'aient leur remède certain dans la multitude des substances qui nous entourent ?

La méthode pour découvrir leurs propriétés salutaires nous est connue : elle a déjà largement fait ses preuves. Par la connaissance de l'action dynamique de l'opium, Hahnemann a désigné cette substance comme étant propre à détruire les effets de la frayeur ; par la connaissance de l'action dynamique de la fève de Saint Ignace, il a désigné ce médicament comme l'antidote des souffrances causées par un amour malheureux. Par la même voie, sous l'empire de la loi des semblables, la jusquiame est devenue le remède contre la jalousie; l'aconit, la bryone, la noix vomique, celui de la colère, etc, etc. Que ne devons-nous pas attendre de la matière médicale pure, lorsque le temps et l'intelligence, perdus aujourd'hui dans des recherches moins utiles, ou dans de stériles disputes, seront exclusivement employés à l'expérimentation pure des médicaments !

En 1524, le Pape Clément VII ordonna qu'une huile, contre-poison de l'aconit, fût expérimentée sur des condamnés à mort qui auraient la vie sauve, s'ils survivaient à l'expérimentation. (1) Pourquoi cet exemple ne serait-il pas suivi ? Si les hommes auxquels la société fait payer de leur tête les atteintes et les dommages qu'elle en a reçus, étaient désormais choisis, s'ils acceptaient cet échange de peine, comme sujets d'expérimentation, quelles ne seraient pas les conquêtes de la thérapeutique des maladies même les plus graves ? Les productions pathologiques les plus incurables trouveraient très-probablement leur remède dans des expérimentations qu'il serait permis de pousser plus loin que celles des expérimentateurs ordinaires, et qui n'ont d'autre dette à payer à la société que celle que leur impose l'amour de la science et leur dévoûment au bien de leurs semblables.

Mathiole dit encore qu'en 1549, des condamnés furent livrés, à Prague, à une semblable expérimentation. Dans ce dernier cas, il s'agissait de savoir si le bézoard serait un antidote de l'empoisonnement par l'aconit. C'est donc bien à tort qu'il a été écrit que Mathiole a expérimenté l'aconit sur l'homme bien portant. Dans les deux

(1) Dioscoride, commentaire de Mathiole p. 1096.

circonstances rapportées par cet auteur, il s'est agi, non de l'expérimentation de l'aconit, mais de celle de deux contre-poisons de l'aconit.

Il est bien à désirer que l'exemple donné à Rome et à Prague, au seizième siècle, soit imité parmi nous, dans ce siècle dit de progrès : comme les condamnés de cette époque, les nôtres préféreraient sans doute, au supplice de la place publique, l'empoisonnement dans leur prison, surtout avec l'espérance d'avoir la vie sauve après l'expérimentation ; et celle dont ils seraient les sujets n'aurait jamais une issue funeste, si elle était faite avec la prudente sagacité qu'elle commande, pour nous donner la notion des plus énergiques propriétés des médicaments. La société se dédommagerait ainsi d'une manière précieuse du tort que lui ont fait les malfaiteurs qu'elle supplicie, par la connaissance des remèdes les plus certains à opposer aux effets des causes multipliées à l'infini de nos maladies.

XIII. Sans attendre le perfectionnement et le complément dont la matière médicale pure homœopathique est susceptible, le praticien peut-il y trouver des éléments sérieux et efficaces de thérapeutique ? Imparfaite comme elle l'est, lui présente-t-elle des moyens propres à remplacer ceux que lui offre la matière médicale traditionnelle ? L'expérience a déjà répondu à ces deux questions, et la position que l'homœopathie a conquise dans la société affirme hautement la valeur actuelle de sa matière médicale, dont l'imperfection n'est au reste que relative.

Comparée en effet à la matière médicale des écoles officielles, la matière médicale pure est d'une richesse incomparable : celle-là ne présente que des notions très-restreintes et peu précises sur un petit nombre de médicaments, et ces notions ne concernent le plus souvent que leurs effets physico-chimiques ; elle n'a au sujet des propriétés du reste des substances médicinales que des assertions hypothétiques; elle n'en compte en un mot qu'une dizaine au plus dont certaines vertus ne soient pas contestées.

Telle n'est pas notre matière médicale que je déclare imparfaite et incomplète, eu égard seulement à ce qu'elle sera un jour : Hahnemann nous a laissé environ quatre-vingts pathogénésies, dont le tiers au moins laisse peu à désirer. Quelles ressources thérapeutiques ne présentent-elles pas, celles surtout de l'*aconit*, de l'*arnica*, de la *belladone*, de la *bryone*, du *quinquina*, de la *pulsatille*, de la *noix vomique*, de l'*arsenic*, du *mercure*, du *phosphore*, du *soufre*, etc ! Que d'états et d'actes morbides y trouvent leur remède certain ! La difficulté de le trouver est moins grande qu'on ne l'a cru : ce n'est que l'insuffisance de l'étude et de la réflexion qui a permis à certains esprits de se croire autorisés à considérer les pathogénésies comme un *fatras de symptômes* dans lequel il est impossible de se reconnaître. Ainsi, par exemple, faut-il pâlir bien longtemps sur celle de l'*aconit* pour savoir que cette précieuse substance est surtout efficace contre les états maladifs combattus jusqu'ici par la médication anti-phlogistique ? La conception matérielle de toute maladie, conception à laquelle conduit l'enseignement traditionnel, est un obstacle, je le sais, à l'adoption de l'aconit pour remplacer les émissions sanguines. Étant persuadé que le malade a trop de sang, comment le médecin pourra-t-il se résigner à ne pas soustraire de ce précieux liquide une quantité plus ou moins grande ? La raison se révolte cependant contre cette hypothèse matérialiste, qui prend le désordre dans la circulation du sang pour un signe de sa surabondance, comme s'il était possible qu'entre l'état de santé qu'une frayeur, une colère ou un refroidissement ont altérée, entre l'état de santé, dis-je, et la maladie, il y ait eu augmentation de la quantité du sang qui existe normalement dans l'économie vivante. L'expérience a du reste largement confirmé la valeur de l'aconit, depuis que l'école homœopathique le prescrit journellement, et la lancette et les sangsues lui sont déjà redevables d'une oisiveté qui frappe leurs partisans de stupeur.

Est-il bien difficile encore de se convaincre par la pathogénésie de la *belladone* et celle de la *bryone* que ces deux puissantes plantes sont les acolytes obligés de l'*aconit*, dans une multitude de maladies inflammatoires ? L'*aconit* ayant apaisé l'éréthisme vasculaire qui précède ou accompagne toute congestion, la *belladone* est aussitôt indiquée, si la congestion se fait au cou, à la face ou à la tête ; mais si c'est la poitrine qui est fluxionnée, la *bryone* doit succéder à l'*aconit*.

Ces notions superficielles, qui sont faciles à acquérir au sujet de tous les médicaments, ne suffisent certainement pas à un praticien jaloux de faire participer ses malades à tous les bienfaits de l'homœopathie; mais elles suffisent assurément à tous ceux qui sont désireux de mettre sa valeur à l'épreuve. On objecte, je le sais, contre une semblable expérimentation, que les maladies inflammatoires sont les plus rapides et les plus dangereuses, et qu'alors sa conscience ne permet pas au praticien de s'exposer à perdre du temps en pareil cas. Soit ; mais, à propos de l'efficacité de l'*aconit*, de l'*arnica* et de la *belladone*, il est un état maladif très-commun que je ne puis m'empêcher de signaler : je veux parler de la disposition dite *apoplectique*, qu'il est si aisé de savoir combattre.

Les malades qui sont dans cette disposition fâcheuse ont la démarche lourde, le ventre paresseux, la respiration facilement oppressée, la face vultueuse, la tête pesante, le sommeil facile et appesanti, le pouls plein et dur, et la pensée lente. Cet état est magistralement combattu par la privation plus ou moins complète des aliments, par des purgations et par des saignées générales ou locales fréquemment répétées. Malgré ces moyens, les malades ne manquent jamais de périr par l'accident apoplectique, après quelques mois ou quelques années écoulées dans les tortures de la faim et les ennuis causés par l'usage des autres prescriptions médicales.

Combien la disposition apoplectique, plus ou moins accentuée, très-commune et redoutée avec raison, est efficacement combattue par l'emploi sagement combiné de l'*aconit*, de l'*arnica* et de la *belladone*, médicaments auxquels il faut à peine ajouter quelquefois l'*opium* et la *noix vomique !* La douceur et le succès de ce traitement, établi sur l'état symptomatique des malades, contrastent singulièrement avec les douloureux procédés thérapeutiques officiels, auxquels il serait si facile de substituer la médication homœopathique ; car il ne faut pas de bien profondes études de la matière médicale pour l'instituer convenablement en pareil cas.

Je n'en finirais pas si je voulais seulement signaler ici les divers états maladifs contre lesquels notre matière médicale offre des moyens doux et efficaces, et que le praticien peut connaître avant d'avoir fait de longues et de pénibles méditations des pathogénésies qu'elle renferme. Je serais heureux, si ce que je dis ici pouvait en convaincre quelques-uns : le succès de leurs premiers essais les porterait sans nul doute à vouloir s'approprier ensuite tous les trésors thérapeutiques dont la médecine homœopathique dispose.

Le lecteur n'a pas oublié sans doute la vérité que j'ai énoncée au début de ce chapitre : les médicaments ont des propriétés *fixes* et *incommutables*, à l'état de puissance. Ces propriétés cependant se manifestent d'une manière qui peut varier, selon l'état éventuel, même physiologique, dans lequel se trouvent les individus sur lesquels se fait l'expérimentation. C'est là sans aucun doute la cause de certains symptômes, contradictoires à divers degrés, que présentent quelques pathogénésies de certains médicaments. C'est là un point défectueux de notre matière médicale, mais qui peut à peine en infirmer la valeur. Les expérimentations futures dissiperont certainement d'aussi légères ombres.

IV

Des conséquences nécessaires, médicales et philosophiques, de l'adoption de la matière médicale pure

XIV. L'expérimentation des médicaments sur l'homme sain, que les écoles officielles acceptent sous le nom d'expérimentation physiologique, a pour corollaire immédiat, ainsi que j'ai eu occasion de le dire déjà, l'adoption de la loi des semblables. Or, comme je l'ai prouvé, la loi des semblables ne domine et ne règle véritablement que les phénomènes dynamiques ou vitaux de l'économie vivante ; l'introduction de l'expérimentation physiologique des médicaments, dans les écoles officielles, est donc le signal de leur renonciation implicite aux principes matérialistes exclusifs qui les dirigent, et à la loi des contraires qu'elles n'ont cessé de regarder comme la loi générale de la thérapeutique. Telle est la conséquence de l'introduction, dans l'enseignement officiel, de l'expérimentation physiologique des médicaments.

En second lieu, la logique éclairant l'entrée de cette nouvelle venue dans la science, les phénomènes dynamiques, moraux et intellectuels produits par les médicaments, feront nécessairement penser aux phénomènes de même nature observés dans les maladies, et, en même temps, la pathologie et la thérapeutique deviendront bissubstantialistes.

Cette observation importante, que l'action physiologique des médicaments s'exerce d'abord et simultanément sur la sensibilité, le moral et l'intelligence de l'homme, fixera l'attention des médecins sur l'action des causes ordinaires des maladies qui, elles aussi, modifient morbidement d'abord et simultanément l'homme sensible, moral et intellectuel, avant d'altérer l'intégrité de son organisme. La conséquence obligée de cette double observation est multiple : elle démontre d'abord qu'il y a en nous deux ordres de phénomènes bien distincts, les uns immatériels et les autres matériels, et par suite, que l'homme vivant est composé d'une âme et d'un corps ; elle démontre encore la prééminence de l'âme sur le corps, mais elle prouve surtout, contrairement à ce qui a été professé par la célèbre École de Montpellier, qu'il n'y a en nous que l'âme et le corps.

En effet, si le principe vital de l'École de Montpellier existait comme trait d'union entre le corps et l'âme, il serait seul affecté d'abord dans les expérimentations physiologiques et dans le début des maladies, et ce ne serait que lorsque la sensibilité de la vie organique aurait été atteinte que les phénomènes psychiques et corporels se manifesteraient. Ce n'est certes pas ainsi que se produit l'évolution des troubles déterminés, soit par les médicaments, soit par les causes ordinaires des maladies.

J'ai expérimenté sur moi-même diverses substances, et ce n'est que lorsque je les ai prises à des doses capables d'altérer mes tissus, que les phénomènes corporels ont précédé les phénomènes psychiques. Ainsi, ayant été par accident empoisonné par du phosphore qui se trouvait dans le pain, j'ai éprouvé d'abord une sensation de brûlement dans l'estomac remontant dans l'œsophage, et j'ai ressenti ensuite des troubles dans mon état moral et intellectuel. L'action de cette substance énergique a duré, en s'affaiblissant insensiblement, environ quinze jours. J'ai pu constater la vérité d'une partie de sa pathogénésie faite par Hahnemann, et pendant cette expérimentation accidentelle et à dose physiquement altérante, comme pendant mes autres expérimentations volontaires, mais à doses impuissantes dans leur action physico-chimique, je n'ai jamais constaté des phénomènes vitaux isolés de phénomènes psychiques, et le plus souvent ceux-ci ont précédé ceux-là et surtout les phénomènes corporels.

Cette expérimentation, que chacun peut répéter sur lui-même, démontre évidemment la bissubstantialité unipersonnelle et en même temps l'erreur de toute doctrine contraire.

XV. Cette précieuse expérimentation est constituée, il ne faut pas l'oublier, par des *faits*. Aujourd'hui que la science repousse les conceptions philosophiques acceptées *à priori* et ne veut se soumettre qu'à l'autorité des *faits*, cette expérimentation pure des médicaments acquiert une très-haute valeur, et elle répond aux aspirations générales des savants. Mais ceux-ci n'admettent comme *faits* que ceux que les sens constatent ; ils se passionnent à la recherche et à la connaissance des *faits* matériels, rejetant tous ceux que les sens n'apprécient pas.

Ils ont raison sans doute de repousser toute doctrine conçue *à priori* et s'imposant à la science : celle-ci ne peut être solidement établie en effet que sur des observations, et la médecine surtout ne peut véritablement se nourrir que de phénomènes constatés par la pratique et démontrés constants par l'expérience. Ces éléments doivent-ils rester isolés et sans lien de doctrine ? Les lois et les principes qui les régissent ne sont-ils pas ce qui constitue essentiellement la science ? Répondre négativement à ces questions ce serait tomber dans l'absurde et renoncer à l'édification de la science médicale.

Mais ce qu'apprennent l'observation et l'expérience en médecine ne tombe pas toujours sous l'appréciation des sens ; le plus souvent au contraire cela n'est saisissable que par l'intervention directe de la raison : ainsi, la puissance nosogénique de toutes les causes morales des maladies, des miasmes paludéens, etc., donne lieu à un ordre de faits indéniables que les sens sont impuissants à recueillir ; l'évolution des maladies présente en second lieu un autre ordre de phénomènes dont les sens n'atteignent que les plus grossiers et les moins nombreux ; enfin, l'action de tous les médicaments non employés à doses pouvant agir physico-chimiquement, défie les sens les plus exercés de connaître la série des perturbations innombrables qui s'accomplissent par leur action dans l'économie vivante. En un mot, en physiologie, en pathologie et en thérapeutique, l'observation constate deux ordres de phénomènes, et l'expérience reconnaît que les uns sont appréciés directement par les sens, et les autres, plus nombreux, ne le sont et ne peuvent l'être que par cette sorte de sens intérieur que nous donne l'exercice de toutes les facultés de notre intelligence.

Aujourd'hui surtout, les *faits* sont complétement et exclusivement étudiés, et acceptés dans leur matérialité; on bannit du domaine de l'observation tout phénomène que la raison seule constate et apprécie; on parque la raison, et il ne lui est permis d'exercer sa puissance que sur les altérations recueillies par les sens. L'observation médicale contemporaine a tellement rétréci son horizon, que l'intelligence de l'observateur y est asservie au témoignage exclusif des sens (1); en un mot, l'observa-

(1) A l'occasion de la fameuse discussion au sein du Sénat, sur l'enseignement supérieur de nos Facultés, le professeur Wurtz, doyen de la Faculté de Paris, écrivit au ministre Duruy une longue lettre dans laquelle je lis les lignes suivantes :

« De nos jours, la médecine est entrée dans des voies nouvelles. Elle ne cherche plus l'alliance de tel ou tel système philosophique qui puisse servir de prémisses à ses déductions, de fondement à ses doctrines. Rompant avec la tradition du passé, elle a renoncé à la méthode *à priori*, et elle a trouvé une base plus solide dans l'expérience et l'observation. Voulant mériter le nom de science, elle a adopté franchement la méthode scientifique. Ainsi que la physique et la chimie, la médecine commence aujourd'hui par établir des faits.........

« La Faculté de médecine a introduit dans son sein cette méthode exacte de la science moderne; elle enseigne la physiologie d'après les expériences, la médecine d'après les faits. Dans ses cours, des maîtres autorisés exposent la structure des organes, le jeu régulier ou troublé de leurs fonctions, en se préoccupant uniquement des conditions matérielles des phénomènes........... » (*)

L'aveu est on ne peut plus explicite : la physiologie et la pa-

(*) *Journal de méd. et de chirurg. prat.*, juin 1868, p. 242.

tion qui a pour objet l'homme vivant ne se distingue plus de l'observation faite sur le cadavre. L'observation et l'expérience, réduites ainsi à n'avoir d'autre sujet que la matérialité des *faits*, assimilent la science de la vie à la science de la matière, et la doctrine médicale qu'elles peuvent former ne peut se distinguer de la doctrine des sciences physiques. Ainsi que je l'ai dit tant de fois, on scinde tous les problèmes de la vie, et on ne veut voir aujourd'hui que les organes qui servent à sa manifestation, afin de pouvoir logiquement conclure que la vie est le résultat de la matière, qui est seule étudiée et qui seule tombe sous la puissance des sens.

Est-ce là l'observation, est-ce là l'expérience dont la médecine a besoin pour se constituer ? évidemment non. L'expérience et l'observation, ces deux flambeaux naturels de la médecine, n'ont le droit d'imposer des conclusions doctrinales à notre raison qu'à la condition expresse que la raison les ait toujours guidées. Or, scinder l'étude de tous les faits et de tous les phénomènes de la vie, et n'en voir que les conditions matérielles, est-ce raisonnable ? Assimiler l'étude du malade à celle du cadavre, est-ce logique ? Le prétendre, ce serait de la folie !

Espérons que l'expérimentation physiologique des médicaments guérira cette folie dont tant d'intelligences sont aujourd'hui atteintes ; sérieusement acceptée, elle ne peut manquer de démontrer l'immatérialité d'une

thologie sont enseignées, dans la Faculté de Paris, EN SE PRÉOCCUPANT UNIQUEMENT DES CONDITIONS MATÉRIELLES DES PHÉNOMÈNES. Avais-je tort de dire que la clinique et l'amphithéâtre sont un seul et même livre pour le plus grand nombre des médecins, de ceux surtout qui suivent la doctrine de la Faculté de Paris ?

multitude de phénomènes qui dominent la science de l'homme, et alors la pathologie et la physiologie seront étudiées et connues dans toutes leurs manifestations ; en d'autres termes, la vie, dans l'état de santé comme dans l'état de maladie, sera connue par les phénomènes immatériels et matériels qui la livrent à notre observation.

XVI. L'action physiologique des médicaments, ou la matière médicale pure, comprise et acceptée par l'enseignement officiel dans toutes ses conséquences, ne peut manquer de le relever des dégradantes aberrations doctrinales dans lesquelles il est tombé dans tous les temps, et aujourd'hui surtout. Mais si la science de la vie ne subit plus le niveau de la science de la matière, l'art de guérir, ou la science de la vie appliquée, ne sera plus également asservi aux formules physico-chimiques qui jusqu'ici ont constitué à peu près exclusivement ses moyens. La question de quantité, dans l'administration des médicaments, disparaîtra devant la question de qualité, et leur appropriation à chaque cas pathologique sera l'objet spécial de l'attention du praticien. Les conditions de matérialité des faits qui constituent les sciences physiques, n'étant plus imposées aux faits biotiques comme indispensables à leur existence, les phénomènes exclusivement dynamiques du début des maladies reprendront leur importance véritable, et l'art de guérir n'assistera plus désarmé à la formation des lésions pathologiques, qu'elle préviendra le plus souvent par une médication dynamique. Pendant le cours des maladies, lorsque des altérations des liquides ou des lésions dans les tissus seront devenues appréciables, le médecin n'oubliera pas que leurs caractères physiques ne les dérobent pas toujours d'une manière absolue à la puissance de la vie, et bien souvent il en triomphera par une médication dynamique, épargnant ainsi aux malades les tortures thérapeutiques que l'humanité subit déjà depuis trop longtemps.

La science médicale, secouant le joug des doctrines matérialistes, et traduite par une pratique dont les moyens, ne seront plus du domaine exclusif des sens, s'élèvera au-dessus du niveau que peuvent atteindre les intelligences même les mieux douées, mais qui n'en auront pas fait une étude spéciale, et elle sera ainsi protégée contre les empiétements extra-professionnels qui la déshonorent aujourd'hui. D'autre part, basée sur le roc inébranlable de la vérité, elle n'offrira plus aux malades ces fréquentes fluctuations d'opinions et de pratique qui la déshéritent le plus souvent de leur confiance ; et enfin, ne sortant plus de la voie féconde de l'observation et de l'expérience qui lui est ouverte par l'homœopathie, elle ne cessera de s'enrichir chaque jour de nouveaux et précieux médicaments. Sans nul doute, le cercle des maladies curables s'agrandira, les maladies incurables même disparaîtront peut-être un jour ; et, certainement, les deux terribles moyens préconisés par le dernier aphorisme d'Hippocrate, le feu et le fer, ne deviendront que de très-exceptionnelles ressources de la thérapeutique. L'art de guérir ne sera plus un épouvantail pour bien des malades qui en redoutent les procédés ; la répulsion que ces procédés ont toujours rencontrée, (*non rem medicinam*, dit Pline, *antiqui damnabant, sed artem*) (1), fera place à un confiant abandon à ses salutaires pratiques, et c'est ainsi que la somme et la gravité des maladies qui affligent l'humanité, subiront de très-désirables amendements.

(1) Ouvr. cité, liv. XXIX, p. 22

CHAPITRE XI

DE LA POSOLOGIE HOMŒOPATHIQUE

OU

DES DOSES INFINITÉSIMALES

I

La division des médicaments prescrite par Hahnemann n'est point essentielle à sa doctrine

I. Dès son apparition, l'œuvre du fondateur de l'homœopathie a été repoussée à cause de l'attachement à tous les errements du passé avec une notable partie desquels elle commandait de rompre ; plus tard, l'ignorance et la mauvaise foi, liguées contre elle, ont affirmé qu'elle n'était qu'une réforme thérapeutique sans valeur, puisqu'elle prescrivait des médicaments tellement divisés qu'ils disparaissaient dans les préparations préconisées par Hahnemann. Ce jugement a été accueilli avec d'autant plus de faveur qu'il dispensait de tout examen, n'imposait aucune nouvelle étude, et surtout ne troublait pas la quiétude dans laquelle chacun aime à se reposer sur l'enseignement du maître, reçu à l'école.

Celui qui a bien voulu lire tout ce qui précède doit être convaincu qu'avant tout l'homœopathie est une réforme doctrinale, réforme d'autant plus nécessaire et désirable qu'il n'en a jamais existé en médecine qui fût telle que le commande la nature de l'homme, et que réclame l'état déplorable de l'art de guérir. Il me suffirait donc, pour démontrer que la posologie homœopathique n'est point l'homœopathie elle-même, de rappeler le grand principe de l'unité bissubstantielle de l'homme sur lequel reposent la physiologie, la pathologie et la thérapeutique, selon l'enseignement hahnemannien. Nos plus obstinés adversaires comprendront peut-être, s'ils daignent jamais étudier cette admirable doctrine, ne serait-ce que pour la combattre, qu'elle est bien au-dessus des doses infinitésimales dans la réforme d'Hahnemann. Enseigner que c'est le composé vivant, appelé homme, qui vit, qui est malade et qu'il faut guérir, est une nouveauté médicale digne assurément de leur attention et qui défie leur scepticisme et leur dialectique. Cette étrange nouveauté, née de l'observation et de l'expérience, a le droit de se poser en face de la multitude des systèmes médicaux, sans cesse repoussés et sans cesse repris, mais n'ayant d'autre conclusion pratique que le matérialisme, parce qu'ils sont nés de faits mal expérimentés et mal observés, parce qu'en un mot on a toujours voulu rabaisser la science de la vie au niveau des sciences physiques, ou au moins la science de la vie de l'homme au niveau de la science de la vie des autres animaux.

C'est dans la démarcation formelle qu'Hahnemann établit entre la science de la vie et la science de la matière que son œuvre doit être jugée ; c'est par la distinction éminente qu'il signale entre la vie de l'homme et celle du reste des animaux, qu'il convient de l'apprécier. Aujourd'hui surtout que l'égarement de l'enseignement officiel va jusqu'à présenter comme un progrès

« d'enseigner la physiologie et la pathologie, *en se préoccupant uniquement des conditions matérielles des phénomènes* », il est du devoir des hommes qui instruisent ainsi notre jeune génération médicale de ne point donner le change à l'opinion publique au sujet de l'homœopathie. Avant eux, Hahnemann « a renoncé à la méthode à *priori* et a repoussé l'alliance de tel ou tel système philosophique qui pût servir de prémisses à ses déductions » ; avant eux encore, il a trouvé à la médecine une base plus solide dans l'expérience et l'observation, et mieux que ces savants, auxquels je ne sais s'il faut donner le titre de médecins, il a interrogé l'expérience et l'observation en physiologie, en pathologie, en ne se « préoccupant pas uniquement des conditions matérielles des phénomènes. » Il a eu le même soin, en expérimentant les médicaments sur l'homme sain, et « il s'est surtout préoccupé au contraire des circonstances et des manifestations immatérielles des phénomènes », toutes les fois que son expérience et son observation avaient pour objet *l'homme vivant*, pensant avec raison que ce n'était qu'à l'anatomiste, dont l'expérience et l'observation ont pour objet le cadavre de l'homme, qu'il était permis de « ne se préoccuper que des conditions matérielles des phénomènes. »

A l'œuvre donc, promoteurs de la *science médicale moderne* ! (1) Je vous signale un antagoniste qui vous a

(1) Rien n'est digne de pitié comme de voir des hommes dont tous les actes et toutes les paroles devraient être d'une gravité et d'un sérieux inaltérables, se laisser aller à l'emploi de mots qui ne sont en réalité que de vains sons propres à égarer les esprits irréfléchis. Que signifie, je le demande, cette épithète *moderne* dont tout le monde est si prodigue aujourd'hui ? Qu'avons-nous, en vérité, qui soit incontestablement *moderne* ? Rien, pas même la prétentieuse folie qui croit pouvoir se qualifier ainsi. Nos

devancés dans la voie d'expérience et d'observation que vous croyez avoir ouverte ; et il l'a parcourue « sans alliance avec tel ou tel système philosophique. » Il y va de votre dignité ; mais n'altérez pas son œuvre, ou plutôt, ne fuyez pas la lutte, et ne vous donnez pas une victoire facile, en ne débitant que des facéties sur les infinitésimalités hahnemanniennes. Les avaleurs de boîtes homœopathiques, ainsi que ceux qui versent une goutte de médicament dans le lac de Genève et viennent en prendre une dilution sous le pont d'Avignon, sont à peine capables d'amuser cette foule qui se presse ordinairement devant les tréteaux de la place publique.

Entre vous et l'école homœopathique, le débat n'est point dans la valeur de notre posologie, il porte exclusivement sur ce point, à savoir si, en médecine, l'expérience et l'observation doivent être conduites et interrogées avec vous, « en se préoccupant uniquement des conditions matérielles des phénomènes », ou avec nous, qui acclamons l'expérience et l'observation, « en nous préoccupant surtout des conditions dynamiques ou vitales des phénomènes. » Vous, vous invoquez l'exemple des sciences physiques dont vous imitez les procédés dans vos expériences et vos observations, et nous, nous protestons contre une telle confusion, et nous affirmons que la science de la vie ne peut être assimilée à la science de la matière, sans blesser le plus vulgaire sens commun.

Notre maître, éclairé par l'observation et l'expérience de faits très-multipliés et étudiés dans leurs condi-

progrès ne sont que la fructification des semences du passé auquel ils appartiennent comme au présent, et nos *erreurs*, si elles ont quelque caractère *moderne*, n'en sont pas moins des reproductions de celles de nos devanciers.

tions vitales et matérielles, (et quand je dis *conditions vitales*, j'entends désigner la vie humaine dans tous ses attributs : vie organique, sensible, intellectuelle et morale), notre MAÎTRE s'est élevé à une notion parfaite de la nature de l'homme, et il nous a légué en même temps une thérapeutique en complète harmonie avec cette notion supérieure ; cette thérapeutique embrasse et éclaire tous les difficiles problèmes dont les maladies de l'homme imposent au médecin de connaître la solution.

Défenseurs du matérialisme médical, si vous tenez à vous livrer contre son œuvre à un travail sérieux et efficace, vous ne devez discuter ses moyens thérapeutiques qu'après avoir apprécié la doctrine dont ils sont la conséquence. Mais n'oubliez pas, vous qui enseignez la physiologie et la pathologie, « en vous préoccupant uniquement des conditions matérielles des phénomènes », que vous avez mission de former des médecins, et que la physiologie, la pathologie, sans la thérapeutique, n'apprennent pas à guérir même un simple rhume de cerveau. Vous êtes donc tenus de nous dire quelle est ou quelle sera votre thérapeutique pour la comparer à la nôtre. Sera-t-elle élevée sur votre principe qu'il faut se « préoccuper uniquement des conditions matérielles des phénomènes ? » En ce cas, vos élèves seront des chirurgiens, mais ils ne seront jamais des médecins.

C'est donc bien entendu, la posologie hahnemannienne a le droit de n'être jugée qu'après la doctrine dont elle n'est que la conséquence pratique ; ce n'est qu'en démontrant que la doctrine est fausse qu'il est permis d'affirmer que la posologie doit être nulle. Personne jusqu'à ce jour n'a même tenté d'attaquer la réforme doctrinale du fondateur de l'homœopathie ; je n'excepte pas même MM. Trousseau et Pidoux qui ont cru avoir renversé ce colosse par les injures de mauvais ton qu'ils lui ont adressées, sans que leur regard ait même cherché à en mesurer la taille. Les doses infinitésimales sont donc protégées contre les réfutations théoriques qu'on a tenté d'en faire, par la doctrine dont elles ne sont que l'expression pratique la plus logique.

II. Nos adversaires ont compris cette vérité, et ils ont discrédité les doses infinitésimales avec opiniâtreté, étant dans la persuasion qu'en triomphant contre elles, ils réduisaient à néant toute l'homœopathie dans la conviction de ceux qui écouteraient leurs paroles.

Leur conduite a été aussi coupable que téméraire : ils devaient d'abord prouver que l'homœopathie ne peut user d'autres moyens que de médicaments dynamisés ; cette démonstration étant faite, il leur restait la tâche ardue d'apprécier les infinitésimalités homœopathiques, non par des arguments théoriques, mais par des faits pratiques. Or, pour expérimenter d'une manière véritablement scientifique les globules hahnemanniens, il faut le faire en conformité parfaite des prescriptions doctrinales qui en règlent l'usage et en éclairent l'emploi. C'est là ce que personne n'a fait.

Ils se défendent vainement, contre le reproche que je leur adresse, par la prétendue évidence de la nullité d'action des doses infinitésimales ; rien ne peut les autoriser, eux qui invoquent exclusivement l'observation et l'expérience, à résoudre une question expérimentale par le raisonnement et par des aperçus purement théoriques, quelque ingénieux et amusants qu'ils puissent être. D'autre part, s'ils veulent sérieusement la soumettre aux décisions de l'observation et de l'expérience, ils doivent se laisser guider scrupuleusement par l'enseignement doctrinal qui la règle. Je le répète, nous attendons une réfutation faite dans des conditions aussi péremptoires.

Mais je ne dois point instruire encore cet inique procès fait à la doctrine d'Hahnemann dans sa posologie infinitésimale; j'ai d'abord à démontrer que la doctrine, quoique admirablement confirmée par la posologie infinitésimale, en est cependant complétement indépendante.

Il suffit d'abord de se rappeler tout ce que j'ai dit jusqu'ici, pour être convaincu que la réforme hahnémannienne ne porte pas seulement sur la thérapeutique, et surtout sur le mode de préparer et de doser les médicaments; l'ignorance a pu seule émettre et propager une opinion aussi évidemment préconçue et aussi certainement fausse.

En second lieu, l'étude de l'évolution de la doctrine d'Hahnemann confirme la même vérité : « Les observations les plus récentes, dit-il, ont appris que les « substances médicinales ne manifestent pas à beaucoup « près la totalité des forces cachées en elles, lorsqu'on « les prend à l'état grossier, ou telles que la nature « nous les offre. » (1) Hahnemann, par ces paroles, affirme implicitement qu'il avait fait antérieurement des observations avec des substances médicinales « à l'état grossier et telles que la nature nous les donne » ; il annonce qu'en *cet état grossier*, les substances médicinales sont loin de manifester la totalité des forces cachées en elles ; il les avait donc expérimentées dans *cet état grossier*.

Une preuve non moins formelle de l'accomplissement de la réforme d'Hahnemann, avant sa découverte de la pharmaco-dynamie, est dans les emprunts multipliés

(1) *Org.* parag. 128.

qu'il fait à la toxicologie et aux observateurs qui l'ont précédé. Sa matière médicale est remplie de citations d'auteurs dont il rappelle les travaux, soit pour confirmer, soit pour compléter ses propres expérimentations ; or, tous les faits ainsi relevés par lui, étaient dus à l'action de substances médicinales données à *l'état grossier*; Hahnemann ne les eût donc pas acceptés, s'il n'avait lui-même expérimenté ses médicaments tels que la nature les donne.

Hahnemann ne s'est pas contenté d'expérimenter les médicaments à l'état brut, il a même pratiqué la médecine homœopathique, avant la découverte du dynamisme pharmaceutique, avec des médicaments préparés comme ils l'avaient toujours été. Il a eu le tort seulement de taire ses succès ainsi obtenus, dans les ouvrages qu'il a publiés postérieurement.

Ainsi, Hahnemann a écrit en 1797, dans le journal de Hufeland, un mémoire portant ce titre : *De quelques espèces de fièvres continues et rémittentes*. En le parcourant, il est facile de se convaincre qu'Hahnemann pratiquait alors la médecine avec un succès très-marqué, en instituant ses médications sur le principe *similia similibus*, mais avec les préparations ordinaires des médicaments. Il prescrit l'*arnica*, à la dose de *quelques grains*; la fève de *Saint-Ignace*, à la dose de *deux à trois grains*; l'*opium*, à la dose d'un *demi-grain*; le *camphre*, à la dose de *trente et quarante grains*, dans les vingt-quatre heures ; le *lédon des marais*, à la dose de *six à sept grains*.

Il faut lire ce remarquable mémoire (1) pour appré-

(1) Il a été publié en français, en 1850, chez Baillière, formant un volume avec d'autres travaux d'Hahnemann, sous le titre : *Études de médecine homœopathique*.

cier comment l'individualisation clinique est comprise dès lors par notre MAÎTRE, et combien l'état du moral des malades et les modifications de leur sensibilité sont notés avec soin pour le choix du médicament préalablement expérimenté sur l'homme en état de santé, et évidemment à l'état brut et tel que la nature le produit. Les adversaires de l'homœopathie, qui ne font contre elle d'autre objection que celle des doses infinitésimales, devraient méditer cet admirable travail, et ils comprendraient aussitôt de quelles précieuses ressources ils privent leurs malades, en s'obstinant à *vouloir ignorer* la grande réforme hahnémannienne.

Ses partisans doivent aussi ne point perdre de vue les débuts d'Hahnemann; ils leur prouveront que le triple point essentiel sur lequel repose l'homœopathie est d'abord l'étude de l'homme malade, en second lieu la connaissance des propriétés des médicaments par leur expérimentation sur l'homme en état de santé, et enfin le choix de ceux-ci en vue de la loi des semblables. Cette importante démonstration leur commandera plus de tolérance qu'ils n'en ont en général envers les doses massives des médicaments; leur préférence très-souvent outrée des doses infinitésimales n'a d'autres résultats que celui d'entretenir dans le corps médical une division aussi nuisible à la considération à laquelle il doit prétendre, que funeste au salut des malades qui lui sont confiés.

III. Il est donc bien évident qu'Hahnemann a mis en pratique son admirable doctrine avant d'avoir connu la *pharmaco-dynamie*; les doses infinitésimales ont été donc absolument étrangères à la manière véritablement neuve d'étudier le malade, à l'expérimentation des médicaments sur l'homme en état de santé et enfin, au choix de la loi des semblables, pour déterminer la nature des rapports qui doivent exister entre le médicament et la maladie. Ces affirmations sont confirmées par des dates qu'il n'est dans l'intérêt de personne de vouloir changer.

C'est en 1797 qu'Hahnemann a publié le mémoire dont je viens de parler ; la description qu'il fait des épidémies qu'il étudie, est évidemment éclairée déjà par le principe du bissubstantialisme unipersonnel de l'homme: il y est parlé d'un frisson qui se renouvelait de temps en temps, et qui augmentait au *moindre mouvement*, en s'accompagnant *de mauvaise humeur, de pusillanimité et de désespoir :* les sensations douloureuses y sont minutieusement décrites d'après leurs caractères divers, et ces maladies ne reçoivent pas d'autre nom que celui d'*influenza*. Ce mémoire, en un mot, est visiblement écrit sous l'influence d'une tendance réformatrice dans la manière d'étudier l'homme malade.

C'est qu'en effet, en 1796, Hahnemann avait publié son ESSAI *sur un nouveau principe pour découvrir les vertus curatives des substances médicinales, suivi de quelques aperçus sur les principes admis jusqu'à nos jours*. Dans ce brillant écrit, le grand réformateur expose nettement le principe initial de l'homœopathie, de traiter les phénomènes morbides par les substances qui peuvent les produire, et par conséquent, il en déduit la nécessité d'expérimenter les médicaments sur l'homme bien portant, pour découvrir leurs propriétés curatives ; l'homœopathie était donc dès lors constituée, et les doses infinitésimales des médicaments n'étaient point encore connues.

L'homœopathie fut néanmoins repoussée, à cause du crédit dont jouissait alors le *contraria contrariis*.

En 1810, Hahnemann publia, à Dresde, la première

édition de l'*Organon*, où il est dit : « Les observations « les plus récentes ont appris que les substances médi- « cinales ne manifestent pas à beaucoup près la totalité « des forces cachées en elles, lorsqu'on les prend à l'é- « tat grossier, ou telles que la nature nous les offre. » Cinq ans avant, avaient paru deux petits volumes auxquels Hahnemann avait confié ses premières découvertes en matière médicale ; ils portaient en titre : *Fragmenta de viribus medicamentorum positivis, in sano corpore humano observatis*.

Il est donc bien certain que la matière médicale, fondée sur l'expérimentation des médicaments sur l'homme sain, a existé, au moins en principe, avant la découverte de la pharmaco-dynamie hahnemannienne : il n'est pas moins certain que cette méthode nouvelle de constituer la matière médicale est la conséquence la plus immédiate de l'application de la loi des semblables, et qu'elle a elle-même pour conséquence nécessaire d'enseigner et de démontrer la notion vraie de la nature de l'homme, en physiologie comme en pathologie. La grande et radicale réforme opérée par Hahnemann, dans toutes les parties de la science médicale, est donc absolument indépendante des infinitésimalités pharmaceutiques.

Cette admirable et précieuse réforme n'a pas été acceptée, je le répète, par ceux qui l'ont vue naître, seulement à cause du crédit du *contraria contrariis* et de toutes ses conséquences. Aujourd'hui, cette loi est mieux jugée, et le *similia similibus* ne compte plus d'adversaires sérieux ; l'expérimentation physiologique est proclamée la *science venant au secours de l'art*. Quelle est donc la cause qui fait repousser l'homœopathie par ceux-là même qui l'eussent acceptée dans son imparfaite apparition ? L'ignorance de ce qu'elle est en réalité explique seule cette étrange et regrettable répulsion, motivée en apparence sur l'invraisemblance de l'action des doses infinitésimales.

Prétendre nier l'homœopathie seulement à cause de sa posologie, est simplement une chose absurde, car en dehors d'elle et avant elle, pour détruire l'œuvre d'Hahnemann, il y a à démontrer, je le réitère, par l'observation et l'expérience, que la loi des semblables n'est pas confirmée par des faits nombreux qu'il est facile de reproduire, et que l'expérimentation des médicaments sur l'homme en état de santé, n'est pas la meilleure méthode à suivre pour découvrir leurs propriétés curatives. Puisque aujourd'hui l'enseignement officiel ne veut reconnaître d'autre base légitime à la science médicale que celle des faits, le moment est venu pour qu'il soumette à son contrôle ceux que l'homœopathie a invoqués dès son origine : ce travail accompli, il sera compétent pour prononcer son arrêt.

Mais pourquoi renouveler une épreuve déjà subie ? Malgré les travestissements imposés à la loi *similia similibus* et à *l'expérimentation pure*, qui pourra ne pas les reconnaître dans l'action régénératrice qu'elles impriment à la science officielle ? Où celle-ci a-t-elle puisé la notion précise de certaines propriétés de l'*arnica*, de l'*aconit*, de l'*arsenic*, de la *belladone*, et de tant d'autres médicaments qui passent journellement dans la pratique de la médecine des écoles qui proscrivent Hahnemann ? (1)

(1) Rien n'est curieux et instructif comme la naïve confiance avec laquelle sont produites certaines découvertes thérapeutiques officielles. Le *Journal de médecine et de chirurgie pratiques* du mois d'octobre 1869, s'occupe de l'action préservative du cuivre contre le choléra. Nous y lisons, page 435 : « Si l'on con-

Quel est le maître, puisque ce n'est pas le hasard, qui l'a enrichie de ces puissants moyens qu'elle avait délaissés parce qu'elle ne les connaissait pas ? Puisqu'il est si facile de constater que l'opposition faite à la réforme d'Hahnemann est aujourd'hui moins réelle qu'apparente, dans l'enseignement de nos écoles, espérons, pour le bien de l'humanité, que celles-ci ne s'arrêteront pas dans la voie où elles sont entrées, et qu'après avoir compris la valeur doctrinale des principes d'Hahnemann, qu'elles ne contestent plus, elles accepteront en entier sa doctrine, sa méthode et ses moyens thérapeutiques.

II

Des causes qui paraissent autoriser la répulsion pour la pharmaco-dynamie hahnemannienne

IV. Lorsqu'en 1810, Hahnemann affirmait *que ses observations les plus récentes lui avaient appris que les*

sulte à ce sujet le très-curieux travail de M. Burq, dont M. Dumas a donné récemment une longue analyse à l'Académie des sciences, on voit.............

« 16 *décédés*, dont quatre seulement avaient des droits réels à la préservation, voilà en définitive tout le passif de 25 à 30,000 ouvriers en cuivre dans le bilan des deux épidémies de choléra de 1863 et 1866 ! »

Et le journal ajoute : « Si le fléau franchissait nos frontières, les longues études de M. Burq pourraient bien cette fois servir de base à une prophylaxie rationnelle et autoriser une expérimentation sérieuse des sels de cuivre dans le traitement des cholériques. »

Il y a bientôt quarante ans qu'Hahnemann a signalé le cuivre comme un prophylactique et un curatif puissant du fléau asiatique. L'expérience *a toujours confirmé* la merveilleuse efficacité de ce moyen, administré même à doses dynamisées ; des milliers d'observations l'attestent ; et dans l'École officielle, les *longues études* de M. Burq viennent de *découvrir* qu'elle est *probable !*

substances médicinales ne manifestent pas à beaucoup près la totalité des forces cachées en elles, lorsqu'on les prend à l'état grossier, si, plus préoccupé du succès de sa découverte que dominé par sa loyauté, il eût gardé le secret de ses procédés nouveaux de préparations pharmaceutiques; s'il se fût borné au moins à dire qu'en *atténuant* la matière des médicaments, il mettait leurs forces à nu, qu'il les *dynamisait* en un mot; si, appréciant mieux les tendances préférées de l'esprit humain, il eût annoncé qu'il avait découvert le moyen de *spiritualiser* (1) les médicaments, en gardant le silence au sujet de la division infinitésimale qu'il leur faisait subir, il eût épargné à son œuvre des obstacles innombrables, et à ses contemporains, la honte d'avoir fait d'une question dynamico-vitale humaine, une question de physique ou de mathématique.

Qu'est-il advenu de l'honnêteté et de la noblesse scientifiques d'Hahnemann qui a voulu associer le monde médical tout entier à ses travaux, et faire participer tous les malades aux fruits de sa bienfaisante découverte? Il en est advenu ce à quoi il aurait dû s'attendre. S'il eût mieux réfléchi sur l'infirmité de notre pauvre nature nous portant à peu près toujours à envisager d'abord les choses par leurs côtés les plus faciles et les moins sérieux, il eût prévu qu'au lieu d'expérimenter rigoureusement, selon l'esprit de sa doctrine, la trentième dilution d'*aconit*, de *belladone* ou de *bryone*, on préférerait calculer quel serait le diamètre de la masse de liquide nécessaire pour obtenir une trentième dilution, et quelles seraient la longueur et la

(1) Ce mot conservant la signification qu'il a, par exemple, dans cette locution : *esprit de vin*.

puissance du bras qui aurait à secouer le vase contenant ce liquide dépassant de beaucoup le volume de notre planète. Ces grotesques calculateurs, aveuglés dans leur projet irréfléchi, n'ont même pas pris garde qu'ils n'avaient pas compris Hahnemann : celui-ci, en effet, n'a jamais secoué, pour la préparation de ses médicaments, un flacon contenant plus de cent gouttes.

N'importe, le change était donné : en alignant des zéros, ce qui était beaucoup plus facile qu'une expérimentation vraiment sérieuse, on avait jeté le ridicule sur les préparations hahnemanniennes, et cela a suffi pour le grand nombre au discrédit le plus complet de l'homœopathie. La question dynamico-vitale qui ne devait être résolue, au lit des malades, que par le physiologiste et le pathologiste le plus attentif et le plus éclairé, a disparu devant la solution qu'en a donnée le premier pédagogue venu. Éblouis par leurs succès, et se croyant spirituels tandis qu'ils n'étaient que ridicules, les détracteurs de l'œuvre d'Hahnemann ont borné là leurs études, ne s'apercevant même pas qu'ils actualisaient niaisement le fameux proverbe : *Il fallait un mathématicien, ce fut un danseur qui l'obtint.*

Hahnemann qui, par la description minutieuse de ses procédés pharmaceutiques, a fourni aux esprits légers le facile prétexte de leur répulsion, n'a-t-il pas motivé, même pour des esprits ayant quelques droits à être appelés sérieux, des hésitations légitimes en apparence, soit par certaines ambiguïtés dans les termes, soit par certaines propositions théoriques, soit enfin par quelques exagérations ?

Il est évident qu'Hahnemann affirme que le broiement des matières médicamenteuses à l'état pulvérulent, ou les secousses imprimées aux flacons qui les contiennent à l'état liquide, développent leurs forces. C'est là une véritable découverte, à peine soupçonnée avant lui, que l'on s'est obstiné à nier, mais au sujet de laquelle on revient aujourd'hui, car je connais des médecins distingués, adversaires déclarés de l'homœopathie, et qui cependant avouent très-ingénument qu'ils obtiennent plus d'effets, par exemple, d'un seul grain de calomel convenablement trituré avec du sucre de lait, et divisé en cinq ou six doses, que de cinq à six grains de calomel administré tel que la chimie le produit.

Voici comment Hahnemann annonce sa découverte : « Par un procédé qui lui est propre et qu'on n'avait jamais essayé avant elle, la médecine homœopathique « développe tellement les vertus médicinales dynamiques des substances grossières, qu'elle procure une « action des plus pénétrantes à toutes, même à celles « qui, avant d'être traitées ainsi, n'exerçaient pas la « moindre influence médicamenteuse sur le corps de « l'homme. » (1)

Après cet exposé, Hahnemann, voulant préciser à quelle dose les médicaments doivent être administrés, jette ses lecteurs dans un embarras inévitable : les mots *dose forte, dose exiguë*, sont confusément employés, de telle sorte qu'il n'est point facile de saisir sa pensée, qui cependant peut être exprimée ainsi : plus un médicament a été divisé, plus sa dose sera *faible* et *exiguë*, et cette proposition paraît incontestable ; mais, comme la *dynamisation virtuelle*, c'est-à-dire, le développement des forces médicinales des médicaments s'accroît par le broiement, il en résulte que plus un médicament aura été divisé et broyé, plus les forces cachées en lui auront

(1 *Org.* parag. 269.

été développées en même temps, ce qui paraît contradictoire avec la proposition précédente.

Il n'est pas impossible toutefois de concilier Hahnemann avec lui-même : les mots *atténuation*, *puissance* ou *dynamisation*, qu'il emploie souvent sans en préciser le sens rigoureux, suffisent à dégager sa pensée des obscurités dans lesquelles elle paraît se perdre. Par la division, la matière du médicament est *atténuée*, et par le broiement, les forces cachées en lui sont *développées* ; en un mot, le procédé hahnemannien, pour la préparation des médicaments, *atténue* leurs propriétés *physico-chimiques*, en même temps qu'il *dynamise* leurs propriétés *vitales*, c'est-à-dire celles par lesquelles ils peuvent directement, sans modifier nos tissus, modifier la *cause*, la *force* qui nous constitue *êtres vivants*.

Cette interprétation ressort évidemment des lignes suivantes : « L'effet des doses, dit Hahnemann, ne s'af-« faiblit pas non plus dans la même proportion que la « quantité matérielle du médicament diminue dans « les préparations homœopathiques. » (1) La *quantité* du médicament devient donc une question secondaire, sa *qualité* reste la question principale, au sujet du degré de sa préparation. C'est là un point important pour la pratique de l'art de guérir, et qui a passé souvent inaperçu ; Hahnemann lui-même paraît l'oublier, puisqu'il conseille si itérativement l'exiguïté matérielle des doses à administrer.

La confusion que je viens de signaler, dans le langage d'Hahnemann, au sujet de la *force* ou de l'*exiguïté* des doses, ces mots s'appliquant à la matière du médicament, après avoir signalé l'*énergie* d'action que déve-

(1) *Org.* parag. 284.

loppe la *dynamisation* par le broiement des médicaments solides, ou les secousses imprimées aux médicaments liquides ; la contradiction évidente dans laquelle il tombe au sujet de ses rigoureuses prescriptions dans la détermination de la *quantité* matérielle à administrer tel ou tel nombre de globules, par exemple, de telle ou telle dilution, ont sans contredit porté plus d'un esprit sérieux au moins à la plus complète indifférence envers une découverte qui leur était ainsi présentée par son auteur. Exalter d'un côté l'avantage qu'il y a à développer la force des médicaments, en diminuant leur *matière*, et d'un autre, se montrer si rigide sur la *quantité matérielle* qu'il convient d'en prescrire, ce n'est certainement pas logique. D'ailleurs, si *le médicament homœopathique acquiert un nouveau degré de puissance, à chaque trituration et à chaque dilution* (1), comment Hahnemann a-t-il pu constater qu'*une goutte de teinture de noix vomique au décillionième degré de dilution produisait exactement la moitié de l'effet d'une autre au quintillionième ?* (2)

Il est superflu d'insister sur ce point : Hahnemann, séduit par la merveilleuse douceur de l'action des médicaments dynamisés, et par les services inappréciables que l'art de guérir pouvait en obtenir, n'a pas eu le temps sans doute de juger *froidement* sa découverte, et c'est là sans contredit ce qui explique les défectuosités graves de son exposition et les exagérations évidentes dans lesquelles il est tombé, au sujet de l'emploi difficile des moyens nouveaux dont il venait de doter la science médicale. Les fautes d'Hahnemann sont indis-

(1) *Org.* note du parag. 280.
(2) *Org.* note du parag. 284.

cutables, mais comment ne l'a-t-on pas fait bénéficier de l'indulgence à laquelle a naturellement droit tout inventeur d'une grande chose, qui est souvent lui-même ébloui par les clartés du nouvel horizon qu'il a découvert ?

V. L'histoire de notre science ne nous présente pas une seule personnalité médicale dont le nom y ait laissé une date ineffaçable, qui n'ait énergiquement proscrit les hypothèses, et qui n'ait en même temps payé un large tribut à cette tendance de l'esprit humain à accepter comme des faits démontrés des suppositions hypothétiques. Hahnemann a subi cette loi, et il a fait intervenir l'hypothèse dans l'explication qu'il a voulu présenter du *similia similibus curantur*. Le lecteur se rappelle ce que j'ai eu occasion de dire au sujet de l'explication qu'on s'est toujours évertué à vouloir donner de l'action intime des médicaments, et de l'inanité de tous les efforts qui ont été faits dans ce but.

Hahnemann lui aussi a voulu expliquer cette action, et chacun sait qu'il a supposé que le médicament homœopathique, administré au malade, produisait sur lui une maladie artificielle aussi semblable que possible à sa maladie naturelle, à laquelle elle se substituait, et que la nature, réagissant contre cette maladie artificielle, en triomphait, et que celle-ci étant éteinte, le malade était guéri.

Si cette théorie n'avait eu aucune influence sur les conseils pratiques d'Hahnemann, elle serait jugée comme elle le mérite, et tout serait dit à son sujet ; mais c'est elle qui a égaré notre *maître* dans la question des doses ; c'est elle qui lui a inspiré une si grande terreur contre les doses *trop fortes*, à cause de l'*aggravation* trop intense qu'elles peuvent déterminer chez le malade. Il revient souvent sur ce sujet; voici comment il s'exprime : « Comme il est presque impossible d'atté- « nuer assez la dose d'un remède homœopathique pour « que celui-ci ne soit plus susceptible d'amender, de « surmonter et de guérir parfaitement la maladie natu- « relle qui lui est analogue, pourvu que celle-ci n'existe « pas depuis longtemps, et qu'elle ne soit pas sans res- « sources, on conçoit sans peine que toute dose de ce « médicament qui n'est pas la plus petite possible, puis- « se encore occasionner une aggravation homœopathi- « que durant la première heure qui s'écoule après que « le malade l'a prise » (1); et plus loin, il dit encore : « Quelque faible que soit la dose du remède, pourvu « qu'elle produise la plus légère aggravation homœopa- « thique, pourvu qu'elle ait la puissance de faire naî- « tre des symptômes semblables à ceux de la maladie « primitive, mais un peu plus forts, elle affecte de préfé- « rence, et presque exclusivement, les parties déjà souf- « frantes de l'organisme, qui sont fortement irritées et « très-prédisposées à recevoir une irritation si sembla- « ble à la leur. La force vitale substitue alors à la ma- « ladie naturelle une autre maladie artificielle qui lui « ressemble beaucoup et qui est un peu plus forte. L'or- « ganisme vivant ne souffre plus que de cette dernière « affection, qui, d'après sa nature et en raison de l'exi- « guïté de la dose par laquelle elle a été produite, cède « bientôt aux efforts de la force vitale pour rétablir l'or- « dre normal, et laisse ainsi, quand l'affection était ai- « guë, le corps exempt de souffrances, c'est-à-dire « sain. » (2)

(1) *Org.* parag. 160.

(2) *Org.* parag. 282.

Il est de la dernière évidence que la théorie de l'action du médicament homœopathique domine la question de sa dose ; il n'est pas moins évident que cette théorie est inadmissible et qu'elle est une des plus puissantes causes de la répulsion qu'a rencontré la posologie hahnemannienne. On n'a pas voulu l'admettre parce que l'explication de son action est insoutenable, et, en apparence, on a eu raison.

Cependant, un fait expérimental, quelque absurde que puisse paraître l'interprétation qui en est donnée, en demeure toujours parfaitement indépendant, et si les détracteurs d'Hahnemann s'étaient donné la peine de l'étudier, ils se seraient convaincus qu'il a lui-même largement démontré que sa théorie n'était qu'une preuve de plus de la faiblesse de l'esprit humain, alors même qu'il a eu assez d'élévation pour être appelé *Génie*.

En effet, si, au lit des malades, nous voulons éprouver la valeur des préceptes pratiques d'Hahnemann, nous trouvons que le plus important est celui que contiennent ces lignes : « Les doses minimes d'un remède parfaitement homœopathique peuvent être répétées, avec un succès marqué, souvent incroyable, à des distances de quatorze, douze, dix, huit et sept jours. On peut même les rapprocher davantage dans les maladies chroniques qui diffèrent peu des maladies aiguës et qui demandent qu'on se hâte. Les intervalles peuvent diminuer encore dans les maladies aiguës, et se réduire à vingt-quatre, douze, huit et quatre heures. Enfin, ils peuvent être d'une heure et même de cinq minutes seulement dans les affections extrêmement aiguës. Le tout est réglé d'après la rapidité plus ou

« moins grande du cours de la maladie et de l'action du « médicament qu'on emploie. » (1)

Le caractère éminemment pratique de ce passage est tel qu'il est vraiment superflu de le signaler. Or, je le demande, que devient la théorie de la production artificielle, par le médicament, d'une maladie semblable ou analogue à la maladie naturelle, par une succession pareille de doses médicamenteuses ? Il suffit de connaître l'excellence de la répétition des doses, l'expérience le démontre tous les jours, pour apprécier sainement la valeur de la théorie de la production d'une maladie médicamenteuse et de l'inanité patente des préceptes que cette théorie a dictés à Hahnemann.

Mais il y a mieux encore : dans les lignes qui précèdent la pathogénésie du *rhus*, Hahnemann dit : « En « comparant ses symptômes avec ceux de la *bryone*, « on trouvera qu'il existe entre eux beaucoup d'analo- « gie, mais aussi de grandes différences. On est frappé « surtout de ce que les symptômes presque semblables « à ceux du *rhus*, qui sont provoqués par la *bryone*, « s'exaspèrent pendant le mouvement du corps, et di- « minuent quand le sujet évite de faire aucun mouve- « ment, ce qui est précisément l'inverse de ce qu'on « observe à l'égard du *rhus*. Aussi, d'après les symptô- « mes de ces deux médicaments antagonistes, pourrait- « on apprécier comment chacun d'eux a pu, selon les « cas, être le meilleur de tous les moyens homœopa- « thiques durant le cours de la cruelle épidémie qui, « dans l'été de 1813, ravagea les contrées où la guerre « avait plus particulièrement établi son théâtre. Nul « traitement de ce typhus, fondé sur des conjectures « déduites de la thérapeutique ordinaire, ne fut efficace

(1) *Org.* parag. 247.

« dans les cas graves. Il n'y eut que le *rhus*, employé « alternativement avec la *bryone*, qui put guérir tous « les malades, tandis que les autres médecins laissèrent « périr des milliers de malades (1). »

S'il est difficile de concilier le précepte de la répétition des doses du même médicament dans le cours d'une même maladie, avec la théorie de la production d'une maladie artificielle par ce médicament, il est bien plus difficile de concilier avec elle le précepte d'alterner deux médicaments. Il suffit, je pense, de signaler un tel conflit d'opinions, pour faire apprécier le peu de valeur de l'une d'elles. Or, la pratique a hautement confirmé l'importance de la répétition des doses et celle de l'alternation de deux médicaments, dans les maladies complexes ; il est donc certain que la prétendue doctrine de la substitution d'une maladie artificielle à la maladie naturelle, est simplement une grosse erreur, qui a conservé quelque crédit parce qu'il est assez ordinaire que la maladie aille s'accroissant jusqu'à ce que le médicament administré contre elle ait produit son action complète ou un commencement d'action. Cette aggravation naturelle a été prise pour une aggravation médicamenteuse, et cette grave illusion d'Hahnemann a été présentée par lui et par un grand nombre de ses disciples comme la principale raison, sinon la seule, qui devait imposer au praticien le devoir de n'administrer que des doses très-atténuées ou infinitésimales.

La théorie qu'Hahnemann a *essayé* de donner de la loi des semblables, en déclarant qu'*il attachait peu de prix aux explications qu'on pourrait donner de la va-*

(1) *Mat. méd. pure*, t. III, p. 468.

leur de cette loi naturelle (1), est devenue pour lui une sorte de vérité démontrée par laquelle il a cru pouvoir même faire accepter sa découverte pharmaco-dynamique. Quelle étrange méprise !

VI. Il n'est pas douteux que ce sont surtout les deux causes que je viens de signaler, qui ont infirmé, aux yeux de plus d'un homme de valeur, le mérite de cette précieuse découverte : la contradiction flagrante dans laquelle tombe Hahnemann, au sujet de l'*atténuation* des médicaments dont il grandit l'*énergie d'action* par le broiement ; et en second lieu, l'interprétation de l'action des doses infinitésimales, dont la très-grande exiguïté est réclamée en vertu d'une théorie véritablement inacceptable. Ces motifs, il faut le reconnaître, excusent notablement l'indifférence avec laquelle a été accueillie l'œuvre entière d'Hahnemann ; cette disposition des esprits a été même favorisée par la conduite de ses premiers adhérents qui ont en général suivi le MAÎTRE surtout dans ses exagérations.

S'il est parfaitement incontestable que les médicaments dynamisés agissent, même à de très-hautes dynamisations, il ne l'est pas moins que c'est surtout par une futile raison, la crainte de l'aggravation homœopathique, qu'Hahnemann et la plupart de ses premiers disciples les ont recommandées à l'exclusion des autres ; et je ne crains pas d'ajouter que cette exclusion est une erreur manifeste. Hahnemann, en ce point, a failli d'abord au principe de l'individualisation, et ensuite, il a complétement oublié sa grande question des constitutions médicales : il ne faut pas en effet avoir bien vieilli dans la pratique de l'homœopathie, pour savoir qu'il est des

(1) *Org*. parag. 28.

maladies, des saisons et des malades qui exigent que le praticien n'exclue aucune préparation d'un médicament même bien approprié : il est bon qu'il sache que le MAÎTRE recommande les hautes dynamisations, mais il est excellent qu'il n'oublie pas que le MAÎTRE recommande aussi, dans certains cas, trente, quarante gouttes de la *forte* teinture d'ipécacuanha, ou de café *fort*, ou le camphre. (1)

Si les détracteurs de l'homœopathie avaient sainement apprécié toutes ces choses, ils auraient au moins sagement expérimenté les médicaments dynamisés, et ils n'auraient pas privé de leur merveilleuse action eux-mêmes et leurs malades.

III

L'action des doses infinitésimales est prouvée par l'inanité des raisons données par ceux qui la nient

VII. S'il est vrai que l'homœopathie a existé et qu'elle a été pratiquée, avant la découverte de la pharmaco-dynamie, il ne l'est pas moins que celle-ci est son complément logique, sinon absolument nécessaire. Les médicaments à l'état brut peuvent, sans doute, servir à satisfaire un certain nombre d'indications homœopathiques, (2) mais combien ils sont impuissants ou infidèles dans un grand nombre de cas ! Toutes les fois que le praticien voudra produire exclusivement une action dynamique

(1) *Mat. méd. pure*, t. II, p. 491.

(2) J'ai protesté ailleurs et je proteste de nouveau contre l'altération du sens du mot *homœopathique* que l'usage voudrait faire synonyme des mots *petit* ou *infinitésimal* : ce mot n'a que sa signification étymologique, et il ne peut qualifier que ce qui a rapport à la loi des semblables et à son application.

sur l'économie vivante, cette action ne sera-t-elle pas au moins altérée par l'action physico-chimique des médicaments à l'état brut ? Et combien, parmi ceux-ci, n'en existe-t-il pas dont les propriétés dynamiques sont à peu près nulles et à l'usage desquels la thérapeutique devra renoncer ! Les médicaments dynamisés sont donc le plus souvent indispensables, pour obtenir rapidement et avec douceur la guérison des maladies ; cette conclusion peut paraître prématurée, mais je la maintiens, et je vais en démontrer la légitimité.

Toute affirmation d'un fait ne peut être annihilée que par la démonstration que ce fait est faux ; or, l'affirmation de l'action des doses infinitésimales, ou des médicaments dynamisés, a été produite d'abord par Hahnemann, ensuite par ses premiers disciples, et depuis, elle n'a cessé de l'être par leurs nombreux successeurs dans toutes les parties du monde. Je cherche vainement la démonstration expérimentale de la fausseté de cette affirmation non interrompue depuis plus d'un demi-siècle.

Cette preuve est plus que suffisante pour attester la réalité d'action des médicaments dynamisés. Que valent, en effet, contre le témoignage de plusieurs milliers de médecins ayant pratiqué ou pratiquant encore l'homœopathie, les négations de la très-grande majorité du corps médical qui n'en connaît ni la doctrine ni la méthode ? Il y a en France une poignée de militaires qui ont fait la campagne de Chine, et qui, au sein d'une ville peuplée de plusieurs millions d'individus, ont pris le fameux *palais d'été* de l'empereur, de ce fils du ciel ; ces militaires affirment ces faits ; que vaudraient contre leurs rapports les dénégations de la France entière ? ce que valent celles du corps médical contre la voix unanime de l'école hahnemannienne en faveur de la réalité d'action des médicaments dynamisés.

Oserait-on objecter contre cette argumentation les prétendues expériences qui ont été faites à Paris par M. Andral, au sujet desquelles M. Jourdan, comme lui membre de l'Académie, a dit : « M. Andral n'aurait pas dû permettre qu'on attachât son nom à une chose qu'il est impossible de qualifier. » On argumente contre l'action des médicaments dynamisés d'autres expériences faites, à Paris, dans le service de M. Bailly ; à Lyon, dans le service de M. Pointe, et en 1855, à l'hôpital de Marseille, par le Dr Chargé.

Je ne sais si ces diverses expériences ont été faites dans les mêmes conditions que celle de Marseille, mais j'affirme que cette dernière, au sujet de laquelle on a fait tant de bruit, mérite d'être plus connue qu'elle ne l'est, pour faire apprécier quel est l'esprit qui dirige les adversaires de l'homœopathie.

Cette expérience publique a commencé le 3 septembre et elle a été brusquement terminée par la retraite volontaire du Dr Chargé, le 7 ; c'est-à-dire, elle a duré six jours. Or, pendant les six jours qui l'ont précédée, et pendant les six jours qui l'ont suivie, l'état officiel du service cholérique de l'hôpital donne une moyenne de mortalité de 59 pour cent plus une fraction, tandis que pendant les six jours qu'a duré l'expérimentation homœopathique, la mortalité s'est abaissée au chiffre de 44 pour cent, dans ce même service ordinaire de l'hôpital.

La presse, qui a si bruyamment fait connaître l'*insuccès* de l'homœopathie, a gardé le silence au sujet du *succès* de l'allopathie : pourquoi tant de retenue et tant de réserve, dans un tel triomphe ? Comment ! vous perdiez environ soixante sur cent cholériques ; vous n'en perdez plus que quarante-quatre, et vous avez la modestie de le taire !

Prétendre expliquer ce *succès* de l'allopathie, *succès de six jours*, autrement que par *le soin particulier* qui était apporté dans l'*exécution fidèle* de la clause qui imposait d'*admettre alternativement les cholériques, un jour, dans le service allopathique, et un jour, dans le service homœopathique*, ce ne serait pas assurément une chose facile. (1)

Faut-il conclure, au sujet de toutes les expériences invoquées contre l'homœopathie, en appréciant la moralité de celle de Marseille, *ab unâ disce omnes ?* j'aime à croire que non ; les premières sont empreintes d'un caractère de légèreté, d'ignorance et d'insuffisance qui les rendent tout à fait inacceptables, parce qu'elles n'ont rien de véritablement scientifique. La dernière est de la pire espèce : elle est si accablante contre la moralité de ceux qui ont abusé de la naïve confiance du représentant de l'homœopathie, que, par respect pour le corps médical, je n'en eusse rien dit, si elle n'avait pas été si fréquemment invoquée contre nous.

Il est des expériences dont nos adversaires se gardent bien de tenir compte, celles de l'hôpital Ste-Marguerite, par le Dr Teissier, et celles de Thoissey, par le Dr Gastier. Dans ces deux services réguliers, ces éminents praticiens ont démontré par la clinique la supériorité de l'homœopathie ; les documents officiels, émanés de l'administration de ces hôpitaux, rendent ces résultats irréfutables ; mais nos contradicteurs les passent volontiers sous silence.

Il n'a donc jamais été fait de *sérieuses* expériences

(1) Voyez pour de plus amples détails, le tome 3e de la *Revue médicale* homœopathique, où se trouvent toutes les pièces de cette inique affaire, pages 341, 395 et 446.

pour combattre l'homœopathie, parce que ses antagonistes ne l'en ont jamais jugée digne. A quoi bon, s'est-on dit de tous côtés, perdre un temps précieux pour apprendre une doctrine et une méthode qui se traduisent dans la pratique par une impossibilité patente ? Le globule infinitésimal est si évidemment inactif, qu'il y aurait faute grave à lui sacrifier les plus courts instants, et à lui confier la moindre maladie à guérir.

Et c'est de toute la hauteur de ce mesquin préjugé, que tombent sur l'homœopathie les superbes dédains de ses contradicteurs ! Et ce sont des médecins qui se conduisent ainsi, eux qui se heurtent chaque jour aux innombrables mystères de la vie ! Ce phénomène déplorable serait sans explications possibles, si tout le monde ne savait que les tendances générales du corps médical ne poursuivent qu'une seule chose : l'abaissement de la science de l'homme au niveau des sciences physiques, la confusion de la science de *la vie* avec la science de la *matière*. Quelle attention peuvent mériter des médicaments dynamisés de la part de médecins auxquels leurs maîtres ont enseigné la physiologie et la pathologie, *en tenant uniquement compte des conditions matérielles des phénomènes ?* Instruits par les malheurs de leurs devanciers, nos modernes Titans en philosophie, ne veulent plus escalader le ciel, ils cherchent à l'abaisser au-dessous de leurs pieds. Dans cette révolution que leur orgueil croit avoir accomplie, même en médecine, l'âme humaine, comme principe de la vie, n'existe plus, et la matière seule est l'objet de la science de l'homme. Dans les médicaments dynamisés, disent-ils, la matière médicamenteuse disparaît, ou du moins, les sens n'y constatent plus sa présence. Cette proposition est fausse, (1)

(1) Voyez à ce sujet les remarquables et spirituelles lectures

mais parmi nos antagonistes, elle est généralement admise comme vraie : ces médicaments sont donc absolument inactifs. Cet argument est décisif pour le matérialisme, et je le comprends ; celui-ci est si rarement logique qu'il faut lui pardonner de l'être au moins une fois, et cette conclusion est à son point de vue parfaitement légitime. Ce serait trop exiger que de lui demander la preuve de l'absence absolue de la matière dans les médicaments dynamisés, et surtout, la preuve que sa présence est nécessaire pour que ces médicaments soient actifs.

X. Vainement lui objectera-t-on, par exemple, que des malades, dont le nombre s'accroît tous les jours, ont été guéris par ces médicaments dynamisés ; le matérialisme répond : Ces malades sont des hallucinés, des imbéciles ou des menteurs. Ou ils étaient véritablement malades ou ils ne l'étaient pas, lorsqu'ils ont avalé des globules : s'ils n'étaient pas malades, ils mentent en affirmant qu'ils ont été guéris ; si au contraire, ils l'étaient véritablement, ils ont été guéris par la nature ou par l'action éloignée de médicaments antérieurement pris par eux ; ou bien, ils sont encore malades.

Parmi ceux qui s'adressent à l'homœopathie, il en est, hélas ! qui succombent, les uns par suite de l'incurabilité de leur maladie, les autres parce que les soins qu'ils ont reçus ont été trop tardifs ou insuffisants. Ces divers motifs s'évanouissent aux yeux de nos adversaires : nous ne pouvons perdre un seul malade, sans que l'inanité de notre médication n'en soit exclusivement accusée ; l'homœopathie est sommée de rendre tous ses

publiques sur l'homœopathie, par le professeur Imbert-Gourbeyre, (Chez Baillière, 1865.)

clients immortels, si elle prétend être quelque chose. Chacun sait que les praticiens officiels sont bien loin encore d'être parvenus à plonger la mort dans une complète oisiveté ; mais on invoque en leur faveur toute espèce de raisons dont l'homœopathie ne saurait bénéficier. Les représentants de l'art de guérir traditionnel sont même souvent taxés d'incurie et d'impéritie même, pour sauver sa majesté séculaire. Quant à nous, nous ne sommes jamais en cause, après un insuccès ; notre science, notre attention, notre dévoûment, sont même exaltés, afin de faire ressortir davantage l'inanité des moyens que nous employons.

Cette argumentation contre l'*eau claire* de l'homœopathie est le *nec plus ultrà* de la logique et de la science de ses adversaires. On n'en obtient pas de meilleures raisons, si on leur dit : Mais les clients de l'homœopathie se recrutent dans tous les rangs de la société : on en pourrait citer un très-grand nombre qui assurément ne peuvent être qualifiés comme vous le prétendez, et leur confiance aux médicaments dynamisés ne se dément pas depuis de longues années, même en présence des plus graves maladies. N'importe ; qu'ils soient avocats, écrivains, ingénieurs, officiers supérieurs, négociants, magistrats ou prêtres, ils ont une toquade ; ce sont des imbéciles, à l'endroit de la médecine.

Il est complétement superflu de chercher à ramener dans les voies de la logique la plus vulgaire les contradicteurs de l'homœopathie. Cependant le zèle de ses défenseurs tente encore un argument, et ils leur disent : Quoiqu'il soit révoltant d'admettre que le témoignage d'un si grand nombre de malades ne soit pas valable en cette matière, nous concédons sur ce point ; mais que ferez-vous du témoignage des médecins qui pratiquent l'homœopathie et dont plusieurs milliers sont répandus dans le monde entier? Ceux-ci sont, comme vous, compétents dans la matière; ils ont parcouru la voie de l'enseignement de vos Facultés; il en est même qui occupent un rang élevé dans la science, et ils affirment la réalité d'action des médicaments dynamisés. Leur affirmation n'est pas d'un jour, car il en est qui ont déjà vieilli dans la pratique de l'homœopathie.

Cette preuve même n'est pas admise : le plus humble comme le plus savant défenseur des doses infinitésimales n'est à leurs yeux qu'un *fourbe inepte* ou un *éhonté charlatan*. Qu'il ait brillé dans le cours de ses études, ou même déjà dans la carrière médicale, qu'il s'appelle Dessaix à Lyon, Teissier à Paris, Andrieux à Agen, Risueno d'Amador, ou Dunal, à Montpellier, n'importe ! le disciple d'Hahnemann ne doit pas être cru lorsqu'il affirme avoir guéri une maladie quelconque avec des médicaments dynamisés ; il se trompe lui-même ou il veut tromper les autres. Nul degré de science, nul degré d'honorabilité ne peuvent le protéger contre l'une ou l'autre de ces qualifications, *fourbe* ou *imbécile*.

La conclusion nécessaire d'une semblable argumentation est qu'il faudrait enfermer au bagne, ou dans les maisons d'aliénés, dans la section des *gateux*, tous les partisans de l'homœopathie, médecins et clients; et cette mesure devrait être prise en vertu d'un arrêt prononcé par les représentants de la science médicale officielle, qui ne s'accordent que sur deux points, (leurs livres et leurs cours en font foi), c'est-à-dire au sujet de l'état précaire de leur science, et au sujet de leur répulsion pour l'homœopathie !

XI. Parmi les motifs de cet étrange arrêt, on trouverait certainement celui-ci : les homœopathes prétendent faire le plus avec le moins

Le lecteur, initié à l'esprit de notre doctrine et connaissant notre méthode, sait très-bien que nous sommes loin de mériter cette accusation que l'ignorance et la mauvaise foi s'obstinent à porter contre nous. Non, l'homœopathie ne prétend pas faire *le plus* avec *le moins*; elle affirme guérir mieux, avec de très-faibles doses de médicaments, des maladies que vous combattez avec des doses massives *d'autres* médicaments ; et ce résultat, elle l'obtient en se basant sur des principes de doctrine qui sont opposés aux vôtres, et en suivant une méthode qui est opposée à la vôtre ; c'est donc gratuitement que les antagonistes de l'homœopathie lui prêtent l'absurdité pratique que je combats en ce moment.

S'ils ignorent sa doctrine, qu'ils se taisent donc à son sujet ; et s'ils la connaissent, il y a de la déloyauté à la dénaturer ainsi qu'ils le font, en nous faisant tenir un langage aussi évidemment absurde que le serait le suivant, dans une question d'hydrodynamie : un mètre cube d'eau par seconde, tombant d'une hauteur déterminée sur une roue hydraulique, produit une force de cinq chevaux ; un décimètre cube d'eau, dans les mêmes conditions, produira une force de cinquante chevaux.

L'ingénieur qui formulerait sérieusement cette proposition serait jugé digne des qualifications qu'on ne nous épargne pas ; mais s'il disait : Un décimètre cube d'eau, réduit à l'état de vapeur, agissant par un mécanisme approprié à son nouveau mode d'être, produira dix et cent fois plus de force qu'un mètre cube d'eau faisant mouvoir une roue hydraulique (1), cet ingénieur

(1) La méditation de cette expérience si simple aurait épargné bien des peines aux libres penseurs ; elle les aurait prémunis contre leur erreur radicale en leur apprenant que les *forces* sont antérieures aux *instruments* par lesquels elles se manifestent, et

serait cru, sinon sur parole, du moins en présence du fait expérimental.

Cette dernière situation est la nôtre, avec cette différence toutefois que le fait expérimental est au-dessus des lois physiques, puisqu'il s'accomplit dans le domaine des forces vitales ; et, ainsi que je l'ai dit souvent, la thérapeutique officielle étant surtout une question de statique, de mécanique et de chimie, le fait expérimental homœopathique est préjugé nul avant même d'être examiné.

Le rationalisme dogmatique, soit qu'il pense que tout médicament a disparu avec la matière dans nos dynamisations élevées, soit qu'il concède qu'il peut y rester quelque chose, ne les condamne pas moins, parce que leur action *est complétement incompréhensible.*

Je ne répéterai pas ce que j'ai eu déjà occasion de dire au sujet de l'*incompréhensibilité* de certains phénomènes, et je ne signalerai pas de nouveau l'absurdité qu'il y a à ne pas accepter un phénomène, par cela seul qu'il est *incompréhensible* ; je n'aurai garde non plus de demander compte au rationalisme de sa créance à une multitude de faits tout aussi *incompréhensibles* que l'action des doses infinitésimales ; je me bornerai à poser cette question à nos adversaires : Croyez-vous à votre nutrition, à cette fonction qui convertit les aliments les plus divers en éléments de votre être propre ? Ils me répondront assurément qu'ils y croient. La comprennent-ils

que ceux-ci même sont ce qu'ils sont en vue seulement des *forces* qu'ils ont à représenter par les phénomènes dont elles sont la vraie cause.

Si Büchner avait arrêté sa réflexion sur ce point, il n'aurait pas *commis* son trop fameux livre, et surtout son chapitre : *Cerveau et âme.*

cependant ? nullement; et je ne veux en donner d'autres preuves que celles fournies par le positivisme, qui croit tout *comprendre* et ne s'arrête devant aucune contradiction pour nourrir ses illusions à ce sujet. Il dit : « La nutrition est la propriété vitale naturellement la plus simple... elle ne suppose aucune propriété vitale. » Acte lui soit donné de cette affirmation, et je continue à citer : « Le corps organisé, l'élément anatomique étant donné, elle (la nutrition) a pour condition d'existence ses propriétés d'ordre physique et d'ordre chimique... elle ne dépend que de la propriété physique d'endosmose et d'exosmose... elle ne dépend que des propriétés d'ordre inorganique des éléments. » (1)

Voilà donc que la nutrition, fonction éminemment vitale, ne dépend que de *propriétés d'ordre physico-chimique, d'ordre inorganique*. Le vulgaire proverbe, que les chiens ne font pas des chats, est donc faux. Mais ce n'est là qu'une évidente méprise, car la nutrition n'est telle que dans le *corps organisé*. Or, celui-ci s'est élevé au-dessus de l'*ordre inorganique* par une puissance qui n'est plus de l'*ordre physico-chimique*; la nutrition n'est donc pas la propriété vitale la plus simple; elle suppose donc des propriétés vitales antérieures.

Tomber en d'aussi grossières erreurs de logique, n'est-ce pas démontrer qu'on ne *comprend* pas la nutrition ? Personne n'a poussé l'audacieuse prétention de tout expliquer aussi loin que le positivisme; il est donc superflu de chercher ailleurs une meilleure explication de la nutrition, fonction que personne ne révoque en doute, quoique non *comprise*. *L'incompréhensibilité* des

(1) Ouvr. cité, art. *Nutrition*.

doses infinitésimales n'est donc pas un argument admissible contre la réalité de leur action.

La formation, la génésie des maladies n'est certes mise en question par personne ; la comprend-on cependant dans la majorité des cas ? nullement encore. Le positivisme prétend le contraire ; voyons-le à l'œuvre, au sujet de l'*hérédité* ; nulle difficulté ne l'arrête. « L'hérédité, dit-il, est liée à ce fait : que les éléments anatomiques ont la propriété de donner naissance directement à des éléments semblables à eux, ou de déterminer dans leur voisinage la génération d'éléments de même espèce. » Donc, les chiens ne font pas des chats, et, soit dit en passant, les singes ne peuvent faire des hommes, et je continue ma citation : « Pour se rendre compte des phénomènes d'hérédité, il faut savoir, en outre, que les substances organiques jouissent de la propriété de transmettre, par simple contact avec des substances d'une autre espèce, l'état moléculaire particulier que quelque circonstance extérieure a produit chez elles. »

Les auteurs de ces lignes, eux qui n'admettent que ce que les sens leur démontrent, auraient bien dû nous dire par quel sens ils ont su toutes ces choses mystérieuses qu'ils affirment si bien. Dans une prochaine édition, ils nous diront sans doute qu'ils *ont vu* cette précieuse propriété en exercice, et qu'ils ont *touché* et *apprécié* la différence qui existe entre les spermatozoïdes d'un calculeux, d'un cancéreux ou d'un goutteux, et ceux d'un tuberculeux, les uns et les autres n'étant ni calculeux, ni goutteux, ni cancéreux, ni tuberculeux au moment de la génération. En attendant, ces auteurs « *comprennent* que si les aptitudes peuvent se transmettre, les affections pathologiques, qui auront modifié l'organisme jusque dans ses plus intimes éléments, agiront de même. » (1)

Et les positivistes ne veulent point admettre les infinitésimalités hahnemanniennes, parce qu'ils n'en *comprennent* pas l'action! Pour mon compte, je la *comprends* assurément bien mieux que je ne *comprends*, malgré leur théorie, comment le petit-fils d'un goutteux est atteint de la goutte, dont son père n'a jamais senti la moindre atteinte, et qui n'a éclaté chez son aïeul qu'après la naissance de son auteur immédiat. S'il faut toutefois laisser au mot comprendre (*intelligere, legere in*), sa signification rigoureuse, je reconnais que je ne *comprends* ni l'action des médicaments dynamisés ni le grand problème de l'*hérédité*. Beaucoup d'esprits droits seront, je crois, de mon avis, et jugeront sainement la valeur de l'objection contre l'action des doses infinitésimales, par cela seul qu'elle est *incompréhensible*.

Je pourrais ainsi passer successivement en revue les diverses raisons que donnent les détracteurs de l'homœopathie contre l'action des médicaments dynamisés; mais elles sont toutes aussi misérables les unes que les autres ; elles ont été réfutées cent fois, et il serait puéril de s'y arrêter plus longtemps. Qu'il me suffise donc de conclure qu'elles prouvent par leur pauvreté évidente le fait même qu'elles ont la prétention de nier, car il y a toujours de bonnes raisons à opposer à l'erreur.

(1) Ouvr. cité, art. *Hérédité.*

IV

La réalité de l'action des médicaments dynamisés, ou des doses infinitésimales, est démontrée théoriquement par toutes les sciences accessoires de l'art de guérir, et, pratiquement, par toute expérimentation clinique faite dans des conditions véritablement scientifiques

XII. Après la démonstration indirecte de l'action des médicaments dynamisés, démonstration déduite de la futilité des motifs invoqués contre elle par ses opposants, il convient d'exposer rapidement comment toutes les sciences accessoires de la médecine se confondent dans un *consensus* unanime pour confirmer la même vérité.

Je rappelle d'abord au lecteur que les doses infinitésimales ne sont pas divisées purement et simplement, comme on semble le croire en général : le point de division auquel elles arrivent n'est atteint que par une longue préparation qui a pour but de leur faire éprouver de longs et énergiques frottements avec la substance qui leur sert de véhicule. Qui ne connaît la puissance de cette action physique et réciproque de deux corps, vivement frottés l'un contre l'autre, pour développer les propriétés dont ils sont doués ? Ces propriétés peuvent être de divers ordres, selon la nature des corps ; elles seront de l'ordre physique ordinaire si le frottement ne fait qu'accumuler le calorique, et s'il augmente seulement la température des surfaces frottées. Ces surfaces ainsi échauffées par le frottement exhalent une odeur *sui generis* qui est spéciale à chaque corps ; ainsi, pour ne citer que des exemples connus de tout le monde, l'odeur de la pierre à fusil et celle de l'acier ne sont point celle qui suit leur frottement réciproque. L'odeur de la paume des mains n'est point celle qui résulte de leurs frottements précipités. Cette odeur ne tient-elle pas à une propriété développée par le frottement et qui était à l'état latent dans les corps qui ont subi cette opération ?

Cette propriété qui appartient évidemment encore à l'ordre physique, n'est pas assurément dans le calorique développé, à moins qu'on n'admette autant de natures de calorique qu'il y a de corps ; elle est donc spéciale à chaque corps, et elle est manifestée sans doute par la pulvérisation excessivement ténue des molécules des surfaces frottées.

Je reconnais donc que cette propriété, accidentellement développée dans les corps par le frottement, est de l'ordre physique, mais qu'elle n'est pas du même ordre que la chaleur qui a été développée en même temps. Celle-ci, en effet, peut être mesurée par un instrument inerte ; celle-là ne peut être appréciée que par un sens d'un être vivant.

Objecterait-on que cette odeur est due à l'électricité que le frottement a développée en même temps que le calorique ? Je ne nie pas que l'électricité ne joue un rôle dans cette opération ; j'affirme même que des courants électriques très-appréciables s'établissent sans l'action du pilon ; mais il n'y a pas d'électromètre qui puisse apprécier comme l'olfaction l'odeur spéciale qui s'élève de chaque corps frotté ; il est donc vrai, je le répète, que cette opération met incontestablement en évidence dans les corps une propriété d'un ordre physico-vital.

Cela posé, quelle conclusion peut-on en tirer en faveur de la préparation des médicaments homœopathiques ? aucune, me répondront avec empressement nos contradicteurs, puisque cette odeur et le calorique et l'électricité disparaissent presque aussitôt que le frottement est suspendu. Cela est vrai, si aucun corps ne reçoit la concentration momentanée de ces forces pour continuer leur manifestation accidentelle : mais de même qu'un morceau d'amadou, qui reçoit l'étincelle du choc de la pierre à fusil, peut allumer un vaste incendie, pourquoi la propriété physico-vitale ne pourrait-elle pas être reçue par un corps qui en continuerait et conserverait l'existence ? Le barreau de fer, mis seulement en contact avec la pierre-aimant, en emprunte et en conserve la propriété magnétique ; pourquoi l'alcool ou le sucre de lait, fortement mêlés et triturés avec telle ou telle substance médicinale, n'en prendraient-ils pas et n'en conserveraient-ils pas les propriétés ? L'expérience seule affirme la communication du principe magnétique au barreau de fer et sa conservation ; elle seule aussi peut démontrer la communication des propriétés médicinales aux substances inertes avec lesquelles les médicaments sont triturés ou dynamisés.

« Les mêmes aimants peuvent ainsi successivement rendre magnétiques un nombre de barreaux quelconque » (1), de telle sorte qu'avec deux aimants, le fer du monde entier pourrait être converti en barreaux aimantés manifestant chacun expérimentalement ses propriétés magnétiques. Cette affirmation hypothétique n'est niée par aucun physicien.

Voilà donc que, par de simples contacts, on peut étendre indéfiniment les propriétés magnétiques de l'aimant, ou en réveiller de semblables dans un nombre illimité

(1) *Précis élém. de physique*, par Biot, 1824, t. II, p. 4.

de barreaux de fer, et dans cette vaste opération, il n'est pas une seule molécule matérielle qui soit modifiée ! C'est la physique, la science de la matière, qui nous apprend cela ; elle nous apprend encore que les extrémités des barreaux aimantés sont d'une constance inouïe à *vouloir* se diriger l'un vers le nord et l'autre vers le sud, sans qu'il puisse y avoir jamais interversion de rôle, et cela se constate par qui veut placer un barreau sur un pivot ; et la chimie ne découvre pas la plus légère modification matérielle, la plus minime différence moléculaire pour s'expliquer les *goûts* opposés des deux extrémités du barreau aimanté !

L'empoisonnement du fer des flèches, si largement pratiqué dans l'antiquité, a-t-il jamais pu être apprécié par les sciences physiques qui auraient surpris quelques modifications dans la composition moléculaire de ce métal devenu meurtrier ? Jamaïs que je sache, et cependant « on a constaté en Hollande que des flèches empoisonnées conservées depuis plus d'un siècle n'avaient rien perdu de leur vertu meurtrière. » (1) Comment ce fer a-t-il reçu et gardé intact le poison dont rien ne peut révéler la présence, si ce n'est la blessure qu'il cause ? Et ces flèches, sucées par une bouche saine, seront d'une innocuité complète.

Il n'y a certes pas similitude entre ces phénomènes et celui de la dynamisation hahnemannienne des médicaments ; je n'ai garde de les confondre dans une même appréciation ; mais ils présentent tous les deux une condition identique, l'existence de forces dont nulle donnée matérielle ne peut rendre raison. Pourquoi donc la physique et la chimie s'arrogent-elles le droit d'acquies-

(1) Bescherelle, au mot *Flèche*.

cer à l'existence et à la propagation des forces magnétiques, d'utiliser même d'une manière aussi brillante qu'utile *l'obstination* de ces forces à se porter l'une au nord et l'autre au sud, et de nier en même temps la force qui est dans les dilutions élevées de nos médicaments, par la seule raison qu'elles n'y découvrent aucune molécule du médicament primitivement employé pour les faire ? et c'est même au nom de ces sciences que l'on proscrit les dilutions élevées ! Il y a évidemment dans une telle conduite plus que de la déraison.

Il n'y a pas d'instrument, me dirait-on, pour constater l'existence de cette prétendue force des dilutions : erreur manifeste ; leur dynamomètre par excellence, c'est l'être vivant appelé homme, et non le corps de l'homme, de même qu'il n'y a qu'un animal vivant qui puisse être l'instrument propre à constater si une flèche est empoisonnée ou non. Ceux-là seulement qui ont employé cet instrument ont qualité pour nier ou affirmer la réalité d'action des dynamisations de notre école.

Si je m'élève à l'étude de la vie, elle me donnera le même enseignement que la nature non vivante.

XIII. Il faut, pour la manifestation des forces, quelles qu'elles soient, certaines conditions indispensables et spéciales à chacune d'elles. Un barreau d'or, de cuivre ou de plomb, laisse dans le plus complet sommeil la force de l'aimant. La force de germination, qui est dans toutes les graines, n'est-elle pas également nulle, si ces graines ne sont pas placées dans les conditions indispensables à la végétation ? Qui n'a été frappé, au moins une fois en sa vie, en parcourant les champs, au mois de mars, de voir des feuilles naissantes, qu'un souffle d'air froid mortifiera peut-être le lendemain, soulever la croûte épaisse et résistante que la pluie et le soleil avaient formée sur elle ? et ce phénomène est plus frappant encore dans certains sentiers battus où la surface du sol oppose véritablement une très-grande résistance aux folioles des graines qui ont germé au-dessous d'elle, et la plupart de ces frêles produits d'une végétation naissante parviennent à conquérir leur place au soleil par le déploiement d'une force dont ils paraissent dépourvus. Ne voit-on pas encore souvent, dans les montagnes, des radicelles qui se sont glissées dans une fissure de roche, devenir de véritables racines, en surpassant la force de cohésion du milieu ingrat où elles végètent ?

Ces phénomènes frappent rarement notre attention, parce qu'ils sont très-communs, et cependant ils en sont très-dignes, car ils démontrent que toute force est vraiment très-puissante dans les cas seulement où elle agit selon les lois de sa propre existence, seulement lorsqu'elle accomplit son devoir, si je puis ainsi parler. L'intensité de toutes les forces n'est obtenue en effet qu'à la condition expresse qu'elles soient appropriées au rôle qu'on leur donne. En dehors de cette condition, c'est bien en vain que sera accumulée ou multipliée la matière qui est indispensable toutefois à la manifestation des forces. Ce ne sera ni la grosseur ni la longueur d'un barreau aimanté qui produiront une plus intense manifestation de ses propriétés magnétiques, s'il n'est d'abord placé dans les conditions spéciales et exclusives où il doit être pour que ses propriétés se manifestent. Ce ne sera pas non plus la quantité d'eau réduite à l'état de vapeur qui donnera le degré de sa force, mais seulement son action reçue par un instrument propre à la traduire en phénomènes sensibles.

Il n'est pas douteux qu'il en soit ainsi de la force qui

est dans tous les médicaments et qui constitue leur nature propre. Il est raisonnable de penser toutefois que dans un gramme de mercure il y a moins de propriétés anti-syphilitiques que dans un kilogramme de cette puissante substance : cependant cette dernière quantité, ainsi que je l'ai vue donnée ici, à l'hôpital d'Avignon, sous le prétexte de dissoudre des balles de plomb avalées par un malade, n'a produit que des effets physiques (1); et qui ne sait qu'un gramme de mercure, convenablement préparé et divisé, suffit largement à guérir plusieurs syphilitiques; mais encore faut-il, pour que sa propriété anti-syphilitique se manifeste, qu'il soit administré à des malades atteints de syphilis. En dehors de cette condition, cette force ou propriété passera inaperçue, et il en sera de même du quinquina, au sujet de sa propriété fébrifuge. Celle-ci, abstraction faite de la quantité de matière qui la contient, sera nulle si elle est dirigée contre la syphilis; de même la propriété anti-syphilitique du mercure ne se manifestera pas, si elle est opposée à une fièvre intermittente.

L'appropriation rigoureuse d'un médicament contre un état morbide quelconque, est donc la première condition de la manifestation de ses propriétés curatives de cet état pathologique. Or, tout médicament choisi en vertu de l'enseignement de la doctrine dont le *similia similibus* est la loi pratique, est on ne peut mieux approprié aux cas contre lesquels il est administré; la puissance de ce médicament est donc dans sa *qualité* et non dans sa *quantité*, et il agira, comme disaient les empiriques, *non quoad quantitatem sed quoad qualitatem*.

(1) Voir les *Mémoires* de l'Académie de médecine de 1831 et 1832.

Les *bonnes gens* qui croient avoir *triomphé* de l'homœopathie en affirmant qu'ils *avaleraient* une salade de globules, ne se doutent pas que leur forfanterie, qui est à la hauteur de leur ignorance, prouverait seulement une chose que personne ne leur conteste, à savoir, que le médicament homœopathique n'exerce une action sur l'économie vivante que dans le cas où la maladie l'a appropriée à recevoir cette action. Pour obtenir, dans l'état de santé, un effet appréciable d'un médicament homœopathique, il faut qu'étant administré *seul et sans mélanges*, il le soit pendant un temps plus ou moins long, selon les sujets, parce que dans l'état physiologique le *composé vivant* oppose de la résistance à la puissance nosogénique du médicament, et dans l'etat pathologique au contraire il appelle cette puissance auxiliaire, il a *appétit* du médicament approprié.

L'observation de l'antiquité elle-même a saisi cette vérité : la dose de mandragore qu'Hippocrate conseille contre la monomanie du suicide, doit être moindre que s'il fallait causer le délire. Il y a appropriation dans le premier cas, mais elle n'existe pas dans le second.

La réflexion conduit à faire comprendre parfaitement que c'est là, dans la loi de l'appropriation, que se trouve la plus plausible explication de l'action des doses infinitésimales, car l'observation exercée dans des conditions d'une rigoureuse exactitude, et dégagée de toute préoccupation systématique, recueille des milliers de faits qui dominent cette question et la placent dans la plus lumineuse évidence. La physique, la botanique, multiplient sous nos yeux les faits de cette nature ; que n'obtiendrons-nous pas, si nous interrogeons la science de la vie dans ses manifestations les plus élevées ?

Quel expérimentateur en physiologie a jamais tenté

de remplacer par la quantité d'une sécrétion quelconque la qualité de celle dont il étudiait les propriétés? Spallanzani, par exemple, dans ses mémorables expérimentations de fécondation artificielle, a-t-il jamais pensé qu'il pût, par une plus grande quantité d'un liquide animal quelconque, mieux féconder des œufs de grenouille qu'avec des doses infinitésimales de liqueurs spermatiques ?

Tous les pathologistes ont été et sont unanimes à reconnaître que toutes les maladies non chirurgicales ne se développent qu'à la condition que leur cause trouve dans l'homme des causes prédisposantes ? Que sont ces causes prédisposantes, si ce n'est une véritable appropriation à recevoir l'action de la cause morbifique matériellement insaisissable ? Son influence, quelle que soit son intensité, reste nulle sur tous ceux qui ne sont pas dans les mêmes conditions d'appropriation. Cette loi d'appropriation est universelle dans la production normale de tous les phénomènes de la nature, et elle domine toujours les conditions de matérialité ; les arts mécaniques eux-mêmes la subissent. Que sont en effet les conditions de puissance matérielle de tels ou tels appareils, s'ils ne sont pas appropriés à la force dont on dispose ? Le mineur se livrerait à un travail stérile, si au lieu d'un petit sac de poudre à mine il lui était donné une puissante locomotive, et le mécanicien d'un chemin de fer n'aurait que faire de monceaux de salpêtre pour faire mouvoir la longue traînée de wagons accrochés à sa locomotive privée de charbon et d'eau (1).

(1) Il est curieux de constater, en tout, combien la qualité l'emporte sur la quantité. Ce n'est pas la taille et l'embonpoint d'un individu qui font la puissance de son opinion. Qu'il soit grêle ou gras, petit ou grand, le magistrat qui prononce la for-

La curieuse et redoutable *force* qui est dans les venins a besoin elle aussi de certaines conditions pour exercer son action malfaisante. Tout le monde sait que le premier soin à donner à celui qui vient d'être mordu ou piqué par un animal venimeux, c'est de sucer ses plaies pour en retirer le venin qui y a été déposé, et que cette opération est sans aucun danger pour celui qui la pratique, à la condition expresse qu'il n'ait aucune écorchure ou petite plaie, aux lèvres, sur la langue, ou dans la bouche. Voilà donc une des plus dangereuses *forces* de la nature, celle du venin du crotale, par exemple, qui sera impunément reçue dans la bouche d'un individu en telle quantité dont la plus minime partie, introduite sous son épiderme par une petite blessure, suffirait à le tuer presque instantanément !

mule légale du mariage, n'ajoute rien à la solidité des liens civils qui vont unir les nouveaux conjoints. Sa qualité de Maire suffit, et cent bouches auraient vainement répété à sa place les paroles de la loi ; s'il n'avait parlé, le mariage serait civilement nul. Est-ce la puissance de la voix d'un orateur et le nombre de ses paroles qui le font réputer éloquent et le constituent maître de son auditoire ? assurément non ; et ce n'est point par la longueur de sa harangue et la résonnance de sa voix, qu'en 1848, Lamartine remporta, sur une foule avide d'arborer le drapeau rouge, une des plus belles victoires dont l'éloquence ait jamais eu à se glorifier.

Soit dit en passant, j'aimerais bien qu'un positiviste m'expliquât comment la volonté, n'étant qu'une propriété de la matière, peut être modifiée par la parole d'autrui : les cent mille hommes qui formaient l'auditoire de Lamartine avaient manifesté leur volonté et leurs désirs ; après l'admirable improvisation du courageux orateur, tout fut subitement changé en eux. Comment la voix du grand citoyen a-t-elle agi sur les molécules matérielles et constitutives du cerveau de ces cent mille auditeurs ? C'est là un problème digne d'exercer la sagacité de nos modernes positivistes.

Le naturaliste Audubon rapporte qu' « un fermier de Pensylvanie fut mordu à la jambe, à travers sa botte, sans avoir vu ni entendu le serpent à sonnettes ; il crut avoir été piqué par une épine, et il rentra chez lui. Après quelques heures, les convulsions et les vomissements se déclarèrent, et la mort les suivit de près. Un an plus tard, le fils du défunt chausse la botte de son père, la garde jusqu'au soir, et, en l'ôtant, il croit se sentir égratigner la jambe ; il s'endort sans inquiétude, mais bientôt il est réveillé par des douleurs atroces, auxquelles succèdent des défaillances, de la raideur, et enfin la mort. Quelque temps après, sa veuve met en vente les effets de son mari : l'un des frères, ne voulant pas que les bottes qui avaient servi à son père et à son aîné fussent vendues à des étrangers, les acheta ; au bout de deux ans il essaya la chaussure fatale, et, en l'ôtant, il sentit une légère douleur ; la veuve, qui était présente, se souvint alors des circonstances qui avaient précédé la mort de son mari, mais il était trop tard ; l'homme mourut après quelques heures. Cette aventure ayant fait du bruit, éveilla la curiosité d'un médecin du pays : il disséqua la botte, et y trouva le crochet d'un crotale, dont la pointe était peu saillante à l'intérieur et se dirigeait de haut en bas, de sorte que celui qui l'avait mise n'en était blessé qu'en se déchaussant. Le médecin détacha le crochet meurtrier, et en piqua le museau d'un chien, qui ne tarda pas à expirer. » (1)

Quel chimiste eût pu constater la présence de ce dangereux poison desséché, et apprécier la quantité qu'il en a fallu pour tuer les êtres dont il a causé la mort ?

(1) *Le Jardin des plantes*, par le Dr Lemaout, Paris, 1843, tome II, page 231.

Quel physiologiste pourra expliquer de son côté comment ce fatal crochet de crotale, qui aurait pu être impunément sucé par une bouche saine, a été un instrument de mort pour ceux dont il a éraillé l'épiderme ? Et qui sait quel nombre d'accidents semblables il aurait pu causer encore, par cette voie sous-épidermique, qui est la voie *appropriée* à la nature du venin qu'il recélait ?

XIV. Je n'ai pas à insister, je pense, sur cette importante loi de l'appropriation qui n'est, en définitive, dans la thérapeutique, que la loi *similia similibus* appliquée. Il suffit de la signaler pour que chacun s'explique par elle la puissance des préparations hahnemanniennes. Que les médicaments soient administrés à doses excessives ou à doses dynamisées, ils n'agissent dynamiquement que par appropriation. Personne, ainsi que j'ai eu occasion de le dire déjà, ne s'est avisé jamais de substituer, par exemple, l'opium au quinquina, ou cette dernière substance à l'autre, et de prétendre, par une augmentation de la dose, obtenir le même résultat, dans un cas bien déterminé de l'appropriation de l'un de ces médicaments.

Il est une autre circonstance, après celle de l'appropriation, qui est manifestement propre à expliquer l'action des médicaments dynamisés. Hahnemann et son école entière a accueilli ce précepte si éminemment rationnel, de ne prescrire jamais qu'un seul médicament à la fois.

C'est là un des points importants de la réforme hahnemannienne, et, si l'on veut en apprécier la valeur pratique, on verra si la sobriété que le fondateur de l'homœopathie impose dans l'administration des médicaments n'est pas plus salutaire à l'humanité que la prodigalité polypharmaceutique ne lui a été funeste.

L'abus des médicaments et leurs mélanges ont toujours été en effet signalés comme une pratique désastreuse, par les esprits les plus éminents de la tradition médicale.

Écoutons Baglivi sur ce sujet important : « On n'en finirait pas si on voulait passer en revue les innombrables accidents déterminés chez les malades par l'usage des remèdes » ; (1) et plus loin : « Il y a des médecins, et malheureusement il y en a beaucoup, qui entassent l'un sur l'autre les médicaments de toutes sortes, parce que, disent-ils, dans la quantité il doit toujours s'en trouver un qui puisse étouffer la maladie. Grand Dieu ! quel aveuglement terrible !... après quoi, s'ils n'ont pas atteint le but qu'ils se proposaient, ils n'insistent pas davantage et attendent la crise, n'ayant pas honte de demander cette crise à la nature, après avoir si profondément troublé ses opérations avec leur boucherie humaine et leur méthode à contre-sens. » (2) La critique aussi juste que sévère de Baglivi conclut en ces termes : « Combattons de tout notre pouvoir et éteignons, s'il est possible, ce préjugé des malades qui ne veulent pas croire que l'on puisse bien guérir sans prendre beaucoup de remèdes ou des remèdes puissants, et qui ne veulent accorder aucune vertu à des médicaments simples ou peu coûteux. Stupide ignorance ! » (3)

La pratique ainsi flétrie par les éloquentes paroles de Baglivi, est cependant la conséquence nécessaire des principes qui ont toujours guidé la tradition médicale. En effet, la loi *contraria contrariis*, qu'elle a toujours préférée, ne peut régir que des faits de l'ordre maté-

(1) Ouvr. cité, p. 426.
(2) Id. p. 429.
(3) Id. p. 431.

riel, et elle exclut par conséquent les notions de la loi d'appropriation ; elle appelle l'attention sur les notions de quantité et elle l'éloigne des notions de qualité des médicaments. La maladie ayant toujours été conçue d'une manière mécanico-chimique, il a fallu nécessairement la combattre par des moyens qui fussent en harmonie avec cette conception, et la maladie la plus simple étant néanmoins exprimée par des symptômes très-divers, il a été jugé indispensable d'associer plusieurs médicaments pour la détruire dans ses manifestations symptomatiques. N'est-il pas évident que cette coutume invétérée des mélanges pharmaceutiques a dû n'inspirer que de la pitié pour l'innovation hahnemannienne de ne donner qu'un seul médicament à la fois ? Eh quoi ! l'esprit médical avait été élevé dans cette conviction qu'il fallait toujours accompagner, dans chaque prescription, un ou plusieurs médicaments appelés principaux et supposés doués des mêmes propriétés, de leur adjuvant et de leur correctif ; et Hahnemann a osé faire accepter, à la place de ces compositions nauséabondes, des médicaments insapides et inodores ! Il y a, paraît-il, au moins de la témérité, sinon de la folie, dans un pareil projet. Le dynamisme médicamenteux d'Hahnemann, l'infinitésimalité de ses doses a donc rencontré un double obstacle : d'abord la matérialité, et en second lieu, le mélange des médicaments, dont la tradition avait toujours largement usé.

Par cet étrange sophisme d'Hippocrate, « l'aliment guérit de la faim », sophisme qui assimile l'acte nutritif à l'acte thérapeutique, le père de la médecine a ouvert une voie dans laquelle la notion de quantité a dû prévaloir sur celle de qualité des médicaments. Il est naturel en effet que l'homme ait toujours cherché à suppléer à la qualité de ses aliments par la quantité, et lorsqu'il n'a pu satisfaire sa faim par un seul aliment très-nutritif, il en a pris une plus grande quantité d'un ou de plusieurs autres moins nourrissants. Les médecins ont imité cette conduite; et l'homme, dans l'état pathologique, a été assimilé à l'homme en parfaite santé. C'est là évidemment le point de départ de l'abus et des mélanges des médicaments dont l'action, bien distincte de celle des aliments, ne doit que par exception modifier le corps de l'homme avant de modifier la *force* qui le fait vivre.

Il est superflu, je pense, de m'arrêter plus longtemps sur ce point : tous les esprits éminents, tous les praticiens d'élite ont toujours blâmé et évité les excès polypharmaciques dans lesquels sont tombés les hommes d'une intelligence moins élevée. La fausse doctrine de l'immutabilité des maladies a servi de prétexte à cette fausse pratique que l'assimilation de l'aliment au médicament par Hippocrate a autorisée, dès le berceau de l'art de guérir.

Qu'il me suffise donc de signaler la dangereuse habitude du corps médical d'associer divers médicaments, comme une des principales causes qui ont fait rejeter les médicaments dynamisés d'Hahnemann, et l'isolement du médicament homœopathique comme une condition favorable à la manifestation de ses propriétés.

En effet, si le lecteur se rappelle ce qu'est l'expérimentation pure et les éloges que lui donne aujourd'hui l'enseignement officiel, que doit-il penser, d'un côté, du mélange, dans une même potion, de plusieurs substances plus ou moins énergiques, mélange qui n'a jamais été expérimenté sur l'homme bien portant, et d'un autre côté, de l'action possible d'un seul médicament, bien connu par l'expérimentation pure et administré au malade dans les conditions d'une appropriation rigoureuse ?

En résumé, soit que l'esprit s'éclaire de l'enseignement qu'il puise dans l'étude de l'action des forces dans les corps inorganiques, soit qu'il s'élève surtout à celui que fournit la contemplation des mystères de la vie, ceux de la génération des êtres et ceux de la production des maladies, par exemple, où la matière joue un rôle si secondaire, s'il s'élève, dis-je, jusqu'à cet enseignement, il ne peut se soustraire à cette irréfutable démonstration que les forces dominent tout dans le monde (1); que leur intensité ne supplée jamais à leur nature, et que le volume ou le poids de la matière qui est indispensable à leur manifestation, n'est jamais la mesure de leur puissance (2); et enfin, que les forces ne peuvent être connues en elles-mêmes, mais seulement par leurs effets.

(1) C'est avec vérité que Virgile a dit :

Dicam equidem, nec te suspensum, nate, tenebo.
Spiritus intus alit, totamque infusa per artus,
Mens agitat molem, et magno se corpore miscet.

(2) Je lis dans l'*Année scientifique* de Figuier (1866, p. 275), un curieux article sur la *force musculaire des insectes*, rendant compte d'un travail de M. Félix Plateau, physicien belge. Cet observateur a constaté que le cheval ne peut pas traîner beaucoup plus que la moitié de son propre poids ; le hanneton a un effort de traction égal à plus de quatorze fois son poids, et si le cheval avait la force du *donacia nymphea*, sa force de traction devrait être de 25,000 kilos. Enfin la conclusion de l'expérimentateur est que, dans un même groupe d'insectes, *les plus forts sont toujours ceux qui sont les plus légers et les plus petits.*

Qui n'admire, à ce sujet, la sagesse qui a présidé à la création ? Que serait-elle devenue, en effet, si la force des animaux était relative à leur volume, et si le lion, par exemple, ayant une force de sauter proportionnellement à celle de la puce, faisait des sauts d'un kilomètre ?

Ces vérités, en dehors desquelles l'enseignement de la médecine traditionnelle ne serait même qu'un absurde jargon, et sa pratique une stérile mystification, l'homœopathie ne peut-elle pas les invoquer ? A entendre nos adversaires, je le répète, les médicaments dynamisés ne peuvent avoir d'action, parce que l'intelligence ne peut comprendre comment ils agissent. Eh ! grand Dieu, de quelle substance massive comprennent-ils l'action thérapeutique ? Ils peuvent se donner le facile triomphe de croire que le poids et le volume d'un médicament leur permettent d'en comprendre l'action ; mais en réalité ils ne la comprennent nullement, car la vertu *dormitive* de l'opium et la vertu *fébrifuge* du quinquina ne sont que des mots constatant un résultat acquis et ne démontrant pas le moins du monde l'accomplissement actuel de l'acte thérapeutique. L'esprit médical le plus profond constate que l'émétique, à la dose de cinq centigrammes, fait vomir, et qu'il perd cette propriété, en quelque sorte spécifique, s'il est administré à la dose de cinquante centigrammes ; mais il ne comprend pas comment ce fait s'accomplit, et comment ici *le plus produit le moins*. Bien des substances présentent cette étrange particularité d'action ; elles perdent certaines propriétés par l'augmentation de la dose à laquelle elles sont données aux malades, et on s'obstine néanmoins à nier *que le moins puisse*, en certain cas, *produire le plus*.

Une dose convenable d'aliments constitue un excellent repas, un repas très-réparateur. Si cette quantité d'aliments est doublée ou triplée, elle constitue un repas indigeste, qui débilite et rend le même sujet malade, mais qui nourrirait un autre sujet à capacité digestive deux ou trois fois plus puissante.

Il est curieux de voir combien les esprits les plus droits sont faciles quelquefois à se contenter de mots qui sont loin d'exprimer leur pensée : ainsi, on ne *comprend* pas l'action des médicaments *dynamisés* ; mais on *comprend*, on le croit du moins, l'action des médicaments *donnés à l'état brut*. Cette erreur si commune est facile à dévoiler : *comprendre* signifie en latin, ainsi que je l'ai dit déjà, *intelligere* ou *legere in*, lire dedans; ce terme est-il propre à désigner la notion qu'il nous est possible d'avoir de l'action d'un remède quelconque ? nullement. Le matérialiste *lit-il dedans* le phénomène de l'augmentation du fer dans le sang de la chlorotique, après l'administration des ferrugineux ? pas le moins du monde. Le vitaliste le peut-il davantage ? aucunement. L'un et l'autre *constatent* un résultat, sans avoir *compris comment* il est survenu, de la même manière qu'en thérapeutique hahnemannienne, nous *constatons* le même résultat, après l'administration de médicaments dynamisés, de la *pulsatille* ou de la *noix vomique*, qui, en modifiant la nutrition altérée de la chlorotique, auront pour résultat l'augmentation du fer dans le sang de cette jeune fille.

C'est cette erreur, contre laquelle je ne saurais trop m'élever, de la prétendue *conception* de l'action des médicaments et de la formation des maladies, qui a fait tout le crédit de la loi *contraria contrariis*, et qui a engendré le rationalisme médical et la médecine dite *rationnelle*.

Il est vraiment bien singulier que ce soit au nom de la chimie que l'on nie l'action des médicaments dynamisés ; car, ainsi que je l'ai dit, cette science est d'abord radicalement impuissante à découvrir le principe d'une propriété médicinale quelconque, et, en second lieu, c'est cette science qui a posé le premier degré des atténuations homœopathiques. En effet, en fabriquant de la morphine, de la quinine, de l'émétine, et pour l'industrie, de la garancine, n'a-t-elle pas atténué des neuf dixièmes environ la matière qu'elle livre à la médecine et au commerce ? Et si, par ses procédés, certains corps sont réductibles dans leurs poids et leurs volumes, sans perdre certaines de leurs propriétés qui même deviennent plus actives, pourquoi ne pourrait-il pas exister d'autres procédés qui, en atténuant la matière d'un corps médicamenteux, en dynamiseraient les propriétés?

Malgré ses superbes dédains pour le *globule* homœopathique, la pratique médicale officielle n'a pas tardé à l'imiter : le *granule de conicine*, de *digitaline*, et de bien d'autres substances, est devenu un instrument thérapeutique très-préféré par les adversaires acharnés du *globule*. N'est-ce point là cependant reconnaître que l'atténuation de la matière peut s'accorder avec la conservation et même l'augmentation de ses propriétés ? Qu'ils arrivent à une plus complète connaissance de la loi d'appropriation, et leurs *granules* seront changés en *globules*.

Des expériences récentes que le docteur Chauveau a fait connaître à l'Académie des sciences (séance du 17 février 1868) témoignent hautement des tendances médicales actuelles, malgré la répulsion officielle, mais qui n'est qu'apparente, pour les infinitésimalités hahnemanniennes.

« Sur un même sujet, (enfant, cheval ou vache), M. Chauveau a inoculé simultanément à la peau, par les procédés ordinaires, d'une part du vaccin pur de bonne qualité, d'autre part, plusieurs dilutions vaccinales, formées avec le même virus étendu d'une quantité d'eau graduellement croissante. On avait le soin de faire, pour chaque série d'inoculations, le même nombre de piqûres et de charger la lancette toujours avec la même quantité de liquide. Ces expériences ont été très-multipliées, de manière à essayer l'activité des humeurs vaccinales diluées au plus grand nombre de degrés possibles. Dans ses dernières séries, par exemple, l'auteur est arrivé à inoculer le fluide vaccin étendu de 150 fois son poids d'eau. »

Voici ce que M. Chauveau a remarqué :

« En général, les premières dilutions se sont montrées aussi actives que le vaccin pur. Les vaccinations faites avec le vaccin étendu de 2 à 15 fois son poids d'eau, comptent en effet presque autant de succès que de piqûres. A partir de la dilution au 50e, au contraire, les inoculations échouèrent le plus souvent ; l'auteur a cependant, dans un cas, obtenu une pustule sur dix piqûres faites avec du vaccin étendu de 150 fois son poids d'eau. Quant aux inoculations pratiquées avec les dilutions vaccinales comprises entre la 15e et la 50e, les unes avortèrent, les autres réussirent, mais le nombre des piqûres avortées fut toujours plus grand avec les dilutions étendues. A ces résultats, ajoutons une observation importante : dans tous les cas où l'inoculation réussit, l'éruption se comporte absolument de la même manière. La pustulation suivit une marche et présenta des caractères identiques à ceux de la pustulation produite par l'inoculation du vaccin pur. » (1)

Il n'est pas un praticien qui ne sache que la lancette avec laquelle on inocule le vaccin n'est chargée, pour

(1) *Journal de méd. et de chirurg. prat.*, n° de mars 1868, page 97.

cette opération, que d'une minime partie d'une goutte de virus, et qu'il n'y a qu'une minime partie de la charge de la lancette qui est introduite sous l'épiderme de l'inoculé. Or, faisant la part de ces deux circonstances importantes, je le demande, à quelle fraction de goutte était arrivé l'expérimentateur, lorsqu'il a obtenu une pustulation normale avec du vaccin mêlé à 150 fois son poids d'eau ? N'est-ce point là une infinitésimalité prise en flagrant délit d'action par nos adversaires mêmes ?

Objecteraient-ils, pour atténuer l'importance de cette irréfutable preuve, que plus le vaccin a été dilué, plus rares ont été les pustulations produites par lui ? Cette objection n'aurait de valeur qu'en étant accompagnée de la démonstration que deux pustules vaccinales ont une puissance préservatrice de la petite vérole deux fois plus grande que celle d'une seule pustule, et que dix pustules ont cette puissance dix fois plus grande. Telle n'est pas l'opinion de tous les praticiens qui s'attachent surtout aux caractères des pustules et non à leur nombre ; nul d'entre eux, dans les temps surtout où l'on est si préoccupé de l'affaiblissement de la vertu prophylactique du vaccin, n'a eu en effet la pensée de multiplier le nombre des pustulations vaccinales pour neutraliser cet affaiblissement dans la préservation.

Le vaccin dilué est donc aussi puissant que le vaccin pur, puisque « sa pustulation a suivi une marche et a présenté des caractères identiques à ceux de la pustulation produite par le vaccin pur. »

Les expériences de M. Chauveau ont une portée plus grande encore, et leur enseignement me paraît si précieux, soit pour les partisans, soit pour les adversaires de l'homœopathie, que je ne puis m'empêcher de le signaler d'une manière toute spéciale.

L'expérience a démontré que le vaccin le plus pur, inoculé à certains individus, ne produit aucune pustulation; chez d'autres, il ne produit qu'une fausse pustulation ; chez d'autres, quelques piqûres seulement produisent une vraie pustulation ; chez d'autres enfin, chaque piqûre est suivie d'une pustule normale. Dans tous les cas, la puissance morbigène a été la même; mais la résistance de l'économie vivante a été différente, c'est-à-dire le virus a une action relative aux prédispositions qu'il rencontre.

Or, le virus dilué a produit une pustule vaccinale vraie, sur un sujet très-prédisposé sans doute à recevoir son action, et chez lequel assurément le vaccin pur aurait produit autant de pustules que de piqûres ; donc le vaccin dilué possède une vertu prophylactique aussi puissante que le vaccin pur, puisqu'une pustule vraie préserve de la petite vérole aussi bien qu'un nombre quelconque de pustules vaccinales.

Cette conclusion toutefois n'est légitime que s'il s'agit d'un sujet très-prédisposé à recevoir l'action du vaccin, en d'autres termes, si ce virus lui est très-*approprié*.

Ce fait incontestable est le fait primordial sur lequel repose la loi qui régit la posologie hahnemannienne, qui est celle-ci : plus un médicament est approprié au cas qu'il s'agit de combattre, plus il doit être dilué pour qu'il ne produise que l'effet nécessaire. Ainsi que le vaccin pur qui a produit dix pustules, lorsqu'une seule aurait suffi, en ce cas, ce médicament à l'état massif aurait eu une action trop puissante et aurait été nuisible au malade, ou au moins inutile par une partie de ses effets.

La loi inverse domine l'action des médicaments surl'économie vivante : moins un médicament est approprié à un cas donné, plus sa dose à administrer doit et peut être considérable, et même portée à l'état massif.

Il m'a paru extrêmement utile d'exposer combien est admirablement confirmée, par des expériences de l'enseignement officiel, la loi qui règle la posologie des médicaments sur leur appropriation plus ou moins rigoureuse : que chacun en médite la portée, et aussitôt cesseront les dissentiments qui divisent le corps médical et les très-regrettables dédains que l'on a pour les préparations homœopathiques.

XV. Tout ce que j'ai dit jusqu'ici démontre d'une manière irréfutable que l'action des médicaments dynamisés est non-seulement *possible*, mais qu'elle est véritablement *probable*. En présence de la position que la pratique de l'homœopathie a conquise dans la société, est-il nécessaire que je cherche à prouver que cette *action est certaine ?* Ainsi que je l'ai dit, le nombre toujours croissant des praticiens et des malades qui croient à l'action des doses infinitésimales, est un argument permanent qui devrait me dispenser d'en produire d'autres. Si l'opposition qui nous est faite par la majorité du corps médical ne veut pas cependant de celui-là et le repousse, n'en est-il pas qu'elle ne puisse traiter de la sorte ? Certainement il en existe, et, ne sortant pas de la France, je puis citer la pratique publique de l'homœopathie dans l'hôpital de Thoissey, par le docteur Gastier, et la pratique de Teissier, dans l'hôpital Sainte-Marguerite à Paris. Les états officiels de ces deux services ont été publiés, et ils démontrent la supériorité de la pratique de l'homœopathie, par une moyenne de mortalité et par une dépense moindre. Ces faits se sont accomplis au grand jour de la clinique des hôpitaux. Les détracteurs de l'homœopathie les passent volontiers sous silence, mais ils n'ont jamais tenté de les discuter ni de les contester.

Quel parti faut-il prendre pour ramener des contradicteurs qui vont jusqu'à nier les faits qui leur sont opposés, dans de pareilles conditions ? *Marcher* devant qui nie le *mouvement*, ce n'est plus un mode suffisant de démonstration : il faut que les victimes du doute puissent marcher elles-mêmes ; tendons-leur donc la main ; nos efforts parviendront peut-être à en faire *marcher* un certain nombre.

Le scepticisme médical, j'en conviens volontiers, a de puissantes raisons d'être : la force conservatrice des êtres animés, chez l'homme surtout, produit de temps en temps des actes curatifs tellement inattendus, que l'observateur le plus attentif hésite souvent à s'attribuer une part du mérite de la plupart des guérisons. Cependant n'existe-t-il pas des cas où cette hésitation n'est pas possible ? Il en existe assurément, et le nombre en est plus grand qu'on ne le croit en général.

Ai-je besoin de répéter que le scepticisme médical est né de la constitution si précaire de la science médicale ? L'ignorance de la portée précise des deux lois pratiques de la thérapeutique ne lui a-t-elle pas toujours présenté des faits contradictoires en apparence, et en grand nombre, qui ont corroboré ce scepticisme ? N'en est-il pas ainsi du mélange des médicaments employés sans expérimentation préalable ? Il est évident que la médecine, pratiquée dans de telles conditions, a toujours ouvert un large champ au doute du praticien ; mais, ramené dans les voies véritablement scientifiques par la réforme hahnemannienne, l'art de guérir lui offre bien moins souvent des sujets d'observation qui trompent son attente et surprennent ses prévisions. La connaissance des nombreuses propriétés d'un médicament, administré seul et selon la loi de son appropriation, ne laisse, dans ses effets, nulle place à l'inconnu.

Ces résultats, ignorés de nos adversaires, et appréciés par eux au point de vue des nombreux mécomptes de leur pratique, et par conséquent de leur scepticisme, ne pourront modifier leurs convictions qu'autant qu'ils seront obtenus par eux-mêmes. Me plaçant à leur point de vue, je comprends leur obstination, et c'est là ce qui semble m'autoriser à leur offrir quelques conseils pratiques, propres à leur permettre d'opérer des guérisons telles qu'ils ne puissent plus douter de la puissance des médicaments dynamisés.

CHAPITRE XII

CONSEILS, OBSERVATIONS PRATIQUES ET LEUR ENSEIGNEMENT (*)

I. Quel choix ferai-je parmi les innombrables souffrances de l'homme ? Prendrai-je mes exemples parmi les maladies aiguës ? Mais il me sera répondu que la conscience ne permet pas à un praticien de perdre ni un jour ni une heure dans le cours de ces maladies rapides dont l'évolution peut se terminer fatalement, si on ne les combat aussitôt et par un traitement énergique. Citerai-je quelques cas de névroses ou de maladies chroniques ? Mais on opposera contre la valeur de ces cures l'influence de l'imagination des névropathiques, et la

(*) Il est un avis important que je crois devoir donner à tous ceux qui voudraient véritablement expérimenter les médicaments dynamisés. La pharmacie, abaissée comme elle l'est, par la *vente* des remèdes plus ou moins secrets, autrement dits, les *spécialités*, n'a pas compris que l'homœopathie lui offrait une occasion très-précieuse de se relever de cet abaissement ; elle n'a pas su voir qu'en lui imposant des connaissances très-complètes en chimie et en botanique, pour la préparation de ses médicaments, Hahnemann l'appelait à un rang supérieur à celui de l'*herboristerie* et de l'*épicerie*, auquel elle est à peu près descendue depuis longtemps, et elle s'est déclarée l'ennemie de l'homœopathie. Je pourrais citer ici bien des exemples de préparations homœopathiques mal faites et inefficaces, parce qu'elles avaient été faites avec aussi peu de soin que possible. Il faut donc que toute expérimentation sérieuse soit faite avec des médicaments sérieusement préparés.

puissance de la nature pour triompher des maladies chroniques (1).

Ces diverses objections, peu sérieuses au fond, ne doivent point m'arrêter, car il est certainement des états aigus qui permettent l'expérimentation que je conseille, et la guérison répétée de phénomènes névropathiques ou d'autres souffrances chroniques, ne peut avoir d'autres résultats que de modifier l'opinion du praticien, au sujet de l'action des infinitésimalités homœopathiques.

Tout le monde connaît l'opiniâtreté du rhumatisme aigu, et souvent sa persistance, malgré le traitement le plus énergique : c'est ce qui m'a valu l'occasion de faire souvent du bien à des malades que je n'ai même jamais visités. En interrogeant avec soin les personnes qui sont venues me consulter pour eux, j'ai pu savoir quelles particularités de circonstances ou symptomatiques caractérisaient les souffrances des malades, et l'indication de tels ou tels médicaments devenait évidente pour moi. Ainsi, la *bryone* a toujours fait du bien au rhumatisant chez lequel le mouvement aggrave la douleur ; la *pulsatille*, à celui qui éprouve de fréquents besoins de changer ses membres de place. Ces deux caractères, qui paraissent s'exclure, se rencontrent quelquefois chez le même malade ; l'alternation des deux médicaments

(1) Nos adversaires ont en général une retenue fort modérée, s'il s'agit d'expérimenter tout autre moyen que ceux que leur présente l'homœopathie, et il n'est pas d'extravagances cliniques qui puissent les arrêter dans leur ardeur à trouver mieux que ce qu'ils possèdent. Ne les a-t-on pas vus naguère soumettre de nombreux malades, atteints de fluxion de poitrine, à la médication alcoolique du Dr Told, dont la *bachique* innovation est loin de rivaliser par ses résultats avec les expériences homœopathiques du Dr Teissier, à l'hôpital Ste-Marguerite ? Des malades, gorgés d'alcool, meurent en très-grand nombre : la conscience du médecin n'a pas à s'en émouvoir ; mais s'il en mourrait quelques-uns ayant pris des globules, quels remords !

procure alors d'excellents résultats. Le besoin de changer de place, suivi d'un instant d'amélioration, s'il est satisfait, est sans doute calmé et guéri par la *pulsatille*; mais ce besoin, extrêmement impérieux quelquefois et qui n'est suivi d'aucune amélioration, est calmé d'une manière étrange par trois ou quatre globules d'*ignatia*. Rien n'est surprenant comme l'effet de cette précieuse substance; je l'ai vue plusieurs fois amener en peu d'heures une sédation complète que l'usage des opiacés n'avait pu procurer. Cette action d'*ignatia* est d'ailleurs certaine dans toutes les maladies, lorsque le malade *ne tient pas en place*, comme on dit communément.

Je citerai une jeune fille de neuf ans qui, à la suite d'une commotion cérébrale, était tombée dans un état très-grave. Depuis onze jours elle n'avait pu goûter un instant de sommeil, et elle ne passait que quelques minutes sans changer de position. Les médications déplétives, révulsives, stupéfiantes, n'avaient rien changé à cette situation alarmante. Je fus appelé, et je lui prescrivis deux globules d'*ignatia*, trentième dilution, à répéter de deux en deux heures, si la malade ne dormait pas. A la suite de l'ingestion de la première dose, l'enfant dormit pendant cinq heures. Le lendemain, en m'apprenant ce résultat, son père ajouta : Quelle dose énorme de morphine vous avez dû prescrire! — Aucune, lui répondis-je. Si vous n'avez lu mon ordonnance, allez la lire chez le pharmacien : vous vous convaincrez que j'ai prescrit seulement huit globules d'*ignatia* dans sa potion, dont la première cuillerée a procuré le repos qui vous a étonné.

L'*arnica* et l'*ignatia* m'obtinrent cette magnifique guérison.

Dans certains cas, les douleurs sont manifestement

aggravées la nuit, avec une sueur profuse qui ne les soulage pas ; elles seront certainement guéries par le *mercure soluble*.

Il est superflu de multiplier ces indications : les *manuels pratiques* les présentent toutes avec une précision que la bonne volonté saura toujours apprécier ; que nos adversaires consentent enfin à les expérimenter, et alors ils pourront avec autorité nier ou affirmer l'action des doses infinitésimales. Les angines, même les plus graves, qui résistent souvent à leurs cautérisations toujours douloureuses, et quelquefois impossibles à cause du resserrement des mâchoires, seront souvent guéries par des doses infinitésimales de *mercure soluble* et d'*arsenic* alternés. Le muguet, ou mal blanc, chez les jeunes nourrissons, est toujours guéri par *mercurius*; l'ophthalmie purulente des nouveaux-nés est également guérie par *pulsatilla* et *mercurius* alternés. La fissure à l'anus, affection si douloureuse, et qu'on ne guérit le plus souvent que par une opération sanglante, leur présente un beau sujet d'études : dans la plupart des cas, l'*ignatia* et l'*acide nitrique*, alternés, même à la trentième dilution, suffisent à sa guérison.

Je vais leur présenter en quelques mots l'observation suivante d'un cas de fissure excessivement grave.

PREMIÈRE OBSERVATION

Il y a quelques années, je fus consulté par une dame, âgée de trente ans environ, du département de l'Hérault, qui était depuis plusieurs mois dans un état de souffrance extrême.

Une lettre me fut adressée à son sujet, écrite par une personne très-intelligente ; elle peut être résumée ainsi :

« La malade ne cesse de gémir ou de crier, tant elle souffre. Privée de sommeil et d'alimentation, elle dépérit chaque jour ; son corps est tout contracturé ; la malade ne peut faire le moindre mouvement par elle-même, sans souffrir cruellement, et elle pousse les hauts cris lorsqu'il faut qu'elle subisse les mouvements qu'exigent les soins qui lui sont donnés. Les douleurs de la malade sont d'autant plus violentes qu'elles sont plus rapprochées d'une évacuation alvine, et d'autant moins vives qu'elles en sont plus éloignées. »

Sur cet énoncé, je présumai qu'il existait une fissure à l'anus chez cette malade, et que peut-être l'espèce d'état tétanique général dont elle souffrait n'était que l'extension à tout le système musculaire de la contracture du sphincter de l'anus, contracture qui est toujours antérieure à la lésion physique, appelée fissure, ou au moins la domine, alors même que la lésion la précède, ainsi que cela arrive quelquefois après la parturition ou après l'évacuation de matières fécales trop dures et trop volumineuses en même temps.

J'adressai donc un questionnaire très-détaillé dans le but de fixer mon diagnostic et de dissiper mes doutes au sujet de la cause du spasme douloureux et permanent du système musculaire de cette malade. Ma première supposition était-elle fondée ? ou bien la contracture générale était-elle due à l'abus des narcotiques, ou à une affection d'un point quelconque de l'arbre céphalo-ractridien, ou à une autre cause ?

Les réponses que je reçus fixèrent mon opinion, et l'indication devint évidente pour moi. L'existence de la fissure avait été constatée ; l'opérateur n'avait pas osé inciser les fibres du sphincter, tant l'état de la malade était grave et pouvait faire redouter le tétanos. Au reste, la malade et sa famille considéraient l'opération comme mortelle et s'y opposaient.

Sans autres renseignements et n'ayant pas vu la malade, je lui adressai *ignatia*, trentième dilution, et *nitri-acid.*, quinzième dilution, à alterner de six en six heures.

L'amélioration fut rapide, et elle s'accrut visiblement à mesure que la défécation devint de moins en moins douloureuse, sous l'influence du traitement que j'avais institué d'abord, et auquel je n'apportai d'autres modifications que celle d'éloigner les doses des médicaments en proportion de l'amélioration obtenue, et de suspendre quelquefois les médicaments principaux pour administrer transitoirement, afin d'éviter l'accoutumance, *opium*, ou *thuya*, ou *arnica*, toujours dynamisés.

Environ six semaines après, cette dame vint elle-même à Avignon m'exprimer sa reconnaissance, et ne présentant d'autres traces de cette longue et douloureuse maladie qu'un peu de pâleur de la face et un reste de faiblesse dans les membres inférieurs. Je ne pouvais croire moi-même que ce fût là la malade dont les souffrances m'avaient été décrites depuis si peu de temps en termes si lugubres. Elle me convainquit toutefois par ses affirmations que la description qui m'avait été faite de son état n'était en rien exagérée.

Que l'on admette que la fissure de l'anus cause le spasme du sphincter, ou que celui-ci soit la cause de la lésion, il n'en est pas moins vrai que, traitée depuis plusieurs mois par les divers topiques usités, sous la meilleure direction médicale possible, et sans aucune espèce de succès, cette lésion a été rapidement guérie par des médicaments dynamisés, et administrés à des dilutions élevées.

Je n'ai jamais traité de cas de fissure à l'anus plus grave que celui dont je viens de parler, mais j'en ai traité et guéri, par les mêmes moyens, un très-grand nombre dont plus d'un n'aurait guéri que par l'opération chirurgicale usitée en pareil cas, les topiques ordinaires ayant été employés sans succès.

De grâce, que ceux qui doutent de la puissance des médicaments dynamisés, les expérimentent contre la fissure à l'anus.

Il est une autre affection, hélas ! très-commune, et dont les conséquences sont bien graves, qui peut être présentée comme étant très-propre à favoriser l'expérimentation des médicaments dynamisés : c'est la *caco-symphysie* pelvienne(1), affection à peu près inconnue et contre laquelle la thérapeutique officielle ne dispose que de médications très-douloureuses et peu efficaces.

Je détache de mon travail sur cet intéressant sujet quelques observations qui convaincront, je pense, les adversaires des médicaments dynamisés de leur puissante action curative, lorsqu'ils sont bien appropriés aux cas qu'ils sont appelés à combattre.

(1) Cette cruelle affection, très-commune, est généralement méconnue, et elle est confondue par les meilleurs praticiens avec la sciatique, alors que les déplacements sont peu sensibles, et avec l'affection coxo-fémorale, lorsque le membre pelvien est allongé ou raccourci. Au reste, les auteurs sont à peu près muets à son sujet. Imparfaitement décrite par Boyer, elle ne l'est pas mieux par Nélaton. Ces illustres praticiens ne paraissent même pas soupçonner l'existence des variétés nombreuses de cette affection. Nélaton la mentionne dans ses *Éléments de pathologie chirurgicale* (1re et 2me édition), et il la nomme : TUMEUR BLANCHE DE L'ARTICULATION SACRO-ILIAQUE. Il copie à peu près ce qu'en a dit Boyer, dans son chapitre sur *l'écartement des os du bassin*. Ces deux célèbres chirurgiens n'ont décrit que très-imparfaitement les degrés et les symptômes de cette maladie beaucoup plus fréquente qu'ils ne le laissent supposer : j'ai cherché vainement dans d'autres auteurs une description plus complète ; l'altération n'y est même pas mentionnée.

Je la dénomme CACO-SYMPHYSIE. Dans la monographie à laquelle je travaille à son sujet, j'exposerai les motifs qui m'ont déterminé à préférer cette nouvelle appellation.

DEUXIÈME OBSERVATION

Le 18 septembre 1859, le nommé Jeulx, cultivateur à Saint-Paulet, près Pont-Saint-Esprit (Gard), me conduisit à consulter son jeune garçon, âgé de 14 ans.

Cet enfant, d'ailleurs bien constitué et qui s'était toujours bien porté jusqu'à l'âge de huit ans, avait commencé dès lors, sans cause connue, à avoir la marche altérée par une légère claudication, sans aucune souffrance bien vive. Le malade n'éprouvant qu'une sorte de gêne dans sa marche, ses parents ne s'étaient d'abord pas inquiétés de son état; la claudication, augmentant toujours, fut combattue par des frictions de toutes sortes et des vésicatoires. Ces moyens restant sans action salutaire, la famille de l'enfant s'était lassée de consulter, et le jeune malade était arrivé ainsi peu à peu à ne pouvoir marcher qu'avec une peine extrême et un balancement excessif du corps, quoique soutenu par deux béquilles.

Son bassin est visiblement déformé; l'os coxal gauche a éprouvé un mouvement combiné d'écartement en dehors et de bascule d'avant en arrière et de haut en bas, de telle sorte que son épine antérieure et supérieure est, par rapport à celle du côté opposé, plus élevée, plus éloignée de l'ombilic, plus écartée de la ligne médiane du corps et sur un plan un peu postérieur.

Ce mouvement a été nécessairement suivi par tout l'os coxal; ainsi l'ischion est, de ce côté, par rapport à l'ischion opposé, sur un plan inférieur et antérieur. La cavité cotyloïde, plus rapprochée de l'ischion que de la crête de l'os coxal, a suivi le mouvement de l'ischion et le membre gauche est allongé d'environ trois centimètres et demi.

Dans la station assise, le malade est incliné à droite, et la partie gauche du corps est portée plus avant que la partie droite : les deux genoux ne peuvent qu'imparfaitement être rapprochés; le gauche dépasse l'autre d'environ trois centimètres.

Par l'étude attentive des rapports de chaque fémur avec l'os coxal auquel il est articulé, il est évident que les articulations coxo-fémorales sont parfaitement saines. En ce point difficile de diagnostic, les mouvements que l'on peut imprimer aux membres, comme la forme de ceux-ci, sont peu propres à éclairer l'opinion du praticien, à cause des muscles qui, fixés par une extrémité au fémur, et par l'autre à l'os coxal, ne peuvent, dans un tel désordre du bassin, conserver leur direction et leur contractibilité normales. L'attention doit se porter surtout sur la situation des grands trochanters par rapport à celle de l'épine iliaque antérieure et supérieure. Il est rare que l'embonpoint des sujets ne permette pas d'apprécier si ces saillies osseuses sont dans leurs rapports physiologiques. Ces rapports étaient conservés chez le jeune Jeulx ; l'affection avait donc son siége dans la symphise sacro-iliaque gauche.

Étant debout, le malade ne peut tenir son corps dans la ligne perpendiculaire, et il n'y parvient à peu près qu'à la condition de neutraliser, par l'action musculaire, l'inclinaison latérale droite que le désordre éprouvé par le bassin détermine nécessairement. Dans cette situation que, par l'habitude, le malade est parvenu à prendre par des efforts insensibles, mais incessants, sa colonne vertébrale présente une véritable ondulation, de bas en haut et de gauche à droite. La face postérieure du bassin est sensiblement déformée, plus gonflée, et plus large et plus saillante à gauche. La dépression normale du milieu de la fesse est complétement effacée ; le sillon ileo-crural n'existe plus, et le membre inférieur gauche, rapproché le plus possible du membre droit, présente une flexion prononcée au genou; et, si le malade veut faire disparaître cette flexion, il est obligé de porter ce membre, qui est très-sensiblement plus grêle que le droit, dans une forte abduction, le pied en avant, sa pointe étant très-tournée en dedans.

Ce qu'il importe de noter, je le répète, c'est que l'épine iliaque supérieure et antérieure conserve, à droite et à gauche, à peu près la même distance de l'éminence trochantérienne; l'allongement du membre gauche ne peut donc être causé par un état pathologique de l'articulation coxo-fémorale, qui d'ailleurs ne pourrait expliquer la déformation du bassin.

La cause de tous les désordres observés chez le jeune Jeulx ne peut donc être que dans l'affection de la symphyse coxo-sacrée gauche, par une sorte de tumeur blanche extra et intra-pelvienne.

Ce cas est remarquable à cause de l'absence de toute douleur vive, tandis que le plus grand nombre des malades que j'ai observés et traités de cette affection, ont cruellement souffert, avant de présenter des désordres aussi considérables que ceux du jeune Jeulx. La lenteur de la marche de sa maladie peut seule expliquer cette anomalie.

Ce malade, n'ayant pris que des médicaments dynamisés, était à peu près guéri, le 3 juin 1860, époque de mon dernier examen : le membre malade était du même embonpoint, et de la même force que le membre opposé ; la marche était à peu près normale, la pointe du pied parfaitement projetée en avant. Il y avait encore cependant un très-léger allongement, à peine sensible, et l'os coxal gauche lui-même n'était pas encore très-exactement dans la même position que le droit. *Belladona, mercurius solubilis, pulsatilla* et *rhus toxic* ont fait les frais de cette guérison. Je les ai administrés d'abord de deux en deux jours; ensuite de trois en trois et de quatre en quatre. Ma dernière prescription était de les prendre de cinq en cinq jours.

Ce jeune homme est devenu très-bien portant et, au dire de son père, le premier danseur de son village, et il n'a jamais plus éprouvé la moindre claudication.

II. Les observations qu'on vient de lire me paraissent péremptoires pour démontrer l'action des médicaments dynamisés. Il est difficile, en effet, de concevoir comment l'*imagination a pu triompher, à un moment donné*, de maladies, la dernière surtout, qui ne cessaient de s'aggraver depuis plusieurs années. Comment la nature a-t-elle pu ramener dans son état normal un bassin aussi déformé que l'était celui du jeune Jeulx, lorsqu'il a été confié à mes soins ? Evidemment l'*imagination* n'est pour rien dans cette guérison, va-t-on répondre ; mais la *nature* en a fait tous les frais.

Quoi qu'il soit impossible d'admettre que la *nature* se soit montrée si puissante, tandis qu'elle l'avait été si peu pendant six ans, malgré les médications suivies, j'admettrai cette hypothèse, si on veut bien montrer un seul malade guéri, dans ces conditions, par les seuls efforts de la nature.

Il est très-important, du reste, de faire savoir que le jeune Jeulx est le neveu d'un parent qui a été affecté comme lui : la *nature* n'a pas daigné le guérir, et il est encore estropié. Cette circonstance avait contribué à faire prendre aux parents de mon malade la détermination de ne pas le faire traiter plus longtemps. L'insuccès des soins qu'ils lui avaient fait donner a été attribué par eux à la nature héréditaire de la maladie de leur enfant.

Voici d'ailleurs deux récentes observations que je détache encore de mon travail sur la caco-symphysie pelvienne : elles pourront dissiper bien des doutes, car des circonstances particulières les recommandent d'une façon spéciale à l'attention des lecteurs. (1)

TROISIÈME OBSERVATION

Le 20 mars 1870, entre dans mon cabinet un grand jeune homme qui, malgré l'aide de deux bâtons, marche très-mal et très-douloureusement. Je l'invite à s'asseoir, et il me prie de lui permettre de rester debout pendant sa consultation, à cause de la difficulté et des douleurs qu'il éprouve en prenant et en quittant la station assise. Il reste donc debout, penché en avant, porté surtout sur ses bâtons, et il me raconte ce qui suit :

Il s'appelle Jules Séryniano ; il est dans sa 27e année, et il exerce la profession de peintre en bâtiments. Il attribue sa maladie à des excès divers auxquels il s'est livré. Il a d'abord vaguement souffert dans les extrémités inférieures, tantôt sur un point, tantôt sur un autre. Depuis environ un an, des douleurs se sont fortement accentuées dans le membre inférieur gauche, et depuis quelques mois, c'est le membre droit qui le fait surtout souffrir.

Il a constamment, depuis cette époque, éprouvé des douleurs dans le membre droit ; mais le point qui a été le siége de la souffrance la plus vive et la plus continue, c'est la région sacro-sciatique ; de là les douleurs se sont portées tantôt à la partie postérieure latérale de la cuisse, tantôt au mollet, tantôt au-dessus des malléoles.

(1) On trouvera au moins très-singulier que parmi les *homœopathes*, auxquels ON octroye si complaisamment des diplômes d'*ignorance* et de *charlatanisme*, il ait pu s'en trouver UN qui *ait eu la prétention d'apprendre* quelque chose au corps médical officiel, non au sujet de SENSATIONS dont l'*imagination* peut être soupçonnée de faire tous les frais, mais au sujet de LÉSIONS que les SENS peuvent *apprécier*.

C'est pour commencer à prouver dès à présent que ma prétention est fondée sur des faits, que j'emprunte encore les deux observations suivantes à ma *monographie* de la CAÇO-SYMPHYSIE, que je publierai plus tard.

Les douleurs, qui n'ont jamais cessé, ont toujours présenté quelques moments de rémission, tantôt le jour, tantôt la nuit; mais, depuis plusieurs mois, leur aggravation nocturne a été constante, et depuis, il n'a presque plus dormi; aucune position ne les a soulagées sensiblement, sauf quelquefois celle d'être couché sur le ventre avec le membre affecté très-étendu.

Le mouvement a été de plus en plus difficile, et il est devenu aggravatif d'une manière croissante : tout effort, même celui qu'il faut faire pour une inspiration profonde, réveille aujourd'hui une douleur qui s'étend du sacrum au trochanter droit. Le repos lui-même n'apaise pas ses souffrances pendant la nuit, durant laquelle il voudrait sans cesse, sans le pouvoir, changer de position. Il a fait, en deux fois, un séjour de trois mois à l'hôpital de notre ville; il a été soigné par plusieurs médecins. Il lui a été prescrit de nombreux calmants à l'intérieur; on a fait localement des frictions de diverses natures; on lui a appliqué de nombreux vésicatoires, sur la région sacro-sciatique, sur la cuisse, et enfin sur la jambe, successivement ou simultanément. Le malade a pris des bains à vapeur, et ensuite des bains aromatisés. Tous ces moyens ne lui apportant aucun soulagement, il lui a été fait à diverses reprises des injections sous-cutanées, soit avec le chloroforme, soit avec des dissolutions concentrées de sels de morphine. Cette pratique n'ayant d'autre effet qu'une sédation passagère, il lui a été prescrit l'essence de thérébentine. Ce dernier moyen, dit-il, lui a fait beaucoup de mal, et, désespéré, il est sorti de l'hôpital.

Cet historique, quelques mots techniques exceptés, est textuellement celui que m'a fait Séryniano. Rentré chez lui, rue Franche, il reçoit d'une voisine le conseil de venir me consulter; et aussitôt il s'est mis péniblement en marche pour arriver dans mon cabinet.

Séryniano est d'une haute taille et d'une belle constitution; son système musculaire est très-développé. Le malade, quoique amaigri par ses souffrances, n'a d'autre altération dans sa santé que l'affection de la hanche droite. L'ayant fait déshabiller, je l'engage à se redresser le mieux possible, afin que mon examen soit plus précis. Il ne le fait qu'imparfaitement à cause de douleurs aiguës que le redressement lui cause dans la région sacro-lombaire. Il reste donc incurvé à gauche dans la moitié inférieure du tronc, le haut revenant incurvé à droite.

Des deux côtés, l'épine iliaque antéro-supérieure est à une distance égale du grand trochanter ; la gauche est à 13 centimètres de l'ombilic et la droite à 16. En s'éloignant de l'ombilic, l'os coxal s'est abaissé, il s'est porté un peu en avant par sa partie supérieure et en arrière par sa partie inférieure, car l'épine antéro-supérieure droite est, par rapport à l'opposée, sur un plan antérieur et abaissé, et l'ischion droit est sur un plan postérieur et abaissé par rapport à celui du côté opposé.

Cet abaissement explique d'abord l'allongement du membre inférieur droit, et une légère flexion du genou droit, lorsque les deux membres sont rapprochés l'un de l'autre, ce qui ne peut se faire qu'incomplètement.

Cet allongement donne la raison de la position du membre malade pendant la marche : le malade le porte dans une grande abduction et il *fauche* de ce membre d'un pas à l'autre.

L'abaissement de l'os coxal explique en second lieu la station assise du malade qu'il prend sur l'ischion gauche. Lorsqu'il est assis, en effet, il incline le tronc fortement en arrière et à gauche, ayant instinctivement son bassin placé obliquement d'arrière en avant et de gauche à droite, le membre malade étant dans l'extension la plus complète.

Le même désordre pelvien explique pourquoi Sérynìano ne peut se baisser en avant pour ramasser quoi que ce soit par terre, qu'avec une excessive difficulté, en se portant sur le membre gauche et tenant le droit en arrière et dans l'extension. C'est là encore ce qui explique la difficulté excessive et les douleurs qu'il éprouve lorsque, dans son lit, il veut changer de position.

Par les mêmes motifs, il ne peut se chausser à droite, qu'en fléchissant fortement le genou du membre malade sur la cuisse, le pied étant porté en arrière : il se chausse et se déchausse donc sans pouvoir regarder ce qu'il fait.

Ce phénomène me paraît pathognomonique de la cacosymphysie pelvienne sacro-iliaque, tant il est fréquent. Aussi lorsque je soupçonne qu'un malade en est menacé, je lui ordonne de se chausser ou de se déchausser. Il ne m'est pas encore arrivé de trouver ce symptôme en défaut, même au début de la maladie, si la petite opération demandée par moi ne s'accomplit pas d'une manière normale.

Je reviens à Séryniano.

Les régions qui ont été le siége des douleurs les plus violentes, présentent encore les traces des vésicatoires et des piqûres des injections sous-cutanées. Les muscles du tronc, et la colonne vertébrale sont dans un état relatif à la position anormale que la maladie, depuis plusieurs mois, a imposée à cette partie du corps. Le membre malade est légèrement plus amaigri que l'autre.

Le bassin est manifestement déformé à droite. Le pli de l'aine existe à peine ; en arrière la fesse est plus étendue de dedans en dehors et de haut en bas ; le sillon qui la sépare de la cuisse est à peu près effacé et abaissé ; la dépression fessière qui existe au-dessus du grand trochanter, normale à gauche, n'est plus apparente à droite. Cette région ne présente sur aucun point des signes d'une suppuration profonde : elle est cependant tuméfiée, mais sans changement maladif de couleur à la peau. Elle est partout plus ou moins sensible à la pression qui provoque de vives douleurs, surtout vis-à-vis la symphyse sacro-iliaque droite. Au moment où mon pouce presse ce point, le malade me dit aussitôt : C'est là qu'est tout mon mal.

A mes questions itératives au sujet du nom qui a été donné à sa maladie, Séryniano répond : *que* TOUS *lui ont dit qu'il avait une mauvaise* SCIATIQUE. Je lui prescris, dans 90 grammes d'eau édulcorée, huit gouttes de *belladone*, 12e dilution, et, dans la même quantité de liquide, huit gouttes de *mercure soluble*, 6e dilution, à prendre, le soir, deux cuillerées à bouche de la dilution *belladone*, et le matin, deux cuillerées de la dilution *mercure soluble*.

Le 28, nul changement appréciable : même prescription, sauf que la belladone est donnée à la 9e dilution et le mercure à la 5e.

4 avril : le malade constate une légère amélioration qui consiste principalement en ce qu'il se tient mieux debout. Même prescription qu'au 20 mars.

11 avril : amélioration très-accentuée ; les souffrances de la nuit ont diminué graduellement et rapidement, au point qu'il dort très-bien depuis deux nuits. Il marche sans soutien depuis 3 jours ; le haut du corps est cependant encore un peu incliné à droite. Le malade en un mot n'éprouve d'autres souffrances que la douleur qu'il ressent vis-à-vis la symphyse sacro-iliaque droite, lorsqu'il tousse ou qu'il se lève pour marcher. Séryniano se tourne et se retourne dans son lit sans douleur et avec facilité. Même prescription qu'au 28 mars.

17 avril : le malade se sent tellement bien qu'il me demande à reprendre son travail.

Le voyant marcher, et après examen de son bassin, je lui affirme qu'il est parfaitement guéri ; mais je lui fais entrevoir les dangers et la possibilité d'une rechute, s'il se hâte trop à reprendre l'exercice de sa profession. Cependant il m'exprime le *besoin* où il est de gagner quelque salaire, et sur ses instances, je lui permets de retourner chez MM. les frères Dussaud, à Courthezon, près Orange, qui y ont élevé un magnifique château, que Sérignano était chargé de décorer.

Le 24, je reçois de lui un billet dans lequel il me dit qu'après quelques jours de travail sur l'échelle, ses douleurs nocturnes ont reparu à la hanche malade. Je lui fais porter la première prescription du traitement.

Le 3 mai, il me fait savoir par sa femme qu'il va mieux, mais que, par précaution, il veut encore une prescription. Je lui fais préparer celle du 28 mars. Séryniano vient lui-même, le 24 mai, me faire constater sa guérison parfaitement confirmée, car il y a deux semaines qu'il travaille comme au plus beau temps de sa santé, sans éprouver le moindre phénomène qui lui rappelle sa maladie.

Les registres de l'hôpital d'Avignon sont à la disposition des contradicteurs de l'homœopathie : on peut les consulter pour savoir si Séryniano, qui avait tout intérêt à me dire la vérité, m'a donné des renseignements exacts. Ses voisins de la rue Franche peuvent être interrogés également sur son état avant son entrée à l'hôpital et sur celui dans lequel il était à sa sortie. On peut également savoir d'eux si Séryniano était sérieusement mieux, lors de son départ pour la reprise de ses travaux à Courthezon.

Cette observation présente une particularité bien importante à signaler : Séryniano est traité deux fois par les médications officielles, et deux fois, il les abandonne, n'en ayant obtenu que des tortures et des souffrances plus vives. Après avoir été guéri par les médicaments dynamisés, ce malade revient trop tôt à son travail, restant de longues heures sur une échelle pour peindre des portes ou des plafonds, et sa maladie le menace de nouveau, environ une semaine après. Une reprise de traitement par des agents dynamisés le guérit d'une manière définitive, sans addition de souffrances et en peu de jours. Quels contrastes ! quels enseignements !

QUATRIÈME OBSERVATION

Le 2 avril 1871, je suis appelé par M. Maire, maître charpentier, demeurant sur la route d'Avignon à Marseille, à droite et immédiatement avant la chaussée du chemin de fer.

Le malade auquel on me prie de donner mes soins est un jeune garçon âgé de 9 ans. Ses parents me rapportent les faits suivants :

Atteint d'une maladie longue et grave, cet enfant était franchement entré en convalescence. Il y a 4 jours, ses forces paraissant le permettre, son docteur autorise la mère à le lever. Celle-ci l'habille, le porte et l'assied sur un fauteuil. Un moment elle le laisse seul, le petit malade veut s'essayer à marcher, et au premier pas qu'il fait, la jambe gauche fléchit et il tombe, le choc par terre portant surtout sur la hanche gauche. Soit à cause de l'émotion, soit à cause de la douleur produite par cette chute, l'enfant pousse de hauts cris ; sa mère, qui était dans la pièce voisine, accourt aussitôt, le prend dans ses bras et le remet dans son lit. L'enfant continuant à pleurer et à se plaindre de la hanche, on fait appeler immédiatement le médecin.

Ce docteur, qui jouit d'une excellente réputation méritée par son savoir et les résultats pratiques qu'il obtient, examine le jeune malade, et il trouve le membre inférieur gauche allongé de 4 à 5 centimètres : il diagnostique une luxation.

Le lendemain, il revient, et, malgré les plus méthodiques tentatives de réduction, il n'obtient que des cris et des plaintes très-vives de l'enfant.

L'opérateur sort avec ses aides, en disant aux parents qu'avec l'action du chloroforme, il parviendra certainement le lendemain à faire rentrer dans sa cavité la tête du fémur.

Cependant, malgré des rappels réitérés, après trois jours d'attente, n'ayant point vu revenir leur médecin, les parents du jeune malade m'ont fait appeler.

Je renonce à décrire la désolation de cet enfant, dès qu'il m'aperçoit sur le seuil de la porte ; immobilisé dans son lit par sa maladie, il fait de tels gestes avec ses bras, il pousse de tels cris que je n'avance pas davantage dans sa chambre, espérant le calmer par mon attitude et par mes paroles.

En effet, peu à peu il s'apaise assez pour m'écouter, et enfin, il consent à ce que j'aille m'asseoir sur le siége le plus éloigné de son lit, à la condition expresse que j'aurai les mains dans les poches, tout le temps de ma visite. C'est dans cette attitude, exigée par sa frayeur au sujet de nouvelles tentatives de réductions, que j'écoute le récit que je viens de rapporter textuellement.

Connaissant le mérite du praticien qui m'a précédé auprès de ce malade, je ne puis concilier dans mon esprit ses infructueux efforts de réduction avec l'existence d'une luxation en avant ou en dedans, qui d'ailleurs ne me paraît pas probable, vu les circonstances dans lesquelles elle se serait produite. Pensant alors qu'il s'agit sans doute d'un cas de *caco-symphysie pelvienne*, je parviens, non sans peine, à obtenir du petit malade qu'il consente à être relevé debout par sa mère, qui le prendrait doucement et le soutiendrait par ses aisselles, en tournant son dos en face de moi.

Ce mouvement s'accomplit avec lenteur et prudence, sans causer de douleur vive à l'enfant. A la simple vue, et par la différence qui existe dans la région dorso-sciatique des deux côtés, mon diagnostic est fixé.

La connaissance à peine rudimentaire que l'enseignement officiel donne de cette maladie, peut seul me rendre compte de la méprise qui a été commise au sujet du jeune Maire. Ses parents ont été fort surpris d'apprendre que le fémur gauche de leur enfant n'était point luxé, et que, pour guérir, leur cher malade n'avait pas d'opération à supporter. Je leur ai dit combien était peu responsable de son erreur le médecin auquel ils avaient accordé leur confiance. Je leur ai même affirmé que cette erreur avait été commise par des hommes d'une très-haute notabilité chirurgicale.

L'enfant étant soutenu par sa mère, sur le membre droit qui est sain, je constate que la fesse de ce côté et sa séparation de la cuisse sont dans un état normal. A gauche, au contraire, la fesse est à peu près arrondie plus large et sans dépression; elle est sensible à la moindre pression, surtout vis-à-vis la symphyse sacro-iliaque ; le sillon iléo-crural est à peu près effacé et bien au-dessous de celui du côté opposé.

La colonne vertébrale est, dans la région lombaire, fléchie latéralement à gauche et plus haut, à peu près à la fin de la région lombaire, elle s'incline à droite.

Couché dans le décubitus dorsal, et les membres inférieurs bien allongés et rapprochés l'un de l'autre, l'enfant présente, à la malléole et au genou, un allongement du membre gauche d'environ 4 centimètres. L'apophise iliaque antéro-supérieure gauche est aussi abaissée, par rapport à la droite, d'environ 4 centimètres. Celle-ci est plus élevée que le niveau de l'ombilic, et la gauche est au-dessous.

A cause de l'endolorissement de la région trochantérienne, causé sans doute par les tentatives faites pour la réduction de la luxation prétendue, je ne puis pas exactement préciser si la distance du trochanter gauche à l'épine iliaque antéro-supérieure est semblable à celle qui existe à droite entre ces deux points. Cette mensuration s'obtient ordinairement très-bien avec le pouce et le doigt annulaire formant un compas d'épaisseur, excepté chez les sujets très-gras ou très-sensibles, à cause de la pression que l'extrémité des doigts exerce simultanément sur les quatre saillies osseuses, afin d'être certain que des deux côtés, ils portent exactement sur des points identiques.

Au reste, il y a peu d'intérêt pour moi à préciser le diagnostic différentiel : l'inégalité que je constate entre les deux os iliaques dans leur élévation respective, est pareille à celle que je trouve entre les deux rotules et les deux malléoles internes, abaissées à gauche d'environ quatre centimètres.

L'état général de l'enfant, encore amaigri à la suite de sa maladie, est d'ailleurs excellent ; je constate néanmoins un mouvement fébrile qui me paraît être l'effet des douleurs récemment éprouvées par lui, par la tentative de réduction de la luxation supposée.

La *caco symphysie* est-elle la conséquence immédiate de la chute récente de l'enfant, ou bien, est-elle le résultat d'une sorte de *crise* qui a mis fin à sa maladie grave, et qui s'est accomplie sourdement et sans provoquer des douleurs capables d'éveiller l'attention du malade et de ceux qui lui donnaient des soins ? Telle est la double question que je dus me poser et dont la solution m'a paru bien facile.

La chute de l'enfant sur l'éminence trochantérienne gauche du haut de sa petite taille, me paraît évidemment impuissante à pouvoir causer une luxation quelconque du fémur, et je la crois bien plus impropre à pouvoir produire la *caco-symphisie* sacro-iliaque dont je viens de relever tous les signes caractéristiques. Cette chute l'a rendue sans doute douloureuse et elle a été l'occasion qui a fait porter l'attention sur elle. Survenue sans douleur pendant la convalescence, elle fût restée peut être insensible sans la chute, et les tentatives de réduction l'ont rendue extrêmement douloureuse : c'est là ce qui explique évidemment le mouvement fébrile que j'observe et la tuméfaction de l'aine gauche.

Je lui prescris immédiatement, le 2 avril, jour de ma première visite, huit gouttes *belladone,* 15e dilution, et même dose de *mercure soluble* dans 90 grammes d'eau édulcorée, à alterner par cuillerée à bouche, de trois en trois heures ; un bouillon dégraissé, une heure après chaque dose de l'un ou de l'autre médicament ; eau sucrée pour boisson.

4 avril : l'enfant a moins mal dormi que les jours précédents ; mais la fièvre n'est pas moins vive que la veille. La tuméfaction de l'aine a augmenté, elle est plus sensible, et la peau, qui est devenue rouge, semble présager la formation d'un phlegmon. Je remplace *belladone* par *arnica* 9e. Même prescription pour tout le reste.

5 et 6 avril : amélioration dans l'état de la région inguinale : même prescription.

8 avril : toute crainte de phlegmon dans l'aine a disparu : même prescription que le 2, en abaissant la dilution des médicaments, *belladone* 12e, et *mercure soluble* 5e ; potage léger.

10 avril : l'état général est tout à fait satisfaisant : sommeil normal, digestion bonne ; l'enfant désire des aliments solides, que je lui permets. Le pli de l'aine ne présente plus que la déformation régulière dans cette affection pelvienne ; le gonflement de la fesse a un peu diminué ; la douleur que les mouvements d'inspiration ou d'expiration profonde y causaient, est à peu près nulle. Quant aux désordres symphysiens, je n'y puis constater encore de différence notable ; mais, à dater du 12, l'amélioration devient sensible, soit aux malléoles, soit aux rotules, soit enfin aux épines iliaques antéro-supérieures. Au reste, les parents ont déjà observé que l'enfant a commencé à se mouvoir sans douleur dans son lit, et qu'il y a gardé moins exclusivement le décubitus dorsal.

L'amélioration va croissant jusqu'au 25, jour où je constate que tout signe de désordre pelvien a disparu. Je permets que l'enfant se lève, et marche soutenu par des béquilles ; jusqu'à ce moment, je n'avais prescrit d'autres médicaments nouveaux : j'avais seulement changé leur dilution respective, et j'en avais éloigné les doses en rapport avec l'amélioration obtenue.

Le 4 mai, le jeune Maire est parfaitement guéri ; le membre affecté a repris toutes ses forces, et sa *progression* ne laisse rien à désirer. Cette guérison ne s'est pas démentie.

Si je ne craignais de grossir outre mesure ce volume, combien d'observations ne pourrais-je pas citer, ayant pour sujets des malades atteints de désordres pathologiques dont la nature ne triomphe jamais, et dont la guérison est habituellement tentée par la chirurgie ! Entre autres, la cataracte, dont aucune médication interne n'a jamais obtenu la résolution, a plus d'une fois cédé par mes soins, longs et assidus, à l'action de médicaments dynamisés. Parmi un certain nombre de malades traités par moi, les quelques cures que je compte suffisent à faire espérer qu'elles pourront se multiplier davantage, lorsque aura disparu le préjugé qui n'admet que la chirurgie seule pour rendre la vue aux cataractés. Alors seulement il sera possible d'en obtenir la persévérance que réclame le succès. Ma propre mère faisait partie de la famille que j'ai citée et dans laquelle la cataracte est héréditaire ; j'ai dû la traiter pendant plusieurs années, et ayant été à peu près aveugle de 50 à 55 ans, elle a poursuivi sa carrière jusqu'à l'âge de 80 ans, moins quelques mois, ayant seulement les yeux délicats par une blépharite chronique, mais sa vue étant très-bonne.

Si je pouvais citer des noms, j'en ajouterais bien quelques-uns à celui de ma bien regrettable mère, qui attesteraient la puissance de la médication dynamisée pour dissiper surtout la cataracte qui commence à se manifester.

II

Le dynamisme médicamenteux est-il une découverte véritablement utile et propre à accroître les bienfaits de l'art de guérir ?

III. Puisque le fondateur de l'homœopathie a opéré sa grande réforme scientifique, ignorant encore la pharmaco-dynamie ; puisque, tous les jours, les adversaires même de son œuvre prescrivent à doses massives des médicaments, et, sciemment ou non, basent les indications thérapeutiques sur la loi des semblables ; puisque leur opposition n'a aujourd'hui d'autre cause que l'existence des doses infinitésimales, ne serait-il pas convenable de les laisser tomber dans l'oubli, afin de faire cesser la division qu'elles ont occasionnée dans le corps médical, division regrettable à tous égards ?

Quiconque n'est point familier avec les médicaments dynamisés et n'a pas souvent observé leur précieuse efficacité, n'hésitera pas à résoudre par l'affirmative la question que je viens de poser : ceux, au contraire, qui, par une longue expérience, ont pu en apprécier la haute valeur pratique, considèrent ces médicaments comme une conquête thérapeutique des plus importantes et dont l'humanité doit attendre les plus grands bienfaits.

Les motifs qui défendent les doses infinitésimales contre la proscription qu'on voudrait en faire, sont de deux natures : les uns sont tirés de leur utilité pratique, et les autres sont dans leur signification doctrinale.

Il faut que je dise, avant d'entrer dans cet intéressant sujet, combien est déloyale et absurde l'opposition systématique qui est faite aux médicaments dynamisés.

Tantôt ils sont considérés comme n'ayant aucune valeur, aucune action, et comme étant propres seulement à déguiser l'expectation la plus absolue; tantôt au contraire, selon la nature des auditeurs auprès desquels on veut les discréditer, les médicaments dynamisés sont des poisons violents et subtils qui peuvent causer les plus terribles effets. Que deux opinions aussi contraires existent sur ce sujet, cela se comprend jusqu'à un certain point, de la part de personnes qui se permettent de juger ce qu'elles ne connaissent pas; mais que ces deux opinions, qui s'excluent mutuellement, soient manifestées tour à tour par le même adversaire, selon la portée de ses auditeurs, c'est ce qui aurait lieu d'étonner, si on ne savait ce que sont et peuvent être la passion et la mauvaise foi.

Les médicaments homœopathiques ont tous été, ou à peu près tous, connus et administrés dans la pratique traditionnelle; leur préparation seule est sans précédent dans la science médicale. L'homœopathie les prescrit le plus souvent, après les avoir dynamisés, et la tradition les a prescrits sous la forme massive; ainsi, un praticien de l'école officielle fait prendre à un seul syphilitique, et dans une seule semaine, du *mercure* en une quantité qui, après une préparation différente, serait suffisante à un disciple d'Hahnemann pour traiter plusieurs centaines de vénériens. Il en est de même de l'*arsenic* et de tous les autres médicaments.

Qu'on cesse donc d'égarer la bonne foi des esprits faibles par la peur de la *violence* des poisons homœopathiques ou par la *nullité d'action* de nos globules. La nature des médicaments ne peut changer, mais la forme sous laquelle ils sont donnés imprime à leur action des modifications incontestables. De même que cinq centigrammes d'émétique provoquent ordinairement de très violentes contractions de l'estomac, tandis que cinquante centigrammes de cette énergique substance ne sollicitent pas le plus souvent cet organe à la moindre vomiturition, ainsi, la troisième trituration de ce précieux médicament, ou telle autre de ses dynamisations qu'on voudra, produira des effets différents de ceux qui ont suivi l'administration des deux doses massives dont je viens de parler.

Tous les praticiens de l'école officielle savent aujourd'hui que cinq centigrammes de calomel convenablement mêlés et triturés avec du sucre de lait, et administrés à doses fractionnées, purgent mieux qu'une dose massive cinq à six fois plus forte, ingérée en une seule fois. Il est donc incontestable que, par la diminution ou l'augmentation de la dose d'un médicament, on en obtient des effets différents ; sa division est donc un moyen d'en étendre la sphère d'action.

La préparation hahnemannienne des médicaments a ajouté en effet, ainsi que le reconnaissent MM. Trousseau et Pidoux, à la connaissance de leurs propriétés les plus grossières, « celle plus précieuse encore de leurs propriétés dynamiques, trop ignorées en France avant les travaux de l'école homœopathique. » L'utilité de la pharmaco-dynamie est donc reconnue par les adversaires les plus accrédités des doses infinitésimales ? Que pourrai-je ajouter à la valeur d'un pareil témoignage ? Évidemment, je ne puis que conclure ainsi : le dynamisme médicamenteux est indispensable pour faire connaître et utiliser les propriétés dynamiques des médicaments.

Combien est précieuse une pareille conquête, et combien elle sera appréciée par les praticiens qui connaissent les manifestations dynamiques multipliées que la pathologie offre à leur observation, et qui n'ignorent pas es défaillances nombreuses de la thérapeutique à doses massives, contre ces manifestations immatérielles des souffrances de l'homme !

IV. Il est un grand nombre de corps qui, à l'état brut, sont sans action médicinale sur l'économie humaine ; mais leur dynamisation les change en médicaments précieux ; tels sont, par exemple, le *silice*, le *lycopode*, etc., déjà expérimentés par Hahnemann et dont la pratique obtient les meilleurs résultats. La pharmaco-dynamie est donc d'une utilité incontestable, puisqu'elle enrichit la matière médicale de substances qui n'auraient jamais pu y rendre le moindre service.

D'autre part, tous les praticiens savent que l'homme s'habitue à l'action des médicaments, et que ceux-ci, après quelques jours de leur ingestion, perdent leurs propriétés pour en modifier les fonctions physiologiques. Tout le monde connaît ce fait historique d'un roi de l'antiquité sur lequel l'arsenic et d'autres poisons avaient perdu toute action ; ce fait s'est renouvelé, dans ces dernières années, chez les Hongrois mangeurs d'arsenic. Or, l'accoutumance, en thérapeutique, est souvent un obstacle au succès de tel ou tel médicament, d'ailleurs bien indiqué, et sans l'action duquel le malade ne peut guérir. Dans ce cas assez commun, il est évident que l'échelle des dynamisations rend les plus grands services. Que de fois, en effet, n'ai-je pas administré avec succès du mercure dynamisé, par exemple, à des syphilitiques auxquels ce médicament à l'état brut était excessivement nuisible, ou du quinquina à des fébricitants saturés de ses diverses préparations ordinaires ! A ce point de vue, les dynamisations hahnemanniennes sont donc destinées à rendre les plus grands services.

Pourquoi ne dirai-je pas aussi que, le plus souvent, le praticien est arrêté par un obstacle insurmontable : le goût, la saveur des préparations qu'il croit indispensable d'administrer à son malade, les rendent inacceptables à celui-ci ? Les enfants sont en général dans ce cas, et combien d'autres malades ne sont-ils pas semblables aux enfants, sous ce rapport ! L'avantage que présentent à ce point de vue les médicaments homœopathiques est d'une évidence patente, et leur privation de toute saveur, qui est invoquée par leurs adversaires comme une preuve de la nullité de leur action, ne saurait, même, à leurs yeux, constituer une cause d'impuissance, puisque ceux-ci ne cessent de rechercher le moyen de détruire ou de masquer les qualités désagréables de leurs médicaments. C'est dans ce but qu'ont été inventées les pilules, les capsules, et tout récemment les granules, et c'est ainsi qu'il a toujours été protesté contre ce paradoxe qui prétend qu'un médicament est d'autant plus actif qu'il est plus désagréable à prendre. La qualité amère du quinquina a été même tellement acceptée comme la preuve de sa propriété fébrifuge, que tous les amers lui ont été donnés comme succédanés, et cependant le sulfate de quinine, dissous dans le café qui en détruit l'amertume excessive, conserve toute sa propriété. Qu'on cesse donc de considérer comme signe de sa puissance la saveur d'un médicament.

Il n'est pas seulement nécessaire que les médicaments soient pris par les malades, il faut encore qu'ils soient conservés, pour que leur action puisse s'opérer. Il arrive très-souvent que leurs qualités physiques provoquent des phénomènes qui témoignent de l'intolérance de l'économie, et alors ils sont expulsés avant d'avoir pu produire les effets thérapeutiques que le praticien en attendait.

D'autre part, l'estomac, qui reçoit ordinairement toutes les substances médicamenteuses, en supporte quelquefois la présence, mais en perdant ses aptitudes digestives, à cause de leur action physico-chimique ; de là l'impossibilité fréquente de continuer une médication, d'ailleurs bien indiquée, afin d'éviter les interminables dégoûts qu'éprouvent certains malades à la suite de leur traitement.

Ces diverses raisons donnent une haute importance à la *pharmaco-dynamie*, et elles imposent au médecin le devoir de s'assurer de la valeur des médicaments dynamisés. Mais il est des motifs d'une valeur plus grande encore qui me permettent de taxer de faute grave l'indifférence envers les préparations hahnemanniennes.

V. Il est en effet une multitude de circonstances où l'art de guérir peut produire les plus grands bienfaits et dans lesquelles la thérapeutique traditionnelle ne lui présente pas le moindre moyen d'action directe : je veux parler de la période d'incubation d'une maladie.

Ansi que j'ai eu occasion de le dire et de le répéter, il n'y a pas d'état intermdiaire entre la santé et la maladie, et aussitôt que l'une cesse, l'autre commence. Les fausses doctrines qui ont jusqu'ici égaré la science, ont admis au contraire cette sorte d'état intermédiaire entre la santé et la maladie, car celle-ci ne commence, selon l'enseignement traditionnel, que lorsqu'elle peut être dénommée et qu'elle a un siége déterminé ou présumé tel. Or, cette période d'incubation, pendant laquelle les troubles de la vitalité se prononcent et les désordres se constituent, est la plus précieuse pour le salut des malades et la gloire de l'art de guérir. Pendant sa durée, quel est le rôle du praticien qui ne dispose que des ressources de la thérapeutique officielle ? Hélas ! les plus sages se bornent à des prescriptions hygiéniques ; et l'hygiène, dont je suis bien loin de nier la valeur en pareil cas, reste toutefois le plus souvent impuissante même à amoindrir les tendances pathologiques de l'économie.

Parmi les nombreuses raisons qui arrêtent ainsi l'intervention de l'art, il faut placer au premier rang la répulsion qu'éprouvent les malades pour les moyens thérapeutiques. Un jeune enfant fait une chute ; le cerveau a été légèrement commotionné, et la frayeur que cet accident a causée au petit malade augmente la gravité de ce traumatisme. Les parents, qui lui laisseraient prendre bien volontiers de l'*opium* et de l'*arnica* alternés et dynamisés, hésitent et attendent ; les sangsues sont ensuite appliquées ; mais il est trop tard. Une jeune fille porte les germes d'une maladie héréditaire funeste ; un exutoire qui avait été appliqué est supprimé à cause de l'âge où un exutoire est très-mal toléré ; des médicaments bien appropriés auraient remplacé avec avantage les sirops plus ou moins dégoûtants qui n'ont pas été supportés, et dont le cautère n'a pu remplacer l'action, et la maladie redoutée éclate, et elle ravit la malade à l'affection de sa famille. Une épidémie règne et jette l'épouvante dans une population ; les médicaments curatifs de la maladie, administrés à ceux qu'elle a épargnés, en sont des préservatifs certains ; l'expérience a démontré ce fait important ; mais ils ne seront acceptés en général qu'à la condition de n'être pas désagréables, et les médicaments dynamisés ont seuls ce privilége.

En résumé, la dynamisation des médicaments, en les dépouillant de leurs qualités physico-chimiques, les place dans de telles conditions que leur administration ne sera jamais redoutée ; les maladies individuelles, épidémiques et héréditaires, pourront toujours être combattues par leur emploi dès les premiers troubles de la vitalité ; leur prophylaxie sera même faite avec succès, lorsqu'il sera logique de la tenter.

Il est une question toutefois qu'il est utile de résoudre au sujet des médicaments dynamisés : sont-ils d'un usage universel, n'y a-t-il pas des sujets qui n'en ressentent point l'action et d'autres qui en sont trop vivement impressionnés ? Il est incontestable que, dans le plus grand nombre des cas, ils sont d'un usage aussi utile qu'agréable ; mais il en est où il faut nécessairement les remplacer par des médicaments à l'état brut. Ainsi j'ai rencontré un syphilitique chez lequel le mercure dynamisé produisait les effets les plus fâcheux ; un chancre qu'il portait sur les piliers du palais s'exaspérait visiblement sous son influence. Un autre syphilitique n'en a éprouvé aucun effet ; j'ai dû le guérir par les frictions mercurielles. J'ai rencontré des cas analogues dans d'autres maladies, mais ce ne sont là que des exceptions excessivement rares qui n'échappent pas au praticien attentif.

VI. On a discuté beaucoup, dans notre école, au sujet des hautes et des basses dynamisations; on s'est demandé si les unes sont préférables aux autres. Il n'y a rien d'absolu à ce sujet ; elles sont toutes utiles, selon les cas qui en réclament l'emploi. Il est vrai de dire que l'expérience prouve que plus un médicament est approprié, plus sa dynamisation doit être élevée ; or, comme l'appropriation ou l'homœopaticité d'un médicament repose sur la plus ou moins complète universalité des symptômes de la maladie et les symptômes semblables que le médicament a produits sur l'homme en santé, il en résulte que les maladies les plus aiguës, les plus graves et les plus complexes, sont celles qui doivent être combattues par les dynamisations les plus basses, et même par les médicaments à l'état brut, parce qu'aucune expérimentation physiologique n'a été faite encore pouvant nous donner le semblable complet ou l'analogue du choléra, par exemple, ou de la fièvre intermittente pernicieuse. Dans ces cas, l'appropriation repose à peu près exclusivement sur l'algidité ou l'intermittence (1).

A côté du principe pratique qui précède, l'expérience en place un autre non moins important; c'est le suivant : Les médicaments doivent être administrés à des dynamisations d'autant plus élevées que, dans les maladies qu'ils sont appelés à combattre, la vitalité ou les forces radicales présentent plus d'exaltation. Ils doivent au contraire se rapprocher d'autant plus de l'état brut que se prononce l'affaissement de la force vitale, et que la tendance typhique est plus accentuée.

C'est là ce qui explique l'apparente contradiction qui existe dans l'enseignement d'Hahnemann qui, après avoir fondé sa grande réforme par des expériences faites à des doses massives, en est arrivé à ne recommander presque que l'usage des dynamisations élevées des mé-

(1) C'est ce que reconnaît implicitement Hahnemann lui-même dans sa note du paragraphe 276e de l'*Organon*, lorsqu'il dit : « Les éloges que quelques homœopathes peu nombreux ont donnés dans ces derniers temps aux fortes doses, tiennent à ce « que les médicaments choisis par eux n'étaient point parfaitement appropriés. »

dicaments. Les travaux d'Hahnemann ont commencé pendant la durée de la constitution médicale qui régnait en Europe lorsque l'écossais Brown crut devoir fonder son système pathologique, divisant les maladies en *sthéniques* et *asthéniques* ; lorsque celles-ci, celles où l'*excitabilité* était en défaut, se trouvaient les plus nombreuses. A cette constitution en a succédé une autre absolument opposée, celle qui a fait la gloire de Broussais ; c'est à cette période du règne de l'*inflammation*, de l'*irritation*, qu'est dû le succès du dynamisme hahnemannien. Brown et Broussais ont généralisé un fait particulier d'observation, et Hahnemann est tombé dans la même erreur.

Je ne saurais trop le redire, la question des dynamisations homœopathiques est avant tout une question de constitution médicale : c'est seulement en se plaçant à ce point de vue élevé qu'il est possible de la résoudre. Mes premières années de pratique hahnemannienne ont vu le déclin de la constitution médicale inflammatoire de Broussais ; mes premiers succès, qui ont valu à l'homœopathie le crédit dont elle jouit dans cette contrée, je les dois à des dynamisations élevées, et plus tard, j'en ai compromis quelquefois la valeur, pour n'avoir pas su distinguer assez tôt les tendances ataxo-adynamiques qui présageaient la constitution médicale actuelle. Pendant cette constitution médicale, d'intermittence et d'ataxo-adynamie, les basses dynamisations, celles qui se rapprochent de l'état brut des médicaments, réussissent certainement mieux que les dynamisations élevées, et la fréquente répétition des doses est également plus utile que la mise en pratique des derniers préceptes d'Hahnemann, qui recommande une très-grande sobriété à ce sujet. Je prescris aussi souvent aujourd'hui, aux basses dynamisations et à des doses rapprochées, *china* et *arsenic*, que je prescrivais il y a vingt ans, *aconit* et *belladone* à dynamisations élevées et à doses éloignées. Il fallait alors suivre à la lettre le précepte de Baglivi : « Beaucoup savoir et peu agir par les remèdes. » Il ne faut pas moins *savoir* aujourd'hui, *mais il faut plus agir par les remèdes*.

Cette répétition plus fréquente des médicaments impose au praticien d'en varier les dynamisations, car le même médicament peut être nécessaire pendant un certain temps ; et s'il est répété plusieurs fois à la même dynamisation, il perd très-certainement de son efficacité. Dans la pratique que guide l'enseignement officiel, l'augmentation de la dose des médicaments déjà administrés est le moyen usité pour combattre les mauvais effets de l'accoutumance ; mais qui ne connaît les fâcheuses suites de cette méthode dont préservera certainement l'usage des médicaments dynamisés?

Je regrette de ne pouvoir m'arrêter ici plus longuement sur cet important sujet pratique, qui est susceptible de développements pleins d'intérêt. Ce que j'en ai dit suffira, je pense, pour faire comprendre la haute valeur de la posologie hahnemannienne.

VII. Les médicaments dynamisés sont en même temps un moyen thérapeutique et un emblème doctrinal, et c'est ce dernier caractère qui explique surtout la répulsion dont ils sont l'objet, malgré les nombreux et incontestables services pratiques qu'ils ont rendus. Le creuset et le microscope, qui jouissent dans la science médicale d'une si grande faveur, sont de leur côté des moyens d'investigation et en même temps un emblème doctrinal. Mais quels fruits de pratique en a-t-on obtenus? quelle maladie guérit-on mieux et plus souvent, depuis qu'ils sont en si haut crédit ? La réponse à ces questions ne comporterait pas une très-longue énumération de leurs services rendus. Ils consistent surtout à permettre au médecin de raisonner, sinon mieux, au moins davantage sur tous les sujets de la science, et de décrire avec des détails très-précis les désordres nécropsiques. Si les médecins n'existaient que pour apprendre aux familles dans quelles conditions matérielles ont été trouvés les cadavres de ceux qu'elles regrettent, je reconnaîtrais que le creuset et le microscope ont élevé la médecine à un très-haut degré de perfection.

Cependant ce ne sont pas des raisonnements ou des investigations curieuses, mais bien des guérisons, que les malades attendent de nous. Comment se fait-il donc que les médicaments dynamisés comptent tant d'indifférents et tant d'adversaires dans le corps médical, et que le creuset et le microscope en obtiennent au contraire les plus ardentes sympathies ?

J'ai déjà donné la raison de ce regrettable phénomène, en disant que ces divers moyens représentent des doctrines. Les médicaments dynamisés sont des *forces* (1),

(1) J'ai souvent employé le mot *force* pour désigner le *principe de la vie*, ou *le principe des propriétés dynamiques des médicaments*. Je prie le lecteur de ne pas donner à ce mot la signification qu'il a reçue dans une maxime de la *politique moderne*. On a dit : LA FORCE PRIME LE DROIT, et, hélas ! cette maxime a passé dans la pratique : ses résultats trouvent des apologistes ! Ici, le mot *force* signifie : *bataillons innombrables* et *canons puissants*, mais la véritable FORCE reste dans le DROIT.

Une congestion cérébrale, ou pulmonaire énergique, est aussi une *force énergique qui peut primer le droit* ou *la force vitale* ; mais si celle-ci reste dominée par celle-là, le sujet meurt, et le sang congestionnant se PUTRÉFIE bientôt, parce qu'il n'était qu'une *force anormale* et PATHOLOGIQUE.

et non-seulement ils sont l'emblème de la doctrine qui admet la préexistence d'une *force* à toute organisation normale ou pathologique, mais ils en démontrent par leur action efficace l'incontestable existence.

Le creuset et le microscope au contraire ne sont que des instruments par lesquels on *espère seulement* arriver à la démonstration de ce fait primordial que la matière s'est organisée toute seule, ayant en soi une propriété qui lui a permis d'atteindre ce but. Je dis qu'on *espère*, car en vérité, cette démonstration est loin d'être faite, et ce n'est que par une prise de possession spéculative que le *matérialisme* argumente en sa faveur des conquêtes du creuset et du microscope qui lui ont donné jusqu'ici seulement des résultats pratiques incontestablement négatifs.

Il y a bientôt vingt-cinq ans, Bérard, professeur de physiologie à Paris, maître des maîtres actuels de cette Faculté, répondant à Lordat, a eu la bonne foi de dire : « Je donne à un micrographe deux ovules de mammifères ; ils ne diffèrent pas de volume. Le micrographe les examine avec la plus scrupuleuse attention ; il ne voit dans l'un et dans l'autre rien autre chose que des granules et des globules, plus une petite vésicule transparente, la vésicule germinative ; il ne signale aucune différence notable. Est-ce que par hasard il devrait sortir de ces deux œufs deux animaux semblables ? Pas du tout : de celui-ci il serait sorti une souris, et de cet autre un éléphant ! Mais peut-être le chimiste me révélera-t-il des différences qui auraient échappé au mi-

Un vigoureux jeune homme est doué d'une *force qui peut primer le droit au respect* de toute jeune fille pudique : malheur à la société qui applaudirait à un tel triomphe de la *force* sur le *droit*!

crographe ? Pour savoir à quoi m'en tenir, je donne au chimiste deux œufs assez volumineux pour ses expériences, deux œufs d'oiseau. Mais voici que le chimiste trouve absolument les mêmes principes dans les deux œufs; beaucoup d'albumine, de la vitelline, de la matière grasse, quelques sels, du phosphore, du soufre, du fer. Est-ce donc que le même oiseau serait éclos dans chacun de ces œufs ? Mais non, il serait sorti de l'un un aigle, de l'autre un roitelet. »

Le professeur poursuit : « Or, voici comment on raisonne. Si des matières qui ne paraissent dissemblables ni au microscope ni à l'analyse chimique, il sort des êtres à configurations si variées, n'est-ce pas qu'il y a un principe vital qui préside à la configuration pendant l'évolution de l'embryon, principe qui fait naître... » Ce raisonnement paraît inattaquable; il ne l'est pas cependant pour les partisans de la matière s'organisant elle-même, et je supplie le lecteur de bien apprécier comment il est combattu par le professeur Bérard : « Cet argument, dit-il, est plus spécieux que solide. Un œuf n'est pas un germe, c'est une partie destinée à nourrir un germe, lequel n'occupe d'abord dans les parois de cet œuf qu'une place excessivement petite. Dès lors, il n'est pas plus étonnant de voir une même matière animale, celle de l'œuf, nourrir des germes très-différents, qu'il ne l'est de voir un même aliment, le pain, par exemple, nourrir également un homme et un chien. »(1)

Je n'aurai garde d'oublier les égards que je dois à mes lecteurs au point de signaler à leur sagacité la *haute puissance* en faveur de la doctrine que je défends, de l'argument produit par le professeur de physiologie de

(1) *Revue médic -chirurg.* de Paris, 1849, p. 252.

la Faculté de Paris, et la misère évidente avec laquelle il prétend l'avoir victorieusement combattue; je me borne à constater combien sont bornés les mérites du creuset et du microscope qui forcent leurs ardents promoteurs à admettre « l'existence purement hypothétique du germe contre les parois de l'œuf. »

Eh quoi! matérialistes intraitables à l'endroit des médicaments dynamisés, vous ne voulez pas de ces nouveaux agents thérapeutiques, parce que vos creusets et vos microscopes ne les atteignent pas ! Que nous répondrez vous, si nous vous disons qu'ils « sont d'abord contre les parois des flacons qui les contiennent ? » Vous nous trouverez absurdes, et nous n'aurons fait autre chose que de vous imiter, et il en sera ainsi, entre vous et nous, au sujet de toutes les questions primordiales de la science anthropologique. En vertu de quel droit prétendrez-vous exiger que nous vous disions comment nous concevons que le médicament dynamisé modifie l'âme humaine morbidement troublée dans ses rapports avec l'organisme, lorsque vous êtes vous-mêmes impuissants à nous dire comment le germe anime son organisme, et comment la cause morbide modifie celui-ci et le fait sortir de son état physiologique ?

La légitimité de nos reproches ne touche aucunement les détracteurs des médicaments dynamisés, parce que la doctrine dont ces médicaments sont les moyens pratiques est l'affirmation qui dévoile et anéantit le matérialisme. Cette erreur séculaire ne peut se soutenir que par les séductions de découvertes matérielles qui étonnent toujours, profitent quelquefois et ne cessent de donner le change à l'activité humaine au sujet du véritable but de la science médicale.

D'autre part, les moyens du matérialisme sont d'un

emploi plus facile, et ses résultats d'une appréciation moins ardue; est-il surprenant dès lors que la doctrine qui le combat rencontre, ainsi que ses moyens pratiques, une opposition aussi opiniâtre qu'injuste?

III

Enseignement des observations cliniques que contient ce dernier chapitre

VIII. Si une caravane de touristes, ayant gravi une montagne élevée, s'arrête au bas de son dernier pic à cause des difficultés et des dangers de son ascension; si en même temps, l'un d'eux, plus hardi et plus courageux que les autres, parvient à son sommet, que dire de ses compagnons qui révoqueraient en doute tout ce qu'il leur rapporterait au sujet des horizons nouveaux qu'il vient de découvrir et de la grandeur de leurs perspectives?

Telle a été la conduite du corps médical envers Hahnemann, dont l'œuvre a été accueillie d'abord par le dédain, ensuite par de mauvaises raisons, et aujourd'hui par une véritable haine. Tout cela me toucherait fort peu, si le bien de nos semblables n'était pas en jeu.

Les faits cliniques que j'ai rapportés sont peu multipliés sans doute; mais leurs qualités me paraissent suppléer à leur nombre, car le *numérisme* a prouvé par ses résultats négatifs qu'en médecine, il faut surtout apprécier et non compter *les observations*.

En appréciant donc celles qu'on vient de lire, il me paraît impossible qu'elles ne triomphent pas de l'opposition de tous les hommes de bonne foi, égarés jusqu'à ce jour au sujet de la haute valeur de la réforme hahnemannienne, soit au point de vue médical, soit au point de vue philosophique.

Qui osera soutenir, en effet, après avoir sérieusement médité ces observations, que *les homœopathes guérissent l'idéal de la maladie par l'idéal du remède*, ainsi que n'ont pas craint de l'écrire Littré et Robin dans leur article sur le *Somnambulisme magnétique ?*

Il m'intéresserait de connaître le jugement que ces écrivains, et ceux qui partagent leur opinion, formuleraient sur le degré D'IDÉALITÉ de l'affection du jeune Maire, de Séryniano et de Jeulx. Leur maladie avait été assez peu IDÉALE pour résister à des médications que nul n'osera, je suppose, soupçonner de l'être tant soit peu : j'affirme, pour mon compte, que ces malades ont jugé qu'elles ne l'étaient pas le moins du monde, et même, pour mettre le comble à leur manque d'égard envers des savants illustres tels que Littré et Robin et toute leur école, ils se sont hâtés d'ajouter que la RÉALITÉ des douleurs imposées par ces médications était aussi évidente que l'IDÉALITÉ de leurs effets salutaires.

La première conclusion importante et pratique que l'art de guérir doit tirer des résultats cliniques que j'ai fait connaître, est donc certainement celle ci : la thérapeutique *peut* et DOIT SOUVENT se passer, dans le traitement des maladies, de l'emploi de moyens désagréables et surtout de moyens douloureux par leurs effets immédiats. Quel danger n'offrent pas les médications perturbatrices, dans le traitement des maladies internes ? « Quand on ouvre, dit Baglivi, le traitement de la pleurésie par des purgatifs ou des diaphorétiques énergiques, ce qui est sans contredit une pratique pleine d'incertitudes et de dangers......... » Des fautes aussi redoutables seront donc impossibles dès que l'art de guérir disposera convenablement des médicaments dynamisés.

Des écrivains non suspects de partialité pour l'homœopathie ont reconnu, il y a peu d'années, que l'*art de guérir est empirique et tâtonnant* ; puisqu'ils étaient en verve de franchise, pourquoi MM. Trousseau et Pidoux n'ont-ils pas ajouté : et CRUEL ?

C'est ce dernier caractère surtout que la science médicale, relevée par l'expérimentation des médicaments sur l'homme sain et leur dynamisation, doit faire perdre à l'art de guérir qui, avant elles, était *empirique et tâtonnant.*

La caco-symphysie pelvienne est sans contredit très-peu connue; mais le serait-elle davantage, sa nature n'indiquerait pour la combattre, et on ne trouverait dans l'arsenal de la thérapeutique officielle, d'autres médications que celles subies par les malades dont j'ai présenté l'histoire. J'ai guéri un autre malade, atteint de la même affection, qui avait résisté même à la cautérisation transcurrente pratiquée par une des notabilités chirurgicales de Paris. Trois ou quatre longues cicatrices indélébiles témoignent encore du va-et-vient que le fer rouge a fait sur la région sacro-trochantérienne.

Jeulx et Séryniano n'ont pas subi une pareille torture : le premier, protégé par son tempérament et le laisser aller de sa famille, a été boiteux, et il l'eût été probablement tout le reste de sa vie. Séryniano, s'il eût échappé aux dangers des désordres causés par la carie osseuse, était également condamné à être privé pour toujours de l'usage normal de ses membres. Que serait-il advenu du jeune Maire ? nul ne le sait ; mais il est bien permis de présumer que l'issue la moins malheureuse pour lui eût été certainement une claudication incurable.

Voilà donc, d'autre part, une affection qui, grâce à l'action des médicaments dynamisés, doit sortir du cadre des maladies incurables par la thérapeutique officielle. L'art de guérir, qui était *empirique, tâtonnant et cruel,* deviendra donc plus *puissant* en même temps qu'il sera plus *doux*.

En troisième lieu, il existe certains faits d'observation médicale qui sont en discordance manifeste avec les procédés thérapeutiques de l'enseignement traditionnel. Celui-ci en effet n'accorde de crédit qu'aux agents dont il s'explique le mode d'agir : si l'on demande ensuite aux praticiens qui donnent ainsi la raison vraie ou fausse, apparente ou réelle, de tout ce qui se passe dans l'évolution des phénomènes matériels d'une maladie, et dans l'évolution de ceux provoqués par les médicaments pour combattre les premiers, si on leur demande, dis-je, quelle est la cause d'une épidémie, de l'hérédité, de la contagion, etc., etc., aussitôt leur science balbutie, tandis qu'elle paraissait tout à l'heure si assurée et si certaine d'elle-même.

L'homme de l'art qui disserte si résolûment sur les effets des moyens qui *éteignent l'inflammation*, ou qui *calment l'irritation*, ou qui *chassent la pourriture et la bile,* qui *décrassent le sang,* est certes bien embarrassé si on lui demande l'explication de l'incubation, si longue quelquefois, de bien des maladies, de celle de la rage par exemple. Les habitudes d'explications que prennent les malades par l'usage des moyens ordinaires de les traiter, établissent entre eux et leur médecin une sorte de communauté de prétendue science qui nuit souvent à la considération de celui-ci et au salut de ceux-là.

La difficulté d'expliquer le mode d'agir des médicaments dynamisés, qui a été invoquée si souvent pour les faire proscrire, est donc au contraire, à mon sens, une puissante raison pour les faire accepter. Ils feront disparaître la disparate évidente qui existe le plus souvent entre la science médicale et l'art de guérir, rendue de plus en plus choquante par les tendances rationalistes et même raisonneuses de notre époque. L'art de guérir, n'étant plus *empirique*, ni *tâtonnant*, ni *cruel*, sera alors en harmonie avec la science si souvent impuissante à donner la raison vraie d'un très-grand nombre de phénomènes.

Il est si évident qu'il existe dans la science médicale une multitude de questions insolubles, que j'ai eu la pensée, au lieu de prouver la *réalité* de l'action des médicaments dynamisés, de sommer l'enseignement officiel de prouver lui-même la *vérité* de certaines affirmations qui sont au moins aussi inexplicables.

Il y aurait de piquantes pages à écrire, en effet, le dictionnaire de MM. Littré et Robin à la main, au sujet de tout ce que le rationalisme a écrit sur l'*assimilation*, la *nutrition*, la *fécondation*, l'*hérédité*, les *venins*, les *virus*, les *miasmes*, etc., etc., et sur l'*isomérie*, la *catalyse*, qui sont leur docile *Deus ex machinâ*, pour expliquer toutes choses.

L'âme d'un être vivant se sépare-t-elle du corps qu'elle animait, je ne vois là qu'un mystère : un calculeux, un phthisique, naît-il d'un père calculeux ou phthisique, pour moi, ce n'est là encore qu'un mystère. Mais il n'en est pas ainsi pour les positivistes : dans le premier cas, phénomène *catalytique*, et dans le second, phénomène *isomérique* ! mais n'en demandez pas davantage, car ces savants ayant constaté les phénomènes *catalytiques* et *isomériques*, ne peuvent se les expliquer, malgré leur haute science.

Contempteurs dédaigneux des médicaments dynamisés, puisque vous admettez que des *principes morbides*,

des *miasmes*, des *virus*, dont vous ne pouvez mesurer le volume, ni calculer la quantité, ni constater la matérialité, sont assez puissants pour produire sur le *composé vivant* des maladies de toutes sortes, même l'*accès pernicieux*, la *variole*, la *peste*, le *choléra*, etc., de quel droit prétendez-vous devoir nier l'action des médicaments dynamisés par cela seul que vous ne pouvez vous en expliquer l'action. Je fais un dernier appel à votre bonne foi et à votre logique, et voyez si cette action n'est pas du même ordre que celle des *virus*, des *venins* et des *miasmes*. N'oubliez pas, qui que vous soyez, que votre présomptueuse obstination dévoile seulement la contradiction de votre esprit. Permettez en même temps que je vous rappelle ces paroles d'Hippocrate que j'ai déjà citées : « Il faut donc se faire une mesure ; mais cette mesure, vous ne la trouverez ni dans un poids, ni dans un nombre, où vous puissiez rapporter et vérifier vos appréciations ; elle réside uniquement dans la sensation du corps. »

Ce précepte, donné au sujet de la diététique, n'est-il pas d'une application universelle en médecine ? N'est-ce pas la *sensation du corps* qui *mesure* la puissance nosogénique des *miasmes* et la puissance curative des *médicaments dynamisés* ?

Si l'art de guérir veut donc faire cesser le désaccord évident où il est avec la science médicale, il doit renoncer aux moyens dont l'action est toujours au moins douloureuse et tombe sous la puissance d'explications qui ne sont pas admissibles au sujet des phénomènes morbides à combattre.

En chirurgie, le contraire a lieu et doit toujours avoir lieu, parce qu'en ce point l'art de guérir ne s'occupe que de l'*instrument de la vie*. Dans notre ancienne société française, où tout n'était pas parfait sans doute, il y avait une sorte d'appréciation instinctive de la différence que je signale entre la médecine et la chirurgie : les *barbiers*, les *baigneurs*, les *rabouteurs*, ne s'occupaient que de l'*instrument de la vie* ; les A. Paré, les J. Petit, les Dessault même, qui se réservaient les grandes opérations, devaient subir la prééminence des médecins, qui eux avaient à s'occuper de la *vie* elle-même. Je suis loin d'approuver une pareille distinction, quand il s'agit des grands chirurgiens que j'ai nommés et dont l'habileté chirurgicale était surpassée par un puissant savoir médical.

IX. J'ai fait la promesse de dire quelques mots au sujet de la double dartre dorsale du poignet et de la main, qui suivit l'inoculation que je pratiquai sur moi-même, en 1839, de la lymphe contenue dans une papule vésiculeuse d'une femme atteinte de la gale. Cette dartre a disparu pour ne plus reparaître, après trois ans d'un traitement, repris chaque année pendant la saison du printemps, par l'action de la *douce-amère*, du *mercure soluble* et du *soufre* pris en globule, de la 12e à la 30e dilution.

La *catalyse* et l'*isomérie* me paraissent bien impuissantes pour expliquer cette cure ; mais elles le paraîtront bien davantage encore à MM. Littré et Robin eux-mêmes, pour expliquer comment de cette lymphe psorique, inoculée sur le poignet gauche, il a pu survenir d'abord une dartre pruriteuse sur le poignet droit, le point inoculé restant une huitaine de jours encore sans présenter la plus petite papule et sans faire éprouver la plus légère démangeaison.

Puisque je suis en disposition de confidences personnelles, je veux en faire une dernière : je pense qu'elle ne sera pas dépourvue de quelque intérêt.

Je portais à deux ou trois centimètres du conduit auditif gauche, sur l'arcade zygomatique une petite tache de la forme, de la dimension et de la couleur à peu près d'une graine de lentille cuite. Ce *signe*, que j'avais toujours eu, était d'abord sans saillie aucune au-dessus de la peau, et pendant les premières années où j'ai été obligé de me raser ; je n'y prenais donc pas garde pendant cette petite opération. Il n'en a pas été ainsi plus tard ; plusieurs fois le rasoir l'a atteint, et y a déterminé un petit écoulement de sang.

Ce qui me détermina à le surveiller attentivement et à l'épargner avec soin, c'est qu'au début de ma carrière, je fus consulté par une dame très-âgée qui avait la tempe couverte par un large ulcère cancéreux. Elle ne lui donnait d'autre origine que l'existence d'un *signe* naturel qu'elle avait écorché plusieurs fois, en se peignant ou en se brossant la tête. Ce *signe*, en perdant sa physionomie primitive, était devenu une petite croûte sèche, et plus tard, la croûte tombant ou ayant été arrachée plusieurs fois, un petit ulcère se manifesta. Il s'est agrandi peu à peu, ses caractères incurables se sont de plus en plus accentués, et cette affection douloureuse et mortelle n'était en définitive que la suite éloignée des diverses transformations du *signe* naturel, blessé de temps en temps et par accident.

Je n'avais alors que 26 ans : cependant la perspective, quoique éloignée, que m'offrait ce cas pathologique, me fit prendre la détermination bien arrêtée de veiller soigneusement à ne plus blesser mon *signe-lentille*, dont toutefois la saillie sur la peau devenait peu à peu plus sensible.

Huit ans après environ, je prenais un bain au Rhône avec un confrère et ami : à un moment où mon corps n'était immergé dans l'eau que jusqu'au-dessus des hanches, mon compagnon de baignade, qui était à quelques pas en arrière de moi, s'approche doucement et sans bruit, et il applique vivement le plat de sa main sur la partie inférieure et latérale droite de mon dos.

A la plainte immédiate que je lui adresse au sujet de la très-désagréable surprise qu'il vient de me causer, il me répond, ayant encore sa main appliquée sur mon corps : Tu n'es cependant pas très-sensible, car depuis un moment, une grosse mouche noire te pique, et tu ne la sens pas; et il soulève sa main pour me montrer la mouche écrasée.

Son étonnement fut grand : ce qu'il avait pris pour une mouche était une tache naturelle, placée sur l'angle inférieur du scapulum droit. Cette tache, me dit-il, est d'une couleur très-brune, et de forme légèrement oblongue ; sa surface est à peu près celle d'une pièce de un franc; elle est un peu en saillie sur la peau, et elle est formée par de petits mamelons séparés les uns des autres par de légers sillons, ce qui lui donne l'aspect d'une mûre parvenue à maturité.

Jusqu'à ce moment, j'avais ignoré complétement l'existence de ce signe; mais alors je me suis rappelé que souvent, surtout lorsque j'avais été excité par l'exercice, j'avais éprouvé sur ce point des picotements ou des démangeaisons : je les apaisais en pressant cette partie contre le dossier de mon siége, ou en les frappant légèrement avec l'extrémité de ma canne.

Désirant avoir des renseignements plus précis, j'allai au plus tôt faire une visite à ma mère, et, sans autre préambule, je lui demandai si lorsque je naquis, je n'avais aucun signe sur le corps. A cette question ainsi posée, elle répondit immédiatement que j'avais au bas de l'épaule droite un grain de café dont elle avait eu *envie* pendant sa grossesse.

Nul doute dès lors ne fut possible sur la nature de cette tache, pareille à celle de la face.

Environ six ans plus tard, je formai le projet, que je mis immédiatement à exécution, d'expérimenter sur moi-même une plante dont les propriétés médicinales me paraissaient devoir être très-précieuses. Je la fis donc dynamiser jusqu'à la 12e dilution, et, du mois de mars à la fin de juin, j'en pris diverses doses. A cause de dérangements fréquents dus à mes occupations, mon expérimentation ne me donna aucun résultat sérieux méritant d'être noté. Je la repris cependant cinq ou six fois encore, par périodes de deux ou trois mois, profitant de ceux pendant lesquels les malades sont moins nombreux ; mais je ne suis jamais parvenu à constituer une véritable pathogénésie de ce médicament.

Après deux ou trois ans de cette ébauche d'expérimentation, un jour, que je me rasais avec quelque distraction, l'instrument passe sur mon *signe*, et je suis très-surpris de ne l'avoir pas un peu excisé. Je l'examine alors avec attention, et je constate qu'il est parfaitement au niveau de la peau et que sa couleur est véritablement moins brune. Je fais examiner aussitôt le *signe* dorsal ; sa saillie sur la peau a aussi diminué et sa couleur est également moins foncée.

Je recherchai alors attentivement à quelle cause je devais attribuer un changement aussi insolite qu'inattendu ; il me parut raisonnable de le rapporter à l'action de la plante expérimentée par moi, et que j'avais prise à diverses dilutions, de la 3e à la 12e, environ pendant trois années, au printemps et à l'automne. J'ai continué encore pendant deux ans à m'administrer cette substance, dans les mêmes conditions; et pendant ce temps, j'ai pu suivre la disparition graduelle de mes *nœvi*, dont il est devenu impossible de retrouver la place, et il en est encore ainsi aujourd'hui.

Si l'efficacité surprenante de cette plante s'était manifestée, dans mon expérimentation, contre une sorte de maladie dangereuse ou seulement douloureuse, je n'hésiterais pas à croire qu'il est de mon devoir de la faire connaître; mais elle ne guérit, à ma connaissance, qu'une anomalie organique, désagréable seulement lorsqu'elle est apparente. Je ne la nomme donc pas, et je lui donne le pseudonyme de *dermophilie*, me réservant de dire son véritable nom, lorsqu'elle m'aura servi à démontrer le plus victorieusement possible la *puissance* des médicaments dynamisés, sous le contrôle de telle commission académique qu'il plaira un jour au pouvoir de me désigner.

Quelques succès complets, déjà obtenus, me font vivement désirer que mon appel soit entendu.

IX. S'il était utile de recueillir l'enseignement immédiat et médical-pratique des *observations*, publiées dans ce chapitre, combien n'est-il pas plus important d'en étudier avec attention l'enseignement doctrinal ou philosophique ! Dans ce but, il convient d'examiner quel a été mon point de départ pour arriver à guérir, avec des médicaments dynamisés, des affections pelviennes organiques, et aussi graves que celles dont il s'agit.

Il n'existe pas, à ma connaissance du moins, d'expérimentation, sur l'homme en santé, de la *belladone* et du *mercure*, qui ait été portée au point de produire sur le bassin des désordres symphysiens semblables à ceux que j'ai guéris par ces deux médicaments.

Mais en méditant avec soin les *sensations pathologi-*

ques ou les *douleurs pelvi-fémorales* qu'ils ont causées dans l'état de santé, et en comparant ces douleurs à celles qui existent le plus souvent au début de la caco-symphysie, et avant toute altération organique appréciable, il est facile de trouver entre elles une véritable *similitude*. Dès lors, il devient logique d'affirmer que les troubles vitaux étant identiques, les troubles organiques le seraient aussi, si l'expérimentation des médicaments était poursuivie jusqu'à la production de l'altération des tissus ; la loi *similia similibus* étant une vérité, il est donc démontré d'avance que la *belladone* et le *mercure*, ou d'autres médicaments selon le cas, doivent triompher de la caco-symphysie constituée organiquement. Les résultats ont hautement confirmé l'excellence de ce raisonnement purement théorique, et telle est la méthode générale qui guide la pratique hahnemannienne, toutes les fois que les désordres de l'*instrument de la vie* demeurent subordonnés aux désordres de la *cause de la vie*.

Je touche au trait d'union ineffaçable et au lien indissoluble de la science médicale et de l'art de guérir. Je n'ai cessé jusqu'ici de les signaler à l'attention du lecteur, et de démontrer combien l'observation et la réflexion qui en coordonnent les résultats, s'accordent à légitimer le rang respectif que le bissubstantialisme donne au *principe* et à l'*instrument de la vie*. La clinique de son côté démontre la subordination des *désordres matériels* aux *désordres vitaux* ou *animiques*.

D'autre part, je n'ai cessé de multiplier les preuves, toutes puisées dans l'histoire et dans l'état actuel de la science médicale et de l'art de guérir officiels, contre l'évidente stérilité de la doctrine opposée à celle du bissubstantialisme. Les matérialistes en effet subordonnent les *phénomènes vitaux* et *psychiques* aux *phénomènes matériels*, ce qui se traduit, à l'école de Paris, par *l'étude de la physiologie et de la pathologie en tenant compte uniquement des phénomènes matériels.*

Ce point n'est donc pas seulement celui où se confondent la science et l'art de guérir, il est encore celui qui caractérise les doctrines médicales.

L'athéisme scientifique, dans sa définition de l'âme humaine, dont il a confié la rédaction à la plume de MM. Littré et Robin, attribue toutes les manifestations de notre nature bissubstantielle aux phénomènes de la matière s'organisant par sa propre force. Dans la crainte sans doute de n'avoir pas été bien compris, ces écrivains affirment plus explicitement leur système révoltant, de la manière suivante, au mot : ANIMISME. Nous y lisons les lignes suivantes : *Stahl dépassa le but, et, appartenant à des idées spiritualistes, il donna à l'âme des théologiens et des métaphysiciens, l'autonomie. Les travaux subséquents ont résolu la difficulté alors insoluble, établissant qu'en effet les corps organisés ont des propriétés organiques ou vitales qui leur sont propres, sans quoi la biologie se confondrait avec la chimie et la physique ; mais que ces propriétés sont subordonnées elles-mêmes à l'exercice de toutes les propriétés physiques et chimiques, qui, étant plus générales, interviennent dans toutes les fonctions du corps vivant.* » (1)

J'ai vainement cherché, dans le *volumineux diction-*

(1) On s'est beaucoup ému de l'apparition de la secte des *solidaires* : ces malheureux égarés n'ont cependant qu'un tort celui d'avoir accepté comme vrai le principe faux de M. Littré et Robin qui n'ont ému presque personne par leur publication. Elle anéantit néanmoins la *responsabilité morale*, et dissout tous les liens sociaux.

naire de ces savants, la solution, par les *travaux subséquents*, de la prétendue difficulté dont il s'agit ; j'affirme même que *leurs assertions sans preuves, leurs contradictions multipliées et leur impuissance absolue* à démontrer la production de la vie par la matière, m'auraient convaincu, si je ne l'avais été déjà, de l'évidence de la vérité que ces écrivains combattent.

Au reste il est impossible que deux vérités contraires subsistent sur la nature du *composé vivant*, et, sans sortir de l'enseignement que donne l'action des médicaments dynamisés, il est prouvé que *les propriétés physiques et chimiques sont subordonnées*, dans tous les êtres vivants, aux *propriétés vitales*. Les adversaires de l'homœopathie ont démontré de mille manières que ces médicaments ne peuvent agir ni *mécaniquement*, ni *physiquement*, ni *chimiquement* ; ils agissent donc *vitalement*. Leurs propriétés sont plus qu'*idéales*, elles sont *vitales*, et leur action n'a rien de surprenant, puisque les corps organisés ont des *propriétés vitales* avec lesquelles leur nature peut les mettre en rapport. (1)

Toutefois, les propriétés des médicaments dynamisés ne peuvent pas, à proprement parler, être appelées *vitales*, et je dois expliquer pourquoi je les qualifie ainsi.

Les *venins*, les *virus*, les *miasmes*, dont les chiffres, les balances et les creusets ne peuvent déterminer la quantité, ni la qualité, ni le poids, ni la nature, ont une

(1) L'acharnement que l'on a mis à nier l'action de nos médicaments, a élevé à la plus haute évidence qu'ils agissent, s'ils ont une action quelconque, sur le *principe* même de la *vie*. Au reste, les médicaments à l'état massif, n'agissent pas autrement par leur *substance*, s'ils sont appropriés, et, s'ils ne son pas appropriés, leurs *espèces*, par des effets *physico-chimiques*t agissent aussi, mais indirectement sur le *principe* de la *vie*.

action incontestable sur l'économie vivante de l'homme; elle a été constatée partout et toujours; jamais aucun savant n'a été assez fou pour la révoquer en doute en niant l'existence des accès pernicieux, de la rage, de la syphilis, du choléra ou de la peste, etc. Or, l'action de cet ordre de causes, quelle est-elle ? puisqu'elles agissent sur le *principe même de la vie*, ainsi que cela a été universellement reconnu, ne pourrait-on pas les appeler des *causes pathogéniques vitales* par opposition avec celles qui agissent sur l'*instrument de la vie* ? C'est dans ce sens que j'appelle *vitales* les propriétés des médicaments dynamisés dont l'action est semblable ou analogue à celle des *venins*, des *miasmes* et des *virus*. Les chiffres, les balances et les creusets n'apprennent aussi rien sur la réalité de ces propriétés ; le *composé vivant* est seul leur dynamomètre naturel, de même qu'il est celui des *miasmes*, des *virus* et des *venins*.

Cela posé, quelle est la fonction par laquelle les médicaments dynamisés peuvent modifier en premier lieu l'économie vivante ? Evidemment la sensibilité seule se présente à notre esprit comme capable de remplir ce rôle. Or, qu'est-ce que la sensibilité ? elle est, même d'après MM. Littré et Robin, une propriété élémentaire d'*ordre vital*.

D'autre part, qu'est-ce que la *douleur* ? c'est une *sensation* non physiologique, précédée d'une *perception* et d'une *impression* interne ou externe. Ces trois temps, que subissent nos rapports avec le monde extérieur sont-ils aussi marqués que notre langage semble l'indiquer ? je ne le pense pas, car l'*impression*, la *perception* et la *sensation*, me paraissent devoir être simultanées dans la nature vivante.

Je dois ajouter que par le mot *impression*, j'entends parler de l'*impression censitive* que reçoit le *composé vivant* : les locutions, *impression morale, impression de la faim, impression d'air*, et d'autres analogues, m'obligent à préciser le sens que je donne ici à ce mot, désignant un phénomène essentiellement vital. La production de l'image d'un objet sur la choroïde d'un œil mort mais intact, comme dans un œil vivant, n'est pas une *impression* ; je réserve cette qualification à l'action immatérielle de l'image sur la rétine vivante.

Les médicaments dynamisés *impressionnent* très-probablement la *sensibilité* de même que l'image formée au fond de l'œil *impressionne* le nerf optique vivant.

Quoi qu'il en soit au reste de ce point que je n'ai pas à discuter ici, étant démontré que, semblables aux *venins*, aux *miasmes*, aux *virus*, au *chagrin*, à la *frayeur*, les médicaments dynamisés agissent d'abord sur la *sensibilité*; étant démontré, d'autre part, que je suis parvenu à faire disparaître les désordres matériels constituant la *caco-symphysie* par une médication exclusivement dynamique, et que cette médication a été basée sur les rapports révélés par l'étude des *douleurs* produites sur l'homme en santé par la *belladone* et le *mercure*, et par l'étude des *douleurs* ordinaires du début de cette affection grave, il devient de la dernière évidence que les *propriétés vitales dominent*, dans le *composé vivant*, les *propriétés physiques et chimiques*.

Il n'est pas moins évident que la *matière* étant subordonnée à la *vie*; celle-ci a organisé celle-là, et que l'assertion contraire est simplement une ABSURDITÉ PATENTE. Mais le principe de la vie en lui-même étant immatérielle et en même temps indivisible, la sensibilité, qui est une de ses propriétés, ou mieux une de ses facultés, manifestée isolément par le système nerveux, ne peut être impressionnée ou affectée sans que tout le principe de la vie, qui est l'*âme*, le soit aussi.

C'est donc l'AME HUMAINE QUI REÇOIT directement l'action du plus grand nombre des causes de nos maladies, et c'est ELLE AUSSI QUI REÇOIT l'action des médicaments dynamisés capables de les guérir. (1)

Je m'attends à ce que de tous côtés il me soit adressé cette question : Comment concevez-vous que des médicaments dynamisés agissent sur l'âme humaine ? Je réponds simplement : Je ne le comprends pas ; cependant je me charge d'expliquer assez rationnellement cette action, lorsque mes contradicteurs auront eux-mêmes déterminé d'abord le mode d'action des *virus*, des *venins*, des *miasmes*, etc., et démontré si ce mode d'action est

(1) Cette double et éclatante vérité, implicitement révélée à Hahnemann par sa patiente et rigoureuse observation, l'a nécessairement conduit à faire de la *douleur* une étude telle qu'on ne trouve, dans toute la tradition, rien qui lui soit comparable. La connaissance de la douleur en soi, ainsi que j'ai eu occasion de le dire, est peu pratique ; mais les circonstances de position, de temps, de mouvement, de froid, de chaleur, etc., sont au contraire très-propres à fixer l'observateur. Hahnemann ne cesse par conséquent d'attirer l'attention des praticiens sur les modifications, en bien ou en mal, que ces diverses circonstances impriment à la *douleur*.

Il est sans doute des faits pathologiques qui s'accomplissent sans *douleur* et qui sont *inconscients* ; mais ils sont très-rares. Comment le vitalisme pourrait il s'expliquer le reste de la pathologie dont les phénomènes sont loin d'être *inconscients* ?

Et que penser de l'art de guérir officiel qui le plus souvent, avec l'*opium* et ses succédanés, s'empresse d'éteindre le symptôme *douleur* et se prive ainsi d'un des traits pathologiques le plus propre à former l'élément de salutaires indications?

différent de celui des médicaments dynamisés. Qu'ils me disent comment le miasme paludéen produit des accès pernicieux, et comment un ou deux grammes de sulfate de quinine les guérissent ? Puisque ce composé d'hydrogène, d'oxygène, de carbone et d'azote a cette précieuse propriété, pourquoi tel autre composé analogue n'en jouit-il pas ? Mais je serai moins difficile, et je me contenterai de l'explication véritablement acceptable par toute personne ne se payant pas de mots, de l'explication de l'*assimilation* d'une *vulgaire tranche de bœuf*. (1)

Indirectement prouvé par l'état auquel le matérialisme a fait descendre la médecine depuis tant de siècles, malgré les travaux les plus obstinés et les plus éminents, le bissubstantialisme défie toute contradiction ; mais, dévoilé par l'étude physiologique de l'homme, démontré par l'observation pathologique, confirmé enfin par l'épreuve suprême de la clinique, il acquiert une vérité

(1) Lorsque l'esprit s'est élevé jusqu'à l'enseignement que renferme l'étiologie de nos plus graves maladies ; lorsqu'il lui est démontré que leurs causes n'agissent sur l'homme que par la voie que suivent les médicaments dynamisés pour les guérir, combien il prend en pitié ces plates et absurdes fadaises que certaines *fortes têtes* se plaisent à débiter contre les doses infinitésimales ! Que ces *fortes têtes* donnent donc un plus libre cours à leur humeur facétieuse, et qu'*elles* nous disent, après nous avoir si bienveillamment appris qu'un médicament arrive, sous le pont d'Avignon, dynamisé à la 15e puissance, si on a eu le soin de jeter une goutte de sa teinture dans le lac de Genève, qu'*elles* nous disent quel sera le nombre de zéros nécessaires pour formuler la fraction infinitésimale du *miasme* du *choléra*, de la *variole* ou des *vices cancéreux* et *goutteux*. Ceux-ci, il est vrai, sont souvent transmis à leurs enfants par un père ou une mère chez lesquels l'existence ne s'en est pas encore révélée par le moindre phénomène, ce qui peut compliquer la question ; mais ces *fortes têtes* se jouent d'aussi futiles difficultés, et la solution de semblables problèmes n'est pour *elles* qu'un jeu d'enfant.

expérimentale évidente. Il est donc indéniable que l'homme est un *composé vivant*, formé par l'AME UNIE AU CORPS, et il ne l'est pas moins que l'AME INFORME le *corps*, puisque l'art de guérir démontre qu'il suffit, pour faire disparaître des *phénomènes pathologiques matériels*, de combattre efficacement la *douleur*, *phénomène animique* qui leur préexiste ou qui les accompagne.

La science médicale et l'art de guérir s'accordent donc admirablement dans la démonstration de la véritable nature de l'homme ; une observation tronquée et des intentions perverses les ont mis trop longtemps au service de l'erreur, pour que je n'aie pas cherché à les relever de l'abjection dans laquelle ils étaient avilis.

La science médicale et l'art de guérir, qu'on a voulu opposer à la vérité, s'élèvent au contraire pour la défendre, et, invoquant l'autorité de faits cliniques qu'il constate tous les jours, le médecin peut aujourd'hui emprunter le langage du grand docteur d'Hippone et dire à son semblable : « Tu es homme, et tu as un esprit, et tu as un corps. Quand je dis esprit, j'entends ton âme qui fait que tu es homme ; car tu es composé d'âme et de corps. Tu as en effet un esprit invisible, un corps visible. Dis-moi, de ces deux substances, laquelle reçoit la vie de l'autre ? Ton esprit vit-il par ton corps, ou bien ton corps par ton esprit ? Quiconque a la vie répond ; car pour celui qui ne peut donner de réponse, je ne sais vraiment s'il a la vie. Que répond donc quiconque a la vie ? il répond : C'est mon corps assurément qui vit par mon esprit. » (1)

(1) *Homo es, et spiritum habes, et corpus habes. Spiritum dico, quæ anima vocatur, qua constat quo homo es: constat enim ex anima et corpore. Habes enim spiritum invisibilem,*

Mais la démonstration *expérimentale* de l'existence de l'*âme humaine* est en même temps la démonstration de l'existence de DIEU : toute guérison obtenue par les médicaments dynamisés autorise donc le médecin à s'écrier :

CREDO IN DEUM OMNIPOTENTEM, FACTOREM VISIBILIUM ET INVISIBILIUM. (1)

Je m'arrête : ai-je convenablement rempli ma tâche ? je n'ose le dire, ni même le croire. Je l'ai remplie dans la mesure de mes forces et celle du temps que les malades m'ont parcimonieusement permis de consacrer à ce travail. Ses nombreux défauts cependant ne seront point un obstacle absolu, je l'espère, à la diffusion de

corpus visibile. Dic mihi, quid ex quo vivat? spiritus tuus vivit ex corpore tuo, an corpus tuum ex spiritu tuo? respondet omnis qui vivit : qui autem hoc non potest respondere nescio si vivit. Quid respondet omnis qui vivit? corpus utique meum vivit de spiritu meo. (Saint Augustin, XXVI, *Traité sur l'Év. de Saint Jean.*)

(1) Il est des esprits qui, par des motifs divers, aiment à s'arrêter sur la voie de la vérité, et qui trouveront peut-être que ma dernière conclusion est au moins déplacée dans un livre de médecine. Je ne partage pas leur avis : un principe étant posé, il m'a toujours paru indispensable d'en faire connaître toutes les conséquences. Lorsque, dans une séance du Sénat dont j'ai parlé, la voix du doyen de la Faculté de médecine de Paris est venue apprendre à la France que, *dans cette Faculté, la physiologie et la pathologie étaient enseignées en se préoccupant uniquement des conditions* MATÉRIELLES *des* PHÉNOMÈNES, si les déductions extrêmes de ce principe matérialiste, alors appliqué à peu près en toutes choses, avaient été développées, il est probable que la France, épouvantée de l'immensité de l'abîme qui se creusait sous ses pas, aurait rejeté avec énergie les doctrines qui la perdaient....... et nous n'aurions pas à subir les humiliations qui nous accablent, à rougir de nos hontes et à redouter le lendemain.

la grande vérité que j'ai défendue, et au service de laquelle je regrette de n'avoir pu mettre un talent plus digne d'elle. En écrivant ce livre, je n'ai ambitionné aucun succès personnel ; je n'ai eu qu'un seul but : celui de diminuer le nombre des victimes du scepticisme médical, en le combattant par l'exposé de mes ardentes et profondes convictions : *Credidi, propter quod locutus sum.*

FIN.

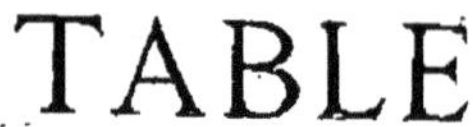

TABLE

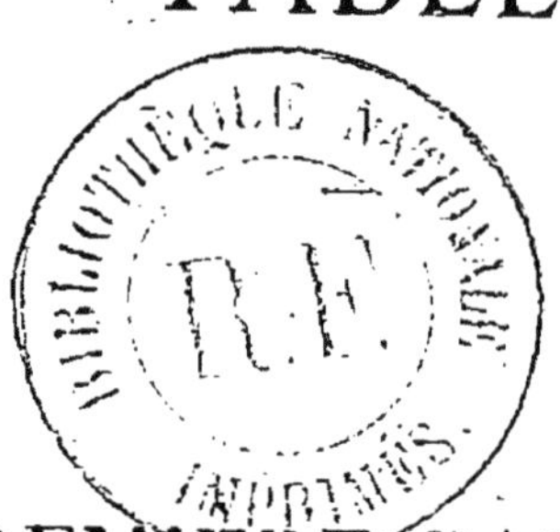

PREMIÈRE PARTIE

—

PHYSIOLOGIE

DEUXIÈME PARTIE

PATHOLOGIE

TROISIÈME PARTIE

THÉRAPEUTIQUE

www.ingramcontent.com/pod-product-compliance
Ingram Content Group UK Ltd.
Pitfield, Milton Keynes, MK11 3LW, UK
UKHW011959240726
13965UKWH00001B/48

9 782012 963214